抗悪性腫瘍薬の院内取扱い指針

抗がん薬調製マニュアル

第4版

監修　日本病院薬剤師会
編著　遠藤　一司　　加藤　裕久
　　　濱　　敏弘　　中山　季昭
　　　米村　雅人

じほう

■執筆者一覧

監　修
一般社団法人　日本病院薬剤師会

編著者

遠藤　一司　　KKR 札幌医療センター　薬剤科　顧問

加藤　裕久　　昭和大学　薬学部　臨床薬学講座　医薬情報解析学部門　教授

濱　敏弘　　　がん研究会有明病院　院長補佐・薬剤部長

中山　季昭　　埼玉県立小児医療センター　薬剤部　副技師長

米村　雅人　　国立がん研究センター東病院　副薬剤部長

執筆協力者（執筆順）

岩本　義弘　　国立がん研究センター東病院　薬剤部

田中　将貴　　国立がん研究センター東病院　薬剤部

牧　陽介　　　国立病院機構　長崎医療センター　薬剤部調剤主任

小池　健志　　国立病院機構　東長野病院　薬剤部　調剤主任

片山　明香　　埼玉県立小児医療センター薬剤部　主任

内田　礼人　　埼玉県立小児医療センター薬剤部　技師

清水　久範　　昭和大学病院　薬剤部　係長

市倉　大輔　　昭和大学横浜市北部病院　薬剤部

序

　最近のがん薬物療法は従来の入院治療から，経口抗がん薬や外来化学療法室での注射用抗がん薬投与など，通院による治療が非常に多くなってきている。また，近年は免疫チェックポイント阻害薬など有効性の高い抗がん薬が次々と上市されており，これら新薬同士のみならず従来の細胞障害性抗がん薬との併用療法など，レジメン数も飛躍的に増加している。このように複雑化するがん薬物療法において，医師への治療法や支持療法の提案，患者への治療の説明・指導など，ますます薬剤師の役割が大きくなっている。

　その一方で，抗がん薬の管理もリスクマネジメントの観点から薬剤師の重要な業務となっている。抗がん薬の正確な調製は，投与する医療者だけでなく患者の安全にも寄与するため，事前の準備（適切な溶解・希釈液・ディバイスなど）とともに十分な曝露対策が求められている。

　本書は，日本病院薬剤師会の学術委員会第1小委員会が示した「抗悪性腫瘍剤の院内取り扱い指針」を基本とし，2005年に「抗がん薬調製マニュアル」として発刊した。版を重ねるごとにガイドラインである「指針と注解」の見直しを行い，また，各医療機関が自施設に最適な調製マニュアルを作成する際に役立つよう，マニュアル部分（注射用抗がん薬の調製手順や設備・用具，備品の解説，抗がん薬情報など）も見直してきた。

　この度，第3版発刊より5年が経過し，数多くの新薬が発売されたことなどから，指針や調製手順などの見直しが必要となり，第4版を発刊することとした。

　本書の初版発刊以来，抗がん薬調製室や安全キャビネットなどの整備も進み，CSTD（閉鎖式接続器具等）などハード面における曝露対策も進展してきているが，抗がん薬を取り扱うすべての医療機関において曝露対策が十分といえるまでにはなってはいない。細胞毒性などを有する抗がん薬の曝露を防止するには，環境の整備だけでなく，抗がん薬に関する最新の知識，また正しい調製手順とそれを実施する技術が必要である。本書がその正確な抗がん薬調製と的確な抗がん薬曝露防止につながるものと確信している。

　最後に，本書を発行するにあたり，ご執筆いただいた先生方，ご協力をいただいた関係者の方々に，厚くお礼を申し上げる。

2019年8月

一般社団法人日本病院薬剤師会

会長　木平　健治

第4版発刊にあたって

　この度，第4版を5年ぶりに発行することにした。本書は，2005年に初版を発行して以来，多くの薬剤師に抗がん薬調製のバイブルとして重用されてきた。2009年には日本病院薬剤師会学術第3小委員会の「注射剤・抗がん薬無菌調製ガイドライン」を踏まえた改訂を行い，2014年には取扱い指針の内容を刷新し，調製手技・曝露対策などについての解説を充実するなど全面的に改訂した第3版を発行した。

　第4版は，現状にあわせて取扱い指針と注解，基本的調製手順の見直しを行った。また前版以降に新たな抗がん薬が数多く市販されたことから，第4章の注射用抗がん薬の調製情報を追加更新し，医薬品集としても活用できる内容となっている。付録の毒性一覧表についても，判定基準の危険度「IV」を「不明」と表示するなど内容を更新した。さらには，高額の抗がん薬が市販されたことから話題となった抗がん薬の残液の取扱いについて，巻末に資料として厚生労働省の事務連絡として発出された「注射用抗がん剤等の適正使用と残液の取扱いに関するガイドライン作成のための研究」結果としての「注射用抗がん剤等の安全な複数回使用の要点」を掲載した。

　構成は大きく，

　　1. 抗がん薬の院内取扱い指針と注解
　　2. 注射用抗がん薬の基本的調製手順
　　3. 設備・備品・用具等の解説
　　4. 注射用抗がん薬の調製情報

とし，巻末に付録として

　　5. 付録
　　　　・抗がん薬を取り扱う際の危険因子および毒性一覧
　　　　・抗がん薬の分解・処理方法
　　　　・抗がん薬調製チェックシート
　　　　・抗がん薬調製用資材一覧表
　　　　・資料「注射用抗がん剤等の適正使用と残液の取扱いに関するガイドライン作成のための研究」結果

としてまとめた。

　今後も多くの医療機関において，抗がん薬調製は質の高いがん薬物治療の実施において必要不可欠な重要な業務である。医療現場における抗がん薬の取扱いにあたっては曝露に対する十分な防御対策を講ずることが必要であるが，施設によって設備等の状況はさまざまである。したがって，各医療機関におかれては，本書を参考にして，それぞれの状況での作業環境の整備と安全対策および調製手順を独自に作成されること

を期待する。本書がより安全に抗がん薬調製を行うための実践書として活用され，抗がん薬取扱者への薬剤の曝露の防止，安全な抗がん薬調製の一助となることを願うものである。

編集委員　一同

● 目　次

第4章　注射用抗がん薬の調製情報

付 録

◆ 索 引

第 **1** 章

抗がん薬の院内取扱い 指針と注解

本章では，抗がん薬の正しい取り扱いと調製者の安全確保の視点から，注射剤の取り扱い，注射剤以外の取り扱い，汚染時の処置，調製後の廃棄方法について記載した。本章を参考に各施設に応じた抗がん薬取り扱いマニュアルを作成していただきたい。

抗がん薬の院内取扱い指針と注解

1 はじめに

指針1 施設ごとに「抗がん薬取扱いマニュアル」を作成する。

- 本指針は，抗がん薬の取扱い全般について示したものである。本指針を参考にして，各施設の状況に合わせた「抗がん薬取扱いマニュアル」を作成すること。
- 抗がん薬取扱いマニュアルには，抗がん薬調製時の防御用具，抗がん薬調製手順，調製後の環境清掃の手順，廃棄物の処理，および抗がん薬曝露時の対処方法を盛り込むことが望ましい。

指針2 施設ごとに，「院内採用抗がん薬一覧表」ならびに「抗がん薬を取扱う際の危険因子一覧表」を作成し，関係者に周知する。

- 本書巻末に，危険度を付与した「抗がん薬を取扱う際の危険因子および毒性一覧」（**付録1**）を掲載しているので参照すること。
- 全ての抗がん薬は取扱う際に細心の注意を要するが，院内で採用されている抗がん薬の特性を分類し，取扱い方法等を文書化しておくことは，安全管理上必要である。
- 調製者だけでなく，抗がん薬を取扱う全ての職員に周知すること。

指針3 抗がん薬を適切に取扱うことを教育し，適切な調製手技の習得を図る。

- 抗がん薬調製のための手順が遵守されていることを定期的に確認すること。
- 巻末の抗がん薬調製チェックシート等を参考にして，知識，技術レベルの確認を行うこと。

2 注射剤の取扱い

1 調製準備

指針1 取り揃え作業は，抗がん薬に対する知識，作業手順を習得した薬剤師の指導のもとに行う。

- 抗がん薬に対する取扱い，保管等の知識を習得し，作業に従事する。また1年毎に，抗がん薬に対する知識，作業手順の習得状況の確認を行うことが望ましい。

指針2 調製前に必要な薬剤，器具，用具等の不足がないよう準備する。

指針3 使用する器具，用具は原則としてディスポーザブル製品を用いる。

- 器具の洗浄等による作業者や作業環境への汚染を極力避ける。

指針4 誤って破損しないよう十分注意して取り扱う。

- 注射剤は他の製剤に比べ破損による危険性が高いので，納品時，保管時，取り揃え時，搬送時

などには慎重に取り扱う。抗がん薬はできる限り専用の保管スペースを設け，その旨を表示する等，作業者の注意を喚起することが望ましい。

指針 5 **抗がん薬バイアル表面は汚染されている可能性があり，留意すること。**
- 抗がん薬の出荷時点において，製造工程等の影響により抗がん薬バイアル表面が既に汚染されているバイアルもあり，抗がん薬の陳列，取り揃え時には，従事者および環境への汚染に留意する。

2 調製時

指針 1 **クラスⅡタイプB2以上の性能を有する安全キャビネットを使用することを推奨する。**
- 安全キャビネットの性能比較は**第3章**（74頁）を参照すること。
- クリーンベンチの使用は厳禁である。

指針 2 **抗がん薬の調製を行った安全キャビネットでは，他の薬剤の調製を行わない。**
- 抗がん薬の調製を行った安全キャビネット内の作業台等は，抗がん薬が付着している危険性がある。抗がん薬以外の製剤の表面が抗がん薬で汚染されることは，スタッフの被曝リスクが高くなる。

指針 3 **ディスポーザブルのガウン，手袋，サージカルマスク，キャップ，保護メガネを着用する。**
- ガウン装着時には袖口の皮膚が露出しないように注意するなど，ガウンテクニックを身につける。
- 手袋は二重に着用する。手袋が破れたり，多量の薬液が付着した時は，直ちに新しい手袋と交換する。破損がなくても，手袋の材質を考慮して，外側の手袋は一定の時間毎に交換する。
- サージカルマスクは，抗がん薬の直接的な接触を防止するために着用するものであり，呼吸器官を保護するものではない。
- 保護メガネは目を抗がん薬の飛沫から保護するためで，ディスポーザブルの透明プラスチック製シールド付のマスクでも差し支えない。作業は目線より下で行うことで眼，顔面への飛沫を低減できる。

指針 4 **注射シリンジと注射針は，ルアーロック型を使用する。**
- 注射針が簡単にはずれないルアーロック型（注射針ねじ込み式）の注射シリンジを用いると，接合部からの液漏れによる汚染を防止できる（**写真1**）。

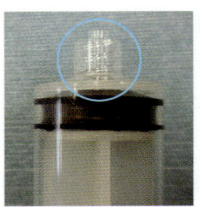

写真1 ルアーロック型シリンジ

指針 5 **注射針は，18G または21Gを使用することを推奨する。**

指針 6 **注射シリンジで薬液を吸引する場合，シリンジの規格容量を超えないようにする。**

指針 7 **陰圧操作を行う。**
- 溶解液等が入ったバイアルから薬液を吸引する場合は，適当量の空気を注入し，バイアル内を

一時的に陽圧にすると薬液の吸引がスムーズになる。しかし，この方法では，ゴム栓部の刺入部より内容液が噴出する危険性（エアロゾル現象：**写真2**）があるため，抗がん薬調製の場合には不適である。注射針をバイアルから抜く際は，若干プランジャーを引いてバイアル内を陰圧とする。

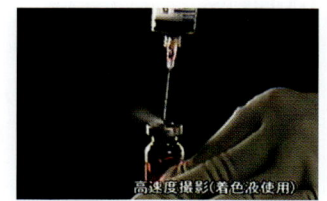

高速度撮影(着色液使用)

写真2　エアロゾル化した注射用抗がん薬

指針8　揮発性の高い抗がん薬調製の際には，閉鎖式接続器具を用いて調製することを推奨する。
- ただし，閉鎖式接続器具を用いても完全に曝露を防げるわけではないことに留意する。

指針9　作業用吸水シート上で調製する。
- 作業場所は，作業用吸水シートをきちんと広げられるスペースを確保する。
- 作業用吸水シートに薬液が多くこぼれた時は，速やかに新しいシートと交換する。

指針10　針刺し事故を起こさないように十分注意する。
- 針刺し事故が発生した場合，直ちに作業を中断し，流水下で血液を絞り出す，皮膚科受診等の事前に取り決めた針刺し事故時対応マニュアルに従い迅速に対応する。

指針11　連続する調製時間に留意する。
- 長時間にわたって調製作業を連続することは，注意力と作業能率の低下の両面から避けることが望ましい。

指針12　抗がん薬のプライミングによる看護師等への曝露が危惧される施設においては，生理食塩液などでプライミングしたラインをつけて払い出すことを考慮する。

指針13　最終鑑査を行う。
- 調製薬剤の最終鑑査は，調製者とは別の薬剤師が行うことが望ましい。
- 各施設に応じた標準調製手順書を整備しておく。
- 鑑査は，重量鑑査が望ましい。また秤取量を目視で確認したり，秤取に用いたシリンジに秤取量位置の印をつけるなどの工夫等が有用である。空アンプル（バイアル）の確認（薬剤名，数量），残液の確認，抗がん薬秤取量算出の計算式と調製量の記載，コアリング，溶解液および混注口の封等を確認する。その際，空アンプルと残液の取扱いに注意する。

【参考：注射用抗がん薬の分割使用について】
　注射用抗がん薬の複数回使用については，本書巻末資料（450頁）に掲載の厚生労働省事務連絡（平成30年6月22日付）を参照すること。

3 調製後

(1) 薬剤の搬送

| 指 針 | 調製後の輸液バックやボトル等は，専用の搬送容器等を用いて搬送する。 |

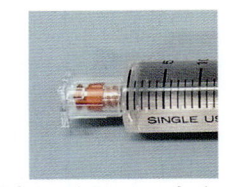

**写真3 ルアーロックチップ
キャップ**

- シリンジ充填した場合は，調製後に注射針を抜き，ルアーロックチップキャップ等をつけて搬送することを推奨する（**写真3**）。

(2) 安全キャビネット内の清掃

| 指針1 | 業務中，明らかな汚染が生じた場合は直ちに除染する。 |

| 指針2 | 業務終了時，安全キャビネット内において，抗がん薬の滴下や吹き出し等による明らかな汚染がない場合でも，エアロゾル等によりキャビネット内に汚染が拡散している可能性があるので，不織布を用い水拭きを行い，その後，キャビネット内の無菌性を保つために，消毒用アルコールで消毒する。 |

- 専門業者による定期的な清掃が望ましい。

(3) 床等の清掃

| 指 針 | 施設の業務手順書に従い，定期的に清掃する。 |

- 特別な薬液による清掃は必要ない。

(4) 防御衣の脱衣

| 指針1 | 二重手袋の外側の手袋を安全キャビネット内ではずしてからガウン，サージカルマスクなどを取りはずす。 |

| 指針2 | ガウン等の脱衣後，最後に内側の手袋をはずし，手洗いをする。 |

3　注射剤以外の取扱い

| 指針1 | 散剤調剤は，粉塵を吸入しないよう注意する。 |

| 指針2 | 散剤調剤時は，ディスポーザブルのサージカルマスク，手袋を着用する。 |

- キャップ，保護メガネ，ガウンの着用も推奨される。
- 直接皮膚に接触しないよう防御する。特に粉塵の吸入や眼等の粘膜への付着には十分注意する。

| 指針3 | 散剤調剤に使用する乳鉢，乳棒，混和機，スパーテル等ディスポーザブル製品でない器具，用具は抗がん薬専用とし，その都度，洗浄（水洗い，乾燥）する。 |

| 指針4 | 分包機はコンタミネーションを避けるため，使用後は十分に清掃する。 |

指針 5 抗がん薬であることの注意喚起を行う。

- 秤量者以外の者が混和，分包等を行う時は適当な伝達方法で「抗がん薬」であることを知らせる。（例：秤量紙の色を変えたり，メモを表示したりする）

指針 6 錠剤の粉砕，脱カプセルは原則行わない。

- 経口抗がん薬の粉砕を検討する場合には，同成分の顆粒剤の製品があれば採用を検討するべきである。
- 臨床上必要な場合には，簡易懸濁法の可否を検討する。
- 臨床上粉砕が必要な場合の取扱いは，注射剤と同様に取り扱うこと。

指針 7 軟膏剤を別の容器に小分けする場合は，手袋を着用する。

指針 8 作業終了毎に作業場所を清掃する。

4 汚染時の処置

1 全般

指針 1 被曝者に対する緊急措置方法，緊急受診方法，および汚染環境の清掃方法などについて施設ごとに実施可能な方法をあらかじめ定めておく。

指針 2 抗がん薬曝露時の対応については，職員に十分に周知する。

2 各部位

(1) 皮膚への付着

指針 1 抗がん薬の多くは皮膚刺激性があり，また，組織障害性があるので，付着した場合は，速やかに十分な流水および石鹸で洗い落とす。

- ドキソルビシン塩酸塩のように皮膚に付着すると蛋白質と速やかに結合し，水洗いしても容易に除去できない抗がん薬もあるので注意が必要である。

指針 2 大量に付着した場合は，応急処置後に皮膚科を受診する。

(2) 目に入った場合

指 針 直ちに流水で十分洗い流し，必要に応じて眼科を受診する。

(3) 針刺し

指針 1 注射針を刺した場合は，迅速に適切な処置を行う。

指針 2 直ちに作業を中断し，流水下で血液を絞り出す。

(4) 床等にこぼした場合

指針 1 スピルキットを常備しておく。

- スピルキットには，使用方法を示した手順書を同封しておく（スピルキットセット内容については**第3章87頁**参照）。

指針 2 ガラス破片を取り除き，薬液が広がった周囲側から紙か布で汚染の中心に向って拭き取る。

- スピルキットの手順書に従い，汚染場所の処理をする。
- 水拭きを行い，必要に応じ，洗剤，次亜塩素酸ナトリウム，チオ硫酸ナトリウム等を使用し，中和させ，さらに水拭きする方法が推奨される。

(5) 廃棄物の分別

指針 1 抗がん薬に汚染された物の廃棄は，他の一般廃棄物と区別して行う。

指針 2 廃棄物は所定のゴミ袋等に入れ，密閉し，他に汚染が広がらないようにする。

5 廃　棄

指針 1 残液，薬剤の容器，ディスポーザブル製品の器具，用具，清掃に使用した布，ペーパータオル及び使用した防御具等の抗がん薬に汚染された物の廃棄は，他の一般廃棄物と区別して行う。

指針 2 残液がアンプルの場合はディスポーザブルの注射シリンジに入れ，ルアーロックチップキャップ等を装着して廃棄する。バイアルの場合はバイアルに戻して廃棄する。

- アンプル内に残液を残すことは，飛散あるいは汚染を拡散するおそれがあり，廃棄の際には密閉しておくことが望ましい。またディスポーザブルの注射シリンジに取り，廃棄することは簡便な方法であり，暫定的な対応策である。

指針 3 最終的な処理方法について現時点では抗がん薬に汚染されたものは，焼却処理する。

- 廃棄物処理業者へ委託する際には他の一般的な焼却物と廃棄場所を区別し「ケミカルハザード専用」等の表示をしたうえで，その危険性を十分に通知する必要がある。また，使用済みの作業シートや調製に使用したシリンジ，バイアル，アンプルや注射針等を廃棄する際は，密閉が可能な専用のプラスチックケースを利用する。
- 「医薬品容器包装等の廃棄に関する手引き」によれば，抗がん薬調製時に発生する廃棄物は包装容器に医薬品の付着があるものに該当し，非感染性廃棄物に分別される。このような廃棄物はすべて焼却処分されるよう分別（**表**）することが求められている（**図**）。

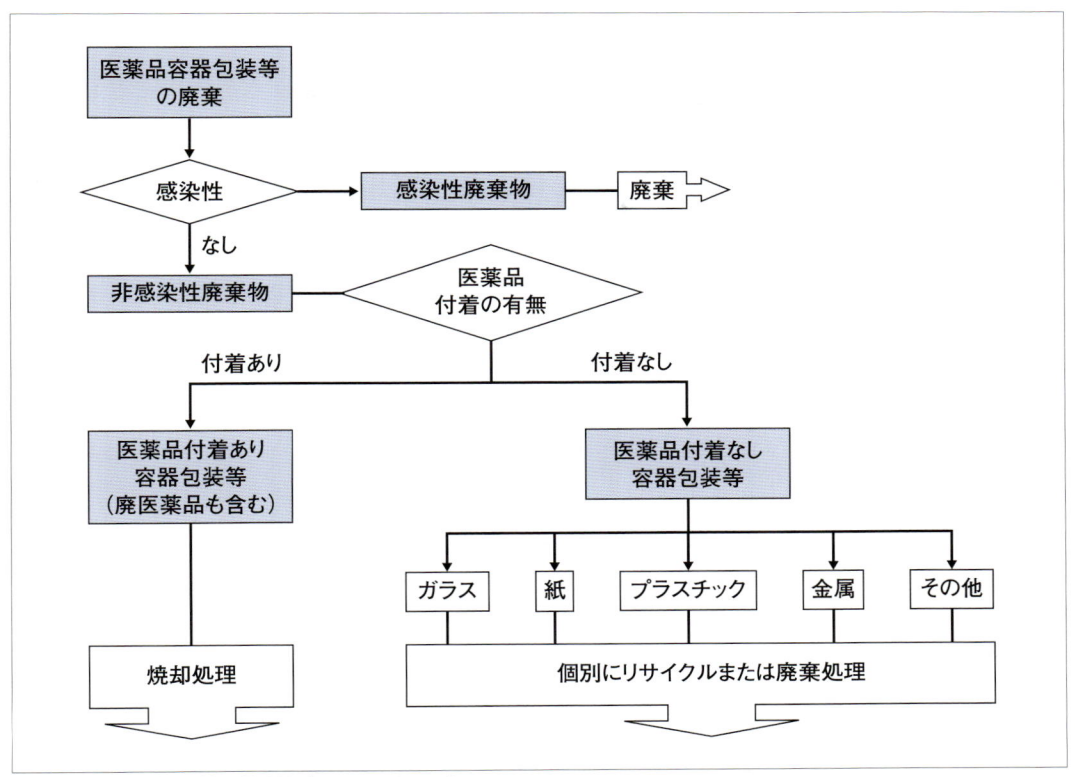

図 医薬品容器包装等の分別廃棄フローチャート

（日本病院薬剤師会，日本製薬工業協会：医薬品容器包装等の廃棄に関する手引き 改訂版，2007年2月）

表 医療廃棄物の分別例

廃棄物	分 別	廃棄方法
注射針	針廃棄専用容器	焼却処分
注射針包装	プラスチック分別ゴミ	一般ゴミ（プラスチック）
注射シリンジ	専用チャック付ビニール袋に入れ医療用廃棄物容器	焼却処分
注射シリンジ包装	プラスチック分別ゴミ	一般ゴミ（プラスチック）
アンプル（バイアル）	専用チャック付ビニール袋に入れ医療用廃棄物容器	焼却処分
キャップ	医療用廃棄物容器	焼却処分
マスク	医療用廃棄物容器	焼却処分
ガウン	医療用廃棄物容器	焼却処分
手袋	医療用廃棄物容器	焼却処分
保護メガネ	医療用廃棄物容器	焼却処分

（日本病院薬剤師会学術委員会第2小委員会，日本製薬工業協会環境委員会「医薬品容器包装等の廃棄に関する手引き」を参考に作成）

■■ **参考文献**

1）米国国立健康研究所（NIH）
Recommendation for the Safe Handling of Cytotoxic Drugs
http://www.nih.gov/od/ors/ds/pubs/cyto/index.htm

Recommendations for the safe Handling of Parenteral Antineoplastic Drugs
http://www.nih.gov/od/ors/ds/pubs/parenteral/parentral_drugs.pdf

2）米国国立疾病研究所
Guidelines for Protecting the Safety and Health of Health Care Workers
Recommended Guidelines for Controlling Noninfectious Health Hazards in Hospitals Antineoplastic Drugs
http://www.cdc.gov/niosh/hcwold5a.html

3）米国アメリカ病院（現ヘルスシステム）薬剤師会
ASHP Technical Assistance Bulletin on Handling Cytotoxic and Hazadous Drugs
http://www.ashp.org/bestpractices/drugdistribution/Drug%20Distribution%20and%20Control%20Prep.%20&%20Hand.%20TAB%20Hand.%20Cytox.%20and%20Haz.%20Drugs.pdf

4）矢後和夫・監：抗悪性腫瘍薬の調製；注射薬調剤，じほう，2002，pp. 211 − 235.

5）矢後和夫・監：注射薬の残液および器材の廃棄；注射薬調剤，じほう，2002，pp. 302 − 316.

6）日本病院薬剤師会学術第3小委員会・編：注射剤・抗がん薬無菌調製ガイドライン（日本病院薬剤師会・監），薬事日報社，2008.

第 2 章

注射用抗がん薬の基本的調製手順

　　細胞毒性を有する抗がん薬の調製は，接触による危険性を最小限にするために，CSTD（closed system transfer device，閉鎖式接続器具等）を用いて行うことが原則である。しかし，すべての抗がん薬の調製にCSTDが使用できるとは限らず，調製にあたっては無菌的操作と，適切な薬剤の調製手順および手技の理解が必須となる。本章では，がん専門病院数施設における取扱い方法をもとに，基本的調製手順と調製の際の一般的な注意事項をまとめた。本章を参考に，各々の施設に適した抗がん薬調製マニュアルを作成していただきたい。

● 注射用抗がん薬の基本的調製手順

1 ┊ 作業準備

step 1　個人防護具の準備・装着をする

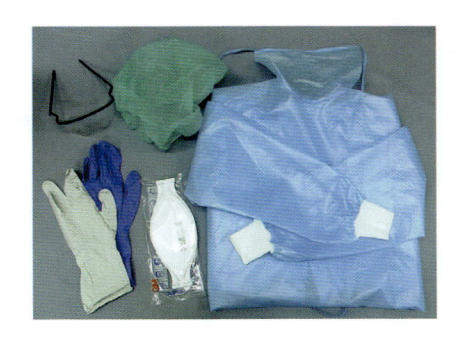

　必要な器具・用具を用意する。

　不要なアクセサリー類・腕時計等をはずす。手指および腕を十分に洗浄，消毒する。

　適切な個人防護具（PPE：personal protective equipment）を装着する（詳しい装着方法は第3章84頁参照。手袋の使用方法・交換目安については Point 1 参照）。

　調製時に必要なPPEは，ガウン，眼・顔面防護具（フェイスシールド，ゴーグル，サージカルマスクなど），二重手袋である。閉鎖式接続器具（CSTD：closed system drug transfer device）を用いずに調製を行う場合には呼吸器防護具（N95マスクなど）も必要となる。なお，シューズカバーおよびヘアーキャップは汚染の持ち出し防止および調製済薬剤の無菌性向上を目的に使用を検討する。PPE選択の際には形状や材質などにも留意する。

step 2　安全キャビネット稼働・内部の準備をする

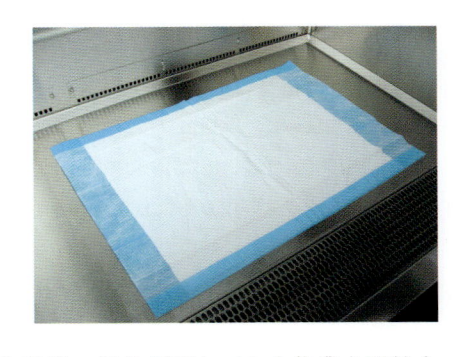

　安全キャビネットの予備作動終了後，内部を消毒用アルコール等で拭く。ただし，内部の清掃が行われていない場合や清掃状況が不明の場合は，改めて清掃してから消毒用アルコール等を用いる。

　作業環境を整え，安全キャビネットの通気口をふさがないよう注意して作業用シートを敷く。

　安全キャビネットを24時間稼働させていない場合は，内部の無菌性を確保するため，安全キャビネット作動後，数分経過してから作業を開始する（作業が開始できるまでの時間は機種により異なるので，使用している安全キャビネットの取扱い説明書を参照すること）。安全キャビネット内が乱雑であったり，物品が多すぎたりすると，内部の気流が乱れて安全性や無菌性に支障を来すため，不要品の持ち込みを避け，常に整理整頓しておく。使用前には消毒を目的に，消毒用アルコール等で奥から手前に向けて拭く。ただし，抗がん薬による汚染が疑われる箇所については，アルコール使用前に清掃（抗がん薬を失活できる薬剤やそれらを含ませた専用シートを用いて拭き取るか，不可能な場合は水拭き）を行っておく必要がある。なお，この場合の拭き取りは，清掃が目的であるため，手前から奥または外側から中心方向に行う。

　安全キャビネット内の手前部分は，安全性・無菌性共に劣るため，作業を行う際はできるだけ中央部分で行う。また，前面フードは開放幅が広すぎると曝露の危険性が高まるが，狭すぎても気流が乱れやすくなり安全とはいえない。そのため，規定の開放幅を遵守する。

　作業用シートは吸水性の面を表，薬液を浸透させない撥水性の面を裏にして使用する。

step 3　必要な器具・薬剤を準備する

　調製作業に必要な薬品および器材を洗浄，消毒し安全キャビネット内に搬入する。

　調製に適切なシリンジおよび注射針を選び，組み立てる（ **Point 2** 参照）。

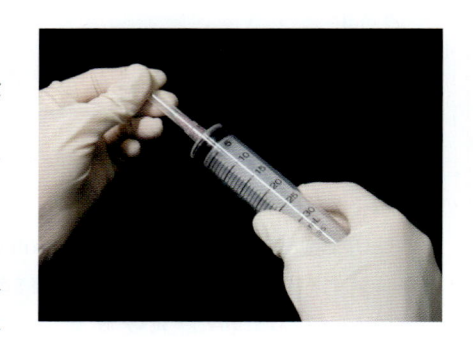

　薬品および器材の搬入前には，アルコールなどによる洗浄や拭き取りを行う。抗がん薬バイアルはその外面に抗がん薬が付着しているとの報告もあるため，事前に流水等で洗浄する対策を行っている施設もある。なお，循環式の洗浄を行う場合は，洗浄剤のこまめな交換を行うべきである。また，アルコールによる拭き取りを行う場合は，アルコール吸入防止のため，安全キャビネットのエアー吸入口付近で行う。

　ディスポーザブルシリンジは通常ピールカット包装されている。包装から取り出す際には内筒頭側（筒先の反対側）から開封し，筒先を汚染しないように注意する。また同様に，注射針を包装から取り出す際も針基（接続部分）を汚染しないよう注意する。

Point 1　手袋の使用方法・交換目安について

・適切な材質の手袋を選択する

　ニトリル製，クロロプレン製，ラテックス製のパウダーフリー製品が推奨される。

　PVC（ポリ塩化ビニル）製の製品は薬剤透過性が高いため抗がん薬の調製には適さない。また，一般的にはラテックス製よりもニトリルゴム製の方が抗がん薬に対する耐久性は高い。クロロプレン製は，薬剤耐性は高いが衝撃に対してやや劣る点に注意する。

・適切な形状の手袋を選択する

　手首から腕まで覆うことができる長さのものを使用する。

・適切な性能の手袋を選択する

　抗がん薬の耐性試験が実施され，良好な成績が得られている製品が望ましい。

・適切な品質の製品を選択する

　医療器具として承認されている製品が推奨される。

　引っ張り強度やピンホール率といった，「品質」の部分の安全性を担保できるためである。医療器具には「抗がん薬調製用手袋」という分類はないため，通常は「手術用手袋」または「検査・検診用手袋」に分類表示されている。

・**調製者の手袋は二重に装着する**

　手袋は浸透や破損による被曝防止だけでなく，作業終了時に安全に装備を解くために二重に装着する。二重に装着する際には，色違いの手袋を使用するとピンホールや破損が見つけやすくなる。

　内側手袋は袖口の内側へ入れ，外側手袋は袖口の外側を覆うように装着する。詳しい装着方法は，**第3章**84頁に示す。

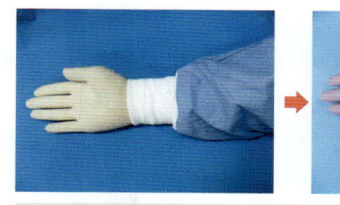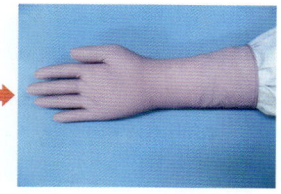

袖口の内側に入れる1枚目の手袋装着（写真左）と袖口の外側を覆う2枚目の手袋装着（写真右）
外側手袋は，袖口まで完全に覆うことができるものを選択する。

・**パウダーフリーの手袋を使用する**

　パウダーフリーが推奨される。パウダー付手袋を使用した場合，調製後の薬剤にパウダーが混入してしまうリスクがあるだけでなく，パウダーが抗がん薬を吸収し，曝露汚染を拡大する原因となる。また，安全キャビネットへパフィルターの寿命短縮にもつながる。やむを得ずパウダー付手袋を使用する場合は，装着後に滅菌水に浸したスポンジやタオルで拭き取るなどの方法でパウダーをよく落としてから使用する。

・**破損や汚染が生じた手袋は速やかに交換する**

　手袋が破損した場合，調製者自身が曝露する危険性がある。一方，手袋が抗がん薬により汚染した場合は調製者だけでなく，抗がん薬が付着した手袋で調製したボトルを介して，それ以降の取扱い者が間接的に曝露する危険性もある。そのため，破れたり抗がん薬汚染した手袋は速やかに交換するべきである。

・**手袋は定期的に交換する**

　破損や汚染がない場合でも30〜60分毎，または製造業者情報に基づいて交換する。時間経過に従って手袋の薬剤透過性が増すことによる曝露や，手袋に付着した薬剤からの間接的な曝露汚染を抑えるためである。なお，製造業者の示す耐薬時間は多くの場合，調製時の外的負荷（こすれ，引っ張り等）が考慮されていないため，実際の使用においては，これより早めの交換が必要となる点に注意する。

・**手袋の交換のために作業を中断する際には，作業がどの工程まで進行しているか明らかにしておく**

　これを怠ると二重に混合してしまったり，作業は終了したものと思い混合を忘れてしまう可能性がある。手袋の交換以外の中断であっても同様に注意が必要である。

Point 2　シリンジや注射針の選択について

　シリンジや注射針は第3章を参考に複数規格用意する。一般的に調製に使用される注射シリンジは1〜50mL，注射針は18G（太め）〜21G（細め）である。

（1）シリンジの選択について

・**安全性の高いシリンジを選択する。**

　シリンジは，ルアーロックタイプのディスポーザブルシリンジを選択する。抗がん薬の量によりシリンジの大きさを使い分けるため，複数規格用意しておく。

・採取薬液量より少し容量の大きいシリンジを選択する。

　シリンジの予備目盛り（規格量以上に印字されている目盛り）まで使用して採取を行うと，シリンジ内予備容量（エアー抜き等に使用）が少なくなり扱いにくくなるだけでなく，プランジャーの引き抜きによる曝露のリスクが生じる。そのため，やや大きめのシリンジを使用することが望ましい。海外のガイドライン等では，シリンジ容量の75%以内で使用することが推奨されている。ただし，薬液量に対してシリンジ容量が大きすぎると誤差が大きくなる。そのため，計測量がシリンジ規格量の1/3以下となる場合には，1規格小さいシリンジを用いることを検討する（参考：第十五改正　日本薬局方から収載された，「注射剤の採取容量試験」に用いるシリンジは，採取量の3倍を超えない容量と指定されている）。

　なお，端数を採取するために2種類以上のシリンジを使用することは，かえって誤差を大きくしたり採取量の計算間違いにつながるだけでなく，薬液採取回数が増えてしまい，液漏れ等による抗がん薬曝露の危険性が高まる。そのため，調製後の監査等で必要な場合以外は避けるべきである。

（2）注射針の選択について

・安全性の高い注射針を選択する。

　CSTDを用いずに調製する場合には，ディスポーザブルのルアーロックシリンジに適合する注射針を用いる（現在市販されているほとんどの注射針は，ルアーロックシリンジにも適合する形状となっている）。ただし，薬液漏出防止のためにはR.B針（regular bevel針）でなく，S.B針（short bevel針）を用いるとよい。また，異物混入防止のためには濾過フィルターやフィルター付き注射針等の使用も有効である。

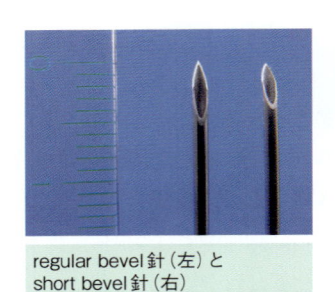

regular bevel針（左）と
short bevel針（右）
共に18G

R.B針によるゴム栓への針刺しイメージ（左）と，
S.B針によるゴム栓への針刺しイメージ（右）

・採取薬液量に適した注射針を選択する。

　一般的に，採取薬液量が多い場合は太い注射針を，少ない場合は細い注射針を選択するとよい。少量の薬液を太い注射針で採取する場合，注射針内の薬液による誤差に注意が必要となる（ **Point 16** 参照）。また，多量の薬液を細い注射針を用いて調製すると，調製に時間がかかるだけでなく，薬液採取・注入時にシリンジ内圧が変化しやすくなるため注意が必要となる。

・薬液の粘稠度に適した注射針を選択する。

　薬液の粘稠度が高い場合は太い注射針を選択するとよい。粘稠度の高い薬液を細い注射針で調製すると，調製に時間がかかるだけでなく，薬液採取・注入時にシリンジ内圧が変化しやすくなるため注意が必要となる。

2 : 溶解液採取

step 1　使用する溶解液を用意する

　溶解液を用意する。溶解液の指定がない場合は，希釈液の一部を溶解液として利用する。

　抗がん薬の種類により，専用の溶解液が指定されている場合もあるので必ず確認する。

　なお，本章では次のように用語を使い分けている。

溶解液：粉末（凍結乾燥薬剤など）や一部の液体製剤（粘稠性）などを溶かすために使用する一次溶解液。

希釈液：液体の薬剤もしくは溶解して液体とした薬剤を，投与に適した濃度にするために使用する二次溶解液。

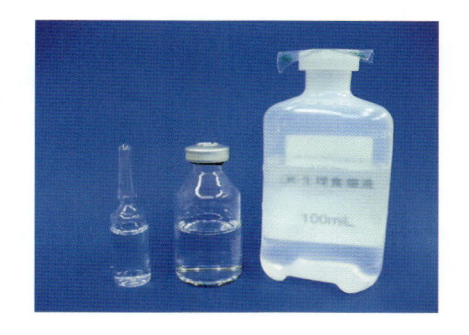

step 2　溶解液のゴム栓を消毒する

　溶解液バイアルもしくはボトルのゴム栓部分を消毒する（ Point 3 参照）。

　アンプルの場合はアンプル頸部を消毒する（第2章-3 1 step 3 参照）。

　ゴム栓消毒後は，消毒液の混入を防ぐため，乾燥させてから針刺しを行う。

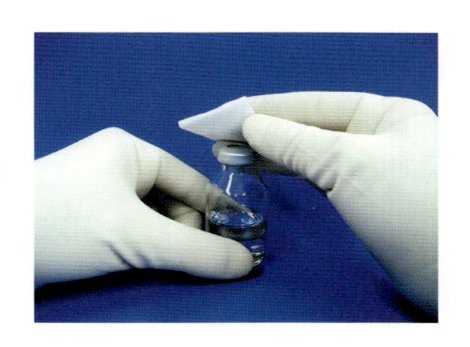

Point 3　ゴム栓部分の消毒について

・バイアルや輸液ボトル等へ針刺しを行う際は，細菌汚染防止のために，ゴム栓部分の消毒を行う。

　基本的にはバイアルのゴム栓は，滅菌されている。しかし，キャップとゴム栓間の間隙は通気可能なことが多く，汚染の可能性がある。汚染されていた場合，CSTD使用の有無や操作手技にかかわらず細菌などが混入する可能性があることが報告されているため，使用前の消毒が必要となる。

　また，輸液ボトルのゴム栓もほとんどの場合，製造過程で滅菌が行われており，こちらはゴム栓部分が密封されているものが多い。ただし，この滅菌・密封は出荷後シールのはがれ等により無菌が保てない場合があり，使用時の無菌性を保証するものではない。そのため，ボトルのゴム栓も使用前に消毒を行うべきである。

・ゴム栓は，アルコールガーゼ（綿・綿球等）で拭くか，消毒用アルコールを噴霧する。

　作り置きしたアルコールガーゼ等はそれ自体に汚染の可能性があるため，使用を控えるべきである。

　包装された市販品を短期間で使い切るか，個包装の製品を用いる。消毒用アルコールを噴霧してから拭き取る方法もある。

　ただし消毒の有効性は《 浸漬 ＞ 塗布 ＞ 噴霧 》の順となるので，必要度に応じて消毒方法を選択する。

step 3　抜き取り用のシリンジを準備する

　バイアルや，ハードボトルから溶解液を抜き取る場合は，あらかじめシリンジ内にエアーを入れておく。

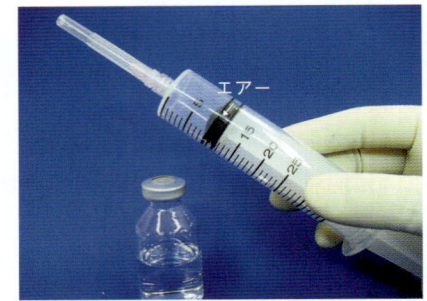

　溶解液採取を行いやすくするための手順である。ソフトバッグから採取する場合や，採取液量が少量の場合は省略してもよい。また，アンプルから採取する場合は不要である。

　バイアルから正確な液量を採取したい場合には，採取する溶解液量よりもやや少なめのエアーを入れておくと作業がしやすい。

step 4　溶解液を抜き取る

　溶解液の入ったバイアル・ボトル等から溶解液をシリンジに抜き取る。（ゴム栓部分への針刺し方法については **Point 4** 参照）

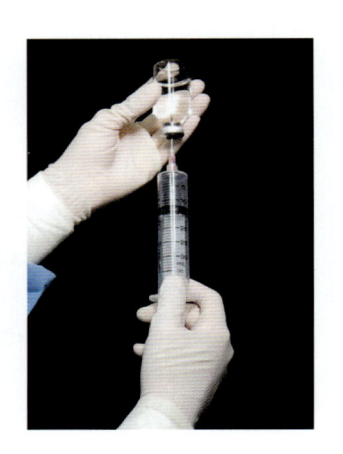

　溶解液の量に指定がある場合には，その指定に従う。

　特に指定がなく，溶解後の薬液をすべて抜き取る際は，溶解するのに十分な量の溶解液を採取すればよい。溶解後の薬液を一部量り取る際は，溶解するのに十分かつ計算しやすい量の溶解液を正確に採取する。

Point 4　ゴム栓部分への針刺しについて

　（1）ゴム栓における針刺し可能・不可能箇所

・ゴム栓の形状にもよるが，一般的には下図のように針刺し可能の箇所と針刺し不可能の箇所にわけられる。

・ゴム部分であっても指定以外の場所に針刺しを行うと注射針が刺さりにくく，力を加える必要があるため事故が起こりやすくなる。また，無理に針刺しを行うとゴム栓が脱落する可能性もあるので，必ず指定部分に針刺しを行う。

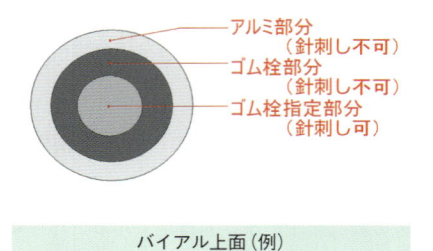

バイアル上面（例）

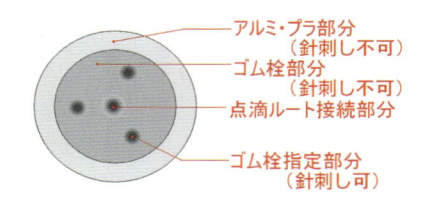

輸液ボトル上面（例）

（2）複数回針刺し時における留意事項

複数回針刺しを行う場合には，ゴム栓の指定部分に針刺しを行うことに加え，前回針刺し箇所を避けて針刺しを行うべきである（右図）。同一箇所に複数回注射針を刺すことによりコアリング（バイアルゴム栓が削れ，薬液中に入ってしまう現象）や，薬液漏出の可能性が高くなる。

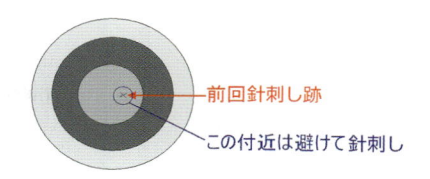

前回針刺し跡の確認

なお，ゴム栓へ複数回針刺しを行った場合の薬液漏出頻度は，使用する注射針の太さ，刃面角度（R.B針・S.B針の違い），針刺しの距離および向きと位置関係に依存する。そのため，細い注射針やS.B針を選択したり，距離を離すことで漏出リスクを軽減できる。しかし，最も影響が大きいのは注射針を刺す向きと位置関係であり，1回目の針刺し痕に対する2回目の針刺しの向きと距離を調整することで液漏れリスクを大幅に低減させることができる（下図）。

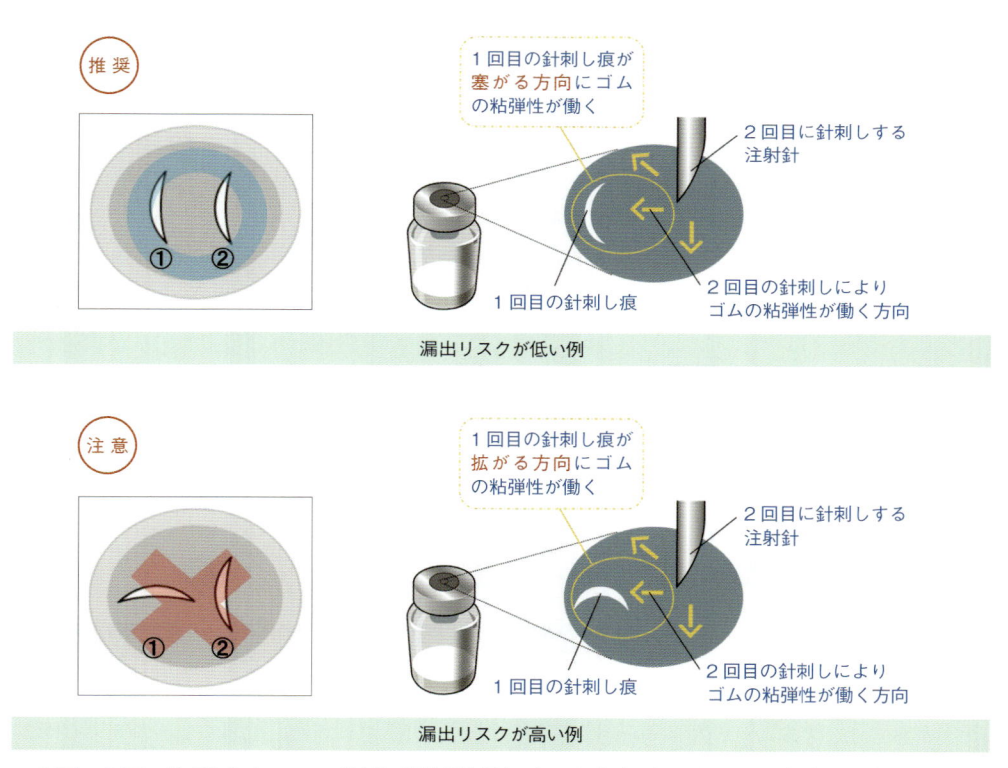

2回，3回の針刺しにおいて，針刺し部位は判別できても向きがわかりにくい場合，針刺し痕にかかる圧力から考えると，次の手順を用いることで薬液漏出リスクが低減できる。

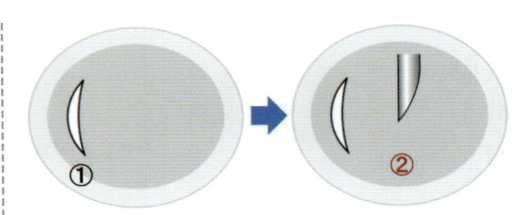

1回目の針刺しを針刺し可能部位の縁に沿って行い，2回目の針刺しはゴム栓中央に行う。

2回針刺しの場合

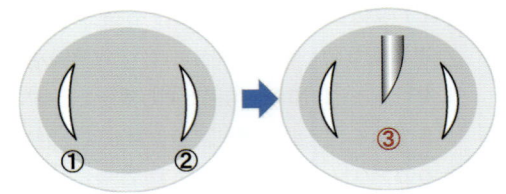

1回目の針刺しを針刺し可能部位の縁に沿って行い，2回目の針刺しは反対側の縁に沿って行う。最後の3回目の針刺しはゴム栓中央に行う。

3回針刺しの場合

【輸液ボトルのゴム栓】

　輸液ボトルでは，針刺し可能箇所が複数用意されている製品が多い。このような製品を用いる場合も同一箇所への複数回の針刺しは避けるべきである。そのため，針刺しを行う際のルールを決めておくとよい。例として，「ボトルのラベル面を手前にしておき，一番手前の針刺し可能箇所から左回りに順番に針刺しを行う（右図）」等である。

　なお，輸液ボトルのゴム栓への針刺し時もバイアルゴム栓への針刺しと同様に，針刺し痕にかかる圧力の方向を考えることで薬液漏出リスクを低減できる。輸液ボトルのゴム栓では投与ルートのビン針を刺した際の圧力が薬液注入時の針刺し痕をふさぐ方向になるよう，針刺しを行うとよい。

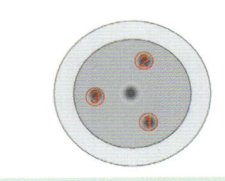

ボトル前面

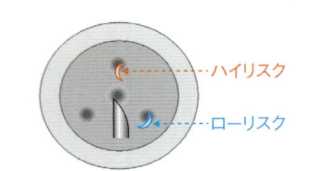

輸液ボトルへの針刺し向き

（3）コアリングの発生機構

　コアリングは下図のように，ゴム栓面に対して注射針を斜めに刺し，かつ注射針先のカット面が上を向いている場合に起こりやすくなる。

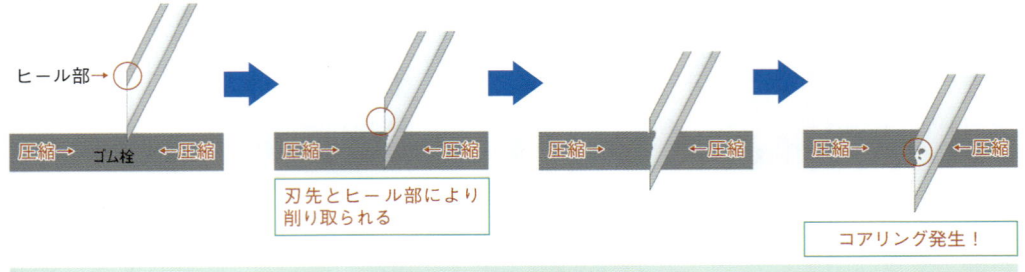

針刺しによるコアリング発生機構

〔『注射薬調剤，第Ⅲ章8　抗悪性腫瘍剤の調製について』（じほう）より抜粋〕

（4）コアリング発生防止のための一般的針刺し方法

・ゴム栓面に対して垂直に針を刺す。

一般的には下図のように，ゴム栓面に対して注射針を垂直に刺す方法がコアリング発生防止に有効である。ただし，回転やひねりを加えるとコアリングが起こりやすくなるので注意すること。

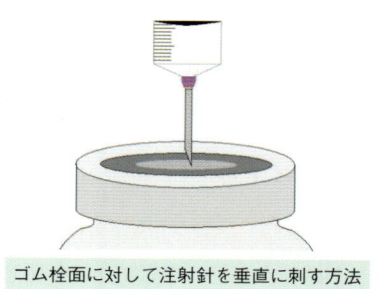

ゴム栓面に対して注射針を垂直に刺す方法

（5）コアリング発生防止のための，より高度な針刺し方法

・注射針を垂直に刺してもコアリングが生じてしまう場合や，コアリングしやすいゴム栓の場合には，下図のような手順での針刺しが有効である。

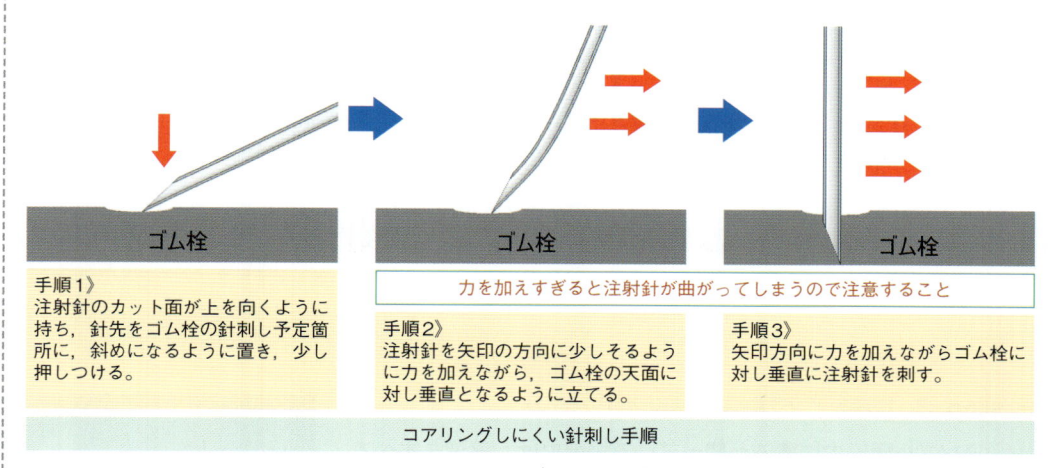

ゴム栓	ゴム栓	ゴム栓
手順1》 注射針のカット面が上を向くように持ち，針先をゴム栓の針刺し予定箇所に，斜めになるように置き，少し押しつける。	力を加えすぎると注射針が曲がってしまうので注意すること **手順2》** 注射針を矢印の方向に少しそるように力を加えながら，ゴム栓の天面に対し垂直となるように立てる。	**手順3》** 矢印方向に力を加えながらゴム栓に対し垂直に注射針を刺す。

コアリングしにくい針刺し手順

（タキソール注：米国における調製マニュアルを参考に作成）

この手順を行う際，最初は注射針先のカット面が上を向いているが，実際に針刺しを行う時点では垂直となっている点に注意する。また，力を加えすぎると注射針が曲がってしまうことがあるので注意する。

（6）斜めに針刺しを行う際の注意点

・注射針先のカット面を下に向け，斜めに針刺しを行っても，コアリングは起こりにくくなる。

ただし，斜めに刺すことにより，ボトルの貫通やゴム栓下部への接触に注意が必要となる（右図）。

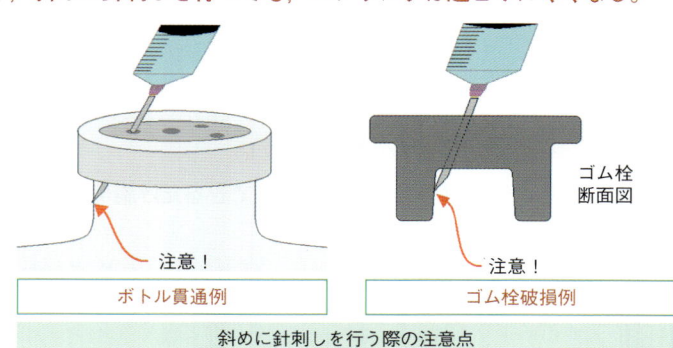

ゴム栓断面図

注意！　ボトル貫通例

注意！　ゴム栓破損例

斜めに針刺しを行う際の注意点

3 アンプル製品の取扱いについて

1 アンプルカット

step 1 アンプルを手元に準備する

調製作業前の曝露防止にも留意する。

使用するアンプルを用意し，処方せんをもとに種類・量を確認する。

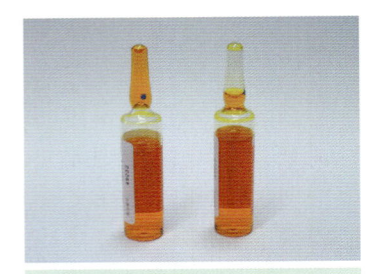

有色薬液使用（抗がん薬ではありません）

未開封アンプルの外側が抗がん薬により汚染されているおそれもあるため，計数調剤時にも手袋を使用する。また，計数調剤後は薬剤の破損が生じにくいようコンテナやアンプルベッド等を用いて保管したり，破損時に曝露汚染が生じないようビニールパック等で密封しておくことが推奨される。

調製を行う前には，計数調剤時に十分な監査が行われている場合でも，最低限，処方せんの記載内容が正しいか，用意した薬剤が確かに記載されているものであるか，溶解液の指示はあるか等を確認する。

調製時の確認には，処方せんのコピーを用いるか，処方せんをビニール等に密封して持ち込む等，処方せん自体を汚染しないよう配慮する必要がある。

step 2 薬液をアンプル胴部に集める①

アンプル頭部内に薬液が残っている場合には，薬液をすべてアンプル胴部に戻す。

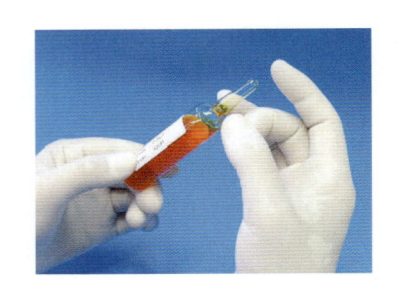

一般的には，アンプル頭部を軽く指ではじく，アンプル頭部を親指・人差し指・中指で持ち，軽く円を描くように回転させる，手を離さずにコマを回す時のように回転させてみる等の方法がある。指ではじく場合には，やや傾けた状態で行うとよい。少量の薬液や泡等が残ってしまった場合には，一度アンプル頭部内を薬液で満たしてみるとよい。

step 3 薬液をアンプル胴部に集める②

アンプル内壁に付着している薬液をできるだけ胴部に戻すため，しばらく静置する。

すぐにアンプルをカットすると，付着していた薬液が大量に飛散するおそれがある。

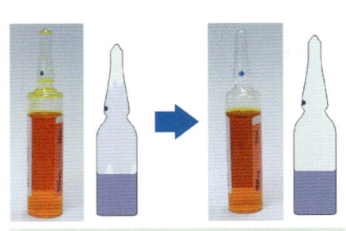

アンプル内面に薬液が付着（図左）しているものを，しばらく静置（図右）したもの。

step 4　アンプルカットする

　静置後アンプル頸部をアルコールガーゼ（綿）等で消毒する。薬液飛散防止を考慮し，アンプルカットする（ **Point 5** 参照）。

　アンプルカット時に発生するガラス片の混入を少なくするためだけでなく，付着した異物や微生物を除去するためにもカット前に拭き取る必要がある。

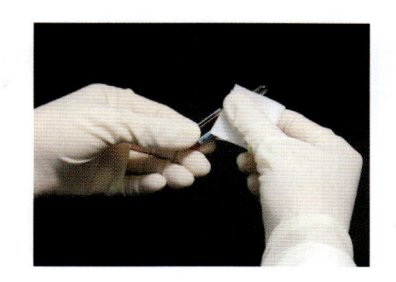

Point 5　アンプルカット方法について

　現在市販されているアンプル入り抗がん薬のほとんどはワンポイントカットアンプルとなっている。この場合のアンプルカットは，以下のように行う。

（1）まず，片手でアンプル胴部を支え，もう片方の指でアンプル頸部を押さえる。

この時アンプルのワンポイントマークを上に向ける。

（2）この状態のまま，アンプル頸部を滅菌ガーゼ等で覆う。

（3）次に，アンプル頸部をやや右図①の方向に引きながら右図②の方向に折り，カットする。

ワンポイントマーク側が開くように折る。

この時，①の方向に引いていないとアンプルカット口が手に刺さる危険がある。

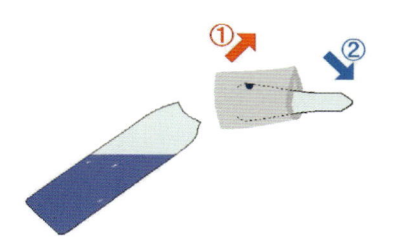

ワンポイントカットアンプルの頸部の折り方

　薬剤によって異なるが，数分程度の静置（ **1** step 3参照）では完全に薬液を戻すことはできない。そのため，アンプル内容物が抗がん薬である場合には，静置後であってもアンプル頸部をガーゼ等で覆ってカットする方が安全である。

　ただし，ガーゼ等で覆ってカットした場合，覆わずにカットした場合と比べ，アンプル内へのガラス片混入率が上がるという報告もあるため，この手技を用いていない施設もある。

　それぞれの手技の特徴と主な注意点は次のとおり。

【アンプル頸部を覆ってカットする場合】

　抗がん薬やガラス片の飛散による作業者の被曝を防止できる。ただし，アンプル内へのガラス片混入率が高くなったり，ガーゼ繊維が混入する可能性が生じたりするため，濾過フィルターやフィルター付き注射針を使用する等の対策が必要である。フィルターを使用する場合は，0.8 μm以下の孔径が望ましい。

　また，アルコールガーゼ（綿）等で覆ってカットを行うと，アルコール混入のリスクが生じるため，カット時にはアルコールを含まないガーゼ等を用いる。

　なお，この方法でアンプルカットを行う場合ワンポイントマークが見えなくなるため，覆う前にカット方向を十分に確認する必要がある。

　また，アンプル頸部をすっぽり覆うタイプの補助器具を使用する場合，その器具が使い捨てできない場合には洗浄方法にも留意する必要がある。

【アンプル頸部を覆わずにカットする場合】

　アンプル頭部の薬液を胴部に戻しても，アンプル内面に付着していた抗がん薬がアンプルのワンポイント方向に飛散する（右図）。

　対策として飛散方向を安全キャビネット奥側や，廃棄物容器側に設定してカットを行う施設もあるが，この方向にある器具やボトルだけでなく，作業者の手袋や安全キャビネット内を汚染する可能性があるため，それらを介した二次的な曝露の防止対策が必要となる。また，無理な体勢でカットを行うことによる事故にも注意が必要である。

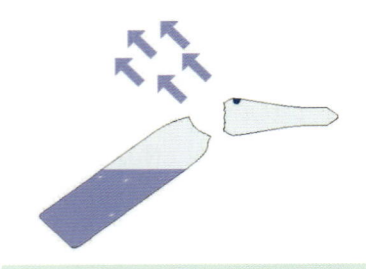

アンプルカット時の薬液飛散方向

2　アンプル入り薬剤の溶解（溶解が必要なアンプル製品）

step 1　溶解液の注入

採取しておいた溶解液をアンプルに注入する。

　針先をアンプル内壁に押しあてないように注意する（注射針の刃先をつぶさないため）。

　泡立ちやすい薬剤の場合は，アンプルの内壁を伝わせるように静かに注入する。

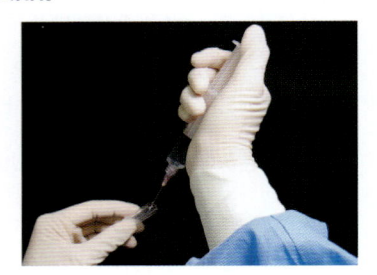

3　アンプルからの薬液採取

　この手順は，アンプル内に混入したガラス片によるリスクを抑えるための手技である。濾過フィルター等を使用する場合，この手順の一部を省略することができる（**Point 6** 参照）。

step 1　薬液採取の準備①

カットまたは溶解したばかりのアンプルには，混入した微小なガラス片が浮遊している可能性がある。

　アンプル頸部をガーゼ等で覆わずにカットしても，薬液中に $10 \sim 20 \mu m$ 程度のガラス片混入が確認されている。アンプル頸部をガーゼ等で覆ってカットした場合には，ガラス片混入率が高くなる可能性がある。

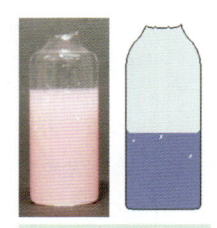

ガラス片混入

step 2　薬液採取の準備②

カットしたアンプルをしばらく静置する。

　静置することにより，混入した可能性のあるガラス片が沈降するが，浮上してくる場合もあるのでアンプル内をよく確認する。

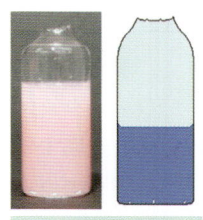

ガラス片沈降

step 3　薬液採取

　薬液を採取する。採取の際に濾過フィルターやフィルター付き注射針等を使用するとガラス片混入のリスクを軽減できる。通常の注射針を使用する場合はアンプル底部の薬液を採取しないよう，静かに薬液を採取する。

　注射針の挿入時には，針先がアンプルの切り口に触れないように注意する。また，薬液採取時に針先をガラス面に押しあてないよう注意する。

　アンプル底部には，沈降したガラス片が混じっている可能性があるので，この部分の薬液を採取しないよう注意する必要がある。写真のようにバイアル肩部より採取するか，薬液の中程から採取するとよい。

　針先をガラス面に押しあててしまうことにより針先がつぶれ，以後の作業でコアリングしやすくなることがあるので注意する。

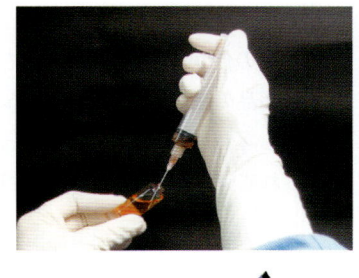

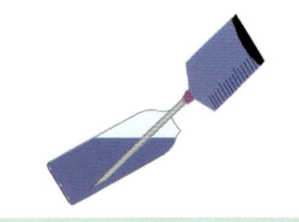

薬液採取

step 4　薬液採取終了の目安

　フィルター等を使用しない場合はガラス片混入のおそれがあるため，全量採取の場合でも薬液を少量残したまま採取を終了とする。

　通常，液体の注射剤は過量充填されているため，アンプル内に少量の薬液を残しても表示量を採取することができる（**Point 7** 参照）。

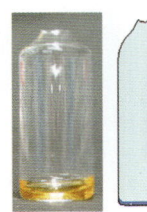

薬液採取終了

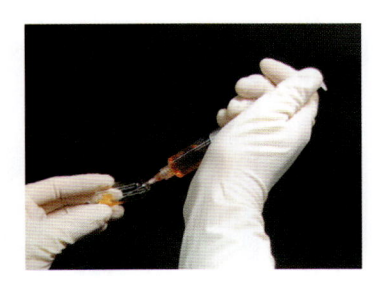

Point 6 濾過フィルターおよびフィルター付き注射針の使用について

　薬液を採取または注入する際に濾過フィルターや，フィルター付き注射針を使用することにより，異物混入を予防することができる。アンプル頸部をガーゼ等で覆ってカットした場合や，携帯型ディスポーザブル注入ポンプ（第2章-7参照）に充填する際には特に有効である。

　なお，濾過フィルターは0.8μm程度の製品が適しているとの報告がある。ただし，薬剤によりフィルターの使用が適さない製品もあるため，第4章および医薬品の添付文書を確認する。

　右写真は，注射針の針基部分に，フィルターがつけられているフィルター付き注射針である。

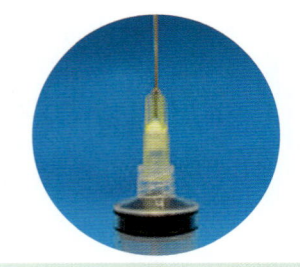

フィルター付き注射針のフィルター部分
ファインフィルターF針®：フォルテ グロウ メディカル（株）
≪参考≫異物除去率
20μm以上：100%，10〜20μm：99.9%，
5〜10μm：98.1%

　フィルター付き注射針の使用にあたっては，シリンジや携帯型ディスポーザブル注入ポンプに充填を行う場合には薬液吸引時に使用し（下写真・左），薬液をボトルに入れ希釈する場合には薬液注入時に使用するとよい（下写真・中央）。

　ただし，同じフィルター付き注射針を薬液の吸引と注入に使用してしまうと，フィルターの意味をなさなくなるため，注射針の交換が必要となる。注射針の脱着時には，針先の汚染と，針刺し事故および抗がん薬曝露に十分注意する。

　また，複数回に分けて薬液の吸引と注入を行う場合には，常に新しい注射針を使用する方がよい。同じ注射針を使い回すことにより曝露リスクが増すだけでなく，使用薬剤の取り違えや使用方向を誤るリスクが生じる。

　なお，濾過フィルターを使用する場合，製品ごとに適正な濾過液量が設定されている点にも留意すると共に，フィルター内容量分の薬液ロスが生じることを考慮しておく必要がある。

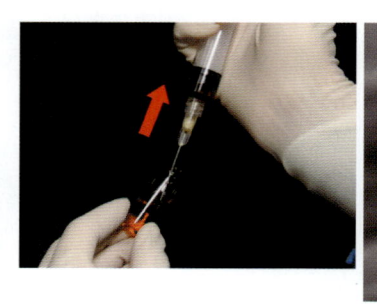

フィルター付き注射針使用例
シリンジ充填時（写真左）とボトル充填時（写真右）

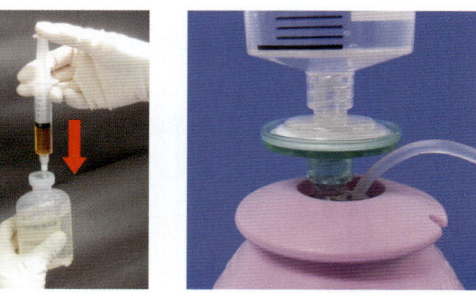

ルアーロック式濾過フィルター
（0.8μm）：日本ポール（株）

Point 7　液体注射剤の薬液量について

　第十四改正　日本薬局方まで，液体注射剤の過量充填量は表示容量や製剤の粘稠性および流動性ごとに規定されていたが，第十五改正　日本薬局方以降，一般試験法に収載され，表示容量以上の採取ができることの確認試験（注射剤の採取容量試験法）に変更された。この変更当初は，表示量以上を採取できれば問題がないため，薬液実充填量について大きな変更は行われず，ほとんどの注射用抗がん薬で十分な過量充填がされていた。しかし，近年のジェネリック医薬品の一部には，表示容量の採取が困難となるほど過量充填の少ない製品もあるため，注意が必要である。

（1）採取薬液量の不足について
　薬液採取時に不足が生じる場合に考えられる要因と対策は以下の通り。

①アンプル頭部に薬液が入ったままカットしている。
アンプル頭部に薬液が入ったままカットしてしまうと，薬液のロスにつながり，不足してしまうことがある。さらに，内容物が抗がん薬である場合には曝露の危険性も高まるので，必ずアンプル頭部の薬液は胴部に戻してからカットを行う。

②アンプルやバイアルの内壁に多量の薬液が付着している。
　特に粘稠性の高い薬液の場合に起こりやすくなる。しばらく静置し，アンプルやバイアルの内壁に付着している薬液が全て集まってから採取する。

③薬液が泡立っている。
　薬液が泡立っていると，泡の分だけ不足する可能性がある。この場合もしばらく静置し，泡が消えてから採取する。

④製品自体の充填量が少ない
　液体注射剤は日本薬局方の規定に従い過量に充填されているが，一部の製薬会社の製品では，過量充填量が少なく表示容量の採取が困難なものもある。容器内の薬液を余さず抜き取る技術と時間があれば表示容量の採取が可能となることがほとんどであるが，長時間かつ煩雑な採取操作により曝露の危険性が高まるおそれがある。そのため，医薬品を採用する際には薬剤の採取性も確認する必要がある。

⑤シリンジ計量の行い方，目盛りの読み方に誤りがある。
　シリンジ目盛りで示される薬液量には，注射針内の薬液は含まれない。つまり，注射針内にも薬液が入った状態では，目盛り量プラス注射針内の薬液量となり，正確な計量が行えない点に注意が必要である。ただし，注射剤の採取容量試験において注射剤の充填量は，21G，2.5cmの注射針を用いて調製した際に生じる損失を考慮して過量充填が行われているため，この要因のみで不足が生じる可能性は低い。
　また，シリンジ目盛りの合わせ方も正確に行わないと誤差の原因となる（Point16参照）。

⑥シリンジ自体に誤差がある。
　シリンジは厳密な計量器具ではなく，注射用シリンジの規格基準でも±4～5％の誤差が許容されている。詳細はPoint16参照。

⑦CSTDの使用によりロスが生じている。

　CSTD（closed system drug transfer device，閉鎖式接続器具等）はバイアルアダプタとシリンジアダプタの構造により，シリンジと針による採取より多くのロスが生じることがある。そのためのCSTDの製造元に，予めロスの量と対応策を確認しておく必要がある。

　薬液の不足には，その他さまざまな理由が考えられるが，極端に大きな誤差があるものは，調製手技以外にも何らかの問題があると考えられる。

（2）薬液量の過剰採取について

　液体製剤の取扱いにあたり，過量充填されている影響から薬液を1アンプル（またはバイアル）全量採取してしまうと表示量よりも多く採取できてしまう点にも注意が必要である。そのため，液体製剤の計量を行う際は，1アンプル（またはバイアル）単位だけで見るのではなく，正確に計量を行う必要がある。

　なお従来，凍結乾燥薬剤等，粉末や塊の注射剤の多くは過量充填されていなかったが，近年では過量充填されている製品も増えつつある。このような製品の場合，使用する溶解液の量が規定されるため，調製の際には注意を要する。詳しくは薬剤ごとの調製情報を参考にしていただきたい。

4 ： バイアル製品の取扱いについて

1 バイアルへの溶解液注入（溶解が必要なバイアル製品）

step 1　バイアルを手元に準備する

　調製作業前の曝露防止にも留意する。使用するバイアルを用意し，処方せんをもとに種類・量を確認する。

　未開封バイアルの外側が抗がん薬により汚染されているおそれもあるため，外包装は可能な限り使用直前まで開封しないことが推奨される。また，計数調剤時にも手袋を使用する。

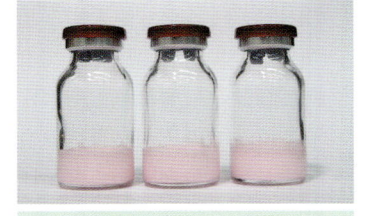

有色薬剤使用（抗がん薬ではありません）

　調製を行う前には，計数調剤時に十分な監査が行われている場合でも，最低限，処方せんの記載内容が正しいか，用意した薬剤が確かに記載されているものであるか，溶解液の指示はあるか等を確認する。

　調製時の確認には，処方せんのコピーを用いるか，処方せんをビニール等に密封して持ち込む等，処方せん自体が汚染しないよう配慮する必要がある。

step 2　溶解液注入開始①

　溶解液の入った注射器の注射針を，溶解する薬剤のバイアル指定部分に針刺しする。
（針刺し方法については **Point 4** 参照）

　溶解液量が多い場合，写真のように上から針刺しを行うと，溶解液の自重により針刺し前に針先から漏れ出てしまうことがある。特に，シリンジ内に空気と液体が入っている状態では漏れやすくなる（図）。

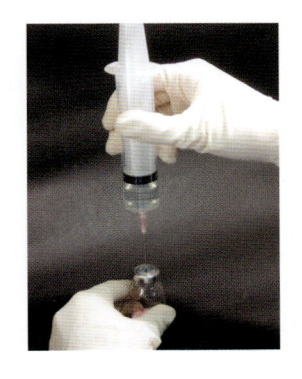
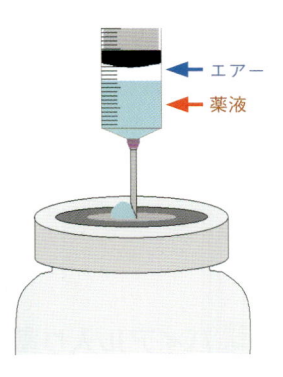

エアー
薬液

そのため，シリンジ内のエアーは極力排出し，プランジャー（押し子）部分をやや引き気味にして指で支えながら針刺しを行うか，バイアルゴム栓を下に向けた状態で下から針刺しを行うとよい。

step 3　溶解液注入開始②

　注入する溶解液分のエアーをバイアルから抜く（バイアル内を陰圧にする）。

　もともとバイアル内が陰圧の製品の場合，この操作は不要である。近年，曝露防止を目的として，意図的に陰圧化された製品も上市されている。このような陰圧が強い製品の場合は，あらかじめシリンジ内に溶解液と薬液採取に適した量のエアーを入れた状態で針刺しを行うとよい。

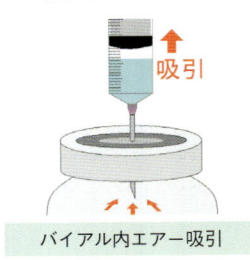

吸引

バイアル内エアー吸引

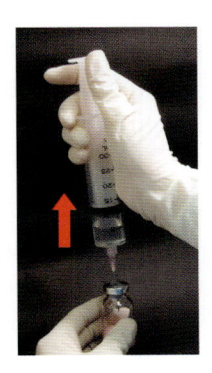

step 4　溶解液注入開始③

　圧力差にまかせる形で，泡立たないように注意しながらゆっくりと溶解液を注入する。圧力差があるので，ほとんどプランジャーを押す必要はない。

　泡立ててしまうと使用に適さない薬剤もある。その場合，バイアルの内壁を伝わせて注入すると泡立ちにくくなる。

　バイアル内を陽圧にしてしまうと，バイアル内のエアーや薬液が針刺し部分から漏れるおそれがある。また，強陰圧にしてしまうと，バイアル内での抗がん薬の気化を促進してしまうおそれがあるため，常に弱陰圧から平衡圧の間で操作する。

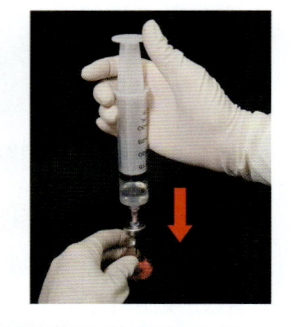

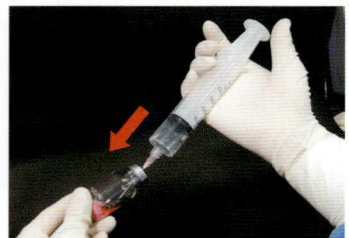

手順のコツ

　抗がん薬曝露防止のため **step 3** → **step 4** の手順で行う（通常の薬剤では逆の手順で行われることが多い）。

　溶解液量が多い場合には，少量ずつ **step 3** → **step 4** の順に手順を繰り返すとよい。

　バイアルを逆さにして，**step 3** → **step 4** の手順を行うことはできないため，下から針刺しした場合でも，写真の向きに持ちかえて行う。

② バイアル入り薬剤の溶解（溶解が必要なバイアル製品）

step 1　溶解①

　溶解液を加えた後，バイアルとシリンジを固定したままゆっくりと振とうして，薬剤を溶解する。なお，溶解性の悪い薬剤は注射針を抜いてから振とうしてもよい。その場合はバイアル内をやや陰圧に保ち注射針を抜く（注射針の抜き方については，後述 **Point 13** 参照）。

　抜いた注射針はリキャップしておく（ **Point 8** 参照）。

　注射針を抜き取らずに溶解することにより，ゴム栓の針刺し回数が少なくなり液漏れが起こりにくくなる。ただし，その際はシリンジ・注射針・バイアルが分離しないよう注意して溶解する。

　注射針およびバイアルの向きは上下どちらでもかまわないが，薬液漏れ，シリンジと注射針の脱離，バイアルからの脱針等が起こらないようしっかりと固定して振とうする。

　バイアルとシリンジを左右の手で持ち分けて振とうすると，脱針等のリスクが高まるため，極力一体化した状態で振とうする。

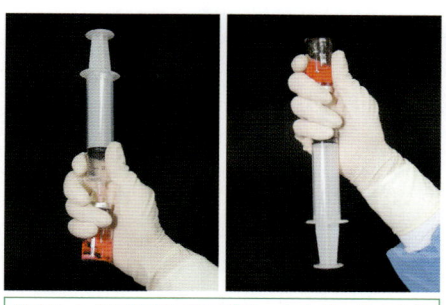
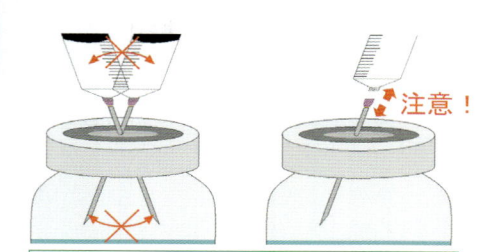

針を抜かずに溶解を行う場合，左右どちらの方法でもかまわないが，しっかり固定して行うこと。また，右のように行う場合には，針刺し部分からの薬液漏出に注意すること。

危険な取扱い例
注射針を刺したまま固定せずに振とうする（図左）
シリンジと注射針の脱離（図右）

溶解性のよい薬剤の場合

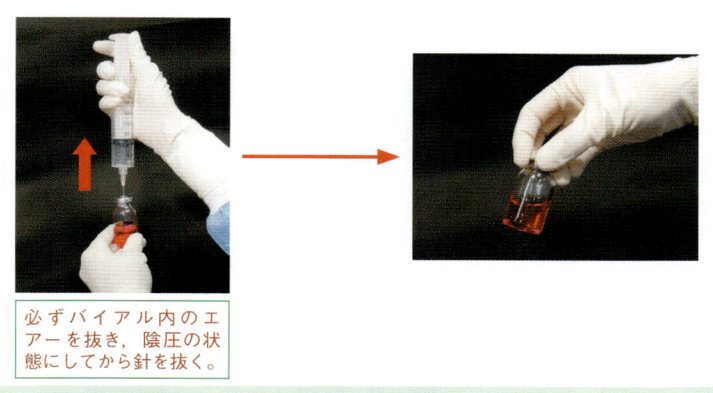

必ずバイアル内のエアーを抜き，陰圧の状態にしてから針を抜く。

溶解性の悪い薬剤の場合

Point 8　リキャップについて

　抗がん薬調製時におけるリキャップについては賛否両論であるが，少なくとも注射針をむき出しにしたまま振とうを行うことは危険性が高いため避けなければならない。

　そのため，リキャップ自体を回避するには，薬液の注入に使用したシリンジや注射針を廃棄し，新しいものを使用する。リキャップを行う場合の手順例と注意点は以下のとおり。

【注意点】
（1）針刺し事故に注意する
　キャップの開口部を持ちリキャップを行うと，針刺し事故のリスクが高まる（右写真）。

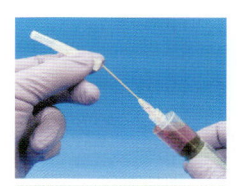

針刺し事故の危険あり

31

【手順例】

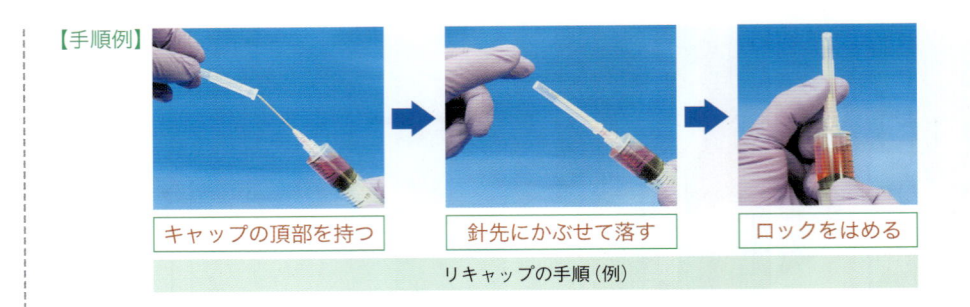

| キャップの頂部を持つ | 針先にかぶせて落す | ロックをはめる |

リキャップの手順（例）

リキャップの際は上図の【手順例】ように，キャップの頂部を持って（上写真左）針先にかぶせておとし（上写真中央），キャップを持ち直して，ロックをはめ込むとよい（上写真右）。

(2) 周囲の汚染に注意する

　針刺し事故防止を目的としたリキャップ手技として，平面に置いたキャップを針先で拾い上げる方法がある。しかし，抗がん薬の調製において，この方法を用いた場合，針先に付着した抗がん薬が周囲を汚染してしまう可能性があるため，注意が必要である（右写真）。

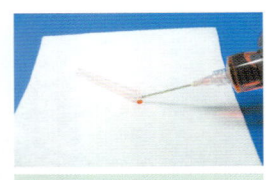

針刺し事故は防止できるが，周囲を汚染する可能性あり

(3) リキャップしたキャップを再度外す際も注意する

　注射針のキャップを奥まで押し込むとロックがかかる。この状態から一気にキャップを外した場合，勢いがつきすぎて反射的に手が戻り，針刺し事故につながることがあるが，リキャップした注射針には抗がん薬が付着しており，リスクが高い。そのため，まずキャップのロックを外した後，まっすぐにキャップを引き抜く（右写真）といった，2段階の操作でキャップを外すとよい。

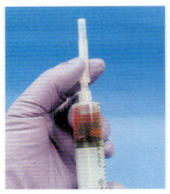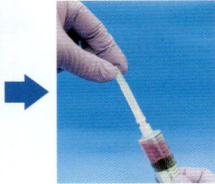

ロックを外す　　まっすぐにキャップを引き抜く

　この手技の実践を確実にするため，両手の小指をくっつけたままロックを外す方法が用いられることもあるが，この手技を用いる場合は，シリンジとキャップを離れた位置で保持する（右写真）。

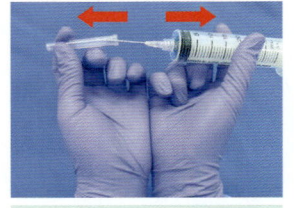

針刺し事故のリスクを軽減できるロック解除手技

　保持する位置が近すぎるとキャップが一段階の操作で引き抜け，針刺し事故につながることがある（右写真）。

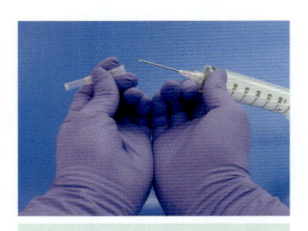

保持位置が近すぎる危険な例

step 2 溶解②

　複数のバイアルを同時に使用する場合，安全かつ正確に溶解・採取を行えるよう注意する。（複数バイアルの溶解・採取例については Point 9 参照）

　薬剤の溶解性や，バイアル数等を考慮して溶解方法を考えること。安全性確保のため特にルアーロックシリンジの使用が推奨される。

step 3 溶解完了

完全に溶解したことを確認する。

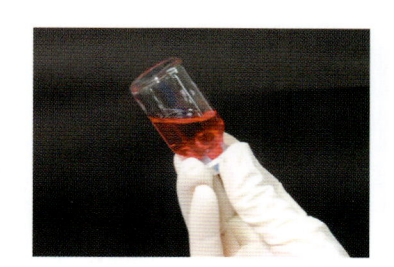

　溶解性の悪い薬剤もあるので，必ず確認する。また，薬剤によっては溶解後消泡するまで静置する等の指示があるので確認する。この時点で溶解できない場合や，沈殿物が析出してしまった場合，再振とうし，完全溶解後に使用できるものと，成分の変性等により使用できないものがある。そのため，必ずインタビューフォームや配合変化表等を確認する。

Point 9　複数バイアルの溶解と採取について

　複数のバイアル製剤を溶解して使用する際，あらかじめすべてのバイアルに溶解液を入れてから採取する方法（手順例①）と，1本の薬剤を溶解・採取し，その採取した薬液で次の薬剤を溶解・採取する方法（手順例②）の，2つの方法が主に行われる。

　それぞれの手順例に長所と短所があるため，薬剤の溶解性やバイアル数等を考慮して使い分ける。

・2つの手順の具体例を以下にあげる。

《手順例①》あらかじめすべてのバイアルに溶解液を入れてから採取する方法

手順1
あらかじめすべてのバイアルに溶解液を入れる。
端数を採取するためのバイアル【A】にはあらかじめ計算しやすくかつ正確な量の溶解液を入れておく（この場合は10mL）。
全量採取するバイアル【B】・【C】については溶解に十分な量の溶解液を入れておく。

注意点
溶解液を正確に入れたバイアルがどれであるか明らかにしておくこと。

手順2
溶解液を正確に入れたバイアル【A】から端数（この場合4mL）を正確に採取する。

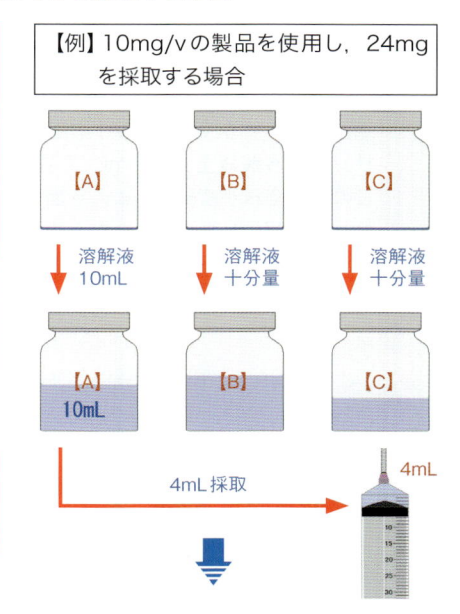

【例】10mg/vの製品を使用し，24mgを採取する場合

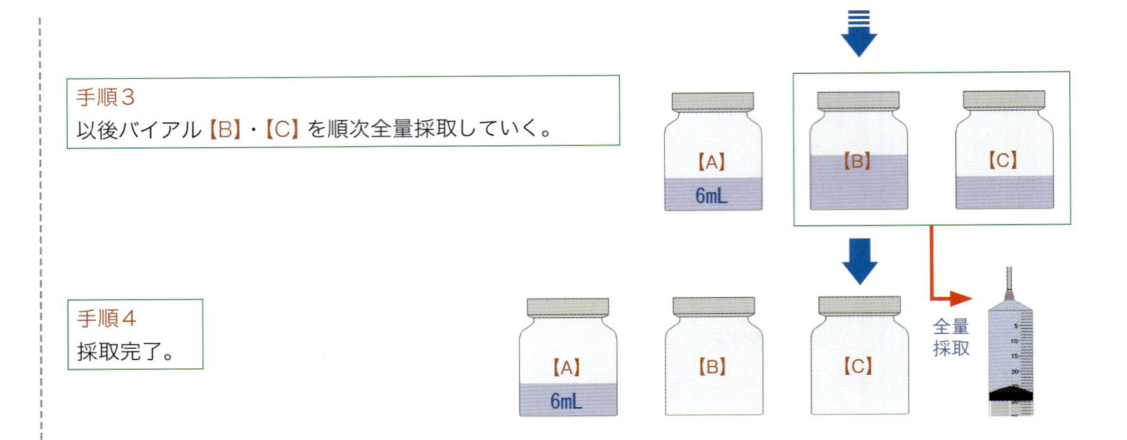

手順3
以後バイアル【B】・【C】を順次全量採取していく。

手順4
採取完了。

全量
採取

長所　薬液採取後に濃厚な薬液がバイアル内に残る可能性が少ない。
短所　使用するバイアル数が多いと，多量の溶解液が必要となる。
　　　1本のバイアルに対して最低2回以上の針刺しが必要であり，薬液漏出のリスクが高まる。
留意点　薬液漏出リスク軽減のため，ゴム栓への針刺しの際には **Point 4** に提示した手順を順守する。

《手順例②》バイアルを1本ずつ溶解・採取する方法

手順1
薬剤の溶解性を考慮して，あらかじめ計算しやすくかつ正確な量の溶解液をシリンジに入れておく（この場合10mL）。

手順2
端数を採取するバイアル【A】の薬剤を，シリンジ内溶解液全量（10mL）に溶解する。この際，全量がバイアルに入りきらない場合は，溶解した薬液をいったんすべてシリンジに移して均一の濃度にした後，不要分のみバイアルに戻す。

手順3
【A】から端数（この場合4mL）を正確に採取する。

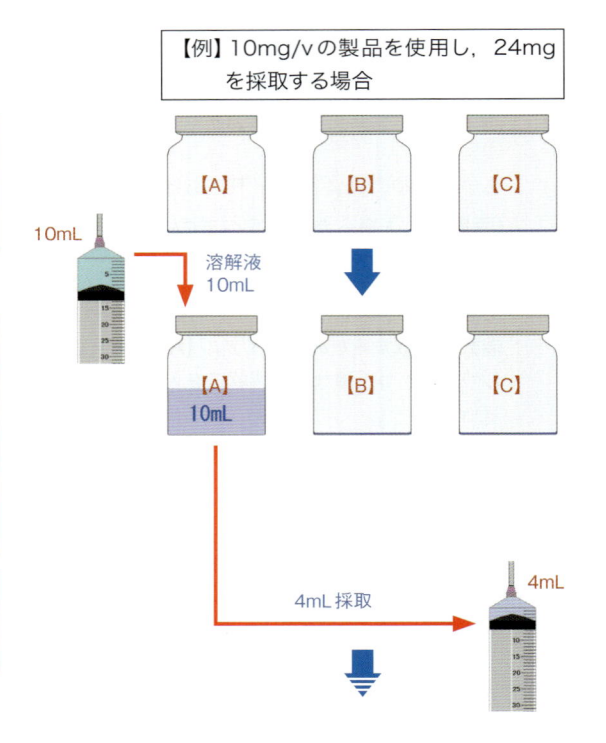

【例】10mg/vの製品を使用し，24mgを採取する場合

溶解液
10mL

4mL採取

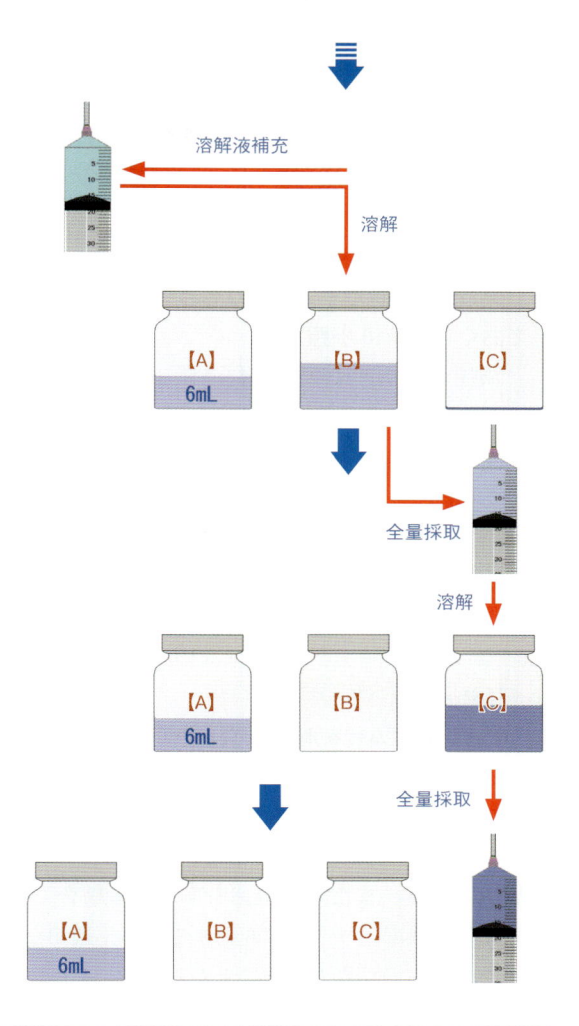

手順4
シリンジ内の液量が少ない場合には，溶解液を足して以後の溶解に十分な量とする。

手順5
シリンジ内の薬液を用いて，次のバイアル【B】を溶解する。

手順6
【B】から溶解した薬液をすべて採取する。採取した薬液を用いて次のバイアル【C】を溶解・採取する。

手順7
以後，手順6を繰り返し，すべての薬剤を採取する。

長所　1本のバイアルに対する針刺しの回数が少なくなり，薬液漏出や汚染のリスクを軽減できる。
短所　使用バイアル数に応じて調製後半の薬液濃度が濃くなり，薬液の取り残しがあると誤差が大きくなる。
留意点　薬液の取り残し防止のため，薬液採取の際には **P**oint **12** に提示した手順を順守する。

❸ バイアルからの薬液採取

　この手順は，バイアルから注射針を抜く際のエアロゾル発生を防止するためのものである。溶解液採取の際と異なり，内容薬液が抗がん薬であるため特に注意が必要となる。なお，CSTD を用いることにより，エアロゾルの発生を防止できる。

step 1　シリンジの準備

　あらかじめ採取予定量よりも若干少なめのエアーをシリンジ内に入れておく（ Point10 参照）。

　陰圧化バイアルの場合は，「陰圧量＋採取予定量」よりも若干少なめのエアーを入れておく。

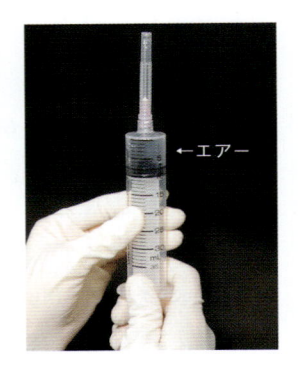

←エアー

step 2　ゴム栓に注射針を刺す

　バイアルゴム栓を消毒し，指定部分に注射針を刺す。ただし，前回針刺し跡がある場合には，その位置を見定め，適切な位置に刺す（注射針の刺し位置，刺し方については Point 3　Point 4 参照）。

　前回針刺し部分付近に再度針刺しするとコアリングや薬液漏れの原因となる。また，複数回針刺しする場合，その針刺しの位置関係により薬液漏出リスクが変動するため，適切な位置に針刺しを行う。

　なお，右の写真のように下から針刺しを行う場合，ゴム栓の厚さと注射針の刃面角度により薬液が漏出する可能性があるため，S.B針を用いて速やかに針刺しを行う。バイアルを逆さにせずに針を刺してもかまわない。

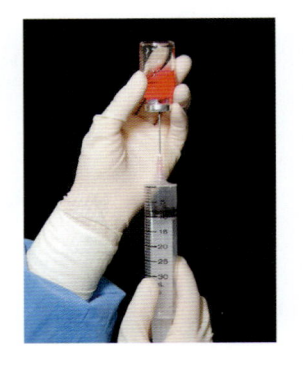

step 3　薬液を少量採る

　少量の薬液をシリンジに引く。

　最初にエアーを注入してしまうと，バイアル内部が陽圧になり薬液が漏出してしまう危険性がある（右図）。

　初回の針刺しで漏出することは稀であるが，2回目以降の針刺しでは危険性が高い。

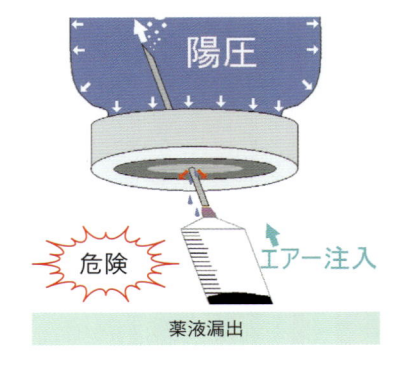

陽圧

危険　エアー注入

薬液漏出

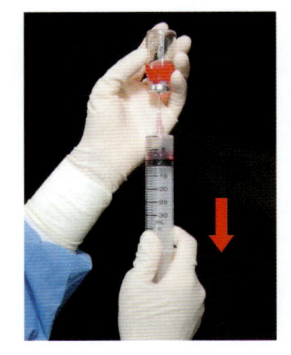

Point10　薬液採取前に，シリンジ内に入れておくエアーについて

　溶解液を採取する際にシリンジ内にエアーを入れておく手順は，作業を行いやすくすることが目的であるが，抗がん薬の薬液を採取する際にシリンジ内にエアーを入れておく手順は調製者の安全性を確保することが目的である。

　エアーを入れなかったり，採取薬液量と比べて極端に少なすぎる状態で薬液採取を行うと，シリンジやバイアル内が過度の陰圧となる。過度の陰圧は作業性に支障を来すばかりでなく，抗がん薬を高濃度に含んだエアーを発生させ，安全性にも支障を来すので避けるべきである。

　また，逆にエアーが多すぎる状態で薬液採取を行うと，余剰分のエアーが処理できない。余剰分のエアーをバイアル内に入れてしまうと，バイアル内が陽圧となり針を抜く際に噴出が起こる。逆にシリンジ内に残しておくと，シリンジ目盛りでの計量が正確に行えなくなる。

　以上のことから，薬液採取の際にはシリンジに適量のエアーを入れることが必要であるが，エアーの量が適切でなかった場合には，以下のように対処する。

（1）シリンジ内にエアーを入れなかった場合（採取薬液量に対し，エアーが極端に少なすぎる場合についても同様）

・採取する薬液量が少ない場合

　少量の薬液なら採取可能である。ただし，粘稠度の高い薬液の場合，少量でも難しいことがある。

・採取する薬液量が多い場合

　多量の薬液採取は，バイアル内が過度の陰圧となる。無理に採取を行うと，かなりの力が必要となり事故につながるおそれがあるだけでなく，抗がん薬を高濃度に含んだエアーを発生させる要因にもなる。そのため，いったん注射針を抜き，エアーを入れ直してから再度採取するほうがよい。

（2）シリンジ内にエアーを入れすぎた場合

・シリンジ容量に余裕があり，バイアル内の薬液全量を採取する場合

　薬液採取後，過量分のエアーはシリンジに残したまま注射針を抜く。

・シリンジ容量に余裕はあるが，バイアル内薬液の一部を正確に採取する場合

　この場合は，採取薬液量の計量が難しくなる点が問題である（シリンジ目盛りは，筒先からガスケットまでの容量を計量するものであり，この部分にエアーと薬液が共在している状態では正しい計量はできないため）。シリンジ内にエアーと薬液を共在させたまま，おおよその目安で薬液を採取し，注射針を抜いた後，シリンジのエアーを抜き，薬液量を再度確認して微調整する（**第2章6参照**）。

・シリンジ容量に余裕がない場合

　採取する薬液量にかかわらず採取は危険である。そのままいったん針を抜き，エアーの量を調整してからやり直す。

　なお，シリンジ内のエアーを排出する際は，気化した抗がん薬が含まれていること前提に，安全キャビネットの吸気口付近で，かつ飛沫が周囲を汚染しないよう慎重に行う。

step 4　バイアルにエアーを戻す

引いた分のエアーを圧力差に任せてバイアル内に戻す。ただし，泡立ちやすい薬液の場合は針先を液面から出してエアーを戻す（**Point 13** 参照）。

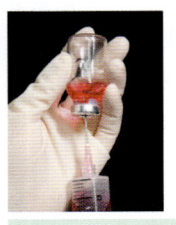 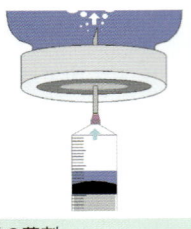

通常の薬剤

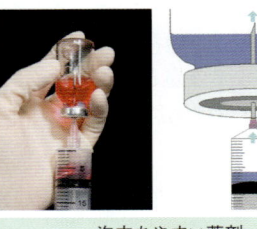

泡立ちやすい薬剤

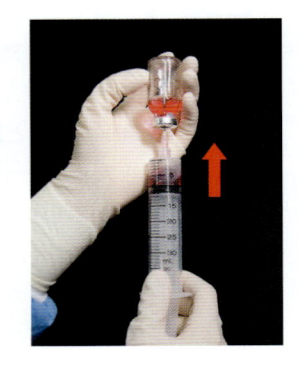

力を加えてエアーを戻すとバイアル内が陽圧になり，薬液が漏出してしまう危険性がある。

針先を薬液面から出すのは泡立ち防止のためである。泡立ちにくい薬剤はそのままエアーを戻してもかまわない。

step 5　step 3・4を繰り返す

圧力差の関係上，**step 3・4** の操作を一度に行うのは難しいため，数回に分けて指定の薬液量を抜き取るまで繰り返す。

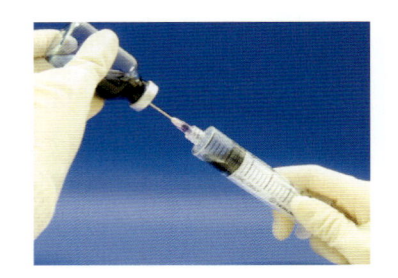

常にバイアル内が弱陰圧から平衡圧までの間にあるように保つこと。バイアル内を陽圧にしてしまうと，薬液が漏れ出てしまうおそれがあるため，必ず，**step 3** → **step 4** の順に繰り返すこと。

なお，勢いよくこの操作を繰り返すとシリンジ内で泡が生じることがある。泡立ちが調製後の品質に影響しない場合，過量充填されてない薬剤の全量採取時は泡も含めてすべて採取し，一部採取時には最終的にシリンジ内に生じた泡をバイアル内の薬液と置換すればよい。ただし，抗体製剤等シリンジ内での泡立ちも避けたい場合には，写真のように傾けた状態に保持し，薬液がシリンジの内壁を伝わる程度に緩やかに採取する。

Point 11　特殊製剤における薬液採取について

（1）エタノール含有製剤

エタノール含有製剤に対して，薬液とエアーの置換操作を繰り返し行う場合には，注射針の刺入の深さはなるべく変えずに，刺入の傾きを調整することで針先を液面から出す手技を用いるとよい。

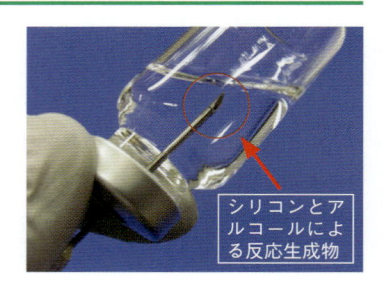

シリコンとアルコールによる反応生成物

刺入の深さを繰り返し変えると，注射針に塗布されているシリコンとエタノールによる反応生成物がバイアルゴム栓との摩擦によりこそぎまとめられ，異物として発生することが確認されている（右図）。

なお，この現象は一部のエタノール非含有薬剤でも報告されている。

（2）高粘稠製剤

　粘稠性の高い製剤の採取時に，バイアル内圧が弱陰圧から平衡圧に保って採取する手技を用いてもシリンジ内のエアーにより圧力が緩衝され薬液の採取は困難となる。そのため，針刺し直後にシリンジ内のエアーをバイアルに注入し，その後薬液を採取する方法が用いられることがある（一時的陽圧調製）。ただしこの方法を用いる際は，次の条件を満たしている必要がある。

① そのバイアルに対する初回の針刺しであること（リーク部位となり得る他の針刺し痕がない）。

② 針はゴム栓に対してできるだけ垂直の状態を保ち，針刺し部位によじれなどを作らないこと。

③ 操作途中に誤抜針が生じないよう，細心の注意を払うこと。

④ 薬液採取後の抜針時には，必ずバイアル内を弱陰圧の状態に戻すこと。

　なお，ゴム栓の品質（硬さ，脆さ，厚さ）によってはこの条件下であっても漏出・曝露が生じることがあるため，良質なゴム栓の製品に限って行うべきである。

　また，一時的陽圧調製で漏出が懸念される場合は，シリンジ内にエアーがない状態で針を刺し，そのまま薬液を吸引する方法でも採取は可能となる（強陰圧調製）。ただしこの方法は，計量中におけるシリンジの保持・目盛り固定の際に力を加えながらの操作が必要となる。さらに，弱陰圧操作に比べ抗がん薬の気化を促進しやすいため，生じたエアーを作業野へ放出しないよう，注意する必要がある。

step 6　薬液を残さず採取する

　バイアル内の薬液を一部採取する場合には，シリンジ内に気泡が残らない状態で計量しながら採取する。バイアル内の薬液をすべて採取する場合には，できるだけ薬液を残さずに採取する。

　残さずに採取するための手技として，ゴム栓ポケット部に薬液を集めて採取する方法（写真左）や，バイアル肩部に薬液を集めて採取する方法（写真右）がある。（ Point12 参照）。

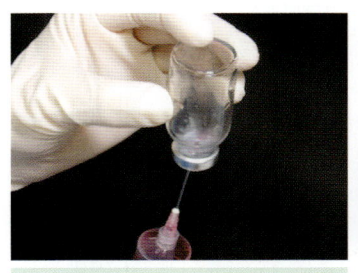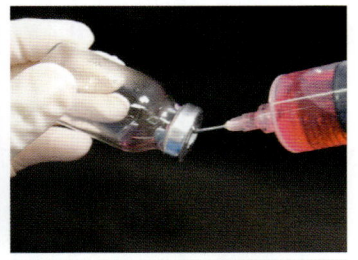

バイアルポケット部からの薬液採取例　　　　バイアル肩部からの薬液採取例

Point12　バイアル内の薬液を残さずに採取する手技について

・バイアルゴム栓に刺した注射針は，多少向きを変えたり，刺入の深さを変えたりすることが可能である。そのことを利用して，■ step 6 の写真のように，バイアル肩部やポケット部に薬液を集めて採取を行う。

　過度に注射針を動かすと薬液の漏出が起こりやすくなるので注意する。

・**過量充填されていない製剤を全量使用する場合は，薬液をできるだけ残さずに採取する必要がある。**

　何度も溶解液を加えて洗い流すように採取する方法は，針刺しの回数が増え抗がん薬曝露の危険性が高まるため推奨できない。そのためこのような手技が適している。

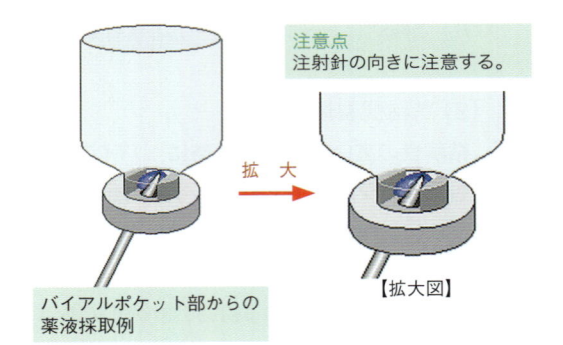

注意点
注射針の向きに注意する。

拡大

【拡大図】

バイアルポケット部からの
薬液採取例

step 7　薬液採取終了

　薬液採取終了後，バイアル内をやや陰圧に保ち針を抜く（**Point13**参照）。

　バイアル内がわずかでも陽圧になっていると薬液が噴出し，非常に危険である（右図）。たとえバイアルゴム栓を上に向けて針を抜いたとしても，バイアル内が陽圧の状態であればゴム栓裏側に付着していた薬液や抗がん薬を含んだエアーが噴出してしまうので同様に危険である。また，逆にバイアル内が過度の陰圧になっている場合も，抗がん薬を高濃度に含んだエアーが発生しやすく，安全性に問題が生じるので注意が必要である。

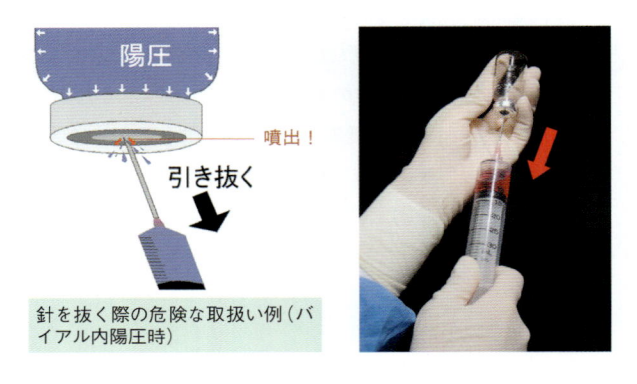

陽圧

噴出！

引き抜く

針を抜く際の危険な取扱い例（バイアル内陽圧時）

Point13　抗がん薬採取後におけるバイアルゴム栓からの注射針の抜き方について

・**注射針をバイアルゴム栓から引き抜く際，バイアル内が明らかに陰圧になっていればそのまま抜くことが可能である（手順例①）。**

　ただし，バイアル内圧が平衡圧程度である場合に，バイアル倒立状態（バイアルゴム栓が下向き）でゆっくりと引き抜くと針刺し部分から液漏れする可能性があるので注意が必要である（特にR.B.針では注意が必要）。

《手順例①》内部が明らかに陰圧の場合

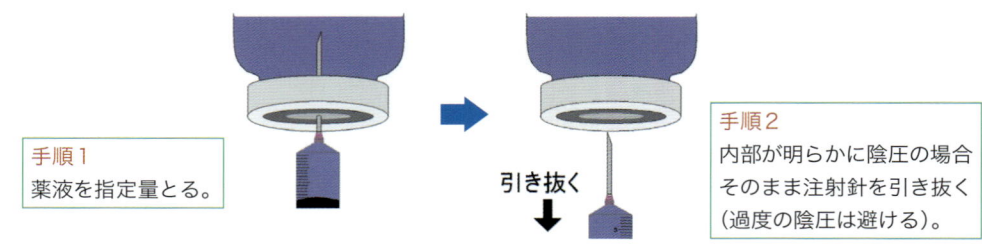

手順1
薬液を指定量とる。

引き抜く

手順2
内部が明らかに陰圧の場合そのまま注射針を引き抜く（過度の陰圧は避ける）。

・内部が陽圧や平衡圧の場合，もしくは不明な場合は手順例②のように操作する。

《手順例②》内部圧力が陽圧や平衡圧，もしくは不明の場合

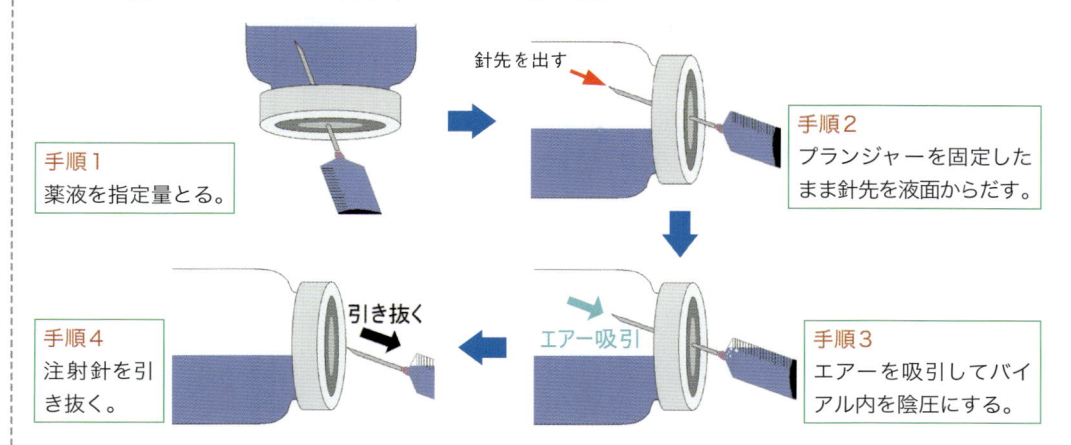

手順1
薬液を指定量とる。

針先を出す

手順2
プランジャーを固定したまま針先を液面からだす。

手順3
エアーを吸引してバイアル内を陰圧にする。

エアー吸引

手順4
注射針を引き抜く。

引き抜く

　バイアル内のエアーを吸引する操作は，内部を陰圧にするためだけでなく，注射針内の薬液をなくし，薬液の漏出を防止するためにも必要である。そのため，薬液の一部を採取する場合は常に手順例②で行う習慣をつけると，より安全に作業を行うことができる。

　シリンジ容量に余裕がないと《手順例②》を行うことはできないため，あらかじめ容量に余裕のある大きめのシリンジを選択しておく必要がある。

《バイアル内陽圧時の注射針の抜き方》

　手順例①，②は，バイアルから注射針を引き抜く際のエアロゾル発生を防止するためにバイアル内を陰圧に保つ操作であるが，シリンジ選択ミスや，針刺し跡からのエアーの流入等により，期せずしてバイアル内が陽圧になることがある。このような場合において，やむをえず陽圧状態で針を抜く場合は，下図のように滅菌ガーゼ等で覆い，薬液が噴出しないよう対処してから行う。ただし，この方法は針を抜く際に針先が見えない上，針先の汚染やガーゼ等の繊維が混入する危険性があるため汎用するべきではない。

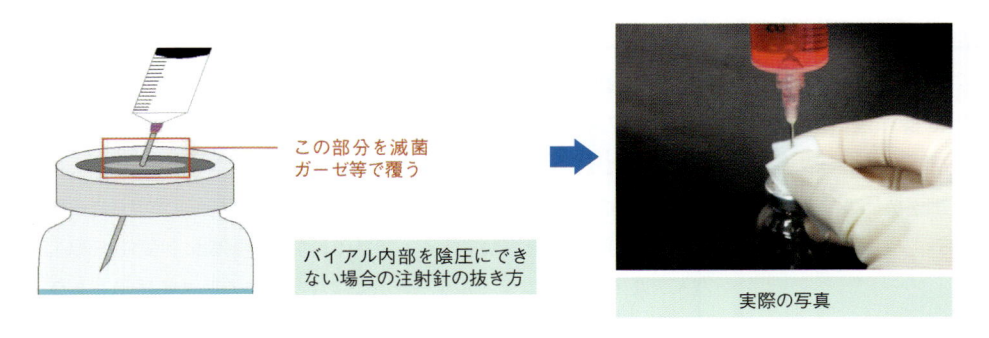

この部分を滅菌
ガーゼ等で覆う

バイアル内部を陰圧にできない場合の注射針の抜き方

実際の写真

5 ┊ CSTD（closed system drug transfer device）*を使用した調製

　本章で紹介している通常の調製手技は，抗がん薬による曝露汚染軽減対策としても有効であるが，手技だけでは操作者の技術に左右されやすいうえ，十分な技術を身につけてもそれだけでリスクを完全に抑えることはできない。そこで，CSTDの使用が推奨される。

　CSTDを使用することにより，操作者の手技によるバラツキを抑えることができるとともに，製品によっては，通常の調製手技では実現できないレベルでの曝露防止が行える。また，CSTDは調製時の曝露防止にのみ有効と思われがちであるが，抗がん薬の漏出自体を抑えることで安全キャビネット内における輸液ボトル等の曝露汚染を防止できるため，結果的に調製後の取り扱い者の被曝を抑えるのに有効な器具といえる。

＊　CSTD（Closed System Drug Transfer Device）は本来，ISOPP（International Society of Oncology Pharmacy Practitioners）により「外部の汚染物質がシステム内に混入することを防ぐと同時に，ハザーダスドラッグ（HD：Hazardous Drug，抗がん薬など）の漏出や気化流出を防ぐ器具」と定義されている。
　国内にはこれに類似する定義の器具として，閉鎖式接続器具と閉鎖式薬剤移注システムがある。閉鎖式接続器具は一般医療機器（クラスⅠ）で「バイアル内外の差圧を調節する機構を有することにより，薬剤の飛散等を防止する器具」と定義されている。一方，閉鎖式薬剤移注システムは管理医療機器（クラスⅡ）で「抗がん剤等を容器から他の薬液容器に移す際に，容器に接続して環境中への薬剤の飛散・漏出を防止するために用いるシステムをいう。容器内外の差圧を調整する機構を有する」と定義されている。
　このようにそれぞれの定義は若干異なる部分はあるが，本章では区別せずCSTDと表記した。

step 1　器具を選択する

目的にあったCSTDを用意する。

　CSTDの安全性・操作性は製品により異なるため，器具の使用目的を明確にしたうえで機種ごとの機能や構造の違いに留意して製品を選択する（**Point 14**）。

　なお，通常，CSTDはバイアル製品にしか使用できない。また，バイアル製品であっても，バイアルサイズやゴム栓の形状・材質等が適合せず使用できない場合もあるので，事前に適合性を確認する。

Point 14　CSTDを選択する際のチェックポイントについて

　CSTDはいずれも調製時における薬液の飛散や漏出のリスクを軽減できるが，製品により安全性，操作性には違いがある。選択の際の主なチェックポイントは以下の通り。

・バイアル内圧力調整機能の有無とその仕組み

調整機能のない製品　：基本的に通常調製同様の陰圧操作が必要。ある程度の陽圧に耐えられる製品もある。

外型バルーンの製品　：バイアル内の陽圧を調整できる。凍結乾燥製剤の調製に利便性が高い。
　　　　　　　　　　　バイアル内陰圧時はフィルターを介して空気を取り込める器具もあり，これは凍結乾燥製剤，液体製剤の調製ともに利便性が高い。

内型バルーンの製品　：バイアル内の陰圧を調整できる。液体製剤の調製に利便性が高いが，仕様変更により，現在国内では上市されていない。

フィルター式の製品　：バイアル内の陽圧・陰圧ともに調整でき利便性が高い。ただし，バイアル内陽圧をフィルターにより調整する器具の場合，気化した薬剤はわずかながら流出

する懸念がある。

　輸液バッグ内放出製品：器具を外さずに溶解・採取・注入が可能。操作はやや複雑となる。

　シリンジ外筒内放出製品：バイアル内の陽圧・陰圧ともに調整でき利便性が高い。

・器具接続部の構造

　いずれの製品でも接続部への薬剤付着が確認されている。製品により付着量は大きく異なるため，確認の上，脱離後に拭き取りなどの対処を検討する。

　また，同じようなニードルレス構造であっても製品ごとに内部の仕組みが異なるため，他社製品を接続する場合には適合性の確認が必要となる。

・専用投与ルートの有無と構造

　専用の閉鎖式投与ルートが備わった製品が望ましい。

　他社製品と接続して使用する場合は適合性を確認する。

　既存の投与ルートと接続して使用する場合，容易に抜けない構造が望ましい。

　また，誤操作時（誤って投与ルートを抜いてしまった場合等）において，通常以上の曝露を引き起こさないものが望ましい。

step 2　シリンジの準備と溶解液採取

　シリンジに専用器具を装着する。CSTDの機種によっては，装着時に溶解液を採取しておく必要がある製品もある。各専用器具の特徴とシリンジアダプタ装着，溶解液採取時の注意点を以下に記載する。

〈シリンジの選択と準備（各器材の主要製品の取扱い）〉

① 使用するシリンジと準備方法
② シリンジ用アダプタ接続後の再脱離防止機構
③ コアリング防止機構
④ 液体製剤採取（溶解が不要な製剤に限る）の事前準備
⑤ 凍結乾燥製剤採取の事前準備（溶解液採取方法）
　⑤-1 輸液バッグアダプタからの溶解液採取
　⑤-2 バイアルからの溶解液採取
　⑤-3 アンプルからの溶解液採取

（1）BD-ファシール™

① 市販のルアーロックシリンジ＋シリンジ用アダプタ（写真①）

② なし

③ 有り（コアリングを防止する形状の注射針）（写真③）

④ 必要（シリンジに適量のエアーを採取）（写真④）

⑤-1 可

⑤-2 シリンジ用アダプタ接続
　　　前：可（注射針を用いて
　　　採取）
　　　シリンジ用アダプタ接続
　　　後：条件付き可（要追加

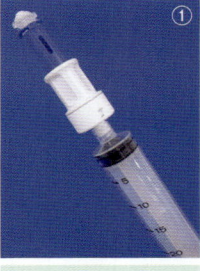
シリンジにインジェクターを接続

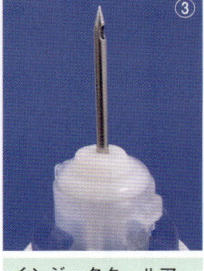
インジェクタールアーロックに内装されている注射針

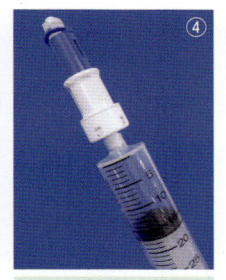
エアー採取後に接続

器具：コネクタを接続した上で注射針を接続するか（写真⑤-2），溶解液バイアルにもバイアル用アダプタを使用して採取）

⑤-3 シリンジ用アダプタ接続前：可（注射針を用いて採取）

シリンジ用アダプタ接続後：条件付き可（要追加器具：コネクタを接続した上で注射針を接続して採取）

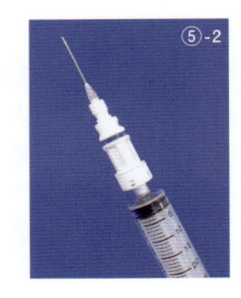

(2) ケモクレーブ®

① 市販のルアーロックシリンジ＋シリンジ用アダプタ（写真①）

② 有り（スピニング機構）

③ 有り（注射針不使用）

④ 不要

⑤-1 可

⑤-2 シリンジ用アダプタ接続前：可（注射針を用いて採取）

シリンジ用アダプタ接続後：可（注射針を接続するか（写真⑤-2），溶解液バイアルにもバイアル用アダプタを使用して採取）

⑤-3 シリンジ用アダプタ接続前：可（注射針を用いて採取）

シリンジ用アダプタ接続後：可（注射針用いて採取）

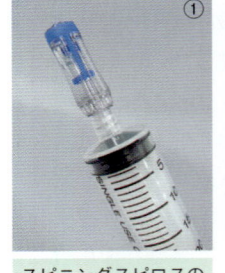
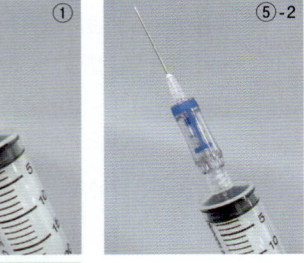

スピニングスピロスの装着

(3) ケモセーフ®

① 専用のシリンジキット（一体型）（写真①）

② 有り（一体型のため脱離無し）

③ 有り（注射針不使用）

④ 不要

⑤-1 可

⑤-2 可（注射針を接続するか（写真⑤-2），溶解液バイアルにもバイアル用アダプタを使用して採取）

⑤-3 可（注射針を用いて採取）

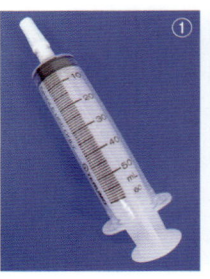
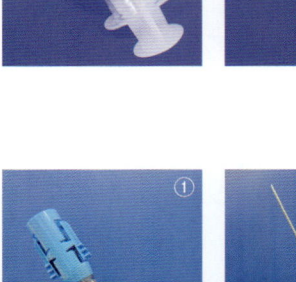

(4) ケモセーフロック™

① 市販のルアーロックシリンジ＋シリンジ用アダプタ（写真①）

② 有り（スピニング機構）

③ 有り（注射針不使用）

④ 不要

⑤-1 可

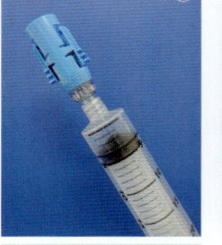
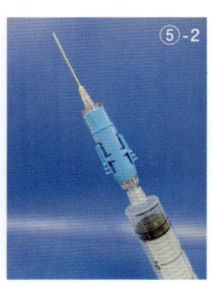

シリンジにコネクター（オス）を装着

⑤-2 シリンジ用アダプタ接続前：可（注射針を用いて採取）

シリンジ用アダプタ接続後：条件付き可（要追加器具：コネクタを接続した上で注射針を接続するか（写真⑤-2），溶解液バイアルにもバイアル用アダプタを使用して採取）

⑤-3 シリンジ用アダプタ接続前：可（注射針を用いて採取）

シリンジ用アダプタ接続後：条件付き可（要追加器具：コネクタを接続した上で注射針を接続する）

（5）ネオシールド®

① 市販のルアーロックシリンジ＋トランスファー（薬剤移送用仲介器具）（写真①）

② なし

③ 有り（注射針不使用）

④ 不要

⑤-1 可

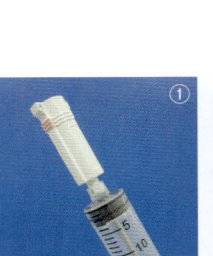

⑤-2 シリンジ用アダプタ接続前：可（注射針を用いて採取）

トランスファー接続後：条件付き可（要追加器具：溶解液バイアルにもバイアルカバーを装着して採取，ただし曝露の危険性がなければバイアルカバーを装着しなくても接続可）

⑤-3 トランスファー接続前：可（注射針を用いて採取）

トランスファー接続後：不可（シリンジをトランスファーから再脱離しての採取は曝露防止の観点から推奨されない）

（6）エクアシールド®

① 専用のシリンジキット（一体型）（写真①）

② 有り（一体型のため脱離無し）

③ 有り（採液針，通気針共にコアリングを防止する形状の注射針（写真③），ただしこの注射針はバイアルアダプタ接続部に刺さるものであり，バイアルゴム栓には刺さらない）

④ 不要

⑤-1 可

⑤-2 条件付き可（溶解液バイアルにもバイアル用アダプタを使用して採取）

⑤-3 不可（コネクタを接続した上で注射針を接続しても採取できない）（写真⑤-3-1）

（必要に応じてルアーロックシリンジにメスルアーロックコネクタを接続して使用する（写真⑤-3-2）。なお，この器具は内部の圧力調整が図れないため，通常と同様の弱陰圧操作にて取り扱う。

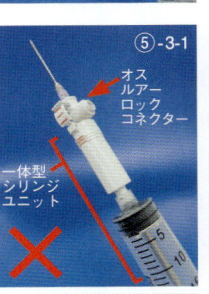
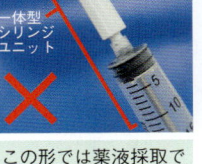
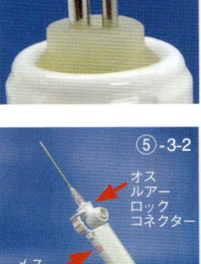
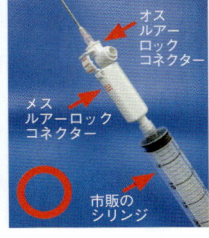

この形では薬液採取できない

step 3 バイアルの準備

　バイアルに専用器具を装着する。各専用器具の特徴とバイアルアダプタ装着時の注意点を以下に記載する。

〈バイアルアダプタの選択と装着（各器材の主要製品の取扱い）〉

①バイアル内圧力調整機構
②コアリング防止機構
③適応バイアル口径
④陰圧製剤使用時の追加操作
⑤装着時の留意点

(1) BD-ファシール™ (右写真)

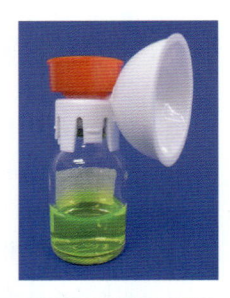

①採気：なし，排気：外型バルーン
②20mm製品の一部：あり（プラスチック針を採用）
　その他：なし（装着手技にて対応）（写真②）
③13mm，15mm，20mm，32mm
④有り（予め陰圧分のエアーをシリンジに追加して採取する必要あり）
⑤基本的には垂直に押し込み装着する。ただし通気針のカット方向はバルーン側に向いているため，バルーンが斜め上を向くように保持した後，最終的に垂直になるよう押し込む操作で装着するとコアリングリスクを抑えることが可能となる（写真⑤-1，⑤-2）。

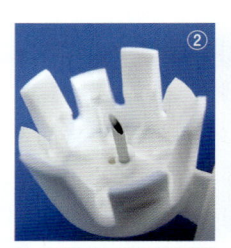
プロテクターに組み込まれている注射針

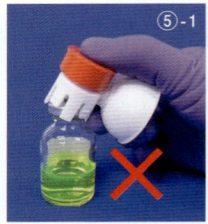
コアリングが発生しやすい手技

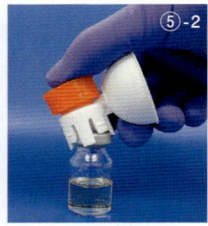
バルーン側が斜め上を向くように保持して接続

(2) ケモクレーブ®

①採気：フィルター，排気：外型バルーン
②有り（プラスチック針を採用）
③20mm，マルチタイプ
④不要（エアー取り込み時はフィルター式のため）
⑤溶解する薬剤の調製時は，装着後バルーン部のカバーを外す。

(3) ケモセーブ® (右写真)

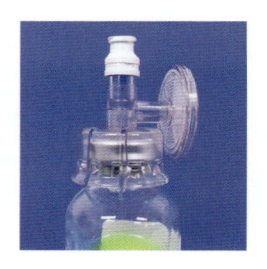

①採気：フィルター，排気：フィルター
②有り（プラスチック針を採用）
③20mm
④不要（圧力調整は全てフィルター式のため）
⑤特になし

(4) ケモセーフロック™（右写真左）

①採気：フィルター，排気：外型バルーン

②有り（プラスチック針を採用）

③20mm，マルチタイプ

④不要（エアー取り込み時はフィルター式のため）

⑤溶解する薬剤の調製時は，装着後バルーン部の
　カバーを外す（写真⑤）。

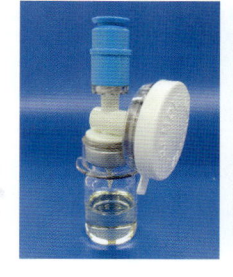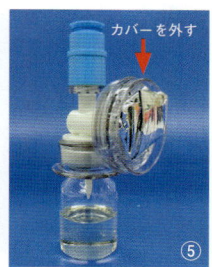

(5) ネオシールド®（右写真）

①採気：輸液バッグ，排気：輸液バッグ

②有り（バイアルカバーは針なし，トランスファーはプラスチック針を
　採用）

③15mm，20mm

④不要

⑤シリンジアダプタ，バイアルアダプタの他に各器具を仲介接続する
　トランスファーが必要となる。採液，通気のための注射針はこのトランスファーに内蔵さ
　れている。

(6) エクアシールド®（右写真）

①採気：シリンジ外筒内，排気：シリンジ外筒内

②有り（プラスチック針を採用）

③13mm，17mm，20mm，32mm

④不要（陰圧分のエアーはシステム全体で緩衝される）

⑤特になし

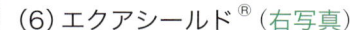

step 4　輸液ボトルの準備

輸液ボトルに専用器具を装着する。

　同一製品であっても，輸液ボトルアダプタは複数のタイプが用意されていることが多い。
基本的には，（1）薬液の注入のみを行う器具，（2）薬液の注入を行い市販の投与ルートを接続でき
る器具，（3）薬液の注入を行い専用の投与ルートを接続するための器具──の3つに大別される。

　各器具のメリット，デメリットと使用上の注意点を以下に
記載する。

なお，調製に使用する器具と同種の器具を選択することが一
般的であるが，製品によっては他社製品との接続が可能な器
具もあり（右写真），組み合わせて使用することで安全性や利
便性の向上，コストの抑制等が見込める場合がある。ただし，
物理的に接続できても通液できなかったり，曝露防止の観点
から問題が生じたりする場合があるため，組み合わせて使用
する場合は，その適合性を確認しなければならない。

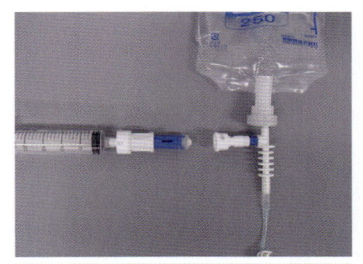

BD-ファシール™インジェクター＋ケ
モセーフ®バッグアクセスの例

〈輸液バッグアダプタの選択と使用上の注意点〉

① メリット
② デメリット
③ 選択，使用上の注意点

(1) 薬液の注入のみを行う器具（右写真左）

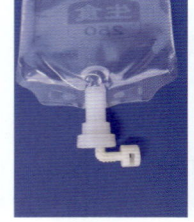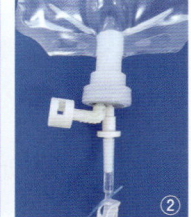

① 市販の投与ルートが使用可能，調製－投与間の器具統一が不要。
② 輸液ボトルのゴム栓部に注入器具とビン針が並び扱いづらくなる（写真②）。
③ 投与ルートを変更できない場合で，(2) の器具にリスクがある場合等に選択する。

(2) 薬液の注入を行い市販の投与ルートを接続できる器具（右写真）

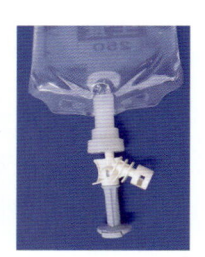

① 市販の投与ルートが使用可能
② 誤抜去防止対策が不十分なものもある（誤って抜去した際の曝露リスクが非常に高い）。
③ 誤抜去できないような対策がされている器具を選択する（「抜去しない」等，運用での対策には限界があるため）。

(3) 薬液の注入を行い専用の投与ルートを接続するための器具（右写真左）

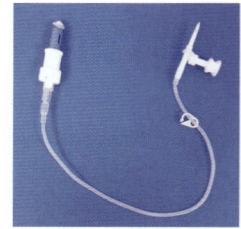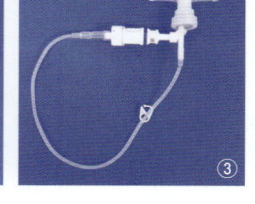

① 多くの器具で投与ルートと接続する際の閉鎖性も確立されている
② 市販の投与ルートが使用できないことが多く，ポンプ等との適合性確認が必要
③ 投与ルート一体型の器具では，事前に補液のみでプライミングを行ってからルートを閉鎖させておくことでより安全性が向上する（写真③）。

step 5　薬剤の溶解採取と注入

　バイアルに溶解液を注入して溶解（溶解が必要な薬剤の場合），採取する。なお，いずれのCSTDにおいても，倒立状態（ゴム栓を下に向けた状態）での溶解液やエアーの注入はできない点に留意する。

　その後，輸液バッグに薬液を注入する。薬液注入口と投与ルートが近接している輸液バッグアダプタを使用している場合は，注入口付近に高濃度の薬液が溜まることがないよう，　フラッシュや転倒混和を行う。

　その他，各専用器具使用時の特徴と注意点を以下に記載する。

〈薬剤の溶解，採取と注入時の操作と注意点（各器材の主要製品の取扱い）〉

① バイアルへ溶解液を注入する際の追加操作と注意点
② 振とうして溶解する際の追加操作（接続解除の要，不要）と注意点
③ 薬液採取する際の追加操作と注意点
④ 薬液注入する際の追加操作と注意点
⑤ その他の注意点

(1) BD ファシール™ (右写真)

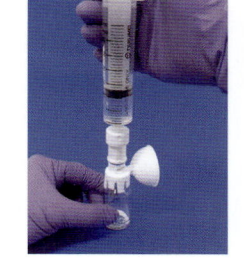

① 溶解液やエアーの注入時にバルーンが膨らまない場合は，いったん
シリンジのプランジャーを大きく引いてから注入する。
② 接続したままでも，接続を解除しても振とう・溶解可能。
③ 溶解が不要な液体製剤の採取時は，予めシリンジに採取しておいたエ
アーを注入し，バルーンが膨らんだ状態にしてから採取操作を行う。
　薬液が取り切れない場合，採液針はバルーンの反対側に挿入される
ため，そちらに傾けると採取できることがある。また，採液針をやや
引き気味にすると採取できることがある。
④，⑤ 特になし

(2) ケモクレーブ®

① 注入前にバルーン部のカバーを外す。溶解液やエアーの注入を倒立状態で行うとバルーン
に薬液が移行してしまうので注意する。
② 接続したままでも，接続を解除しても振とう・溶解可能。
③ 薬液が取り切れない場合，バルーンの反対側にプラスチック針の採液開口部があるため，
そちらに傾けると採取できることがある。
④，⑤ 特になし

(3) ケモセーフ® (右写真)

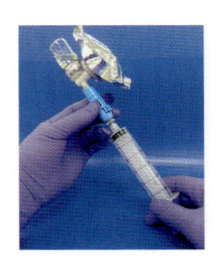

① 溶解液やエアーの注入時に圧力抵抗がある場合は，いったんシリン
ジのプランジャーを大きく引いてから注入する。
② 接続したままでも，接続を解除しても振とう・溶解可能。
③ 薬液が取り切れない場合，フィルターの反対側にプラスチック針の採
液開口部があるため，そちらに傾けると採取できることがある。
④，⑤ 特になし

(4) ケモセーフロック™ (写真右)

① 注入前にバルーン部のカバーを外す。溶解液やエアーの注入を倒立状
態で行うとバルーンに薬液が移行してしまうので注意する。
② 接続したままでも，接続を解除しても振とう・溶解可能。
③ 薬液が取り切れない場合，バルーンの反対側にプラスチック針の採液
開口部があるため，そちらに傾けると採取できることがある。

④, ⑤特になし

(5) ネオシールド®（右写真）

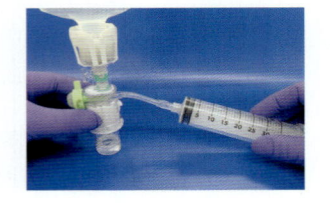

①トランスファーの通液方向を確認, 設定してから注入する。溶解液やエアーの注入後に圧力でプランジャーが押し返されてしまう場合はシリンジのプランジャーを大きく引いてから注入する（トランスファーのボタンは無効）。

②難溶性薬剤を振とうして溶解する場合は接続を解除する必要がある。

③薬液が取り切れない場合, バイアルを引き気味にすると採取できることがある。輸液バッグのエアーがバイアル内に移行しない場合はトランスファーのボタンを押すことで解除できる。

④トランスファーの通液方向を確認, 設定してから注入する。

⑤トランスファーの管内薬液量を考慮して調製（各工程共通）。

(6) エクアシールド®（右写真左）

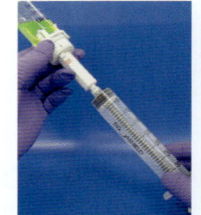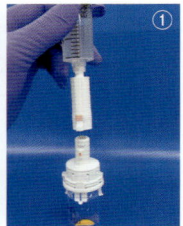

①接続方向確認マークを合わせて接続する（写真①）。溶解液やエアーの注入後に圧力でプランジャーが押し返されてしまう場合は, いったんシリンジのプランジャーを大きく引いてから注入する。

②接続したままでも, 接続を解除しても振とう・溶解可能。

③薬液が取り切れない場合, 接続方向確認マークの反対側にプラスチック針の採液開口部があるため, そちらに傾けると採取できることがある。

④接続方向確認マークを合わせて接続する。

⑤プランジャーの金属棒部分には触れないよう配慮して調製（各工程共通）。

step 6　保管・搬送

　薬液注入後, 輸液バッグアダプタの接続部を拭き取り, 可能な場合は接続部に封をする。CSTDを用いて調製した場合であっても, 搬送の際は曝露防止のため密封する（右写真）。

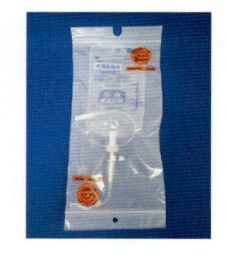

　器具接続部の薬剤付着量は, 使用するCSTDの種類により大きく異なる。ただし, いずれのCSTDであっても付着することが報告されているため調製後は接続部の拭き取りを行うことが望ましい。通常, 接続部の拭き取りにはアルコールガーゼ（綿, 綿球等）が用いられる。

　一方, 調製済み薬剤の容器外面汚染については, CSTDを用いることで回避できる可能性が高い。ただし, 使用器具の種類や手技を勘案し, 容器汚染の可能性が否定できない場合は通常調製時同様に外面の拭き取りを行う。

6 ┊ 薬液量確認・希釈

1 薬液量確認

step 1 シリンジ内の薬液確認

シリンジ内に気泡や余分なエアーがないか確認する。

気泡の分が誤差となるため，気泡を除いた状態で，正確な量を計量する必要がある。

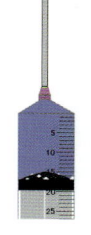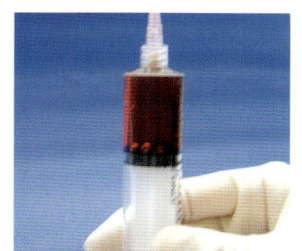

step 2 気泡を集める

気泡がある場合には，シリンジ側面をはじき，気泡をシリンジ先端に集める。

通常，気泡はシリンジ側面をはじくことにより，浮上して集まる。しかし，細かい気泡が多数できてしまった場合などは集まりにくくなる。そのような場合には，一度シリンジの中にまとまったエアーを入れ，そのエアーと細かい気泡とを合わせるように操作すると比較的簡単に気泡を集めることができる。

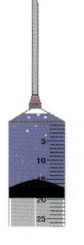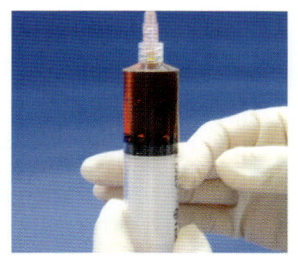

ただし，この操作を行うためには，容量に余裕のあるシリンジ選択しておく必要がある。また，プランジャーは必ず指で固定し，操作の際に液漏れや針刺し事故がないように注意する必要がある。

step 3 気泡を出す

先端に集めたエアーを排出する。

エアーを排出する際には，薬液噴出を防止するため，必ずプランジャーをいったん引いてからゆっくりと押し，エアーを排出する（**Point15** 参照）。

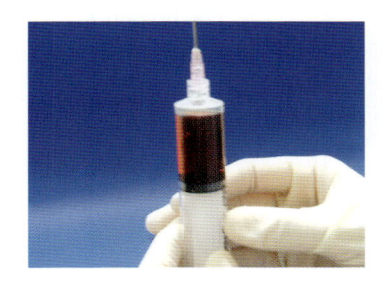

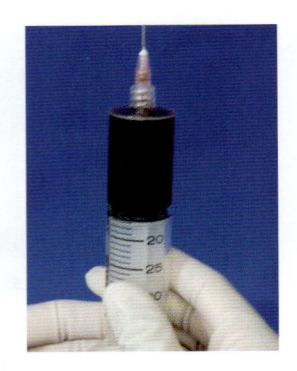

step 4 薬液量の確認，微調整

　採取した薬液量を処方せんをもとに確認し，微調整を行う。

　不足している場合には追加採取する。余分に採取してしまった場合には，元のバイアル等に戻して調整する。

　注射針内に薬液があると，その分多く採取してしまうことになるため，薬液計量の際の確認方法を適切に行う（**Point16** 参照）。採取薬液量が微量の場合は特に注意が必要である。

Point15　シリンジ内エアーの排出について

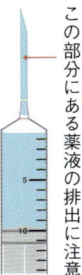

この部分にある薬液の排出に注意

・**シリンジ内のエアーを排出する際，注射針およびシリンジの筒先部分に入っている薬液が噴出する危険性がある（右図）。そのため，まず少量のエアーを吸引し，注射針およびシリンジの筒先部分を空にしてから排出する。**

　エアーの排出は，薬液が漏れないように針先を見ながらゆっくりと行う。もし，すべてのエアーを排出する前に針先に薬液が確認できたら，再度エアーを吸引し，薬液をシリンジ内に戻してから改めてエアーのみを排出する。

　なお，シリンジ内のエアーには揮発した抗がん薬が含まれるため，できるだけ安全キャビネットの吸気口付近で行うことが推奨される。ただし安全キャビネット手前の吸気口付近は薬液噴出時に曝露の危険が高まるため，側面等に吸気口がある場合には，そちらを利用するとよい。

・**エアーを排出する途中で，シリンジをはじき気泡を集める操作を行った場合には，必ずシリンジを引く操作を行ってからエアーを排出する。**

　シリンジをはじく操作により針基部分に薬液が入り込むことが多く，この状態のままエアーを排出すると薬液噴出が起こるためである。

・**噴出した薬液による汚染防止のため，やむをえずリキャップしてエアーの排出を行う場合もある。この手技を用いることで，汚染範囲を限定することができるが，キャップ内，注射針，シリンジの筒先が汚染されるため，その汚染を環境や調製済み薬剤に残さないよう留意する必要がある。**

Point16　シリンジを用いた計量について

(1) シリンジで計量している部分の確認

・シリンジは，下図に示す水色部分のみの液量を計量している。注射針内およびシリンジ筒先内の液量は含まれないので注意が必要となる。

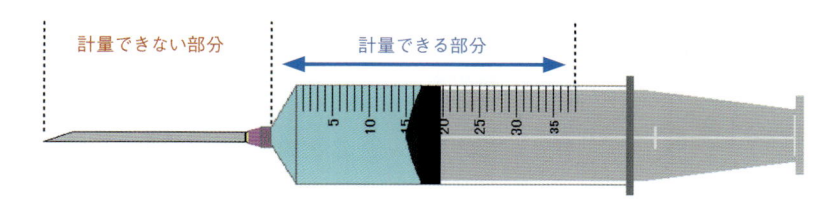

計量できない部分　　計量できる部分

(2) シリンジの目盛りの合わせ方

・シリンジの目盛りは，厳密には右図のように合わせる。

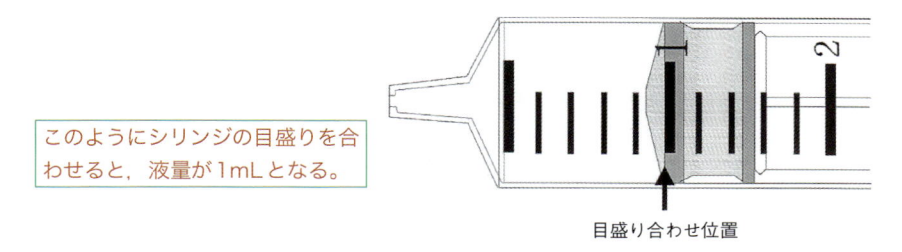

このようにシリンジの目盛りを合わせると，液量が1mLとなる。

目盛り合わせ位置

(3) シリンジを用いた計量方法

・シリンジで正確に計量を行うには，シリンジ内のエアーを除いて計量を行う必要がある。エアーを入れたまま計量を行うと誤差が大きくなるので，目安程度とする。

【例】5mLを採取する場合

《計量方法1》シリンジ内のエアーを抜いて計量した例

通常はこの方法で使用する。

比較的正確な量を採取できるため推奨される。

他の方法で計量した場合は，注入前にこの方法で薬液量を再確認・調整すること。

《計量方法2》シリンジ内にエアーを入れ5〜10までの目盛りで採取した例

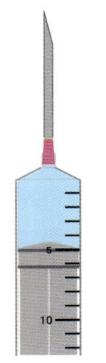

バイアルから薬液を抜いて量調整を行う場合に使用されることがあるが，誤差が出やすいため推奨できない。目盛り量よりも実際量は少なくなりやすい。

この方法で計量した場合は目安程度とし，最終的に《計量方法1》で確認すること。

《計量方法3》シリンジ内にエアーを入れ0〜5までの目盛りで採取した例

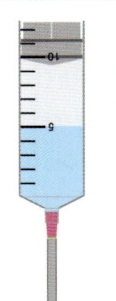

バイアルへ薬液を戻して量調整を行う場合に使用されることがあるが，誤差が出やすいため推奨できない。目盛り量よりも実際量は多くなりやすい。

この方法で計量した場合は目安程度とし，最終的に《計量方法1》で確認すること。

（4）シリンジからの注入方法

　注射用シリンジは，通常人体に対して使用することを目的として作られている。そのため，針先まで注射液を満たした状態で，ワンプッシュではき出される液量が目盛りの量となる。

　このことから，シリンジで計量した薬液を注入する際には，厳密には次の二通りの考え方がある。注射針内に薬液を入れて計量し，注射針内に薬液を残すように注入する方法（手順例①）と，注射針内に薬液が残らないように計量し，全ての薬液を注入する方法（手順例②）である。

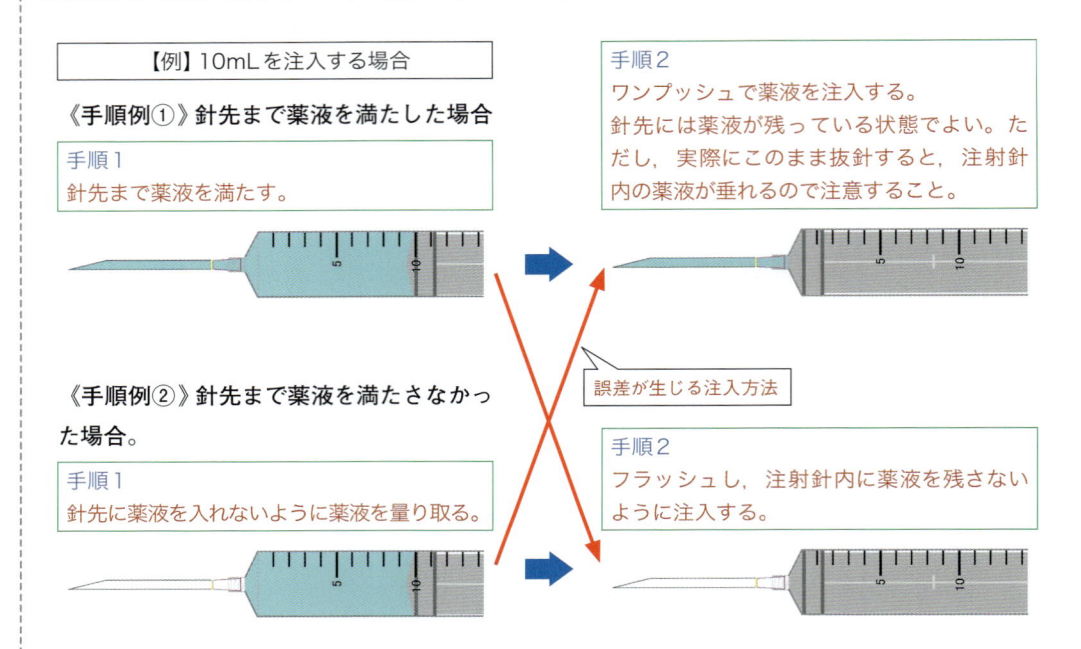

　赤矢印で示したように，注射針内まで薬液を満たした状態（手順例①－手順1）で計量したにもかかわらず，フラッシュして全量を注入してしまうと（手順例②－手順2），注射針内の薬液分だけ余分に注入され誤差が生じる。その逆（手順例②－手順1 → 手順例①－手順2）では，注射針内の薬液分が不足となる誤差が生じる。実際に生じる誤差の一例は参考1のとおりである。その誤差は注射針が太いほど大きくなるが，青矢印で示した各手順例どおりに注入すれば，注射針の太さによる誤差は生じない。

　シリンジは厳密な計量器具ではないため，どんなに正確に採取したつもりであっても誤差が生じる。注射用シリンジの規格基準で認められている許容誤差は参考2のとおり。

　生じる誤差の扱いにはさまざまな考えがある。近年では薬液採取時の重量を測定し，各薬剤の比重をもとに採取薬液量（mL）に換算するシステムもあり，正確性の向上だけでなく実際に計量した薬液量の記録手段として有効に用いられている。しかし，投与量を決定する治験の段階でも多くの場合通常の計量方法が採られていることから，本マニュアルに則した調製手技を行って生じる誤差は，実際の治療に有意な影響を及ぼすものではないと考えられる。

参考1 計量できない部分*1内の液量（実測例）*2

〈計量できない部分内の液量の実測値（mL）〉

	25G 注射針	23G 注射針	21G 注射針	18G 注射針
ルアーロック シリンジ（10mL）	0.09	0.10	0.11	0.14
ルアーロック シリンジ（20mL）	0.09	0.10	0.12	0.15

※1：使用液体〔注射用水（20℃）〕を，各シリンジ・注射針の組み合わせで5回ずつ測定した平均液量
※2：使用注射針サイズ
25G：0.51 × 25mm　23G：0.64 × 32mm　21G：0.80 × 38mm　18G：1.25 × 38mm

*1：計量できない部分とは，注射針の針管，針基及びシリンジの筒先内の液量（下図水色部分の液量）を表す。

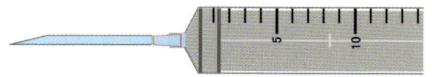

*2：この資料は参考資料であり，採取液量は使用するシリンジや注射針の種類・メーカー・ロットによる差等によって異なる。

参考2 シリンジの許容誤差について

〈シリンジの許容誤差〉

	許容誤差
公称容量 5mL 未満のシリンジ	± 5%
公称容量 5mL 以上のシリンジ	± 4%

（厚生省医薬安全局長通知：医薬発第1079号）

シリンジの公称容量	許容誤差
2.5mL	± 0.125mL
5mL	± 0.200mL
10mL	± 0.400mL
20mL	± 0.800mL
30mL	± 1.200mL
50mL	± 2.000mL

step 5　調製終了

　シリンジにて投与を行う薬剤で，シリンジ内希釈を行う必要がある場合には，適切な希釈液で希釈後，転倒混和して調製を終了する。調製終了後に搬送等を行う場合は，シリンジ内の薬液量を確認後注射針を外し，薬液漏れ防止のためにルアーロックチップキャップ等でロックする（**Point17** 参照）。

　注射針を外す際は，注射針中に薬液が残っていないように，ややエアーを引いてから外すこと。

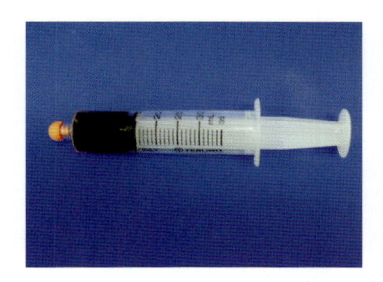

Point 17 シリンジキャップについて

シリンジキャップにはいくつかの種類がある。

(1) ルアーロックチップキャップ (写真右)

ねじ込み式のキャップであり，ロックタイプのシリンジの先にねじ込んで使用すると，薬液漏れの危険性が減少する。

(2) ルアースリップチップキャップ (写真左)

差し込み式のキャップであり，スリップタイプのシリンジの先に差し込んで使用する。薬液漏れの危険性が減少するが，ねじ込み式でない分外れやすい。

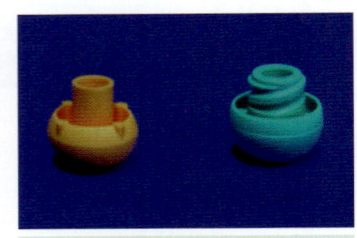

ルアーロックチップキャップ（右）と
ルアースリップチップキャップ（左）

(3) 適切なキャップを選択する

使用しているシリンジがルアーロックタイプである場合にはルアーロックチップキャップを使用し，ルアーロックタイプでない場合にはルアースリップチップキャップを使用する。

ただし，注射針やキャップの脱着の際には針刺し事故や抗がん薬曝露汚染に十分注意する。

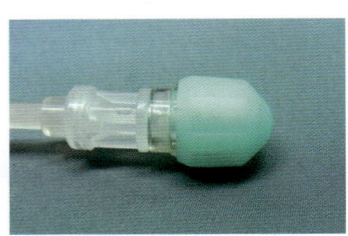

なお，点滴セットの接続部保護に装着されている右写真のようなキャップもシリンジ先端に装着することができる。しかしこのキャップには，内容薬液の漏出防止効果はないため，流用することは危険である。

２ 薬液希釈（希釈指示の場合のみ）

step 1 輸液と薬剤を手元に準備する

希釈に使用する輸液を用意し，処方せんをもとに種類・量を確認する。

希釈液の種類と液量が処方通りのものであるかを確認するだけでなく，配合変化や投与濃度等に問題がないことも確認する。

希釈に使用する輸液は，エアー針が不要なソフトバッグタイプの製品が望ましい。ソフトボトルタイプの製品も使用可

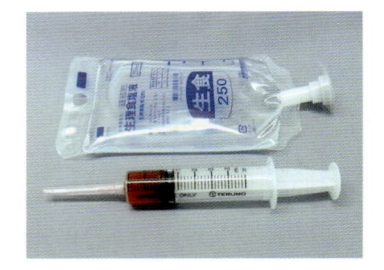

能であるが，ボトル内のエアーが少なくなりすぎるとエアー針が必要となるため注意する。また，注入薬液量が多い場合には薬剤が入りきらないおそれもあるため，あらかじめ各輸液の予備容量を調査し表にまとめておくとよい。

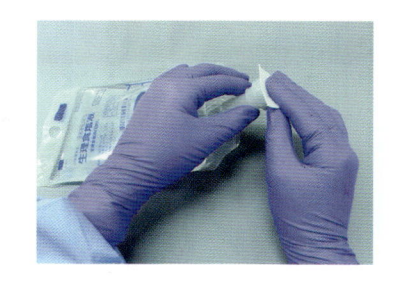

step 2　希釈液の準備

輸液のゴム栓部分を消毒する（ **Point 3** 参照）。

step 3　薬液注入準備

薬液を採取した注射器の注射針を，希釈する輸液ゴム栓の指定部分に針の向きに注意して刺す（ **Point 4** 参照）。

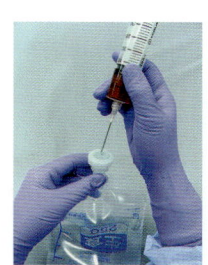

投与時の薬液漏れを防止するためには，輸液ボトルのゴム栓に針刺しを行う際の向きに留意する（ **Point 4** 参照）。

薬液量が多い場合，右写真のように上から針刺しを行うと，溶解液の注入時（本章 4 **1** step 2，29頁）と同様，薬液の自重により針刺し前に針先から漏れ出てしまうことがある。

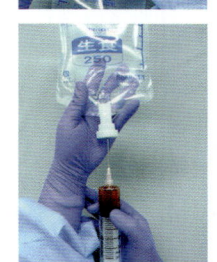

なお，この操作時のシリンジ内は，溶解液注入時と異なり抗がん薬であるため，特に薬液漏出を防止する必要がある。また，輸液ゴム栓を下に向けた状態で下から針刺しを行う方法（右写真）を用いた場合も，抜針する際の液漏れ防止に留意する。

患者投与の段階において，点滴の1本目から抗がん薬が入る場合や，側管からつなぐ場合，ルート内に抗がん薬が満たされている状態で接続すると，血管外漏出時の被害が大きくなるだけでなく，接続時における抗がん薬曝露の危険性が高まる。

そこで，閉鎖式投与ルートの使用が推奨される。やむを得ず通常の投与ルートを使用する場合は，あらかじめ使用するルートを輸液に接続し，ルート内に抗がん薬を含まない輸液のみを満たした後，脇から抗がん薬を注入する方法が望ましい（右写真）。ただしこの方法を用いても，抗がん薬は時間経過とともにルート内の輸液中に移行するため，抗がん薬注入前にクレンメをロックしておく必要がある。また，末端にあ

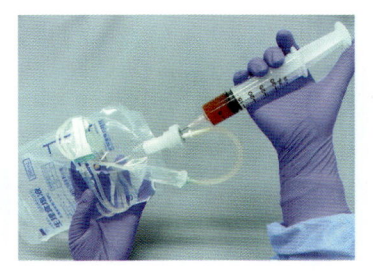

るロックコネクタのキャップを閉鎖式の器具やルアーロックキャップに付け替えておくとより安全である（ **Point 17** 参照）。

搬送等の理由によりこの方法をとれない場合には，ルート確保用の輸液ボトルを用意し，これを用いてルート確保後，抗がん薬の入ったボトルとつなぎかえるなどの対策を行う。

step 4　薬液注入①

注入薬液分のエアーを抜く（ボトル容器もしくは注入薬液量の多い場合）。

　ソフトバッグに薬液を注入する場合，薬液量が多すぎなければ圧力差は生じないため，エアーを抜く必要はない。

　ボトルタイプの容器に薬液を注入する場合は，注入した薬液分のエアーを抜く必要がある。その際，注入薬液量が少なければ生じる圧力差も少ないため，すべての薬液を注入してからエアーを抜けばよい（ step 5 → step 4 の順に行う）。ただし，多量の薬液を注入する場合には大きな圧力差が生じるため，少量ずつ step 4 → step 5 の順に注入手順を繰り返す。

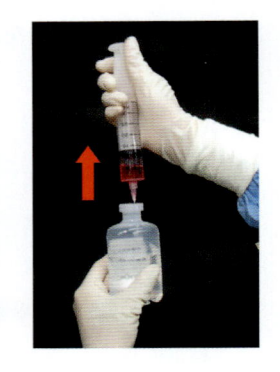

step 5　薬液注入②

泡立たないように注意しながら薬液を注入する。

(1)ソフトバッグを用いる場合

　通常の操作で内壁を伝わせるように注入できる（写真左）。輸液ゴム栓を下に向けた状態で下から注入する方法も泡立ち防止に有効である（写真右）が，そのままの向きで抜針すると薬液漏れのリスクがあるため，抜針する際の液漏れ防止対策（ step 7 ）が必要である。

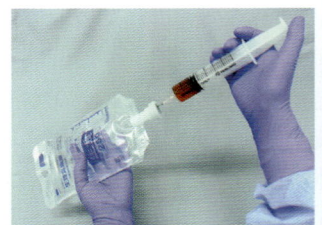
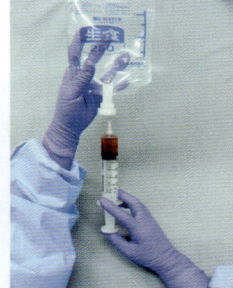

ソフトバッグを用いる場合

(2)ボトル容器の場合

　泡立ちにくい薬剤であれば写真左のように注入しても問題はない。しかし，泡立ててしまうと投与に適さない抗がん薬の場合は，ソフトバッグへの注入と同様にボトルの内壁を伝わせるように注入

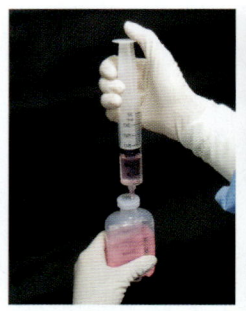
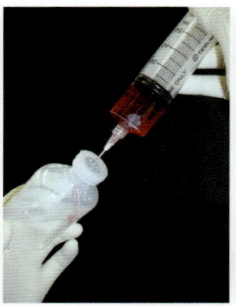
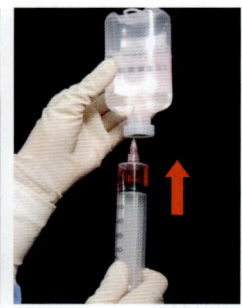

ボトル容器の場合

する（写真中央）。ボトルのゴム栓を下に向けて注入する方法（写真右）も可能であるが，粘性の高い薬剤の場合，注入部に高濃度の薬液が溜まり，均等に混和されないことがあるため，十分に転倒混和を繰り返すか，シリンジ内で希釈する（ **Point18** ）。ボトル容器にこの方法で多量の薬液を注入すると，ボトル内が陽圧になるため，少量の薬液を注入する場合に限るべきである。

Point 18　シリンジ内希釈について

　粘性が非常に高い薬剤は採取が困難なうえ，輸液バッグに注入しただけでは均一に希釈されない（右写真）ため，希釈時にも留意しなければならない。通常は頻回の転倒混和が一般的であるが，過度の転倒混和により容易に消えない多量の泡が生じ，均一に混和できたかの確認が困難となる場合もある。これらの対策の一つとして，シリンジ内希釈操作がある。

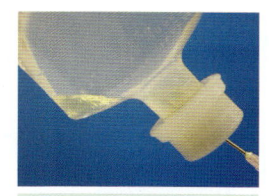

粘性が高い薬剤を単純に注入した状態

・シリンジ内希釈の操作手技は以下の通り。

手順1
シリンジに薬液を用意する。 薬液量がシリンジ容量の1/2以下となる，若干大きめのシリンジを用いる。

注意点
シリンジ内のエアーは全て抜き，薬液のみの状態にしておく。

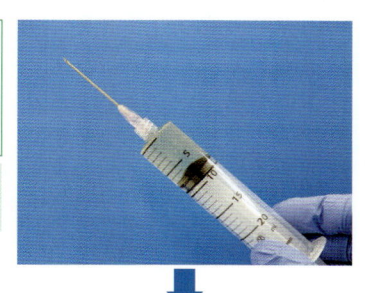

手順2
輸液ボトルのゴム栓を下に向けた状態で針刺し後，勢いをつけて輸液（希釈液）をシリンジに引き込む。シリンジに引き込む輸液量は任意。

注意点
シリンジ内に空気が残っているとこの時点で泡立ってしまうので注意する。 シリンジに引き込む際は，勢いよく引き込むとよい（希釈が容易となる）。ただし，この際プランジャーを引き抜かないよう注意する。

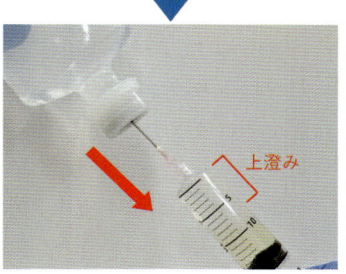

上澄み

手順3
シリンジ内で希釈された薬液の上澄み部分のみを輸液バッグに戻す。 薬液全量を1回で希釈注入するのではなく，希釈できた分のみを注入する。

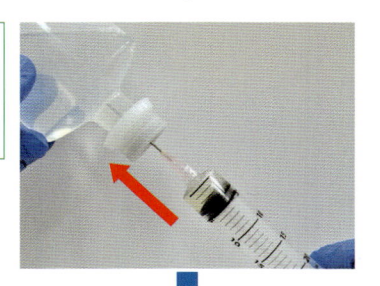

手順4
手順2→3の操作を全量注入できるまで繰り返す。 　薬液全量を注入後，さらに2〜3回繰り返すことでシリンジ内残存を減らすことができる

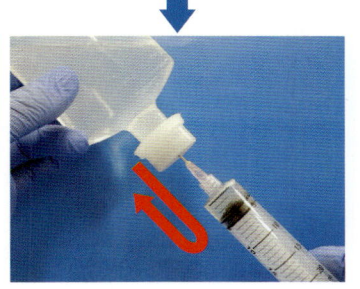

step 6　薬液注入③

必要に応じて少量の輸液をシリンジに取り，再び注入する（フラッシュ）。

　シリンジ計量時に，針先に薬液を入れないように薬液を計量した場合（**Point 16** 参照）には薬液を残さず注入するためこの手順を行う（下図）。ボトルのゴム栓を上に向けて注入を行った場合には，輸液ではなく，エアーを引いてフラッシュしてもよい。なお，針先まで薬液を満たした状態で計量した場合，この操作は不要である。

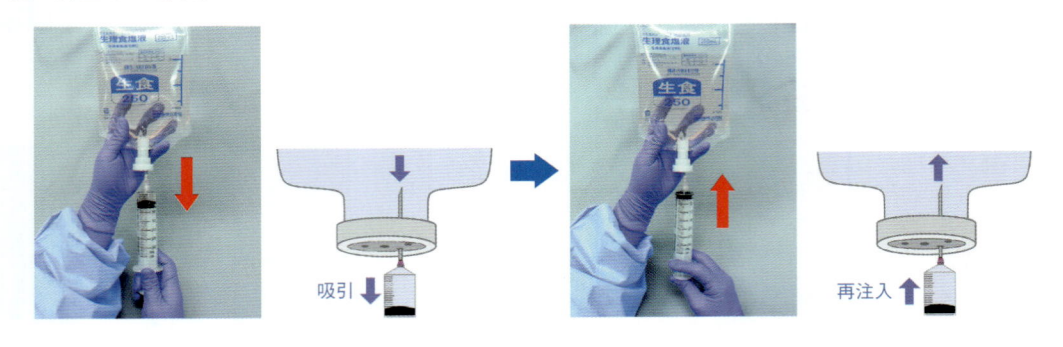

step 7　希釈終了

容器内のエアーを吸引してから針を抜く。

　ソフトバッグ等で圧力差がない場合であっても，そのまま針を抜くと注射針内に残っていた薬液が漏出するおそれがあるため，必ずエアーを吸引してから針を抜く。

　ボトル容器等で，内部が過度に陽圧となっている場合には，ボトル内を等圧にできる量のエアーを抜くとよい。

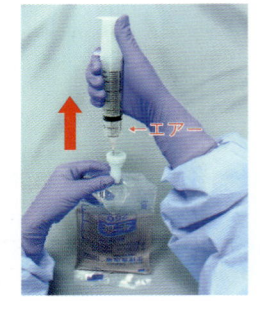
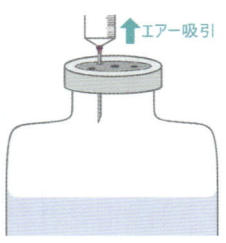

7 ： 携帯型ディスポーザブル注入ポンプ*の調製

＊携帯型ディスポーザブル注入ポンプは数社から市販されているが，本項では，がん化学療法に使用する際の一般的な調製方法についてバクスター（株）の製品を写真例に解説する。詳細な取扱いについては各製品の添付文書を参照のこと。

step 1　使用する携帯型ディスポーザブル注入ポンプを準備する

携帯型ディスポーザブル注入ポンプを用意する。

　携帯型ディスポーザブル注入ポンプは，製品により時間あたりの投与速度が異なる。時間あたりの投与量が少ないほど軽量で持ち運びには便利であるが，薬液濃度が濃い状態での投与となるため，投与速度への影響が生じやすい点に留意する（参考3参照）。また，必要量がポンプに収まるかにも留意する。

　現在，携帯型ディスポーザブル注入ポンプを用いて行う治療はFOLFIRI療法，FOLFOX療法などがあるが，このような一定速度でのみの投与となる治療法においては，速度調節のできない携帯型ディスポーザブル注入ポンプの方が望ましい。また，薬液排出口が確実にロックできる製品を選択する。

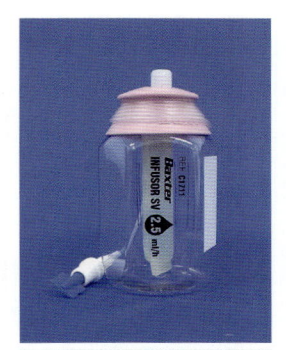

携帯型ディスポーザブル注入ポンプ〔例：バクスター（株）〕
バクスターインフューザーSV2.5（2.5mL/hr）

step 2　調製する薬剤・器具を準備する

　その他，調製に必要な薬剤，器具，用具等を用意する。携帯型ディスポーザブル注入ポンプの性能を考慮し，投与時間と注入薬液量から必要な希釈液量を計算する（参考3参照）。

　充填ポートがルアーロックシリンジに適合する製品の場合，調製にはルアーロックシリンジの使用が望ましい。フィルターを使用する場合も，ルアーロックタイプのフィルターが望ましい（右写真左）。

　また，一部の閉鎖式接続器具を用いた充填も可能である（右写真右）。

　なお，調製に使用する薬剤は，あらかじめシリンジに採取しておくと，調製・監査の作業をスムーズに行うことができる。

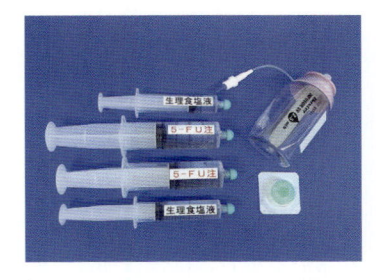

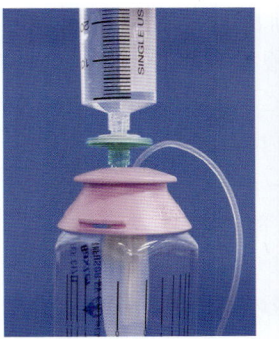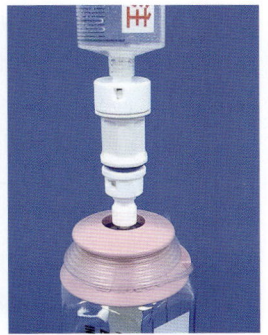

ルアーロックタイプの器具を用いた調製（左）と，閉鎖式接続器具を用いた調製（右）

> **参考3**　5-FU 投与時の注入速度について
>
> 　携帯型ディスポーザブル注入ポンプには公称流量が設定されているが，それはあくまで規定の薬液（生理食塩液，5%ブドウ糖液等）を充填した際の注入速度であり，内容液の粘稠性が異なる場合は，その注入速度は大きく変化する（【下記例】参照）。特に5-FUは粘稠性が高いため，高濃度の5-FUを充填して使用する場合には注意を要する。投与時間を遵守したい場合には，薬液濃度に応じて希釈液量を調整して使用することが望ましい。
>
> 　製品ごと，濃度ごとの至適希釈液量については，各ポンプの製造販売元で確認できる。データのないポンプの使用は避けるべきである。
>
> 　なお，携帯型ディスポーザブル注入ポンプの注入速度は粘稠度以外にも，流量制御部の温度，本体と注入部位の高低差，患者静脈圧等の影響を受ける。一般的にこれらの因子までを考慮した調製は必要ないと考えられるが，適切な取扱いが行われるよう患者指導等を行う必要がある。
>
> 【薬液粘稠性による注入速度の変化例：3,600mgの5-FUをバクスターインフューザーSV2.5を用いて，46時間持続投与を行う場合】
>
> 　バクスターインフューザーSV2.5の公称流量は，5%ブドウ糖液充填時において2.5mL/hrとされている。しかし，5-FUは5%ブドウ糖液より粘稠性が高い。仮に3,600mg/72mLの5-FUを公称流量から算出した46時間投与量の全量"115mL"に生食で希釈して調整した場合，その流速は約2.23mL/hrまで低下することが報告されている。
>
> 　つまり，この調製方法では46時間で約3,200mgしか投与できず，仮に全量を投与する場合にはさらに5時間以上を要することになる。この対処方法として3,600mg/72mLの5-FUの場合は，全量が100mLになるように生食で希釈することでほぼ46時間での投与が可能となることが報告されている。

step 3　調製開始，希釈液を一部充填

　まず，希釈液を充填する。希釈液は一度に全量を充填せず，最初と最後に分けて充填する。最初の段階では，投与チューブを満たすのに十分な量の希釈液（2〜3mL以上）を充填する。

　シリンジ内のエアーを取り除いた後，投与チューブ内の気泡発生を抑えるため，充填初期は特に緩やかに注入する。

　写真の製品の場合，プランジャーを作業面に押しあてた状態で，ポンプ本体を持たずに下から充填する方法が本来である（写真左）が，上から充填することも可能である（写真右）。ただし，この方法を用いる場合には接続部に負荷をかけないよう注意する。

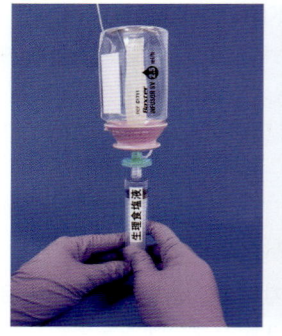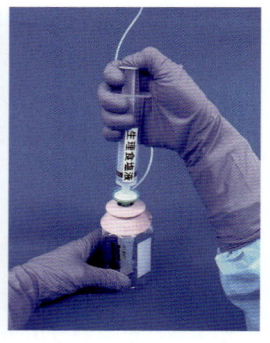

　充填の際には薬液排出口のルアーロックキャップを外し，開放した状態で希釈液を充填する。その際，薬液排出口を本体より高くしておくと投与チューブ内のエアーが除去されやすく，薬液排出口の汚染防止にも役立つ。この方法で投与チューブにエアーが入ってしまう場合や，作業を慎重に行いたい場合には，薬液排出口をロックしたまま希釈液を充填してもよい。

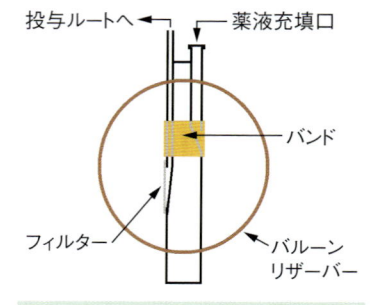

インフューザーポンプの内部構造

　充填時にバルーンリザーバー内にエアーが入ることがあるが，これは時間経過と共に自然と外に抜ける。また，少量のエアーであれば，充填初期を除く通常の使用において，バルーンリザーバー内のエアーが投与チューブに入ることはないため問題とならない。

　なお，インフューザーポンプに注入した薬液はバンドを押し広げてリザーバーに充填される構

造のため（図），作業中に充填口のシリンジを外しても逆流することはない。ただし，この構造により充填口に接続したシリンジで吸引しても，注入した薬液を引き戻すことはできない。

step 4 投与チューブのプライミング

希釈液で投与チューブをプライミング（チューブ内に液を満たす）し，薬液の排出確認を行う。

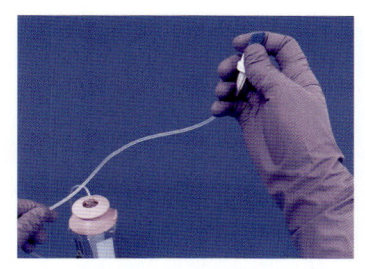

携帯型ディスポーザブル注入ポンプに抗がん薬を充填する場合，薬液排出確認時の曝露防止，チューブ断裂等の初期不良の確認，投与開始時に薬液漏出が起こった場合のリスク軽減等を考慮し，あらかじめ投与チューブを希釈液のみでプライミングしておく。

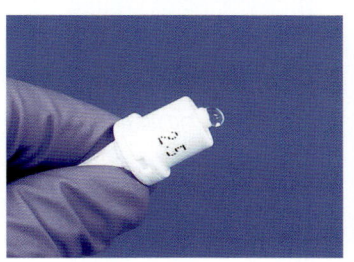

インラインフィルターのない製品の場合，チューブ内に気泡が入るとエアーロックを起こし薬液排出不良が生じることがあるため，プライミングの際は気泡が入らないように注意する。投与チューブ内に気泡が入ってしまった場合には，抗がん薬を充填する前に取り除いておく必要がある（**Point19** 参照）。また，見えない部分でエアーロックを起こしている可能性もあるため，薬液排出確認は必ず行う。

なお，携帯型ディスポーザブル注入ポンプの種類により，流量制御を行っている箇所が異なる（投与チューブの先端，投与チューブの途中，チューブ全体の径等）ため，薬液の排出が始まるまでの時間も製品によって異なる。

step 5 抗がん薬を充填する

薬液排出口をロックし，抗がん薬を充填する。下からの充填（写真左）もしくは上からの充填（写真右）を行う。

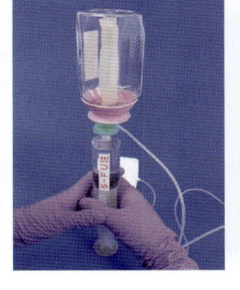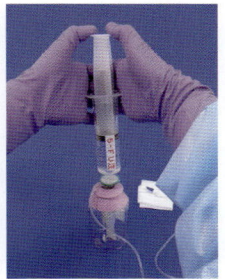

抗がん薬排出による曝露を防ぐため，抗がん薬を充填する前に薬液排出口を確実にロックしておく。

希釈液の充填と同様に，シリンジ内のエアーを取り除いてから抗がん薬を充填する。

なお，充填の際には接続部に負荷がかかるのを避ける必要がある。そのため，下からの充填を行う場合には，ポンプ自体を保持しないことが推奨されているが，抗がん薬が漏れないよう留意する。上から充填する場合には，接続部に負荷がかからないよう，できるだけ真っすぐに力をかける。

step 6 残りの希釈液を充填する

step 3で残した希釈液を充填する。この場合も，下からの充填（写真左），もしくは上からの充填（写真右）のいずれかで行う。

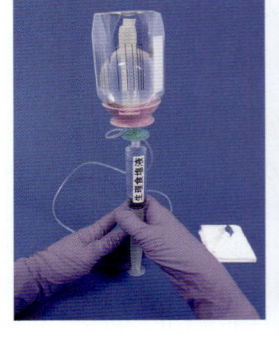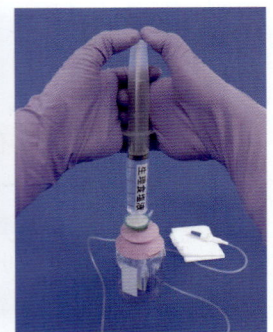

充填口からバルーンリザーバ本体までの間に残る薬液は僅かであり，写真の製品でおよそ0.5mLである。そのため治療に及ぼす影響はほとんどないが，誤って充填口の栓を開けてしまった際の被曝等を防ぐため，希釈液は抗がん薬充填の前後に分けて充填し，充填口付近に高濃度の抗がん薬が残らないよう対策する。

step 7 抗がん薬と希釈液を混和する

バルーン内の薬剤を均一にするため，数回転倒混和する。その後，再度薬液排出確認を行う（2～3滴）。

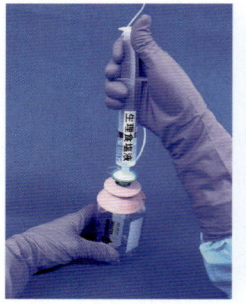

無色透明の薬剤であるため判断しづらいが，粘稠度や比重の関係から単純な充填だけでは薬液が分離している可能性があるため，必ず転倒混和する。その後，最終的に薬液が排出されるか確認を行う。ただし，時間経過と共にルート内の薬液にも抗がん薬が伝わってくることが報告されている。そのため，排出確認は少量で速やかに行う。

Point 19 エアートラブル防止対策について（バクスター製品の場合）

（1）バルーンリザーバ内へのエアー注入防止対策について

バルーンリザーバ内の少量のエアーは理論上問題とならないが，注入されるエアーはできる限り少なくしたい。しかし，インフューザーポンプの構造上，充填口とバルーンリザーバ本体間の容量が約0.5mLあるため，この部分のエアーは必然的に注入されてしまう。そこで，最初に希釈液を注入する際，いったんプランジャーを引き，充填口とバルーンリザーバ本体間のエアーをシリンジに吸引してか

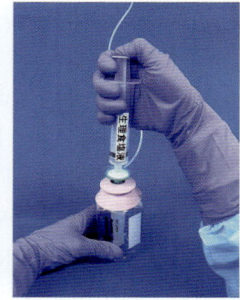

ら希釈液の注入を行うと，注入されるエアー量を減らすことができる（写真）。ただし，フィルターを用いた調製を行っている場合には，フィルターが濡れてしまうと吸引できなくなることがあるため，フィルターが濡れる前に行う。

（2）チューブ内の気泡形成防止対策について

薬液排出口のルアーロックキャップを外して開放した状態で希釈液を充填する場合には，チューブを本体より高いところに固定しておくと，チューブ内に気泡が残りにくく，薬液排出口の汚染防止にも役立つ。

作業を慎重に行う場合は，薬液排出口をロックしたまま希釈液注入を行うが，その場合にはバルーン内の圧力が上がらない程度の希釈液（2〜3mL）を注入後，薬液排出口を高い位置に保持した状態で薬液排出口のロックを少し緩め，緩やかにチューブ内充填を行うと気泡が形成されにくいようである。

（3）投与チューブ内にエアーが入ってしまったときの対処方法について

チューブ内にチューブを閉塞するほどの大きな気泡（写真1）が入ってしまった場合には，薬液排出口を開放したまま排出されるのを待つ。

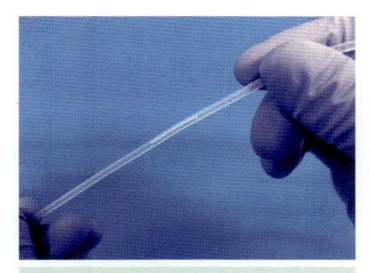

写真1
チューブを閉塞するほどの大きな気泡

チューブを閉塞しない小さな気泡の場合，薬液排出口を開放していても排出されてこないことがある。その場合は，薬液排出口を高い位置に保持し，チューブをはじくことで取り除くことができる。このような投与チューブ内の微少なエアーは，たとえ最初に薬液が適切に排出されていても，後々エアーロックを起こしたり投与速度異常の原因となることがあるため，確実に取り除いておく必要がある。

なお，エアーが薬液排出口付近にある場合は写真2のように見える。この場合も，薬液排出口を開放したまま，エアーが排出されるのを待つか，指ではじくと取り除くことができる。エアーが取り除かれると，写真3の状態になる。

エアーが除去できない場合や，希釈液自体が排出されない場合等は，薬液排出口に三方活栓を付けて吸引し，エアーを除去する（写真4）。薬液排出口からまとまったエアーを逆注入し，小さい気泡をまとめて取り除く方法もあるが，強い力が必要となるため，エアーをバルーンリザーバまで到達させないよう注意する。

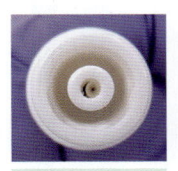

写真2
エアーが入っている状態

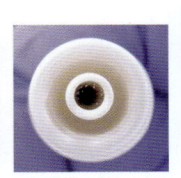

写真3
エアーを取り除いた状態

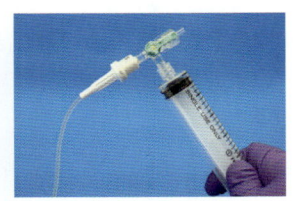

写真4
三方活栓を利用したエアーの除去

（4）薬液排出速度確認対策について

薬液が排出されるか否かは **step 4** の手順で確認できる。この時点で薬液の排出が確認できない場合は，エアーロックが原因と推定できるため，（3）の手順で対処する。ただし，小さな気泡が薬液排出口に入った場合に，薬液は排出されるが，その速度が通常より幾分遅くなってしまうことがあり，この状態を通常の薬液排出確認で発見することは難しい。そこで，簡単な薬液排出速度確認と気泡除去の手順例を次に挙げる。

【薬液排出速度確認手順例】

手順1　あらかじめ薬液排出口に延長チューブ付き三方活栓を接続する。

手順2　「薬液排出口–延長チューブ」間を開通し，薬液が一定距離進む時間を測定する。

手順3　延長チューブ内の薬液をシリンジに回収する。
　　　　測定した時間が，あらかじめ設定した時間内であれば確認を終了する。そうでなければ
　　　　手順4へ進む。

手順4　薬液排出口とシリンジを開通した状態で，シリンジを引きながら薬液排出口を指ではじき
　　　　気泡を除去する。
　　　　その後，手順2へ戻り再確認を行う。

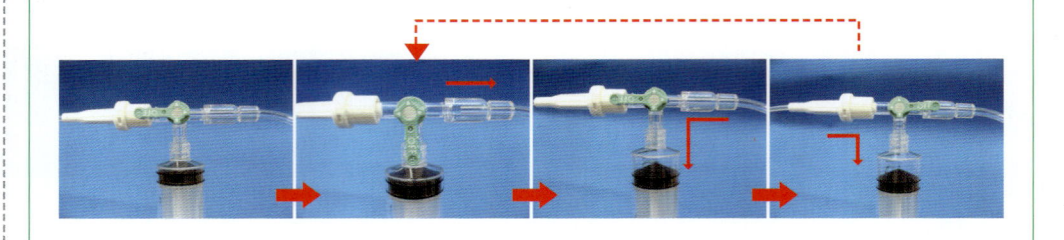

step 8　調製終了

　薬液排出口および充填口に栓をして，調製終了。

　薬液排出口は，通常，付属のロックキャップを用いて栓をする。ただし，メーカーによっては，ルアー部分にロックキャップが付属されていない場合があるので，その場合は適合性のよいものを選択すること。

　携帯型ディスポーザブル注入ポンプのルアー部分は，ルアーロックシリンジのそれに比べてねじ込みが深い製品がある。その場合，写真左のようにシリンジ用のルアーロックキャップを転用すると丈が足りずに液漏れすることがあるので注意する。

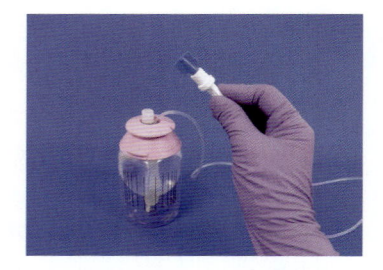

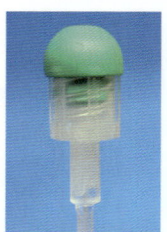

不適合例
キャップの丈が
足りず，ルアー
最下部に到達し
ていない。

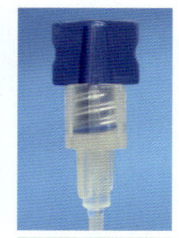

適合例
最下部までしっ
かりとねじ込ま
れている。

8 ： 作業終了（バイアル・アンプル製品共通）

step 1　調製後の監査

調製の終了した薬剤と処方せんを再確認する。

　調製が終了した薬剤には，そのことがわかるように表示・記載を行う。表示・記載方法については，あらかじめ院内で決めておく。一般的に必要な内容は以下のとおりである。

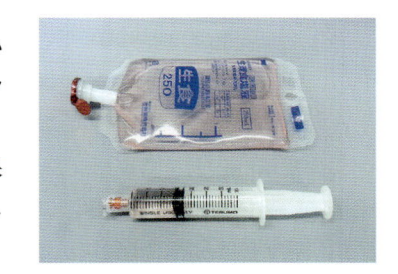

(1) 患者の識別に必要な情報…… 病棟名，患者ID，患者氏名 等
(2) 調製した薬剤の情報 ……… 薬剤名，充填量，濃度 等
(3) 適正使用に必要な情報 …… 調製日または使用期限，保管条件，その他取り扱い上の注意点 等
(4) 調製した薬剤師名

　調製後の監査は，調製した薬剤だけでなく，空バイアルや残液，もしくは調製時に使用した計算書等を用いて行われることが多い。使用後の空バイアルや残液を用いた監査は，抗がん薬曝露汚染を回避するため安全キャビネット内で行うことが望ましいが，やむを得ずキャビネット外に持ち出す場合には，透明な袋に密封して取り出す。

step 2　薬剤搬送準備

調製を終了した輸液はゴム栓を拭き取り，すぐに使用しない場合は封をする。シリンジ充填の場合は安全確保のためシリンジキャップを装着する。

　基本的に調製後は速やかに使用する。やむを得ず長時間保存する場合は安定性が確認されている時間内に限り，封をして適切な保存条件下で保存する。

　通常，調製後におけるゴム栓部分の拭き取りにはアルコールガーゼ（綿，綿球等）が用いられる。

step 3　薬剤の搬送

調製済み薬剤を安全キャビネットから搬出し，搬送する。

　調製済み薬剤の容器外面は抗がん薬により汚染されている可能性があるため，搬出時には使用した抗がん薬に適した賦活化剤もしくは水を用いた洗浄または拭き取りを行うことが望ましい。

　また，搬送の際は曝露汚染防止のため密封する。薬剤師以外が搬送する場合には，抗がん薬であることを明確にした上で搬送担当者に対して，曝露汚染時の対処方法等を指導・教育しておく必要もある。なお，振

動や衝撃の加わる機械搬送等は避け，内容物の破損を防止できる容器に吸収性素材による内張りを施して用いることが望ましい。

step 4　調製に使用した器具の処理

使用した使い捨て器具を専用容器に廃棄する。

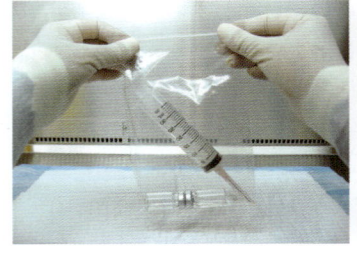
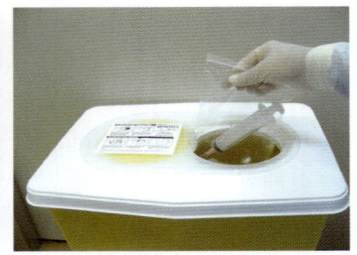

調製した抗がん薬の残液は，不要のバイアル等に入れ，すみやかに廃棄する。ただし，その際にもバイアル内圧力には注意すること。不要のバイアル等がない場合は，ディスポーザブルシリンジに残したままルアーロックチップキャップ等を取り付け，薬液が漏出しないようにして廃棄する。

作業中に生じた残薬，使い捨て器具等は，その都度，安全キャビネット内でビニール袋等に密封しておき，最終的に専用の廃棄物容器に廃棄する。

注射針をリキャップせずに廃棄する場合には，ビニール袋を貫通してしまうため，安全キャビネット内で専用の容器に廃棄，密封してから外に持ち出す。なお，廃棄物容器を処分する際は，高圧蒸気滅菌やマイクロ波滅菌ではなく，焼却または溶融処理がされるように手配する。

step 5　安全キャビネットの清掃

作業用シートを廃棄し，安全キャビネット内を清掃する。終了後は手袋やガウン等を外して専用容器に廃棄する。最後に手指や腕を石けん等で十分に洗浄し，うがいも十分に行う。

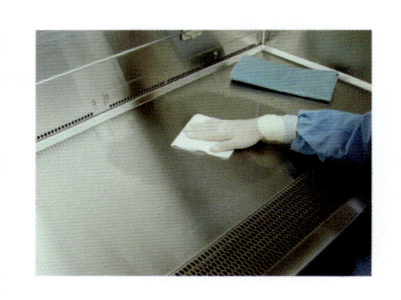

作業用シートは，吸水面が内側になるように折りたたみ廃棄する。安全キャビネットの清掃は水拭きを繰り返し行い，除染することが推奨される。抗がん薬による汚染が疑われる場合においては分解薬（次亜塩素酸ナトリウム，0.3M 水酸化ナトリウム，オゾン水，近紫外線反応型光触媒法）を使用して不活化することを検討する。ただし分解薬を用いる際は，それ自体の危険性も認識したうえで，以下の点に留意して使用する。

①次亜塩素酸ナトリウムをステンレス面に用いる場合は，腐食を避けるため耐薬性ステンレスであることを確認したうえで使用し，使用後は速やかにチオ硫酸ナトリウムにより中和する。

②水酸化ナトリウムを用いた後は，残留しないよう慎重に除去する。

③オゾン水は非常に不安定であるため作成後速やかに使用する。

④近紫外線反応型光触媒法は影となった部分に効果が期待できない点に留意して用いる。

なお，以上の清掃により抗がん薬を除染・不活化した後であれば，アルコールの使用は可能である。

　ちなみにアルコールによる拭き取りは，無菌性確保を目的とした消毒であるため，奥から手前の方向に行う。一方，作業後の拭き取りは抗がん薬の除染と拡散防止が目的であるため，汚染の拡散防止を考慮し，手前から奥の方向に拭き取るか，外側から中心に向かって拭き取る方法を用いる。

　手袋やガウン等を外す際は，これらの表面は汚染されていることを前提に考え，表面が直接皮膚等に接触しないよう注意する必要がある。まず，安全キャビネット内で外側の手袋を外したあと，内側手袋を装着したまま，ガウン，マスク，キャップ，ゴーグル等を外し，最後に内側手袋を外す。なお，手袋やガウンは常に裏返しになるように外していく。

　安全キャビネットを停止させる際には，キャビネット内の空気を完全に入れ換えるため，作業終了後，数分間の予備作動を行ってから停止させる。なお，空気の入れ換えに必要な時間は機種により異なるが，完全外排気型でない安全キャビネットの場合は長めの時間が必要となる。

■ ■ **参考文献**

1) Laidlaw J L, Connor T H, Theiss J C, Anderson R W, Matney T S（Univ. Texas System）：Permeability of latex and polyvinyl chloride gloves to 20 antineoplastic drugs. American journal of Hospital Pharmacy, 41（12）：2618 − 2623, 1984.

2) ブリストルマイヤーズ：タキソール注：米国における調製マニュアル.

3) 塚原純雄，村重まり子，菊地博達（東邦大医），兼田ひとみ（バクスター）：アンプルカット時のガラス細片混入の検討. Pain Clinic, 17（5）：772 − 774, 1996.

4) Vandenbroucke and Robays：How to protect environment and employees against cytotoxic agents, the UZ Ghent experience. J. Oncol. Pharm. Practice, 6（4）：146 − 152, 2001.

5) テルモ株式会社：目盛り線合わせ位置の基準.

6) 日本病院薬剤師会学術委員会第一小委員会・編：抗悪性腫瘍剤の院内取扱い指針, 1994.

7) 平林利康：注射薬調剤；抗悪性腫瘍薬の調製, じほう, pp. 211 − 235, 2002.

8) 平山武司：注射薬調剤；計量調剤（注射薬の混合）, じほう, pp. 69 − 81, 2002.

9) 日本薬剤師会・編：注射薬調剤実践マニュアル, じほう, pp. 22 − 39, 2003.

10) 日本薬局方, 製剤総則；注射剤.

11) 各都道府県知事あて厚生省医薬安全局長通知：医薬発第1079号, 滅菌済み輸血セット基準等について, 1998/12/11.

12) 日本薬剤師会・編：第14改訂　調剤指針, 薬事日報社, 2008.

13) 日本病院薬剤師会学術第3小委員会・編：注射剤・抗がん薬　無菌調製ガイドライン（日本病院薬剤師会・監）, 薬事日報社, pp23 − 35, 2008.

14) 中山季昭, 塩月篤史, 春山修一, 須藤欣三, 辻 佳紀：抗がん薬の調製時におけるゴム栓からの漏出リスクを低減させる手技の考案, 医療薬学. 39（5）276 − 285, 2013.

15) 日本がん看護学会, 日本臨床腫瘍学会, 日本臨床腫瘍薬学会・編：がん薬物療法における職業性曝露対策ガイドライン2019年版, 金原出版, 2019.

第 3 章

設備・備品，用具等の解説

　本章では，抗がん薬を院内で取り扱う際に必要な設備・備品，用具等について解説した。設置あるいは準備が必須なもの，望ましいもの，設置・準備することによって運用の効率化が図られ，さらに曝露防止の徹底が図られるもの等に分類し，設備の目安を示した。施設により状況は大きく異なるので，本章を参考に各施設にあった最善の院内整備をしていただきたい。

設備・備品，用具等の解説

はじめに

　注射用抗がん薬の調製には，微生物や微粒子の混入による汚染を防ぐための無菌的な環境と，抗がん薬調製による環境汚染と調製者の抗がん薬曝露を防止するための設備，および用具の整備が必要であり，かつ適切な調製手技の習得が必要である。

　本章では注射用抗がん薬の調製に必要な設備，備品，用具等について解説する。

　また，設備・備品，用具等の各医療施設での整備の目安としてそれぞれに星印（★）を付した。

設備・備品，用具等の整備の目安

★★★　抗がん薬調製時に，必要な設備，備品，用具類
★★　　抗がん薬調製時に，設置あるいは準備することが望ましい設備，備品，用具類
★　　　抗がん薬調製時に，設置あるいは準備することにより，運用の効率化や曝露防止の徹底が図れるもの

1　設備，備品

1 安全キャビネット　★★★

1）安全キャビネットの種類

　安全キャビネットは，一般にバイオハザードの防止に用いられる設備であり，構造の違いによりクラスⅠ，Ⅱ，Ⅲの3種類に分類される（**表1**）。抗がん薬の調製においては，無菌的な環境を保ちつつ，調製者の職業曝露の防止と，調製環境の汚染防止のためにクラスⅡ以上の安全キャビネットの設置が必要である。そして，クラスⅡの安全キャビネットは，気流方式や構造の違いにより，タイプAとタイプBに分類される（**表2**，**図1**）。

　抗がん薬の調製にはクラスⅡB2の室外排気型，またはクラスⅢ（アイソレーター，**図2**）を推奨する。クラスⅡB2の安全キャビネットは，キャビネット内のエアーバリアで内部の汚染空気が調製者側に流れ出るのを遮断しており，かつキャビネット内の空気は吸引後，HEPAフィルターを通して排気される。そのため，キャビネット内はキャビネット外に比べて陰圧状態であり，調製者を被曝から守り，外部環境への汚染の流出を最小限にとどめている。また，安全キャビネット内への給気は，HEPAフィルターを通した清浄空気でありキャビネット内を無菌状態にしている。

2）安全キャビネット内での作業

　安全キャビネット内での作業は，前面のガラスフードを腕だけが入る15〜20cm程度の空間をあけて作業する（**写真1**）。安全キャビネットは調製時に発生する抗がん薬のエアロゾルの流出を防ぐものであり，調製者の腕や手および使用する器具の汚染を直接的に防ぐものではないことを理解し，ガウンや手袋の着用は必要である。

表1 安全キャビネットのタイプ別分類と特徴

クラスⅠ	作業者への被曝・感染防止の性能は良好だが，構造上キャビネット内には外部微生物が混入するので，無菌操作を必要としない作業に適している。
クラスⅡ	作業者への被曝および感染防止とキャビネット内の高清浄度の性能を併せ持ち，無菌操作を行えるので，利用範囲が広い。
クラスⅡ A1	HEPAフィルターを通過した空気の約30%が室内に排気される。残りの約70%は安全キャビネット内を循環する。排気設備の不具合や屋外の気象状況等に関係なく，常に安定した気流バランスが得られる。
クラスⅡ A2 クラスⅡ B1・B2	HEPAフィルターで濾過した空気を排気装置により屋外へ排気する。循環気率および屋外排気率の比率の差によりさらにA2，B1，B2に分類される（**表2**）。 また，本タイプにおいては，排気装置が正常に作動することが重要である。排気ファンが正常に作動しないとキャビネット周囲へ逆流が起こり，汚染空気が室内に放出され，クラスⅡA1タイプより劣る状態になる危険性がある。したがって，排気の異常警報が鳴った場合はただちに前面のガラス戸を下ろして汚染が広がらないようにし，警報が解除されるまでの間は使用しないことが重要である。
クラスⅢ	最高危険度の生物材料を取り扱うことが可能で，信頼性が最も高い。ただし，密閉型のため操作性はかなり制限される。

表2 安全キャビネットクラスⅡタイプの機能分類

	タイプA1	タイプA2	タイプB1	タイプB2
吸気流平均風速	約0.4m/sec以上	約0.5m/sec以上		
給気エアー	HEPAフィルター*を通過した無菌ラミナーフローであること			
排気エアー	汚染空気はHEPAフィルターを通して一部は給気へ循環し，一部は排気される			汚染空気はHEPAフィルターを通してすべて排気される
循環気率	約70%	約70%以下	約30%	0
排気率	約30%	約30%以上	約70%	100%
排気方法	室内排気**	室外排気（陰圧ダクト方式）		

＊：High Efficiency Particulate Air Filterの略で，空気あるいは排気中に含まれる微粒子を高性能で捕集するフィルターである。一般には定格風量に対し，粒径0.3μmのジオクタルフタレート（DOP）粒子を99.97%以上の効率で捕集するものをいう。
＊＊：室外排気も可

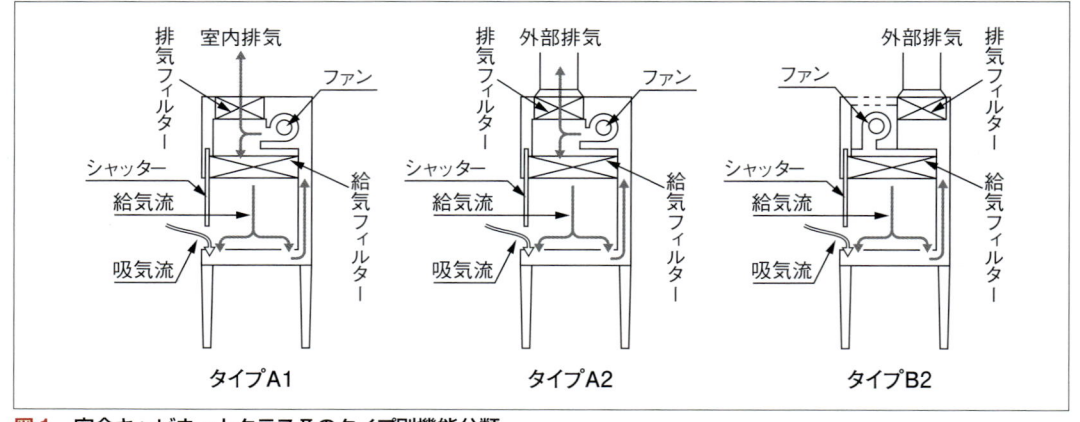

図1 安全キャビネットクラスⅡのタイプ別機能分類

3）安全キャビネットとクリーンベンチの相違

抗がん薬の調製にクリーンベンチを使用してはならない。クリーンベンチはHEPAフィルターで濾過した空気をベンチ内に吹き出し，作業空間を陽圧に保つことで高い清浄度を確保している。このようにクリーンベンチは薬剤の無菌性を確保するためには十分であるが，ベンチ内が陽圧にな

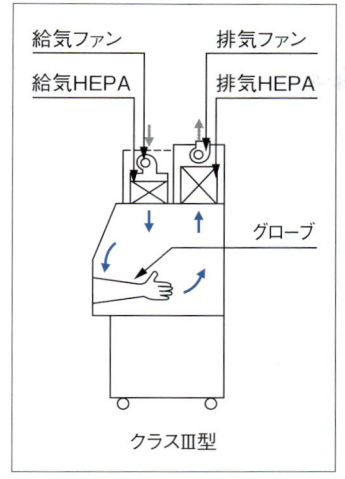

給気ファン　　排気ファン

給気HEPA　　排気HEPA

グローブ

クラスⅢ型

〔経済産業省，他：再生医療等製品の製造所における安全キャビネットの設置と維持管理に関するガイドライン2019（手引き），p.22, 2019〕

図2　アイソレーター

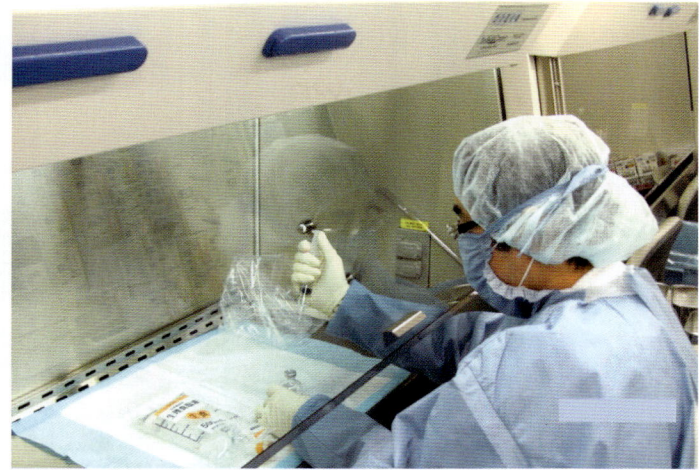

写真1　安全キャビネット内での作業

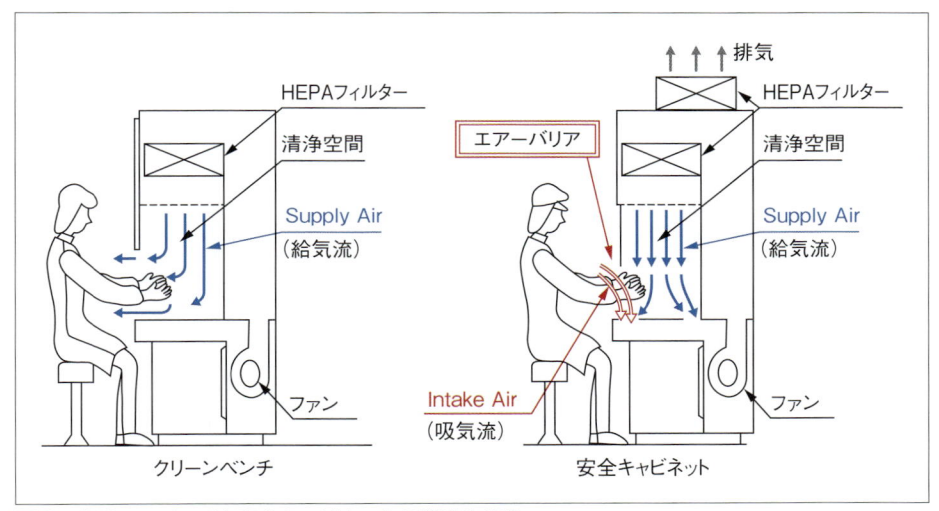

HEPAフィルター

清浄空間

Supply Air
（給気流）

ファン

クリーンベンチ

排気

エアーバリア

HEPAフィルター

清浄空間

Supply Air
（給気流）

Intake Air
（吸気流）

ファン

安全キャビネット

図3　クリーンベンチと安全キャビネットの構造的相違

るためベンチ内の空気が調製者に直接向かうことから，エアロゾル発生時に曝露の危険がある。したがって，クリーンベンチは抗がん薬の調製に使用してはならない。**図3**にクリーンベンチと安全キャビネットの構造的相違を示す。

2 安全キャビネット設置周囲の設備

　安全キャビネットを設置する抗がん薬調製室は，周囲から独立した部屋であり，空調は，抗がん薬による室内空気汚染の可能性を考え，室外に流れ出ないように陰圧であることが望ましい。抗がん薬調製用クリーンルームへのアクセスは前室経由のみにすること。可能であれば，前室は抗がん薬以外の調製を行うクリーンルームの入退室には使わないようにして，相互に汚染が起こること

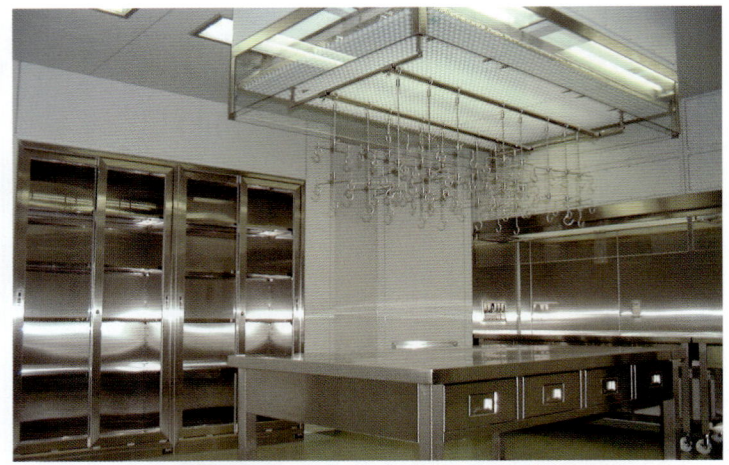

写真2 国立がん研究センター中央病院（日科ミクロン提供：クリーンルームユニット）

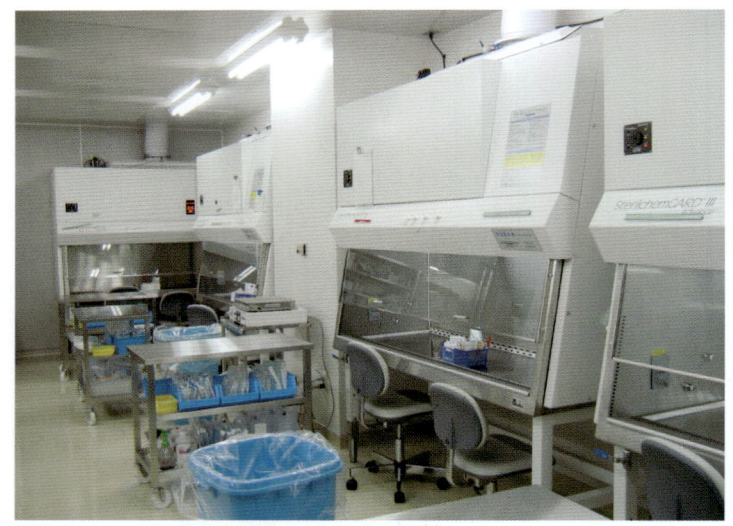

写真3 がん研究会有明病院　抗がん薬調製室

を防止すること。ただしアイソレーターの場合はクリーンルームを必要としない。

　また，安全キャビネットを設置する抗がん薬調製室は，以下のような設備が備わっていることが望ましい。

1）クリーンルーム　★★

　抗がん薬調製用の安全キャビネットは，周りの環境から陰圧となり，HEPAフィルターを利用した独立空調設備を持ったバイオクリーンルーム内に設置されることがもっとも望ましい（**写真2，3**）。ISOクラス7以上で，空気清浄度クラスを維持するものとされている。

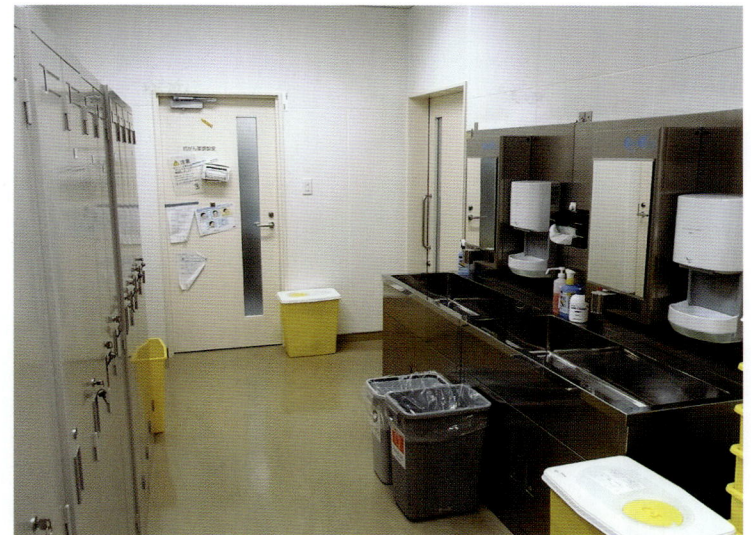

写真4　埼玉県立がんセンター　クリーンルーム前室（無菌製剤室前室）

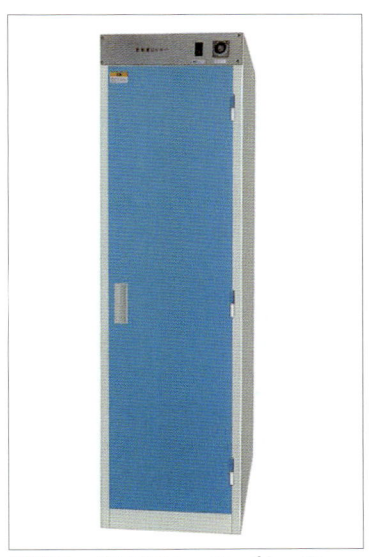

写真5　ガウンストッカー（トーショー
　　　提供：UV殺菌ロッカー）

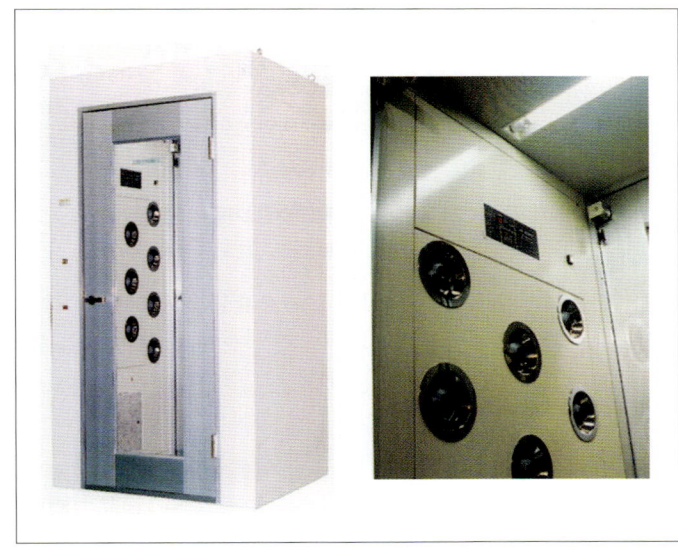

写真6　エアーシャワー室（日科ミクロン提供：クリーンエアーシステム）

2）前室　★★

　前室（**写真4**）は，調製者の作業着への着替えや手洗いを行う場所であり，かつクリーンルームに微生物や微粒子の侵入をできるだけ避けえるよう準備する部屋でもある。前室には外部の履物を履き替えるスペース，保護ガウンに着替えた時の白衣等を保管するためのガウンストッカー（**写真5**），洗面台および清掃用給水設備を備える。入室者を制限し，入退室時のドアの開閉は短時間とする。

3）エアーシャワー室　★

　エアーシャワー（**写真6**）の目的は，クリーンルームに入室する前に毎秒25m以上のHEPAフィ

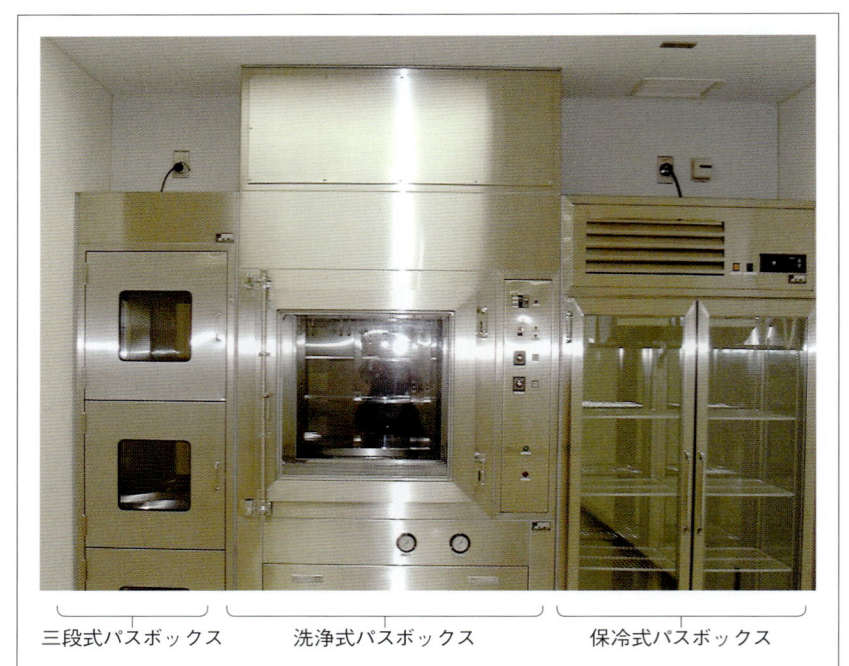

三段式パスボックス　　　洗浄式パスボックス　　　保冷式パスボックス

注1：パスボックスは，天井や側面に殺菌灯を設置することができる。しかし，殺菌灯をつけても，光線の当たらない部分が生じてしまうことに注意する。
注2：洗浄式パスボックスは，オートクレーブにかけられない薬液容器や器具類をクリーンルームへ搬入する際に，消毒薬が自動で噴霧できる機能を有するパスボックスである。アルコール噴霧で完全に自動洗浄・滅菌した上，無菌エアーにて強制乾燥させ無菌室内からそのまま取り出せるパスボックスである。

写真7　パスボックス（日科ミクロン提供：各種パスボックス）

ルターを通した清浄なジェットエアーを身体全体に吹きつけ，ガウンの表面に付着した粉塵や細菌を物理的に除去することである。また，空気はプレフィルターを通じHEPAフィルターで再濾過される循環方式が使用される。

4）パスボックス　★★

パスボックス（**写真7**）は，クリーンルームへの物品の搬入・搬出を行うために設置される。外部からの汚染をクリーンルーム内に持ち込まないための設備である。パスボックスを利用して薬剤等を搬入する時は，外包装を外して搬入することで，汚染の持ち込みを減少できる。廃棄物を搬出する時は，汚染の拡散にならないように密封した状態で搬出する。パスボックスは2段式あるいは3段式を設置すると作業効率が高まる。2段式の場合，搬入用と搬出用に使い分けが可能で，3段式ではそれにゴミ出し用を追加することができる。また，パスボックスには，殺菌灯付きパスボックス，洗浄式パスボックスや，保冷式パスボックスがある。

5）流し台　★★

抗がん薬調製中のバイアル破損などによる抗がん薬の付着などの事故や，抗がん薬が人体に付着した時に，ただちに洗浄できるように調製室に近接した場所（前室等）に流し台を設置することが望ましい。クリーンルームは陰圧となるため，室内に流し台を設置すると排水口より逆流するリス

クがある。そのため，流し台を設置している場合には，使用時以外はフタをするなど，逆流防止の工夫が必要。

2　個人防御具（PPE：personal protective equipment）

調製者の被曝防止のため，個人防御具を整備し，使用手順を定める。原則としてディスポーザブル製品を使用する。

1 ガウン　★★★

ガウンは，調製者の身体や衣服への抗がん薬の飛沫汚染を防止するために着用する。ディスポーザブル製品で背開きマスク付き，長袖で袖口があり，手袋をはめる時に袖口の上にかぶせられる形状，前面と両腕に薬剤不透過処理が施されたタイプを選ぶ。薬剤が多く付着した時には，すぐに新しいものと交換する。滅菌ガウンである必要は必ずしもない。ガウンを着脱する際のガウンテクニックを習得する（**84頁**参照）。

次に使用するまでガウンをかけておくという行為は表面汚染や再度着用するときの衣服汚染に繋がる可能性がある。そのためガウンの使い回しはすべきではない。

2 手袋　★★★

手袋は，手指を薬剤の接触から保護するために用いる。抗がん薬調製に用いる手袋の材質として，ニトリルゴム製とラテックスゴム製が入手できる。手袋の材質については，ニトリルゴム製が推奨される。また，パウダーフリーの製品を選択する。着用時には袖口の皮膚が露出しないようにする。手袋が破れたり多量の抗がん薬で汚染された場合は，直ちに交換する。抗がん薬の手袋透過性は，手袋の材質，厚み，抗がん薬との接触時間などにより影響を受ける。二重手袋が推奨される。また，破損や明らかな汚染がなくても，外側の手袋は定期的に取り替えることが望ましい。手袋の装着法を習得する（**84頁**参照）。

3 サージカルマスク　★★★

マスクは，抗がん薬の直接的な接触を防止するために使用する。結核患者に対する時に適用されるN95規格を満たすものが望ましい。液体防御能を有するフルイドシールドタイプであればなおよい。しかし，これらは防御能に優れている反面，着用者の呼吸困難感を伴う。そこで，サージカルマスク（口径：1μm）の上にガウンのマスクを重ねて使用する方法が推奨される（**写真8**）。

マスク装着時の注意点として，サージカルマスクには，表裏があるため装着時に必ず確認し，ノーズピースを鼻にあて，プリーツ（ヒダの部分）が下向きになるように装着する。

4 保護メガネ　★★★

保護メガネには，目を薬剤の飛沫から保護する為の防塵用保護メガネ，ゴーグルそしてディスポーザブルの透明プラスチック製シールド（**写真9**）がある。安全キャビネットを使っている場合は目および顔面が保護されている。

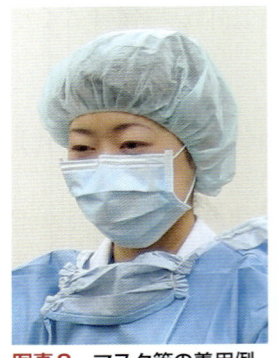

写真8 マスク等の着用例

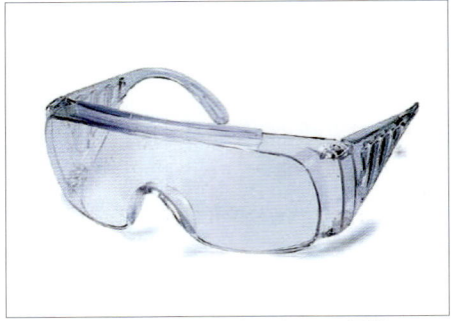

写真9 保護メガネ〔ホギメディカル提供：メワ ブライト（グラスタイプ）〕

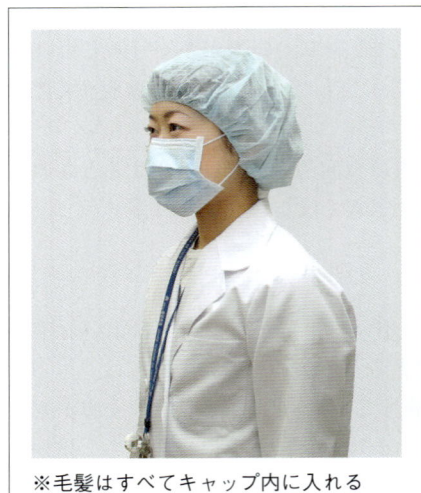
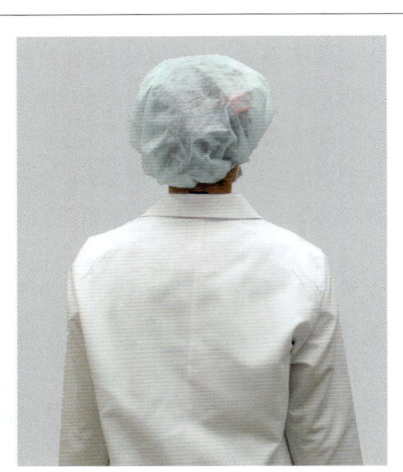
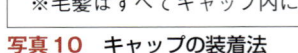

※毛髪はすべてキャップ内に入れる

写真10 キャップの装着法

5 キャップ ★★★

　頭髪を薬剤の飛沫より保護し，また調製室内に毛髪を落とさないために用いる。頭髪が完全に覆えるディスポーザブルのものを使用し，着用の際には毛髪をすべてキャップ内に収めるようにする（**写真10**）。

3 器具，用具

　抗がん薬の混合調製に使用する器具および用具は，汚染を防止するため原則としてディスポーザブル製品を使用する。

1 ルアーロック型シリンジ・注射針 ★★★

　シリンジは，ディスポーザブルのルアーロックタイプのシリンジを使用する（**写真11**）。注射針はシリンジ内が高圧になることを避けるため，18G〜21Gを使用する。アンプルを調製する場合は，

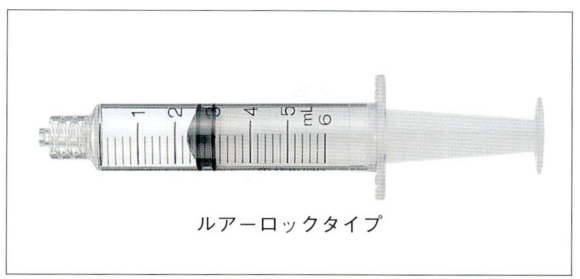

ルアーロックタイプ

写真11 ディスポーザブルのプラスチック製注射シリンジ（テルモ）

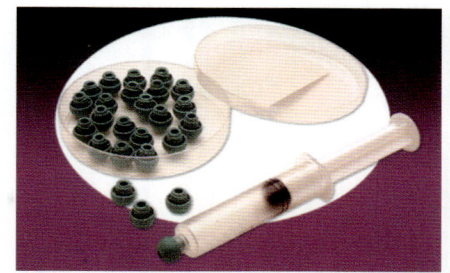

写真12 ルアーロックチップキャップ（日科ミクロン提供：バクサルアロックチップキャップ）

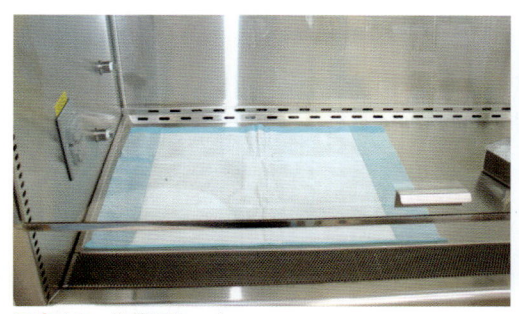

写真13 作業用シート

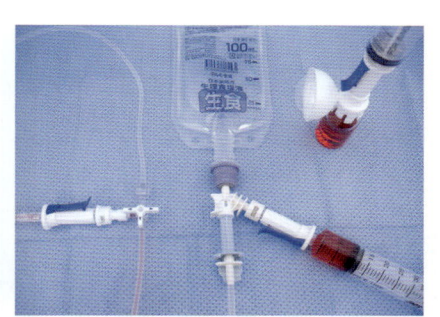

写真14 閉鎖式接続器具

アンプルカット時のガラス細片の混入を防ぐため，フィルター針やマイレックスフィルターを使用するのが望ましい。

2 ルアー（ロック）チップキャップ等　★★★

ルアーロックチップキャップ等は注射針の代わりに注射シリンジに装着するもので（**写真12**），搬送中の液漏れを防ぐ。抗がん薬を注射シリンジ内に充填し搬送する場合，注射針を付けたままで搬送すると，針先から抗がん薬がこぼれたり，注射針が注射シリンジよりはずれてしまう危険性があるので，搬送の際は，ルアーロックチップキャップなどをしっかりつけることが望ましい。ルアーロック型シリンジとルアーチップ型シリンジに装着するキャップは，それぞれルアーロックチップキャップとルアーチップキャップが対応する。

3 作業用シート　★★★

作業用シートは安全キャビネット内の作業場所に敷き（**写真13**），薬液の飛沫やこぼれた薬液を捕捉するために用いる。シートの表面は吸水性の素材で，裏面は薬液を透過させないプラスチックフィルム製の滅菌ドレープを使用する。調製時，シートに薬液が多くこぼれた際には，速やかに新しいシートと交換する。

4 閉鎖式接続器具（CSTD：closed system drug transfer device）　★★

閉鎖式接続器具（**写真14**）は，調製時に発生するエアロゾルを封じ込めるための器具である。バイアルの調製時には作業環境の汚染と調製者の曝露の低減化を図ることができるため，使用する

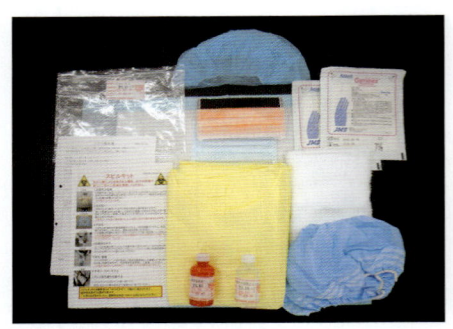
写真15 スピル・キット

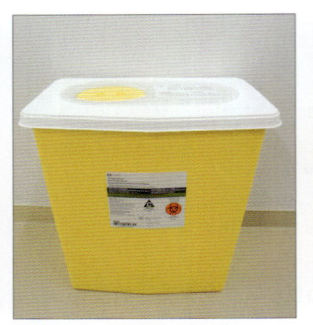
写真16 廃棄物用容器

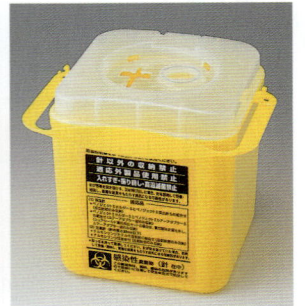
写真17 ニードルケース（テルモ：セフティーナ廃棄ボックス）

ことが望ましい。CSTDは安全キャビネットや個人防護用具の代替品としてみなされない。また，全ての調製にCSTDを装着できない場合は，揮発性が高い薬剤など，薬剤の特性を考慮して優先順位をつけ，使用することを検討する。

5 スピルキット ★★★

スピルキットは抗がん薬の飛散や漏出が発生した場合，薬液の汚染拡大を防止し，処理作業者の曝露を抑えるための処理用具をまとめたセットである。調製を行う作業場所には，スピルキットを常備し，即時対応可能としておく。セット内容は，ガウン，保護メガネ，キャップ，フィルターマスク，手袋，吸収シート，廃棄物袋等である（**写真15**）。調製場所には最低1つのスピルキットまたはそれに準ずるセットを常備する。スピルキットとして市販されているが，同等の品目をセット化しておくことで代用できる（**87頁**参照）。

6 廃棄物用容器，ニードルケース ★★★

プラスチック製で蓋が閉まり，廃棄物が容易に飛散・流出しない構造の感染性医療用廃棄物専用容器（**写真16**）を使用する。調製後の残液は，空バイアル等に回収する。回収した残液や，調製に使用したシリンジ，空バイアル，アンプル，使用済みの作業用シート等は，口の閉まるジッパー付きビニール袋に入れ，また使用済みの注射針は専用の容器（**写真17**）に入れてから，感染性医療用廃棄物用容器に廃棄する。

4 抗がん薬調製室の保守管理

設備が正常に機能していることを定期的に点検する。始業時の点検，終業時の清掃も重要である。

1 空調設備等

空調設備の定期的な点検は専門の業者に委託する。HEPAフィルターの交換も定期的に実施する。

2 安全キャビネット

　キャビネット等の清掃は，危険性薬物の洗浄と無毒化が必要である。水洗いを基本とする。汚染した薬剤の種類によって2%次亜塩素酸ナトリウム，および1%チオ硫酸ナトリウムを使用することも考慮する。

3 抗がん薬調製室（クリーンルーム）

①室内の床を集塵モップで空拭きし，その後，水で床を清掃する。

②定期的に，室内の天井，壁，床などを0.2%グルコン酸クロルヘキシジン溶液および消毒用エタノールにより消毒作業を行う。また，細菌検査を実施し，清浄度を確認する。

ガウンテクニック

目　的

- ガウンテクニックは，感染管理の面から，患者と医療従事者間，患者間の交差感染を予防するためと感染の拡散を防止するためにガウン着脱の手順の標準化を図ったものである。注射剤の混合調製においても，調製者への曝露防止と汚染の拡散防止のために，ガウンテクニックを習得する。特に，作業終了時にガウンを脱ぐ時に，調製室外に汚染を持ち出さないことが重要である。

キャップ，マスク，ガウン，手袋の装着

Step 1 手洗いを行う
Step 2 マスクをする（表裏を確認し，正しく装着する）
Step 3 頭髪を全部入れるようにしてキャップをかぶる
Step 4 内側の手袋を装着する

　①滅菌パックを開き，包装紙を取り出す
　②包装紙の内側に触れないようにして全体を開く
　③片方の手袋は折り返しの輪の部分をつかんで取り出し，台から離して手にはめる。折り返しの内側，つまり手袋の外側部分に触れない
　④もう一方の手袋は手袋をはめた指を折り返しの間に入れて持ってはめる。装着時は手袋をした手の親指を立て，手袋の内側に触れないようにする。最初にはめた手袋の折り返しの間に指を入れて折り返しの部分をのばす

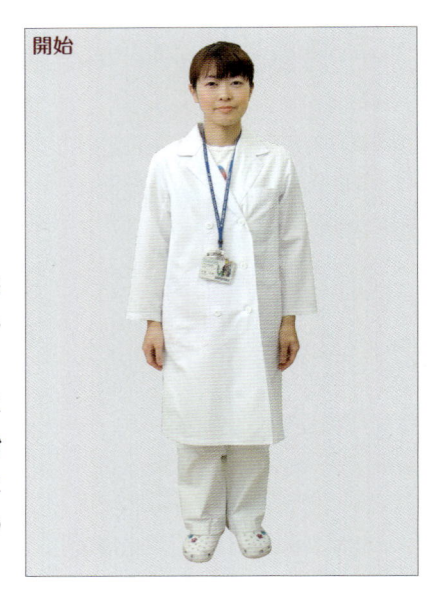

開始

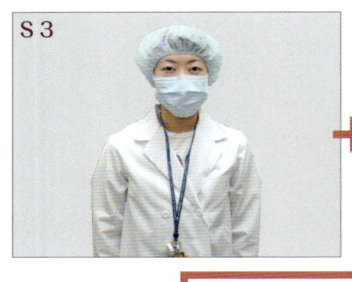
S 3

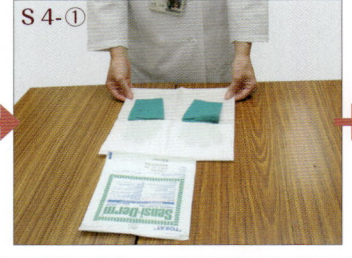
S 4-①

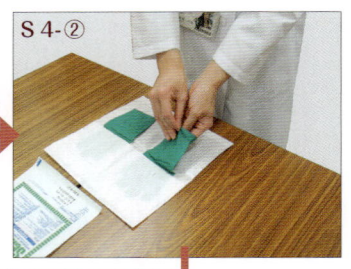
S 4-②

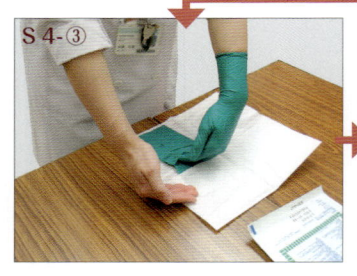
S 4-③

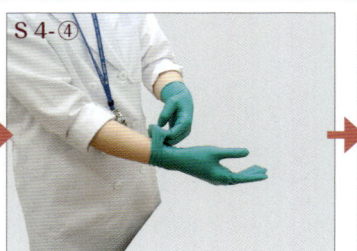
S 4-④

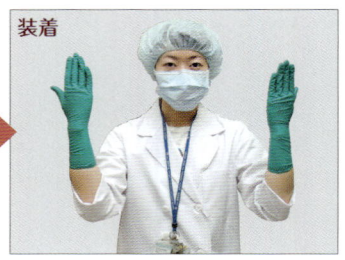
装着

Step 5 ▌ガウンの外側に触れないようにしてガウンを開く（ガウンは床や周囲に触れないように注意する）

Step 6 ▌両手をガウンの内側だけに触れるようにして袖に手を通す

Step 7 ▌出した方の手で襟元をつかみ，反対の手も袖口から出す

Step 8 ▌髪の毛に触れないようにして襟の紐を結ぶ

Step 9 ▌紐を後ろにまわして結ぶ

Step 10 ▌オーバーマスクを付ける

Step 11 ▌外側の手袋を装着する

 ①手順4に準じる

 ②外側の手袋でガウンの袖口を覆う（皮膚−内側の手袋−ガウン−外側の手袋の順）

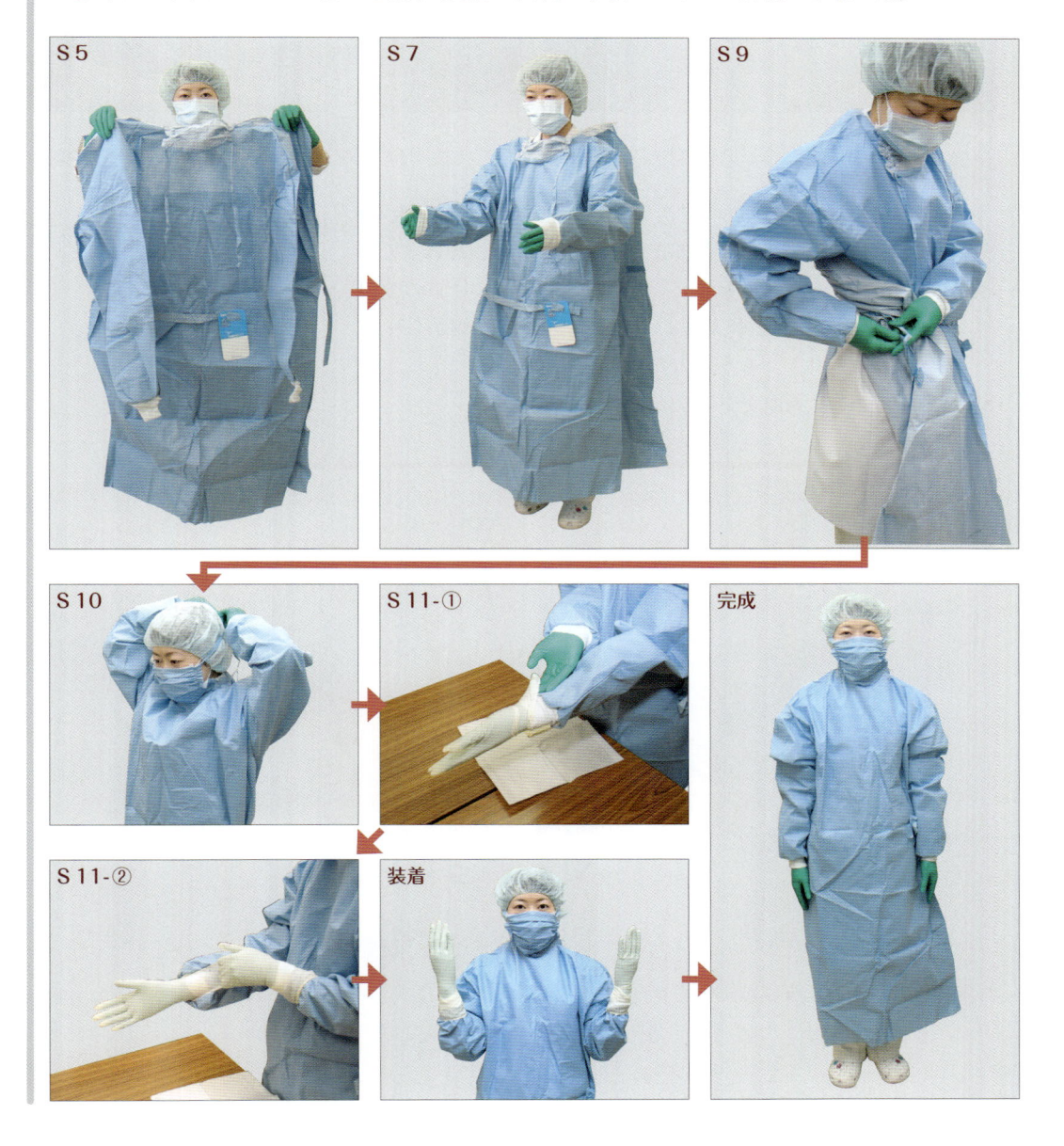

作業終了時

Step 1 ▌使用したバイアル，シリンジ等をジッパー付きビニール袋に入れる

Step 2 ▌作業用シートをジッパー付きビニール袋に入れる

Step 3 ▌作業台を清掃する

Step 4 ▌外側の手袋を安全キャビネット内ではずし，ジッパー付きビニール袋に入れる

Step 5 ▌安全キャビネット内でジッパー付きビニール袋を密封し，医療用廃棄物ボックスに捨てる

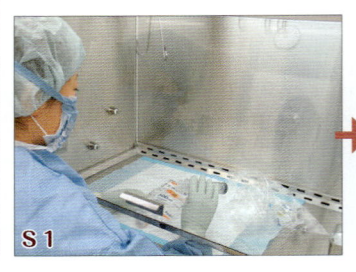 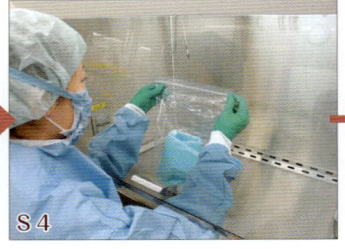 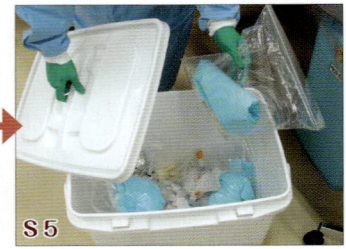

ガウンの脱衣

　　　0 ▌安全キャビネット内で，汚染の激しい外側の手袋を脱ぐ）

Step 1 ▌内側の手袋を着けたまま，襟元，腰元の紐をほどく

Step 2 ▌ガウンの表面をなるべく触らないように，片方の袖口から指を1，2本入れて手を引っ込め，内側から片方の袖を引き，もう片方の袖も脱ぐ

Step 3 ▌ガウンは表面が中になるようにまるめる

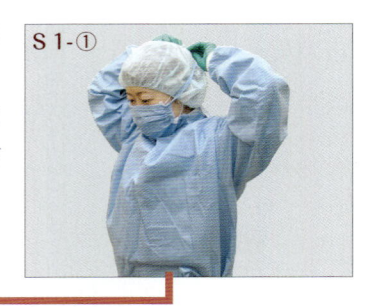

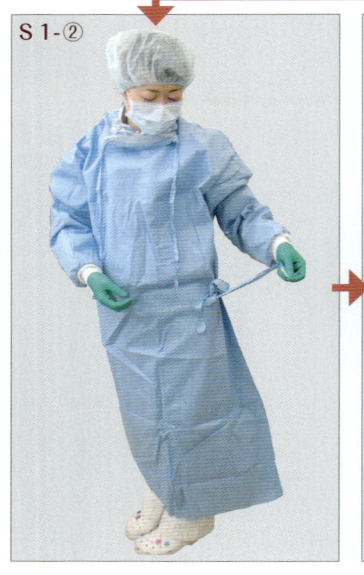 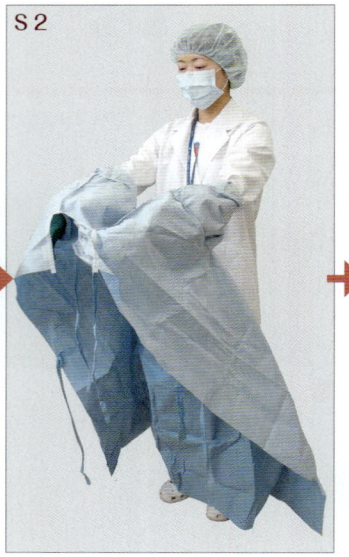 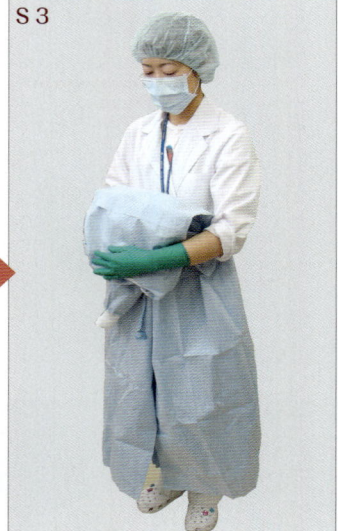

Step 4 ▌キャップ，ガウンと一緒に廃棄する（キャップで覆うようにするとよい）

Step 5 ▌内側の手袋を外し，マスクを外す

Step 6 ▌手洗い，含嗽をする

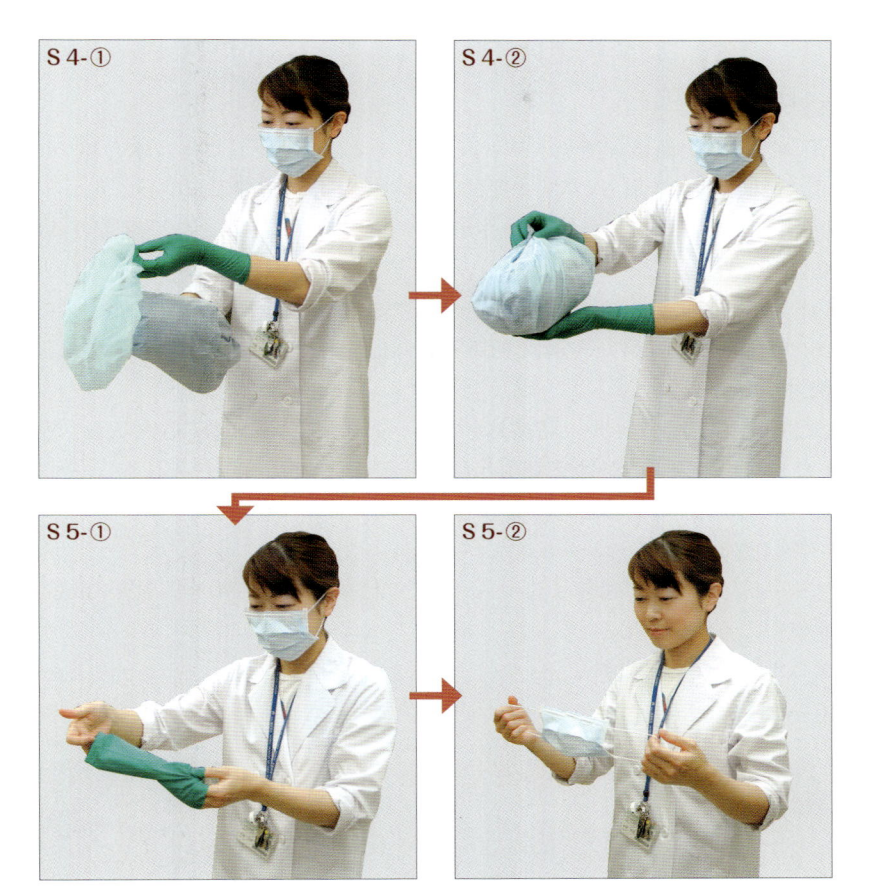

スピルキット使用方法

● 抗がん薬により汚染された場合，以下の手順で直ちにこぼれた区域を清掃する。

手 順

Step 1 ▌防護具の装着

　①内側手袋（1枚目）→②マスク→③ヘアキャップ→④フェイスシールド→⑤ガウン→⑥外側手袋（2枚目）→⑦シューズカバー。2枚目の手袋はガウンの袖口を覆う。

＊手袋はニトリルでも可。

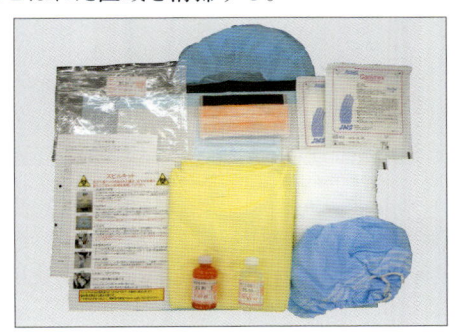

Step 2 ▌拭き取り

写真のように吸水シートでこぼれた抗がん薬を吸収させる。

残った薬液はタオルを用い，できるだけ周囲に汚染を広げないように拭き取る。使用した吸水シートやタオルは，チャック付きビニール袋に入れる。

＊吸水シートは白い面を裏にして，こぼれた抗がん薬を吸収させる。

Step 3 ▌不活化

こぼれた区域を6％次亜塩素酸ナトリウム，1％チオ硫酸ナトリウム，水の順で拭き取ることを1回とし，最低3回拭き取る。清掃の際は，タオルで丁寧に外側から中心に向かって拭き取る。

＊6％次亜塩素酸ナトリウムと1％チオ硫酸ナトリウムを混ぜると中和してしまうので混ぜないこと。

Step 4 ▌防護具を外す

すべての作業が終了したら，①外側手袋→②フェイスシールド→③ヘアキャップ→④マスク→⑤ガウン→⑥シューズカバーの順で防護具を外し，チャック付きビニール袋に入れる。

Step 5 ▌密封／廃棄

①使用した吸水シート，タオル，防護具をチャック付きビニール袋に全て入れ，密封する。

②密封したビニール袋を感染性廃棄物として廃棄（廃棄物用容器に入れる）。その後，内側手袋を外し，別途感染性廃棄物として廃棄する。

＊1 内側手袋はチャック付きビニール袋に入れる必要はない。

＊2 スピルキットは1回1セット使い捨てとなっている。使用しなかった物も含め全て廃棄BOXに捨てる。

Step 6 ▌手洗い，うがいをする

Step 7 ▌スピル報告書を記載する

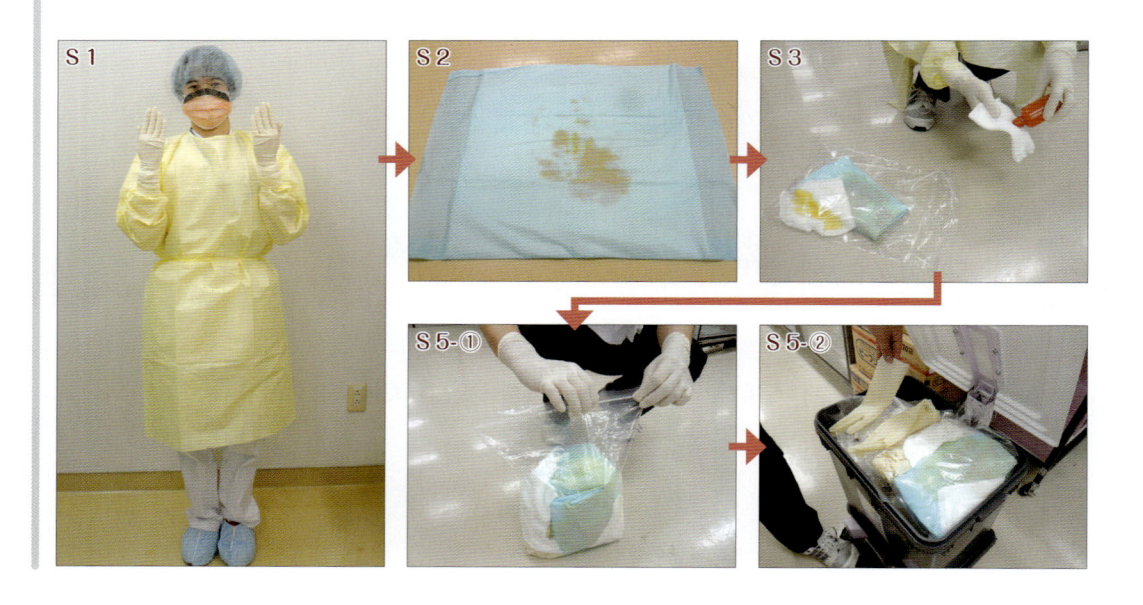

- 必要箇所に定数配置し，1セット使用ごとに補充。必要に応じて配置できるよう環境を整える。

第 **4** 章

注射用抗がん薬の
調製情報

　本章では，個々の抗がん薬の効能・効果および用法・用量等の薬剤基本情報に加え，薬剤の調製に必要な情報および注意点についてまとめた。本章に記載してある内容は，製薬会社以外からの情報も含まれているため，必ずしも製薬会社発行の資料と一致するものではないことをご了承いただきたい。また，本章記載の内容は，本書作成時点での調製に必要な薬剤情報の一部である。薬剤の調製方法は随時変更される可能性があるため，使用にあたっては，最新の添付文書およびインタビューフォーム等も併せてご参照いただきたい。

本章の使い方について

薬剤基本情報

本書作成時点の，医薬品商品名，規格，製造・販売，成分名を記載した（商品名五十音順）。

併売品・後発品

同一成分の併売品については，それぞれの商品名ごとに項目を分けて紹介した。後発品については各先発品の項目を参照いただきたい。

略号・治験番号等

インタビューフォームに記載されているものを記載した。略号の使用を推奨するためではなく，文献等を読む際の参考として記載した。そのため，使用頻度の低い略号も含まれているので注意していただきたい。

薬剤基本情報

本書作成時点での添付文書を基に，「効能または効果」，「用法および用量」をまとめた。紙面の都合上，簡略して記載しているため，詳しくは添付文書を参照いただきたい。

薬剤調製情報

【基本溶解液・基本希釈液】

本章では「溶解液」と「希釈液」を以下のように使い分けている。

溶解液：固形，粉末等の注射剤を直接溶解するための注射液（一次溶解液）

希釈液：液体の注射剤または溶解して液体とした注射剤を，投与に際し希釈するための注射液（二次溶解液）

本項目で，注射液の種類や液量を「限る」と限定しているものは，添付文書等に記載されている使用方法であり，現段階ではこれ以外の溶解方法を可能とする文献等が確認できないものである。

本項目で，注射液の種類や液量を「望ましい」と記載しているものは，添付文書等に記載されている使用方法であるが，文献等により当該溶解・希釈方法以外でも使用可能であると思われるものである。

【危険度】

本書の定める判定基準に（297頁）に準じて記載している。

【製剤形状】

剤形が液体であるか固体であるかの目安として記載した。

【製剤濃度・溶解後製剤濃度】

液体の製品についてはその濃度を，溶解方法が指定されており溶解後濃度が一定となる固形製剤については溶解後濃度を記載した。

【薬剤充填量】

薬液採取の目安とするため記載した。

【比重】

重量による調製と鑑査の参考として記載した。

【薬剤吸着性】

本書作成時に確認できた文献等を参考に記載した。文献中，検出限界以下のものを「吸着はない」と記載し，おおむね吸着率が1%以下のものを「ほとんど認められない」と記載した。

【溶解・希釈後の安定性】

薬剤の溶解・希釈後の安定性について，残存率90%のみを記載した。一部にはpHや分解生成物についても記載をしているが，微生物汚染については調製時の取扱い方法が大きく影響するため検討していない。そのため，溶解・希釈後の使用可能時間を決定する際には本項目だけでなく，それらも併せて検討していただきたい。

【使用可能な溶解・希釈液】／【使用不可能な溶解・希釈液】【配合不可能な薬剤（例）】

添付文書やインタビューフォーム以外にも，本書作成時に文献等で安定性の確認ができた薬剤についてのみ記載している。

主な注意点

【調製に関する注意点】

調製を行う際，抗がん薬の一般的な調製方法の他に必要となる情報を記載した。

【その他の注意点】

調製以外（計数調剤や投与等）で特に注意すべき情報を記載した。

本章は，添付文書やインタビューフォームの注意点をすべて網羅しているわけではない。そのため，それぞれの薬剤については最新の添付文書等を併せて確認していただきたい。

動注用アイエーコール 50・100mg 日本化薬

一般名：シスプラチン，略号・治験番号等[1]：DDP-H，CDDP

併売品・後発品[2]：—

薬剤基本情報

【効能または効果】
肝細胞癌
【用法および用量】
1. シスプラチン100mgあたり70mLの生理食塩液を加えて溶解し，65mg/m²（体表面積）を肝動脈内に挿入されたカテーテルから，1日1回肝動脈内に20〜40分間で投与し，4〜6週休薬する。これを1クールとし，投与を繰り返す。なお，投与量は症状等により適宜減量する。
2. 本剤の投与時には腎毒性を軽減するために下記の処置を行うこと。
   (1) 本剤投与前，1,000〜2,000mLの適当な輸液を4時間以上かけて投与する。
   (2) 本剤投与時から投与終了後，1,500〜3,000mLの適当な輸液を6時間以上かけて投与する。
   (3) 本剤投与中は，尿量確保に注意し，必要に応じてマンニトールおよびフロセミド等の利尿剤を投与すること。

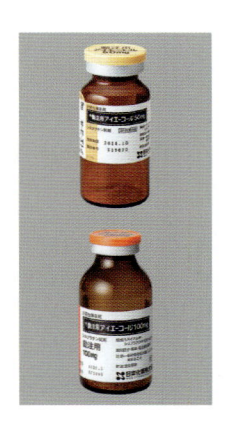

薬剤調製情報

基本溶解液 種類：加温した生理食塩液に限る。
　　　　　　液量：溶解液量はシスプラチン100mgあたり70mLが望ましい（100mg製品は70mL，50mg製品は35mL）。

基本希釈液 通常，希釈しない。

- -

危険度 Ⅰ

製剤形状 黄色粉末製剤

溶解後製剤濃度 1.43mg/mL（100mg/70mL溶解時）

薬剤充填量 100mg/vial製品：過量充填なし
　　　　　　 50mg/vial製品：過量充填なし

薬剤吸着性[3] 輸液バッグ，輸液セット，インラインフィルター等への吸着はほとんど認められない。

溶解・希釈後の安定性[1]

溶解法	希釈法	濃度（溶解後）	条件		残存率90%（時間）
			温度（℃）	光	
100mg/vial/70mL 生理食塩液*	—	100mg/70mL	60	遮光	24

＊：50℃に加温した生理食塩液

使用可能な溶解・希釈液（調製後の安定性については上記および各資料参照のこと）
生理食塩液（限定）

主な注意点 [1), 3) ~4)]

調製に関する注意点

・調製時は，シスプラチン100mgあたり湯浴で約50℃に加温した生理食塩液70mLを加え，強く振り混ぜる。その際の生理食塩液に対する浸透圧比がほぼ1となる。

・製剤的にはシスプラチン100mgに対し溶解液量が70mL以上であれば溶解は可能である。また，100mg製品のバイアル中には約120mLまで，50mg製品のバイアル中には約65mLまで注入可能である。

・50℃に加温した生理食塩液で調製を行うと，溶解後の薬液温度が約35～40℃となる（室温23℃時）。

・製剤は，約80℃までの安定性は確認されている。ただしその際には投与時の薬液温度が投与可能温度（40℃以下）になっていることを確認後使用する。

・薬液温度が25℃以下になる場合，または溶解液量がシスプラチン100mgあたり70mL未満の場合には，結晶が析出するおそれがあるため注意すること。なお，50℃で溶解後，20℃で保存した実験では，6時間後までは結晶折出を認めなかったが，24時間後に結晶の折出が認められた。

・クロルイオンを含まない薬剤との配合は不可。

・アミノ酸または乳酸ナトリウムを含む薬剤との配合不可。

・錯化合物のため，他の抗悪性腫瘍薬とは混合しない。

・調製後は，バイアルラベルの一部を剥がしてシリンジに貼付することができるので，利用するとよい。

・生理食塩液以外の溶解液は使用不可（他のシスプラチン製剤では，ブドウ糖-食塩液等での溶解が可能であるが，本剤は高濃度で使用されるため他のシスプラチン製剤と異なり，生理食塩液以外での溶解は不可である）。

その他の注意点

・アルミニウムと反応して沈殿物を形成するため，アルミニウムを含む医療器具等を使用しない。

・光に対して不安定なため，直射日光を避ける。

・本剤の投与時に腎毒性の軽減のため，水分負荷が必要である。

【参考文献】
　1）インタビューフォーム
　2）保険薬事典Plus⁺　平成31年4月版，じほう，2019．
　3）メーカー確認
　4）添付文書

アクプラ静注用　10・50・100mg　日医工

一般名：ネダプラチン，略号・治験番号等[1]：CDGP，NDP，254-S

併売品・後発品[2]：―

薬剤基本情報

【効能または効果】
頭頸部癌，肺小細胞癌，肺非小細胞癌，食道癌，膀胱癌，精巣（睾丸）腫瘍，卵巣癌，子宮頸癌

【用法および用量】
1. 通常，成人にはネダプラチンとして1日1回80～100mg/m^2（体表面積）を投与し，少なくとも4週間休薬する。これを1コースとし，投与を繰り返す。なお，投与量は，年齢，疾患，症状により適宜増減する。
2. 本剤投与時，投与量に応じて300mL以上の生理食塩液または5%キシリトール注射液に溶解し，60分以上かけて点滴静注する。
3. 本剤の投与に引き続き1,000mL以上の輸液を点滴静注する。

薬剤調製情報

基本溶解液　種類：生理食塩液または5%キシリトール注射液が望ましい。
　　　　　　　液量：溶解液量は指定なし。希釈液量（300mL以上）より適量を使用する。

基本希釈液　種類：生理食塩液または5%キシリトール注射液が望ましい。
　　　　　　　液量：希釈液量は300mL以上が望ましい。

危険度　I

製剤形状　白色～微黄白色の軽質の塊の製剤（凍結乾燥製剤）

薬剤充填量　10mg/vial製品：過量充填なし
　　　　　　　50mg/vial製品：過量充填なし
　　　　　　　100mg/vial製品：過量充填なし

比重　1.007：ネダプラチン10mg/500mL（生理食塩液），100mg/500mL（生理食塩液）

薬剤吸着性[3]　輸液バッグ，輸液セットへの吸着性は不明。
　　　　　　　製造工程上，0.22μmのフィルターを使用している。

溶解・希釈後の安定性[1], [4]

溶解法	希釈法	濃度（溶解・希釈後）	条件		残存率90%
			温度（℃）	光	（時間）
500mL 生理食塩液	―	100mg/500mL	25	散光	48
500mL 5%キシリトール	―	100mg/500mL	25	散光	48
500mL 5%ブドウ糖注射液	―	100mg/500mL	25	散光	6

使用可能な溶解・希釈液（調製後の安定性については上記および各資料参照のこと）
生理食塩液，5%キシリトール注射液

使用不可能な溶解・希釈液　アミノ酸輸液，pH5.0以下の酸性輸液（電解質補液，高カロリー輸液，5%果糖注射液等）

主な注意点 1), 4), 5)

調製に関する注意点

・錯化合物のため，他の抗悪性腫瘍薬とは混合しない。

・溶解および希釈には，生理食塩液または5%キシリトール注射液を用いる。

・アミノ酸輸液やpH5以下の酸性輸液（電解質補液，高カロリー輸液，5%果糖注射液等）を用いると分解が起こるので避ける。

その他の注意点

・60分以上かけて点滴静注する。

・アルミニウムと反応して沈殿物を形成するため，アルミニウムを含む医療器具等を使用しない。

・光および熱により分解が促進されるため，直射日光や高温を避ける。

・本剤の投与に引き続き，1,000mL以上の輸液を点滴静注する。

【参考文献】
1）インタビューフォーム
2）保険薬事典Plus+　平成31年4月版，じほう，2019.
3）メーカー確認
4）メーカー社内資料
5）添付文書

3 アクラシノン注射用 20mg マイクロバイオ＝アステラス

一般名：アクラルビシン塩酸塩，略号・治験番号等[1]：ACM，MA144

併売品・後発品[2]：—

薬剤基本情報

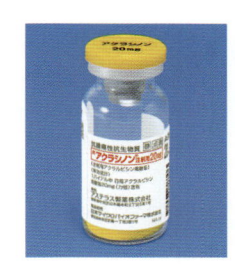

【効能または効果】
胃癌，肺癌，乳癌，卵巣癌，悪性リンパ腫，急性白血病の自覚的ならびに他覚的症状の寛解および改善

【用法および用量】
1. 固形癌（胃癌，肺癌，乳癌，卵巣癌）および 悪性リンパ腫
   (1) 1日量40～50mg（0.8～1.0mg/kg）を1週間に2回，1，2日連日または1，4日に静脈内へワンショット投与または点滴投与する。
   (2) 1日量20mg（0.4mg/kg）を7日間連日静脈内へワンショット投与または点滴投与後，7日間休薬し，これを反復する。
2. 急性白血病
   1日量20mg（0.4mg/kg）を10～15日間連日静脈内へワンショットまたは点滴投与する。

薬剤調製情報

基本溶解液 種類：生理食塩液または5％ブドウ糖注射液が望ましい。
液量：溶解液量は1バイアルあたり10mL程度が望ましい。

基本希釈液 種類：指定なし。安定性および配合変化を考慮して選択する。
液量：指定なし。投与量・投与時間等を考慮する。

危険度 Ⅱ

製剤形状 粉末製剤（凍結乾燥製剤）

溶解後製剤濃度 2mg/mL

薬剤充填量 20mg/vial製品：過量充填なし

薬剤吸着性 [3]一部の高カロリー輸液バッグで10～15％の含有低下が認められたが，輸液セット，インラインフィルターへの吸着はほとんど認めなかった。

溶解・希釈後の安定性 [1), 4)～6)]

溶解法	希釈法	濃度（溶解・希釈後）	条件		残存率90％（時間）
			温度（℃）	光	
20mg/vial/10mL 生理食塩液または5％ブドウ糖注射液	—	20mg/10mL	冷所	遮光	21日
	生理食塩液または5％ブドウ糖注射液	20mg/60mL	室温	散光	24
		20mg/100mL	冷所	遮光	—

使用可能な溶解・希釈液
（調製後の安定性については上記および各資料参照のこと）
注射用水，生理食塩液，5％ブドウ糖注射液，ソリタ -T3号輸液，ラクテック G輸液，リンゲル液，フルクトラクト注，低分子デキストラン L注，5％フルクトン注等

混合不可能な薬剤（例） 5-FU，リンデロン，プレドニン，その他アルカリ性薬剤等

主な注意点 [1), 7), 8)]

調製に関する注意点

・通常，1vial に生理食塩液または5％ブドウ糖注射液 10mL を加えて溶解する。
・pH 変動試験の結果から，pH7 以上の注射剤との配合により濁りが生じる可能性があるので避ける。
・溶解後は光により分解が促進されるため，3時間以内に使用するか，遮光する。室内散光下において常温保存した場合，力価に問題はないが24時間以内に濁りを生じることがある。

その他の注意点

・他のアントラサイクリン系薬剤投与後症例に本剤を投与する場合，本剤の総投与量が600mg 以上となる症例では心電図異常の発現が増加するので注意する。
・他のアントラサイクリン系薬剤投与後症例に本剤を投与する場合，本心筋障害，さらに心不全等があらわれることがあるため，十分注意する。

【参考文献】
1）インタビューフォーム
2）保険薬事典 Plus⁺　平成31年4月版，じほう，2019.
3）アステラス製薬株式会社吸着確認試験報告書
4）メーカー社内資料
5）幸保文治，他：アクラシノン注射用の配合変化，医薬ジャーナル，18（4）：655-671, 1982.
6）峰 正俊，他：注射用固形製剤の溶解後の調査〔その33〕，月刊薬事，27（9）：177-187, 1985.
7）メーカー確認
8）添付文書

4 アーゼラ点滴静注液　100・1,000mg　ノバルティス

一般名：オファツムマブ（遺伝子組換え），略号・治験番号等[1]：HuMax-CD20，GSK1841157，2F2

併売品・後発品[2]：—

薬剤基本情報

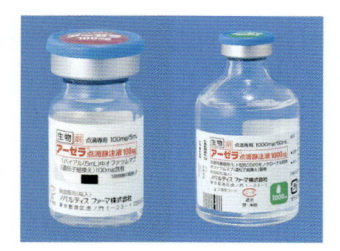

【効能または効果】
再発または難治性のCD20陽性の慢性リンパ性白血病

【用法および用量】
通常，成人には週1回，オファツムマブ（遺伝子組換え）として，初回は300mg，2回目以降は2,000mgを点滴静注し，8回目まで投与を繰り返す。8回目の投与4〜5週後から，4週間に1回2,000mgを点滴静注し，12回目まで投与を繰り返す。

薬剤調製情報

基本希釈液 種類：生理食塩液に限る。

液量：希釈後の総液量が1,000mLとなるよう，用時希釈調製する。

- -

危険度 Ⅲ

製剤形状 液体製剤

製剤濃度 20mg/mL

薬剤充填量 100mg/5mL製品：過量充填あり
1,000mg/50mL製品：過量充填あり

薬剤吸着性 下記材質を使用した容器および医療機器については，希釈後の溶液で，室内光下，室温の条件で24時間安定であり，適合性が確認されている[3]。

医療機器	材質
生理食塩液バッグ	ポリ塩化ビニル（PVC）
	ポリオレフィン［ポリエチレン（PE），ポリプロピレン（PP）］
	エチレン・酢酸ビニル共重合樹脂（EVA）
投与セット（チューブ）	PVC
	ポリエチレン（PE）でコーティングされたPVC
	トリメリット酸トリス（2-エチルヘキシル）（TOTM）を可塑剤に使用したPVC
	ポリブタジエン（PB）

溶解・希釈後の安定性
生理食塩液に希釈し，室内光下，室温の条件で24時間保存した安定性試験の結果，希釈した本剤の化学的，物理的，生物学的安定性が確認された[1]。

使用可能な溶解・希釈液 生理食塩液

使用不可能な溶解・希釈液 生理食塩液以外

配合不可能な薬剤（例） 輸液バッグ中で本剤を他の薬剤と混合することは推奨しない[2]。

主な注意点

調製に関する注意点 [3], [4]

- 調製前に目視による確認を行い，変色している場合は使用しない。
- 生理食塩液にて初回投与時は300mg/1,000mL，2回目以降の投与時は2,000mg/1,000mLになるよう，用時生理食塩液で希釈調製して使用する。希釈液として生理食塩液以外は使用しない。
- 他剤と混合したり，混注しない。
- 調製前に本剤を振盪しない。また，生理食塩液との混和時においても振盪しない。
- 希釈後直ちに使用する。すぐに使用できない場合は，24時間以内に使用するようにする。
- 使用後の残液は，細菌汚染のおそれがあるので使用しない。

その他の注意点 [3], [4]

- 投与前に外観に異常がないことを目視にて確認する。
- 投与は点滴静注のみとし，急速静注，静脈内大量投与はしない。
- 投与前後には生理食塩液を用いて点滴ラインの洗浄（フラッシング）を行う。
- 他剤との混注はしない。

【参考文献】
1) インタビューフォーム
2) 保険薬事典Plus⁺ 平成31年4月版，じほう，2019.
3) 適正使用ガイド
4) 添付文書

5 アドセトリス点滴静注用 50mg 武田

一般名：ブレンツキシマブ　ベドチン（遺伝子組換え），略号・治験番号等[1]：SGN-35

併売品・後発品[2]：—

薬剤基本情報

【効能または効果】
CD30陽性疾患：ホジキンリンパ腫，再発または，難治性の未分化大細胞リンパ腫
【用法および用量】
1. 未治療のCD30陽性のホジキンリンパ腫
　　ドキソルビシン塩酸塩，ビンブラスチン硫酸塩およびダカルバジンとの併用において，通常，成人には，ブレンツキシマブ ベドチン（遺伝子組換え）として2週間に1回1.2mg/kg（体重）を最大12回点滴静注する。患者の状態に応じて適宜減量する。
2. 再発または難治性のCD30陽性のホジキンリンパ腫および未分化大細胞リンパ腫
　　通常，成人には，ブレンツキシマブ ベドチン（遺伝子組換え）として3週間に1回1.8mg/kg（体重）を点滴静注する。患者の状態に応じて適宜減量する。

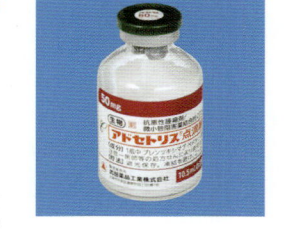

薬剤調製情報

基本溶解液 種類：注射用水
　　　　　　液量：1バイアルあたり10.5mL
基本希釈液 種類：生理食塩液または5％ブドウ糖注射液
　　　　　　液量：溶解後，必要量を0.4〜1.2mg/mLとなるように生理食塩液または5％ブドウ糖注射液で希釈する。

危険度 Ⅱ

製剤形状 凍結乾燥製剤

溶解後製剤濃度 5mg/mL

薬剤充填量 55mg（ブレンツキシマブ ベドチンとして）
　　　　　　注射液吸引時の損失を考慮し，1バイアルから50mgを注射するに足る量を確保するために過量充填されており，10.5mLで溶解した時に5mg/mLとなる。

薬剤吸着性 ポリ塩化ビニル製，ポリオレフィン製，ポリエチレン製，ポリプロピレン製およびエチレン酢酸ビニル製の静脈内投与用バッグ内で安定であった。

希釈後の安定性[1]

溶解法	希釈法	濃度（溶解・希釈後）	条件		残存率90%以上（時間）
			温度（℃）	光	
注射用水	生理食塩水	0.2〜1.8mg/mL	25	—	24
			2~8	—	24

使用可能な溶解・希釈液

溶解：注射用水　希釈：生理食塩液または5％ブドウ糖注射液

混合不可能な薬剤（例） 他の注射剤または輸液との混合を避けること。

主な注意点

調製に関する注意点 [1]

(1) 溶解

・溶解の際には，注射用水をゆっくりとバイアル内に注入し，泡立てないよう静かに回転させて混和すること。溶解後の液は無色透明〜わずかに乳白色であることを確認する。変色や粒子が認められた場合は使用しないこと。

・溶解後速やかに希釈しない場合は，2〜8℃（凍結させないこと）で保存し，24時間以内に投与すること。未使用分は廃棄すること。

(2) 希釈

・強く攪拌すると凝集体を形成するおそれがあるので，バッグを静かに回転させて混和すること。他剤と混和してはならない。

・希釈後速やかに投与しない場合は，2〜8℃（凍結させないこと）で保存し，溶解後から24時間以内に投与すること。未使用分は廃棄すること。

その他の注意点 [1]

・調製後の希釈液を30分以上かけて点滴静脈内投与し，急速投与は行わないこと。
投与前後には，ラインを生理食塩液または5%ブドウ糖注射液でフラッシュすること。

【参考文献】
1) インタビューフォーム
2) 保険薬事典Plus+　平成31年4月版，じほう，2019.

6 アドリアシン注用 10・50mg　アスペン＝ファイザー

一般名：ドキソルビシン塩酸塩，略号・治験番号等[1]：ADR，ADM，DXR，DOX，KW-125

後発品[2]：ドキソルビシン塩酸塩注射用10mg「NK」，ドキソルビシン塩酸塩注射用50mg「NK」，ドキソルビシン塩酸塩注射液10mg「サンド」，ドキソルビシン塩酸塩注射液50mg「サンド」

薬剤基本情報

【効能または効果】
1. （1）肺癌，消化器癌（胃癌，胆のう・胆管癌，膵臓癌，肝癌，結腸癌，直腸癌等），乳癌，骨肉腫，（2）悪性リンパ腫，（3）膀胱腫瘍
2. 他抗悪性腫瘍薬併用：（1）乳癌（手術可能例における術前・術後化学療法），（2）子宮体癌（術後化学療法，転移・再発時化学療法），（3）悪性骨・軟部腫瘍，（4）悪性骨腫瘍，（5）多発性骨髄腫，（6）小児悪性固形腫瘍（ユーイング肉腫ファミリー腫瘍，横紋筋肉腫，神経芽腫，網膜芽腫，肝芽腫，腎芽腫等）
3. M－VAC療法：尿路上皮癌

【用法および用量】
1. （1）肺癌，消化器癌（胃癌，胆のう・胆管癌，膵臓癌，肝癌，結腸癌，直腸癌等），乳癌，骨肉腫⇒(i) 1クール 1日10mg（0.2mg/kg）を1日1回4～6日間連日ワンショット静注後，7～10日間休薬（2～3クール） (ii) 1クール 1日20mg（0.4mg/kg）を1日1回2～3日間ワンショット静注後，7～10日間休薬（2～3クール） (iii) 1クール 1日20～30mg（0.4～0.6mg/kg）を1日1回3日間連日ワンショット静注後，18日間休薬（2～3クール）【(i)～(iii)共通】総投与量 500mg/m^{2}以下 （2）悪性リンパ腫（1）の(i)～(iii)参照 (iv)他の抗悪性腫瘍薬との併用：1日1回25～50mg/m^{2}を静注。繰り返す場合には少なくとも2週間以上の間隔をあける （v）他の抗悪性腫瘍薬との併用：1クール 1日目40mg/m^2，8日目30mg/m^{2}を静注後20日間休薬【(iv)，(v)共通】総投与量 500mg/m^{2}以下 （3）膀胱腫瘍⇒1日30～60mgを20～40mLの生理食塩液で1～2mg/mLに溶解し，1日1回連日または週2～3回膀胱腔内注入，1～2時間膀胱把持
2. 他の抗悪性腫瘍薬併用：（1）乳癌（手術可能例における術前・術後化学療法）⇒1クール CPAと併用，1日60mg/m^{2}を1日1回静注後20日間休薬（4クール反復） （2）子宮体癌（術後化学療法，転移・再発時化学療法）⇒CDDPと併用，1日60mg/m^{2}を1日1回静注後休薬，3週毎に反復 （3）悪性骨・軟部腫瘍⇒IFMと併用，1日20～30mg/m^{2}を1日1回3日間連続で静注後休薬，3～4週毎に反復．単独投与は1.（iii）参照 （4）悪性骨腫瘍⇒1クール CDDPと併用，1日20mg/m^{2}を1日1回3日間連続で静注・点滴静注し，その後3週間休薬 （5）多発性骨髄腫⇒1クール VCR，デキサメタゾンリン酸エステルナトリウムと併用，1日9mg/m^{2}の24時間持続静注を4日間連続，その後休薬（3～4週毎） （6）小児悪性固形腫瘍（ユーイング肉腫ファミリー腫瘍，横紋筋肉腫，神経芽腫，網膜芽腫，肝芽腫，腎芽腫等）⇒他の抗悪性腫瘍薬と併用，(i)1日20～40mg/m^2，24時間持続点滴（1コース20～80mg/m^{2}を24～96時間かけて投与）。または(ii)1日1回20～40mg/m^{2}を静注または点滴静注（1コース20～80mg/m^2）。(i)(ii)共繰り返す場合は3週間以上あける 1日最高 40mg/m^2
【共通】適宜減量 総投与量 500mg/m^{2}以下
3. M－VAC療法：尿路上皮癌⇒標準投与法 1クール 1日目にMTX30mg/m^2，2日目にVBL3mg/m^2・本剤30mg/m^2（適宜減量）・CDDP70mg/m^{2}を静注。15日目および22日目にMTX30mg/m^2・VBL3mg/m^{2}を静注（4週毎）本剤総投与量 500mg/m^{2}以下

薬剤調製情報

基本溶解液[1), 6)] 種類：注射用水または生理食塩液に限る。
　　　　　　　液量：生理食塩液の場合は，ドキソルビシン塩酸塩10mg（力価）あたり1mL以上使用する。注射用水は溶解に十分な液量を使用する。

基本希釈液[1), 6)] 種類：輸液
　　　　　　　液量：指定なし。投与量・投与時間等を考慮する。

危険度 Ⅰ

製剤形状 凍結乾燥製剤

薬剤充填量 10mg/vial製品：過量充填なし，50mg/vial製品：過量充填なし

比重 [1] 10mg/ vial製品：1.038 (25℃，注射用水溶解後濃度10mg/mL)
　　　　　　　　　　1.009 (20℃，注射用水溶解後濃度2mg/mL)
　　　　　　　　　　1.015 (20℃，生理食塩液溶解後濃度2mg/mL)

薬剤吸着性 [3,4] 輸液セット，インラインフィルターへの吸着はほとんど認められない。
　　　　　　　　輸液バッグへの吸着は若干あり。
　　　　　　　　〔24時間後残存率：約94％（力価低下を含む）〕

溶解・希釈後の安定性 [1,5]

溶解法	希釈法	濃度（溶解後）	条件		残存率90%
			温度（℃）	光	（時間）
10mg/vial/5mL　注射用水	―	10mg/5mL	室温	散光	14日
			冷所	遮光	90日
10mg/vial/5mL　生理食塩液			室温	散光	30日
			冷所	遮光	90日
10mg/vial/5mL　5％ブドウ糖注射液			室温	散光	14日
			冷所	遮光	90日

使用可能な溶解・希釈液 [1,6] 溶解：注射用水または生理食塩液に限る，希釈：「用法および用量」参照

使用不可能な溶解・希釈液 [1,6] アルカリ性の溶解・希釈液

混合不可能な薬剤（例） [1,6] 他剤との混合不可，アルカリ性薬剤（5-FU，リンデロン等）との混合不可

主な注意点 [1,6,7]

調製に関する注意点

・内圧陽圧時に液漏れや薬液噴出を起こしやすいので特に注意が必要である。
・溶解時のpHにより安定性が低下するため，他剤との混合を避け，注射用水または生理食塩液に溶解する。
・アルカリ性薬剤（5-FU等）との混合やアルカリ性薬剤の調製に使用したシリンジの使用により不溶性凝集物が発生する。なお，この状態のアドリアシンは変性してしまうため使用不可である。
・生理食塩液で溶解する場合には，ドキソルビシン塩酸塩10mg（力価）あたり1mL以上で速やかに行う。ゆっくり注入する。
・微量の生理食塩液で溶解を開始すると溶けにくくなることがある。完全に溶解していない状態の薬剤は投与不可であるが，完全に溶解させれば投与可能である。ただし溶解には10～15分以上を要する。
・溶解後速やかに使用する。

その他の注意点

・皮下注および筋注は不可である。
・腹腔内に投与すると，腸管の癒着を起こすことがあるので，腹腔内投与は避ける。
・アントラサイクリン系薬剤未治療例において，本薬剤の総投与量が500mg/m^{2}を超えると重篤な心筋障害を起こすことが多くなるので注意する。また，胸部あるいは腹部に放射線療法を受けた患者では心筋障害が増強されるおそれがあるので特に注意すること。
・24時間持続静脈内注射を実施する場合は，中心静脈カテーテルを留置して投与する。
・パクリタキセルと併用する場合には，本剤をパクリタキセルの前に投与する。

・本剤はドキソルビシン塩酸塩リポソーム注射剤とは有効性，安全性，薬物動態が異なる。本剤をドキソルビシン塩酸塩リポソーム注射剤の代替として使用しないこと。また，本剤をドキソルビシン塩酸塩リポソーム注射剤と同様の用法・用量で投与しないこと。

【参考文献】
1）インタビューフォーム
2）保険薬事典Plus⁺　平成29年4月版，じほう，2019.
3）メーカー社内資料
4）村岡 勲，他：注射剤中各種薬物の輸液用器材への吸着．医薬ジャーナル，32（10）：2529-2543，1996.
5）協和発酵工業株式会社：溶解後の安定性データ
6）添付文書
7）赤瀬朋秀，中村均・編：根拠からよくわかる　注射薬・輸液の配合変化 Ver.2，羊土社，2017.

7 アバスチン点滴静注用　100・400mg　中外

一般名：ベバシズマブ（遺伝子組換え），略号・治験番号等[1]：RO4876646

> 併売品・後発品[2]：ベバシズマブBS点滴静注100mg「ファイザー」，ベバシズマブBS点滴静注400mg「ファイザー」

薬剤基本情報

【効能または効果】
1. 治癒切除不能な進行・再発の結腸・直腸癌
2. 扁平上皮癌を除く切除不能な進行・再発の非小細胞肺癌，卵巣癌（FIGO Stage Ⅲ以上の患者），進行または再発の子宮頸がん
3. 手術不能または再発乳癌
4. 悪性神経膠腫

【用法および用量】
1. 治癒切除不能な進行・再発の結腸・直腸癌⇒他抗悪性腫瘍薬併用，（1）1回5mg/kgまたは10mg/kgを点滴静注。投与間隔は2週間以上　（2）1回7.5mg/kgを点滴静注，投与間隔は3週間以上
2. 扁平上皮癌を除く切除不能な進行・再発の非小細胞肺癌，卵巣癌（FIGO Stage Ⅲ以上の患者），進行または再発の子宮頸がん⇒他抗悪性腫瘍剤併用，1回15mg/kgを点滴静注。投与間隔は3週間以上
3. 手術不能または再発乳癌⇒PTXと併用，1回10mg/kgを点滴静注。投与間隔は2週間以上
4. 悪性神経膠腫⇒1回10mg/kgを2週間間隔，または1回15mg/kgを3週間間隔で点滴静注。投与間隔は適宜延長

薬剤調製情報

基本希釈液　種類：生理食塩液に限る。
液量：約100mLとする。

- -

危険度　Ⅰ

製剤形状　液体製剤

製剤濃度　25mg/mL

薬剤充填量　100mg/4mL製品：過量充填あり
400mg/16mL製品：過量充填あり

薬剤吸着性
輸液バッグへの吸着はほとんど認められない。輸液セット，インラインフィルター等への吸着データは得られていない。

溶解・希釈後の安定性
本剤を塩化ビニル製またはポリオレフィン製の静注用生理食塩液バッグに注入し30℃で保存した時，24時間安定であった。

溶解法	希釈法	濃度（希釈後）	条件		残存率90%以上（時間）
			温度（℃）	光	
—	生理食塩液	通常使用濃度	30	遮光	24

使用可能な溶解・希釈液　（調製後の使用可能時間については上記および各資料参照のこと）
生理食塩液（限定）

使用不可能な溶解・希釈液　ブドウ糖注射液

主な注意点 [1], [3]

調製に関する注意点

- 調製は生食で希釈し，約100mLとするが，必ずしも厳密に調製（生食100mLのボトルからあらかじめ注入するベバシズマブの薬液量を抜いておき，総量が丁度100mLになるように調製）する必要はなく，100mLの生食ボトルに使用する薬液を注入するだけでも使用可能である。
- 力価の減弱が起こるため，必ず生理食塩液にて希釈する。ブドウ糖注射液での希釈および同じ点滴ラインを用いた同時投与は行わない。

その他の注意点

- 創傷治癒遅延が起こるおそれがあるため，本剤投与期間中およびその前後一定期間の手術は避けることが望ましい。ただし，創傷治癒遅延を回避できる適切な間隔は明らかでない。
- 術後は少なくとも4週間，あるいは術創が完全に回復するまでは，ベバシズマブは投与するべきではない（埋め込み型ポート挿入のような皮下での手術は，ベバシズマブ治療開始の1週間前までに実施する）。
- 注射液の調製法および点滴時間 [3]
  1) 本剤の投与時には必要量を注射筒で抜き取り，日局生理食塩液に添加して約100mLとする。初回投与時は90分かけて点滴静注する（「適用上の注意」の項参照）。
  2) 初回投与の忍容性が良好であれば，2回目の投与は60分間で行っても良い。2回目の投与においても忍容性が良好であれば，それ以降の投与は30分間投与とすることができる。

【参考文献】
1) インタビューフォーム
2) 保険薬事典Plus⁺ 平成31年4月版，じほう，2019.
3) 添付文書
4) BC Cancer Agency：アバスチン副作用マネジメントガイドライン

8 アービタックス注射液 100mg メルクバイオファーマ

一般名：セツキシマブ（遺伝子組換え），略号・治験番号等[1]：C225，IMC-C225

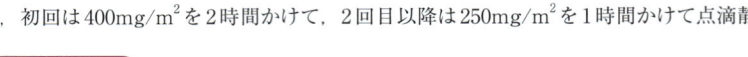

併売品・後発品[2]：―

薬剤基本情報

【効能または効果】
EGFR陽性の治癒切除不能な進行・再発の結腸・直腸癌，頭頸部癌
【用法および用量】
週1回，初回は$400mg/m^2$を2時間かけて，2回目以降は$250mg/m^2$を1時間かけて点滴静注する。適宜減量

薬剤調製情報

基本希釈液 種類：生理食塩液に限る[1]。

液量：初回投与時には500mL，2回目以降の投与時には250mLの生理食塩液の輸液バッグを使用する[3]。

危険度 Ⅱ

製剤形状 無色～微黄色の澄明またはわずかに乳白光を呈する液（液体製剤）[1]。

製剤濃度 5mg/mL **薬剤充填量** 100mg/20mL製剤：充填量規格値 20mL以上

薬剤吸着性 [4]生理食塩液で希釈した本剤（0.83mg/mL，4mg/mL）を25℃，60％RHで48時間，以下の材質の医療機器中で保管し，適合性を検討した結果，薬剤は化学的・物理的に安定であった。輸液容器：ポリエチレン，チューブシステム，ポリエチレン，ポリウレタン，ポリオレフィン系可塑性エラストマー，エチレン/酢酸ビニル共重合体

溶解・希釈後の安定性 [1]
本剤を0.9％塩化ナトリウム溶液で希釈し，25℃/60％RHで保存する時，48時間安定であった。

溶解法	希釈法	濃度（希釈後）	条件		残存率90％以上（時間）
			温度（℃）	光	
―	0.9％塩化ナトリウム溶液	0.83mg/mL，4mg/mL	25	60%RH	―

使用可能な溶解・希釈液 生理食塩液（限定）

主な注意点

調製に関する注意点

・本剤の投与時には必要量を注射筒で抜き取り，点滴バッグ等を用い日局生理食塩液で希釈してあるいは希釈せずに投与する。なお，本剤は他剤と混合しない，振とうしない，開封後は速やかに使用する。

その他の注意点

・本剤投与時にあらわれることがあるinfusion reactionを軽減させるため，本剤の投与前に抗ヒスタミン剤の前投薬を行う。さらに，本剤投与前に副腎皮質ホルモン剤を投与すると，infusion reactionが軽減されることがある[3,5]。

・本剤の投与時には10mg/分以下の投与速度で，初回投与時には2時間，2回目以降は1時間かけて静脈内注射する。投与後は本剤投与時と同じ投与速度でラインを生理食塩液にてフラッシュする。

【参考文献】
1）インタビューフォーム
2）保険薬事典Plus⁺ 平成31年4月版，じほう，2019.
3）適正使用ガイド
4）メーカー確認
5）社内資料
6）添付文書

9 アブラキサン点滴静注用 100mg 大鵬薬品＝ Abraxis BioScience

一般名：パクリタキセル（アルブミン懸濁型），略号・治験番号等[1]：ABI-007

併売品・後発品[2]：—

薬剤基本情報

【効能または効果】
乳癌，胃癌，非小細胞肺癌，切除不能な膵癌

【用法および用量】
乳癌にはA法を，胃癌にはA法またはD法を，非小細胞肺癌にはB法を，治癒切除不能な膵癌にはC法を使用する。

A法：**1コース** 1日1回260mg/m^2を30分かけて点滴静注。少なくとも20日間休薬。適宜減量

B法：**1コース** 1日1回100mg/m^2を30分かけて点滴静注。少なくとも6日間休薬。週1回投与を3週間連続。適宜減量

C法：ゲムシタビンとの併用において，**1コース** 1日1回125mg/m^2を30分かけて点滴静注。少なくとも6日間休薬。週1回投与を3週間連続し，4週目は休薬。適宜減量。

D法：**1コース** 1日1回100mg/m^2を30分かけて点滴静注。少なくとも6日間休薬。週1回投与を3週間連続し，4週目は休薬する。適宜減量。

薬剤調製情報

基本溶解液 **種類**：生理食塩液に限る。
　　　　　　液量：1バイアル（100mg）当たり生理食塩液20mLに限る。

基本希釈液 希釈不可。

- -

危険度 I

製剤形状 白色ないし黄色の凍結乾燥製剤

溶解後製剤濃度 5mg/L

薬剤充填量 [3] 100mg/vial製品：過量充填なし

薬剤吸着性 [3] インラインフィルターの使用は不可。インラインフィルター等への吸着性データはない。一部の輸液バッグ，輸液セットへの吸着は認められない。

溶解・希釈後の安定性 [1]

溶解法	希釈法	濃度（溶解後）	条件		保存期間（時間）
			温度（℃）	光	
100mg/vial/20mL 生理食塩液	—	100mg/20mL	5	暗所	24時間
			25※	暗所	24時間
バイアル内で溶解後，点滴バッグ内に注入	—	500mg/100mL	5	暗所	24時間
			25※	暗所	24時間

※：温度25℃状況下では，湿度は60%RH。

使用可能な溶解・希釈液
生理食塩液（溶解のみ）。

主な注意点 [1], [3]～[6]

調製に関する注意点

・本剤は細胞毒性を有するため，調製時には手袋を着用する。
・皮膚に本剤または懸濁液が付着した場合は，直ちに多量の流水および石けんでよく洗い流す。
・調製時に泡立ちやすいので注意する。
・注射針の複数回の使用は避ける（シリコーン由来の不溶物またはコアリングの発生リスクを高める）。
・懸濁液は調製後速やかに使用するか，または箱に戻し，冷蔵庫（2～8℃）に遮光保存し8時間以内に使用する。
・点滴バッグに注入した懸濁液は速やかに使用する。
・懸濁液に未懸濁物，沈殿物，不溶物が認められた場合は使用しない（注射針に塗布されているシリコーン油より不溶物を生じることがある）。
・懸濁液は他の薬剤とは混注しない（他剤と混合不可）。

その他の注意点

・必ず点滴静脈内投与とし，点滴時間は30分である。皮下，筋肉内の投与は不可。
・インラインフィルターは使用不可。
・他の薬剤等との配合または同じ静注ラインでの同時注入は不可。
・点滴静注時に薬液が血管外に漏れた場合，注射部位に硬結・壊死を起こすことがあるため，薬液が血管外に漏れないように投与する。
・一般名が類似しているため，他のパクリタキセル製剤との取り違えに注意する。
・特定生物由来製品であるため，本剤を投与した場合は，医薬品名（販売名），その製造番号または製造記号（ロット番号），使用年月日，使用した患者の氏名，住所等を記録し，少なくとも20年間保存する。

アブラキサン調製手順

①調製は1バイアルあたり20mLの生理食塩液を使用する。
②生理食塩液はバイアルの内壁づたいに，直接，内容物にかけないようにゆっくりと注入する（泡立ちに注意）。
②内容物が確実に濡れるよう5分間以上バイアルを静置する。
③内容物が十分に濡れたら，均一な白色ないし黄色の懸濁液になるまで，静かに円弧を描くように回したり，緩やかに上下に転倒を繰り返して混和する（泡立ちに注意）。
④懸濁液は必要量をバイアルから抜き取り，事前に用意した空の点滴バッグなどにゆっくりと注入する。
注意：懸濁液を生理食塩液に入れて希釈しないこと。

【参考文献】
1）インタビューフォーム
2）保険薬事典Plus⁺　平成31年4月版，じほう，2019．
3）メーカー確認
4）メーカー社内資料
5）適正使用ガイド
6）添付文書

10 アラノンジー静注用 250mg ノバルティス

一般名：ネララビン，略号・治験番号等[1]：NEL，506U78，GI262250X

併売品・後発品[2]：―

薬剤基本情報

【効能または効果】
再発または難治性の下記疾患
T細胞急性リンパ性白血病，T細胞リンパ芽球性リンパ腫
【用法および用量】
1クール 1日1回1,500mg/m^{2}を2時間以上かけて点滴静注する。これを1，3，5日目に投与し，その後16日間休薬（反復）。小児：1日1回650mg/m^{2}を1時間以上かけて5日間連日点滴静注し，その後16日間休薬（反復）

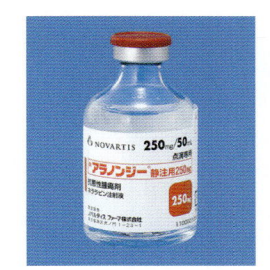

薬剤調製情報

基本溶解液 通常，溶解しない。
基本希釈液 通常，点滴ボトルへの希釈はしない。

危険度 Ⅱ

製剤形状 液体製剤

製剤濃度 5mg/mL

薬剤充填量 平均約2mLの過量充填あり

薬剤吸着性 輸液バッグ，輸液セット，インラインフィルター等への吸着データなし

溶解・希釈後の安定性 希釈せず調製後は8時間以内に投与を完了する。

使用可能な溶解・希釈液 他剤との配合変化試験データはないため，他剤との配合は避ける。

主な注意点 [1], [3]

調製に関する注意点
・希釈せずに使用する。
・細胞毒性を有するため，調製時には手袋，マスクやゴーグルなどを着用する。
・皮膚，眼，粘膜に薬液が付着した場合には，直ちに多量の流水でよく洗い流す。
・バイアルから抜き取りの際，コアリングが発生しないよう注意する。

その他の注意点
・投与経路は必ず点滴静脈内投与（末梢静脈または中心静脈）として，通常成人には2時間，小児には1時間かけて，1回の点滴で全量を投与する。
・廃棄については，感染性医療廃棄物と同様，焼却処分する。

【参考文献】
1）インタビューフォーム
2）保険薬事典Plus$^+$　平成31年4月版，じほう，2019.
3）適正使用ガイド

11 アリムタ注射用 100・500mg リリー

一般名：ペメトレキセドナトリウム水和物, 略号・治験番号等[1]：LY231514

併売品・後発品[2]：—

薬剤基本情報

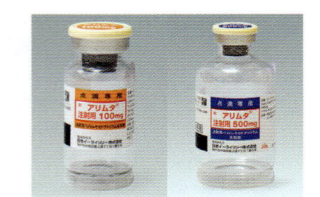

【効能または効果】
悪性胸膜中皮腫，切除不能な進行・再発の非小細胞肺癌
【用法および用量】
1. 悪性胸膜中皮腫⇒CDDP併用 **1コース** 1日1回500mg/m^{2}を10分間かけて点滴静注し，20日間以上休薬。適宜減量
2. 切除不能な進行・再発の非小細胞肺癌⇒ **1コース** 1日1回500mg/m^{2}を10分間かけて点滴静注し，20日間以上休薬。適宜減量

薬剤調製情報

基本溶解液 種類：生理食塩液に限る。
　　　　　　液量：溶解液量は100mg製品の場合4.2mL，500mg製品の場合20mLを使用する。
基本希釈液 種類：生理食塩液に限る。
　　　　　　液量：希釈液量は100mL程度が望ましい。

危険度 Ⅱ

製剤形状 凍結乾燥製剤

薬剤充填量 100mg/vial（108.5mg）製品：過量充填あり
　　　　　　500mg/vial（510mg）製品：過量充填あり

比重 100mg/vial 製品：1.023g/cm^3（25℃）
　　　500mg/vial製品：1.023g/cm^3（25℃）

薬剤吸着性 輸液バッグ，輸液セット等への吸着はほとんど認められない[3]。

溶解・希釈後の安定性 [1), 4)]

溶解法	希釈液	濃度（希釈後）	条件		残存率90%以上（時間）
			温度（℃）	光	
20mL 生理食塩液/500mg/vial	生理食塩液	25mg/mL	5	遮光	48

使用可能な溶解・希釈液 生理食塩液（限定）

使用不可能な溶解・希釈液 カルシウムを含有する輸液（沈殿）：（例）リンゲル液，乳酸リンゲル液等

配合不可能な薬剤（例） ゲムシタビン塩酸塩，オンダンセトロン等

主な注意点 [2), 3), 6)]

調製に関する注意点
・他剤との混合不可。
・溶解後は速やかに投与する。保存する場合は冷蔵（2～8℃）で保存し，24時間以内に使用する。

その他の注意点
・重篤な副作用の発現を軽減するため，以下のように葉酸およびビタミンB$_{12}$を投与する。

葉酸：本剤初回投与の7日以上前から葉酸として1日1回0.5mgを連日経口投与する。なお，本剤の投与を中止または終了する場合には，本剤最終投与日から22日目まで可能な限り葉酸を投与する。

ビタミンB_{12}：本剤初回投与の少なくとも7日前に，ビタミンB_{12}として1回1mgを筋肉内投与する。その後，本剤投与期間中および投与中止後22日目まで9週ごと（3コースごと）に1回投与する。

・悪性胸膜中皮腫ではシスプラチンとの併用で使用する。シスプラチンは本剤投与30分後に75mg/m^{2}を投与し，シスプラチンの添付文書に従い腎毒性軽減のための処置等を行う。

【参考文献】
1）インタビューフォーム
2）保険薬事典Plus$^+$　平成31年4月版，じほう，2019.
3）メーカー確認
4）メーカー社内資料
5）Am J Health Syst Pharm, 61(1): 2289-2293, 2004.
6）添付文書

12　アルケラン静注用　50mg　アスペン

一般名：メルファラン，略号・治験番号等[1]：L-PAM，CB3025，NSC-8806

併売品・後発品[2]：—

薬剤基本情報

【効能または効果】
下記疾患における造血幹細胞移植時の前処置
白血病，悪性リンパ腫，多発性骨髄腫，小児固形腫瘍
【用法および用量】
1. 成人（白血病，悪性リンパ腫，多発性骨髄腫）：1日1回60mg/m^{2}を3日間。多発性骨髄腫には1日1回100mg/m^{2}を2日間も可
2. 小児（白血病，小児固形腫瘍）：1日1回70mg/m^{2}を3日間

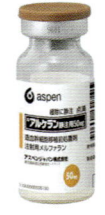
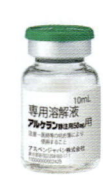

薬剤調製情報

基本溶解液[1), 5)]　**種類**：添付の専用溶解液に限る。
　　　　　　　　　　液量：1バイアル（メルファラン50mg）あたり専用溶解液10mLを使用する。
基本希釈液[1), 5)]　**種類**：生理食塩液に限る。
　　　　　　　　　　液量：生理食塩液100mL以上を使用する。

危険度　I

製剤形状[1), 5)]　凍結乾燥製剤（専用溶解液は粘稠性液剤）

溶解後製剤濃度[1), 5)]　5mg/mL

薬剤充填量[1), 3), 5)]　50mg/ vial製品（メルファランとして50mg）：過量充填なし
　　専用溶解液10mL/vial製品：過量充填あり（充填量約10.7mL）
　　（専用溶解液10mL/vial製品中，プロピレングリコール6mL，エタノール0.52mL，クエン酸ナトリウム水和物含有製品）

薬剤吸着性[3)]　輸液バッグ，輸液セット，インラインフィルター等への吸着はほとんど認められない。

溶解・希釈後の安定性[1)]

溶解法	希釈液	濃度（希釈後）	条件		残存率90%以上（時間）
			温度（℃）	光	
50mg/vial/10mL 専用溶解液	—	50mg/10mL	21.8～23.5	—	6
			30	—	2
			5	—	※
	生理食塩液	50mg/30mL，50mg/110mL，50mg/510mL	室温	—	1.5

※15分から60分で結晶の析出が見られる

使用可能な溶解・希釈液[1), 5)]
溶解液：専用溶解液，希釈液：生理食塩液（希釈のみ）

使用不可能な溶解・希釈液[1), 5)]　添付溶解液および生理食塩液を除く，すべての溶解・希釈液

配合不可能な薬剤[1), 5)]　他剤との配合または混合不可

主な注意点 [1), 3)〜5)]

調製に関する注意点

・本剤の調製は，本剤の性状および取扱いについて十分な知識のある医師および薬剤師が直接または医師の監督下のもと行う。

・室温（約25℃）にて用時調製を行う。

・溶解には，必ず専用溶解液を用いる。専用溶解液には粘稠性があるため18G程度の注射針使用がよい。

・専用溶解液注入後激しく振とうし，溶解させる。糖類を含む輸液との配合により分解しやすいので，希釈する場合は必ず生理食塩液100mL以上を使用する。溶解後または希釈後に混濁または結晶が見られた場合は，使用しない。

・調製後は沈殿するおそれがあるため冷蔵しない。また，使用後の残液は廃棄する。

・希釈後は経時的に安定性が低下するため，速やかに投与を開始し，投与量と投与速度を勘案し遅くとも調製から1.5時間以内に投与を終了する。

その他の注意点

・本剤はアルキル化剤であり反応性が高いことから，他剤との配合又は混注は不可。

・本剤は静脈内にのみ投与する。皮下注，筋注，腹腔内投与は不可。

・直接末梢静脈に投与すると薬液の漏出による局所の組織障害を起こすおそれがあるので，投与は中心静脈内にゆっくりと行う。投与方法：①生理食塩液の管の側管からゆっくりと注入する。溶液には粘稠性があるため，投与前後には生理食塩液で管を洗い流す，②点滴静注する。

・本剤の投与前日から投与終了後24時間は，水分補給および利尿薬の投与を行い十分な尿量を確保する。なお，補液量は2,000mL/日以上，確保すべき尿量は100mL/時以上を目安とし，患者の年齢および状態を勘案し調整する。

【参考文献】
1）インタビューフォーム
2）保険薬事典Plus⁺　平成31年4月版，じほう，2019.
3）メーカー確認
4）アルケラン静注用50mgの調製方法
5）添付文書

13　イストダックス点滴静注用　10mg　セルジーン

一般名：ロミデプシン，略号・治験番号等[1]：ROMI

併売品・後発品[2]：―

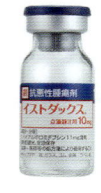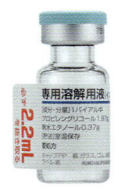

薬剤基本情報

【効能または効果】
再発または難治性の末梢性T細胞リンパ腫
【用法および用量】
1コース 1サイクル14mg/m²を1, 8, 15日目に4時間かけて点滴静注後，休薬（16〜28日目）。適宜減量

薬剤調製情報

基本溶解液 種類[1]：専用溶解用液に限る。
　　　　　　 液量[1]：専用溶解用液は1バイアルあたり2.2mL使用する。
基本希釈液 種類[1]：生理食塩液に限る。
　　　　　　 液量[1]：生理食塩液500mLでの希釈に限る。

- -

危険度 Ⅱ

製剤形状[1] 白色の固体，塊または粉末の製剤（凍結乾燥製剤）

溶解後製剤濃度[1] 5mg/mL

薬剤充填量[1] 10mg/vial製品：過量充填あり（実充填量：11mg，専用溶解用液2.2mLで溶解したとき5mg/mLとなる）
　　　　　　 専用溶解用液：過量充填あり（実充填量：2.4mL）
　　　　　　 ※：凍結乾燥製剤は，ロミデプシン11mg，ポビドン22mgおよびpH調整剤適量を含む。

比重 データなし

薬剤吸着性[1] ラスバイアルおよび汎用される点滴バッグ（ポリ塩化ビニル製，エチレン酢酸ビニル共重合樹脂製，ポリエチレン製）で有効成分の減少は認められていない。

溶解・希釈後の安定性[1]

溶解法	希釈法	濃度（溶解後）	条件		残存率90%以上（時間）
			温度（℃）	光	
専用溶解用液	―	1mg/mL	25	蛍光灯下約900lux	8時間（変化なし）

使用可能な溶解・希釈液[1] 溶解：専用溶解用液のみ，希釈：生理食塩液のみ

使用不可能な溶解・希釈液 データなし

混合不可能な薬剤（例） データなし

主な注意点[1]

調製に関する注意点[1]
・本剤は専用溶解用液に溶解して使用すること。
・本剤は専用溶解用液2.2mLで溶解したときに5mg/mLとなる。専用溶解用液はシリンジを用いて

無菌的に必ず2.2mL抜き取り，その全量をゆっくりとバイアル内に注入する。

・専用溶解用液を注入した後，直ちにバイアルを澄明で均一になるまで，ゆっくりと泡立てないように静かに円を描くように回して十分に溶解させる（振り混ぜないこと）。

・専用溶解用液で溶解後，8時間以内に使用すること。

・本剤投与時には投与量に合わせ，無菌的に必要量をシリンジで抜き取り，生理食塩液500mLで希釈し，希釈後は速やかに使用すること。なお，やむを得ず保存を必要とする場合でも，24時間以内に使用すること。

・未使用の調製後溶液および使用後の残液は廃棄すること。

その他の注意点 [1]

・本剤は点滴静注用としてのみ用い，急速静注は行わないこと。

・本剤は4時間かけて点滴静注すること。

【参考文献】
1）インタビューフォーム
2）保険薬事典Plus⁺　平成31年4月版，じほう，2019.

14　イダマイシン静注用　5mg　ファイザー

一般名：**イダルビシン塩酸塩**，略号・治験番号等[1]：**IDAR，IMI30**

併売品・後発品[2]：—

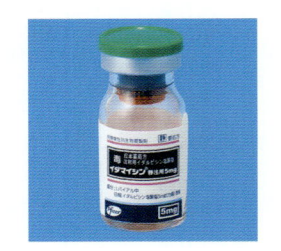

薬剤基本情報

【効能または効果】
急性骨髄性白血病（慢性骨髄性白血病の急性転化を含む）
【用法および用量】
1日1回12mg/m²を3日間連日静注し，骨髄機能回復まで休薬（反復）

薬剤調製情報

基本溶解液　**種類**：注射用水に限る。
　　　　　　　液量：溶解液量は1バイアルあたり5mLが望ましい。
基本希釈液　**種類**：指定なし。安定性を考慮して選択する。
　　　　　　　液量：指定なし。投与量・投与時間等を考慮する。

- -

危険度　I

製剤形状　凍結乾燥製剤

溶解後製剤濃度　1mg/mL

薬剤充填量　5mg/v製品：過量充填なし

薬剤吸着性　[3]輸液フィルター等への吸着はほとんど認められない。

溶解・希釈後の安定性　[1]

溶解法	希釈法	濃度（溶解・希釈後）	条件		残存率90％以上（時間）
			温度（℃）	光	
5mg/vial/5mL 注射用水	—	5mg/5mL	室温	散光	24
			冷所	散光	24
	生理食塩液	5mg/500mL	室温	散光	24
			冷所	散光	24

使用可能な溶解・希釈液（調製後の安定性については上記および各資料参照のこと）
注射用水（溶解のみ限定），生理食塩液，5％ブドウ糖注射液，ソリターT1～4号輸液，ハイカリック液1～3号，ヴィーンD注，ラクテック注，ポタコールR輸液，アクチット注，プロテアミン12注射液，プラスアミノ輸液，トリパレン1・2号等

使用不可能な溶解・希釈液　アミパレン輸液，モリプロンF輸液（モリプロンF輸液は24時間後に90％以下となるので，3時間で投与終了が望ましい）

配合不可能な薬剤（例）　水溶性プレドニン，水溶性ハイドロコートン注射液，オルガドロン注射液，サクシゾン，リンデロン注等

主な注意点 [1], [3], [4]

調製に関する注意点

・薬剤バイアル内は陰圧となっている。

・溶解には必ず注射用水を使用する。基本的には5mg（1バイアル）に対し，注射用水5mLを使用する。

・本剤の調製には，21Gまたはそれより細い注射針を使用する。

・内圧陽圧時に液漏れや薬液噴出を起こしやすいので特に注意が必要。

その他の注意点

・静脈内投与にのみ使用する。

・静脈内投与により，血管痛，静脈炎，血栓を起こすことがあるので，注射部位，注射方法等について十分注意し，注射速度をできるだけ遅くする（5〜10分）。

・静脈内投与に際し，薬液が血管外に漏れると，注射部位に疼痛，灼熱感，炎症，腫脹，壊死を起こすことがあるので，点滴の側管を利用するなど，薬液が血管外に漏れないように十分に注意して投与する。

・本剤の総投与量と心毒性発現の間に一定の傾向が認められていないため，投与限界量は明確に規定されていない。なお，外国添付文書では以下のように記載されている。

（1）平均累積量93mg/m^{2}を投与した患者では，心機能に有意な変化は示されなかった。〔イギリス〕

（2）本剤の総投与量は，120mg/m^{2}を超えてはならない（他のアントラサイクリン系薬剤による前治療のある場合は，それまでのダウノルビシン，またはドキソルビシンの用量の1/4が加算される）。〔ドイツ〕

【参考文献】
　1）インタビューフォーム
　2）保険薬事典Plus$^+$　平成31年4月版，じほう，2019.
　3）メーカー確認
　4）添付文書

15　注射用イホマイド　1g　塩野義＝バクスター

一般名：イホスファミド，略号・治験番号等[1]：IFM，IFX，IFO，Z4942，NSC-109724

併売品・後発品[2]：―

薬剤基本情報

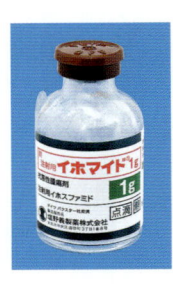

【効能または効果】
1. 肺小細胞癌，前立腺癌，子宮頸癌，骨肉腫
2. 再発または難治性の胚細胞腫瘍（精巣腫瘍，卵巣腫瘍，性腺外腫瘍）
3. 悪性リンパ腫
4. 悪性骨・軟部腫瘍
5. 小児悪性固形腫瘍（ユーイング肉腫ファミリー腫瘍，横紋筋肉腫，神経芽腫，網膜芽腫，肝芽腫，腎芽腫等）

【用法および用量】
1. 肺小細胞癌，前立腺癌，子宮頸癌，骨肉腫⇒ 1コース 1日1.5〜3g（30〜60mg/kg）を3〜5日間連日点滴静注または静注（末梢白血球の回復を待って3〜4週間毎）。適宜増減
2. 再発または難治性の胚細胞腫瘍（精巣腫瘍，卵巣腫瘍，性腺外腫瘍）⇒他の抗悪性腫瘍剤併用 1コース 1日1.2g/m^2を5日間連日点滴静注（末梢白血球の回復を待って3〜4週間毎）。適宜減量
3. 悪性リンパ腫⇒(1) 他の抗悪性腫瘍剤併用 1コース 1日0.8〜3g/m^2を3〜5日間連日点滴静注（末梢白血球の回復を待って3〜4週間毎）。適宜減量。(2) 総投与量 1コース10g/m^2以下，小児では全治療コース80g/m^2以下
4. 悪性骨・軟部腫瘍⇒(1) ADM併用 1コース 1日1.5〜3g/m^2を3〜5日間連日点滴静注または静注（末梢白血球の回復を待って3〜4週間毎）総投与量 1コース10g/m^2以下。適宜減量　(2) 単独投与 1コース 総投与量14g/m^2までを点滴静注または静注（末梢白血球の回復を待って反復投与）
5. 小児悪性固形腫瘍（ユーイング肉腫ファミリー腫瘍，横紋筋肉腫，神経芽腫，網膜芽腫，肝芽腫，腎芽腫等）⇒他の抗悪性腫瘍剤併用 1コース 1日1.5〜3g/m^2を3〜5日間連日点滴静注（末梢白血球の回復を待って3〜4週間毎）。適宜減量 総投与量 1コース10g/m^2以下，全治療コース80g/m^2以下

薬剤調製情報

基本溶解液　種類：注射用水または生理食塩液が望ましい。
　　　　　　液量：溶解液量は1バイアルあたり25mL程度が望ましい。

基本希釈液　種類：指定なし。安定性を考慮して選択する。
　　　　　　液量：指定なし。投与量・投与時間等を考慮する。

- -

危険度　I

製剤形状　白色結晶性粉末または塊の製剤　　溶解後製剤濃度　40mg/mL

薬剤充填量　1g/vial製品：過量充填なし

比重　1.01g/cm^3：イホスファミド1g/25mL（注射用水），1.02g/cm^3：イホスファミド1g/25mL（生理食塩液）

薬剤吸着性[3],[4]　輸液セット，インラインフィルター等への吸着はほとんど認められない。輸液バッグへの吸着は若干あり。

溶解・希釈後の安定性[1],[5]

溶解法	希釈法	濃度（溶解・希釈後）	条件		残存率90%以上（時間）
			温度（℃）	光	
1g/vial/25mL 注射用水	―	1g/25mL	室温	散光	10日
			冷所	散光	10日

使用可能な溶解・希釈液（調製後の安定性については上記および各資料参照のこと）
注射用水，生理食塩液，5％ブドウ糖注射液

主な注意点 [1], [3], [6]

調製に関する注意点

・保存する場合は，室温で6時間以内，冷所保存で24時間以内に使用する。これを超えると分解物が生成されることがある。

・揮発性が高いため，閉鎖式接続器具を使用した場合，無菌製剤処理料1が算定できる。

その他の注意点

・通常，投与時には十分な尿量を確保し，出血性膀胱炎等を防止するために，メスナを使用する。

・必要に応じて輸液1,000mLあたり40mLの7％炭酸水素ナトリウム注射液を混合し，尿のアルカリ化を図る。また，必要に応じてD−マンニトール等の利尿薬を投与する。

・本剤とペントスタチン（商品名：コホリン）を併用しないこと（外国において類縁薬であるシクロホスファミドとペントスタチンとの併用により，心毒性が発現し死亡した症例が報告されている）。

・ポリカーボネート製の三方活栓や延長チューブ等を経由して使用した場合，コネクター部分にひび割れが発生し，血液および薬液漏れ，空気混入等の可能性があるので注意する。

【参考文献】
1）インタビューフォーム
2）保険薬事典Plus[+] 平成31年4月版，じほう，2019.
3）メーカー確認
4）村岡 勲，他：注射剤中各種薬物の輸液用器材への吸着，医薬ジャーナル，32(10): 2529-2543, 1996.
5）メーカー社内資料
6）添付文書

16　イミフィンジ点滴静注　120・500mg　アストラゼネカ

一般名：デュルバルマブ（遺伝子組換え），略号・治験番号等[1]：MEDI4736，01P009，C134

併売品・後発品[2]：―

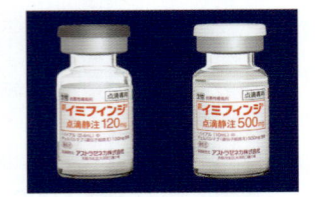

薬剤基本情報

【効能または効果】
切除不能な局所進行の非小細胞肺癌における根治的化学放射線療法後の維持療法

【用法および用量】
1回10mg/kgを2週間間隔で60分間以上かけて点滴静注。投与期間は12カ月間まで

薬剤調製情報

基本希釈液　種類：生理食塩液または5％ブドウ糖注射液
　　　　　　　　液量：最終濃度を1〜15mg/mLとする

- -

危険度　Ⅱ

製剤形状　無色〜微黄色の澄明〜乳白光を呈する液（液体製剤）
　　　　　　半透明または白色の微粒子を認めることがある。

製剤濃度　無色〜微黄色の澄明〜乳白光を呈する液（液体製剤）

溶解後製剤濃度　50mg/mL

薬剤充填量　表示充填量が投与できるように，過剰量が充填されている。

比重　約1.054

薬剤吸着性　輸液バッグ，輸液セット，インラインフィルター等への吸着はほとんど認められない。

溶解・希釈後の安定性　本剤は最終濃度を1〜15mg/mLとなるよう希釈して使用するが，希釈後の安定性については濃度の範囲を広げて1〜20mg/mLで品質を確認した。

溶解法	希釈液	濃度（希釈後）	条件	残存率90％以上（時間）
―	生理食塩液	1mg/mL	室温にて2時間振盪，28〜32℃にて24時間，2〜8℃にて72時間保存[※1]	累積98時間保存：変化なし
	5％ブドウ糖液			
	生理食塩液	20mg/mL		
	5％ブドウ糖液			

※1：ポリオレフィン製バッグまたはポリ塩化ビニル製バッグにて保存
※2：試験項目：性状，定量法（タンパク質含量），純度試験，生物学的活性等

使用可能な溶解・希釈液　生理食塩液または5％ブドウ糖注射液

使用不可能な溶解・希釈液　生理食塩液または5％ブドウ糖注射液以外の希釈液

混合不可能な薬剤　他剤との混合は不可

主な注意点 [1), 3) 〜5)]

調製に関する注意点

・本剤のバイアルは1回使い切りであり，保存剤を含まない。本剤は，無菌的に希釈調製を行うこと。

・調製前に不溶性異物や変色がないことを目視により確認すること。本剤は，無色〜微黄色の澄明〜乳白光を呈する液である。濁り，変色または不溶性異物が認められる場合は使用しないこと。

・バイアルは振とうせず，激しく撹拌しないこと。

・必要量をバイアルから抜き取り，生理食塩液または5%ブドウ糖注射液の点滴バッグに注入し，最終濃度を1〜15mg/mLとする。点滴バッグをゆっくり反転させて混和すること。希釈液を凍結または振とうさせないこと。

・調製後は速やかに使用すること。希釈液をすぐに使用せず保存する場合，2〜8℃では24時間以内，室温保存では4時間以内に投与を開始すること。

・本剤は1回使用の製剤であり，再使用しないこと。

・バイアル中の残液は廃棄すること。

その他の注意点

・本剤は，無菌の蛋白結合性の低い0.2または0.22μmインラインフィルター（ポリエーテルスルホン製等）を使用して，60分間以上かけて点滴静注すること。

・同一の点滴ラインを使用して他剤を併用同時投与しないこと。

【参考文献】
　1）インタビューフォーム
　2）保険薬事典Plus⁺　平成31年4月版，じほう，2019.

17　エクザール注射用　10mg　日本化薬

一般名：ビンブラスチン硫酸塩，略号・治験番号等[1]：VLB，VBL

併売品・後発品[2]：—

薬剤基本情報

【効能または効果】
下記疾患の自覚的ならびに他覚的症状の緩解
1. 悪性リンパ腫，絨毛性疾患（絨毛癌，破壊胞状奇胎，胞状奇胎）
2. 再発または難治性の胚細胞腫瘍（精巣腫瘍，卵巣腫瘍，性腺外腫瘍）
3. ランゲルハンス細胞組織球症
4. M－VAC療法：尿路上皮癌

【用法および用量】
1. 悪性リンパ腫，絨毛性疾患（絨毛癌，破壊胞状奇胎，胞状奇胎）⇒白血球数を指
標に初め週1回0.1mg/kg，次いで0.05mg/kgずつ増量し，週1回0.3mg/kgを静注。適宜増減
2. 再発または難治性の胚細胞腫瘍（精巣腫瘍，卵巣腫瘍，性腺外腫瘍）⇒確立された標準的な他の抗悪性腫瘍剤
併用　 1コース 　1日0.11mg/kgを1日1回2日間静注し19〜26日間休薬（反復）
3. ランゲルハンス細胞組織球症⇒1回6mg/m^{2}を，導入では週1回，維持では2〜3週に1回，静注。適宜減量
4. M－VAC療法：尿路上皮癌⇒MTX，ADM，CDDPと併用，1回3mg/m^{2}を静注。適宜減量　 標準的1コース
1日目：MTX30mg/m^2，2日目：本剤3mg/m^2，ADM30mg/m^2，CDDP70mg/m^{2}を静注。15日目・22日目：
MTX30mg/m^2，本剤3mg/m^{2}を静注（4週毎）

薬剤調製情報

基本溶解液 　種類：注射用水または生理食塩液が望ましい。
　　　　　　液量：溶解液量は1バイアルあたり10mL程度が望ましい。

基本希釈液 　通常，点滴ボトルへの希釈はしない。

- -

危険度 　I

製剤形状 　凍結乾燥製剤

溶解後製剤濃度 　1mg/mL

薬剤充填量 　10mg/vial製品：過量充填なし

薬剤吸着性 [3]吸着が認められる製品あり。
　　　　　　吸着性の高いもの：セルロースプロピオネート，ナイロンフィルター，PVCチューブ
　　　　　　吸着性の低いもの：セルロースエステル，セルロースニトレート/セルロースアセテート
　　　　　　エステル，ポリスルフォンフィルター

溶解・希釈後の安定性 [1]

溶解法	希釈法	濃度（溶解後）	条件		残存率90%以上（時間）
			温度（℃）	光	
10mg/vial/10mL注射用水または生理食塩液	—	10mg/10mL	室温	散光	24

使用可能な溶解・希釈液 （調製後の安定性については上記および各資料参照のこと）
注射用水，生理食塩液

混合不可能な薬剤（例） 5-FU，リンデロン懸濁注，デカドロン注射液，その他アルカリ性薬剤等

主な注意点 [1), 3), 5)]

調製に関する注意点

・基本的には1バイアルに注射用水または生理食塩液10mLを加えて溶解する。

・緩徐に（1分程度かけて）静脈内投与を行うため，通常シリンジ充填を行う。

その他の注意点

・通常，連日投与は行わない。1回投与量を少量分割し連日投与した場合にも死亡例あり。また，その場合に効果増強は見られない。ただし，再発または難治性の胚細胞腫瘍に対しては，0.11mg/kgの2日間連日投与が行われる。

【参考文献】
1）インタビューフォーム
2）保険薬事典Plus⁺　平成31年4月版，じほう，2019.
3）メーカー確認
4）幸保文治・監：輸液中における注射剤の配合変化Ⅱ，p233，医薬ジャーナル社，1964.
5）添付文書

18 エボルトラ点滴静注 20mg サノフィ

一般名：クロファラビン，略号・治験番号等[2]：CAFdA

併売品・後発品[1]：─

薬剤基本情報

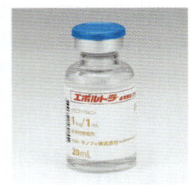

【効能または効果】
再発または難治性の急性リンパ性白血病
【用法および用量】
1クール 1日1回52mg/m^{2}を2時間以上かけて5日間連日点滴静注し，9日間以上休薬。
適宜減量

薬剤調製情報

基本希釈液 種類：5%ブドウ糖注射液または生理食塩液に限る
液量：最終的に0.15〜0.4mg/mLの濃度になる液量に限る

危険度 Ⅱ

製剤形状 無色澄明の液（水性注射剤）　**製剤濃度** 1mg/mL　**薬剤充填量** 過量充填なし

溶解・希釈後の安定性[1]

溶解法	希釈法	濃度（希釈後）	条件		残存率90%以上（時間）
			温度（℃）	光	
─	生理食塩液	0.14mg/mL	室温	─	72
	5%ブドウ糖注射液	0.36mg/mL	室温	─	72
	生理食塩液	0.14mg/mL	室温	─	─
	生理食塩液	0.65mg/mL	室温	─	─

使用可能な溶解・希釈液（調製後の安定性については上記および各資料参照のこと）

混合不可能な薬剤（例） 他剤との混合は不可。

主な注意点

調製に関する注意点
・滅菌済みシリンジフィルター（孔径0.2μm）でろ過し，5%ブドウ糖注射液または生理食塩液で希釈して最終的に0.15〜0.4mg/mLの濃度に調製する。
・希釈後は速やかに使用し，やむをえず保存する場合は，15〜30℃で保存し24時間以内に使用する。
・使用後の残液は適切に廃棄する。

その他の注意点
・静脈内にのみ投与する。
・調製時には手袋を着用する。皮膚，眼，粘膜に薬液が付着した場合には，直ちに多量の流水でよく洗い流す。

【参考文献】
1）保険薬事典Plus$^+$　平成26年4月版，じほう，2014.
2）インタビューフォーム

19 エムプリシティ点滴静注用 300・400mg BMS

一般名：エロツズマブ（遺伝子組換え），略号・治験番号等[1]：BMS-902608，HuLuc63

併売品・後発品[2]：―

薬剤基本情報

【効能または効果】
再発または難治性の多発性骨髄腫
【用法および用量】
レナリドミド，デキサメタゾンと併用：1回10mg/kgを点滴静注1サイクル28日間。最初の2サイクルは1週間間隔で4回（1, 8, 15, 22日目），3サイクル以降は2週間間隔で2回（1, 15日目）点滴静注。

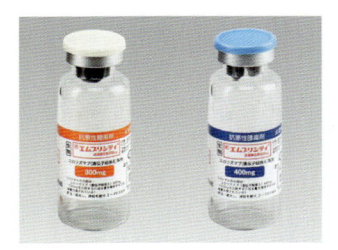

薬剤調製情報

基本溶解液 [1]種類：注射用水に限る。
液量：300mg製剤は13mL，400mg製剤は17mLの注射用水で溶解し，25mg/mLの濃度とする。

基本希釈液 [1]種類：生理食塩液または5％ブドウ糖注射液
液量：通常230mLの生理食塩液また5％ブドウ糖注射液で希釈する。

危険度 不明

製剤形状 白色～微黄白色の塊または粉末（凍結乾燥製剤）

溶解後製剤濃度 [1]25mg/mL

薬剤充填量 300mg/vial製品：340mg
400mg/vial製品：440mg
調製時の損失を考慮に入れ，1バイアルからエロツズマブ（遺伝子組換え）300mgまたは400mgを注射するに足る量を確保するために過量充填されている。

薬剤吸着性 [3]輸液バッグ，輸液セット，輸液フィルター等への吸着はほとんど認められない。

溶解・希釈後の安定性 [1]

溶解法	希釈法	濃度（溶解・希釈後）	条件		残存率90％以上（時間）
			温度（℃）	光	
注射用水	―	25mg/mL	25	―	48
注射用水で25mg/mL	生理食塩液または5％ブドウ糖注射液	0.9～6.6mg/mL[※]	5	室内光	16
			室温		8

※：ポリ塩化ビニル製またはポリオレフィン製バッグに入れて保存。

使用可能な溶解・希釈液 [1]
溶解液：注射用水，希釈液：生理食塩液，5％ブドウ糖液

使用不可能な溶解・希釈液 [3]上記溶解液・希釈液以外は不可。

混合不可能な薬剤（例） [3]他剤との混合不可（他剤との配合変化についてのデータなし）。

主な注意点

調製に関する注意点 [1]

- 18G以下の注射針を装着した注射筒を用いる。
- バイアルを立てた状態でゆっくりと溶液を回転させて溶解し，穏やかに数回回転させる。バイアルは振とうせず，激しく撹拌しない。完全に溶解した後，5〜10分間静置する。
- 溶解液は無色〜微黄色の透明〜乳白光を呈する液である。溶解液に微粒子や変色がないか目視で確認する。微粒子または変色が認められた場合には使用しない。
- 用時調製し，調製後は速やかに使用する。残液は廃棄する。

その他の注意点 [1]

- 希釈液の全量を，輸液ポンプを用いて，0.22ミクロン以下のメンブランフィルターを用いたインラインフィルターを通して投与する。
- 点滴静注としてのみ用い，急速静注は行わない。
- infusion reactionを軽減させるため，本剤の投与前に抗ヒスタミン薬（ジフェンヒドラミン等），H_2受容体拮抗薬（ラニチジン等）および解熱鎮痛薬（アセトアミノフェン等）を投与する。
- 本剤と併用するデキサメタゾンは，経口投与（28mgを本剤投与の3〜24時間前に投与）と静脈内投与（8mgを本剤投与の45分前までに投与完了）に分割して投与する。
- 0.5mL/分の投与速度で点滴静注を開始し，患者の忍容性が良好な場合は，患者の状態を観察しながら，投与速度を以下のように段階的に上げることができる。ただし，投与速度は5mL/分を超えないこと。

投与時期		投与速度（mL/分）		
		投与開始 0〜30分	投与開始 30〜60分	投与開始 60分以降
第1サイクル	初回投与	0.5	1	2
	2回目投与	3	4	
	3および4回目投与	5		
第2サイクル以降		5		

【参考文献】
1）インタビューフォーム
2）保険薬事典Plus⁺　平成31年4月版，じほう，2019.
3）メーカー確認

20 エルプラット点滴静注液 50・100・200mg ヤクルト

一般名：オキサリプラチン，略号・治験番号等[1]：L-OHP

併売品・後発品[2]：オキサリプラチン点滴静注液50mg/10mL「サンド」，オキサリプラチン点滴静注液100mg/20mL「サンド」，オキサリプラチン点滴静注液200mg/40mL「サンド」，オキサリプラチン点滴静注液50mg「ニプロ」，オキサリプラチン点滴静注液100mg「ニプロ」，オキサリプラチン点滴静注液200mg「ニプロ」，オキサリプラチン点滴静注液50mg「FFP」，オキサリプラチン点滴静注液100mg「FFP」，オキサリプラチン点滴静注液200mg「FFP」，オキサリプラチン点滴静注液50mg「テバ」，オキサリプラチン点滴静注液100mg「テバ」，オキサリプラチン点滴静注液200mg「テバ」，オキサリプラチン点滴静注液50mg/10mL「KCC」，オキサリプラチン点滴静注液100mg/20mL「KCC」，オキサリプラチン点滴静注液200mg/40mL「KCC」，オキサリプラチン点滴静注液50mg「サワイ」，オキサリプラチン点滴静注液100mg「サワイ」，オキサリプラチン点滴静注液200mg「サワイ」，オキサリプラチン点滴静注50mg「トーワ」，オキサリプラチン点滴静注100mg「トーワ」，オキサリプラチン点滴静注200mg「トーワ」，オキサリプラチン点滴静注液50mg「日医工」，オキサリプラチン点滴静注液100mg「日医工」，オキサリプラチン点滴静注液200mg「日医工」，オキサリプラチン点滴静注液50mg/10mL「ケミファ」，オキサリプラチン点滴静注液100mg/20mL「ケミファ」，オキサリプラチン点滴静注液200mg/40mL「ケミファ」，オキサリプラチン点滴静注液50mg/10mL「ホスピーラ」，オキサリプラチン点滴静注液100mg/20mL「ホスピーラ」，オキサリプラチン点滴静注液200mg/40mL「ホスピーラ」，オキサリプラチン点滴静注液50mg「DSEP」，オキサリプラチン点滴静注液100mg「DSEP」，オキサリプラチン点滴静注液200mg「DSEP」，オキサリプラチン点滴静注液50mg「NK」，オキサリプラチン点滴静注液100mg「NK」，オキサリプラチン点滴静注液200mg「NK」，

薬剤基本情報

【効能または効果】
治癒切除不能な進行・再発の結腸・直腸癌，結腸癌における術後補助化学療法，治療切除不能な膵癌，胃癌，小腸癌

【用法および用量】
治癒切除不能な進行・再発の結腸・直腸癌および結腸癌の術後補助化学療法はA法またはB法を使用する。治癒切除不能な膵癌および小腸癌にはA法を使用する。胃癌にはB法を使用する。
A法：他の抗悪性腫瘍剤併用 **1サイクル** 1日1回85mg/m^{2}を2時間点滴静注し13日間以上休薬（反復）。適宜減量
B法：他の抗悪性腫瘍剤併用 **1サイクル** 1日1回130mg/m^{2}を2時間点滴静注し20日間以上休薬（反復）。適宜減量

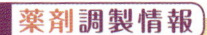

薬剤調製情報

基本希釈液 種類：5％ブドウ糖注射液に限る。
　　　　　　液量：希釈液量は250～500mLが望ましい。

危険度 I

製剤形状 液体製剤

製剤濃度 5mg/mL

薬剤充填量 50mg/vial製品：過量充填あり
　　　　　　100mg/vial製品：過量充填あり
　　　　　　200mg/vial製品：過量充填あり

比重 約1.0031g/cm^3

薬剤吸着性 [3]輸液バッグ，輸液セット，インラインフィルター等への吸着性はほとんど認められない[2]。

溶解・希釈後の安定性 [1), 3)]

溶解法	希釈法	濃度（希釈後）	条件		残存率90%以上（時間）
			温度（℃）	光	
—	5%ブドウ糖注射液	0.5mg/mL	室温	室内散光	24

使用可能な溶解・希釈液 5%ブドウ糖注射液（限定）

使用不可能な溶解・希釈液 生理食塩液等の塩化物を含む輸液との配合は避ける（塩化物含有溶液により分解）。

主な注意点 [1), 4), 5)]

調製に関する注意点

・錯化合物のため，他の抗悪性腫瘍剤とは混合しない。
・塩化物含有溶液により分解するため，生理食塩液等の塩化物を含む輸液との配合を避ける。
・塩基性溶液により分解するため，塩基性溶液との混和あるいは同じ点滴ラインを用いた同時投与は行わない。
・15℃以下での保存は推奨されない。（本剤は15℃以下で保存した場合，結晶を析出することがある。析出した場合は振盪するなどして，溶解させた後に使用すること。）
・アルミニウムとの接触により分解するおそれがあるため，アルミニウムを含む医療器具等を使用しない。

その他の注意点

・通常，120分かけて点滴静注する。

【参考文献】
　1）インタビューフォーム
　2）保険薬事典Plus⁺　平成31年4月版，じほう，2019.
　3）メーカー提出資料
　4）添付文書
　5）ELOXATIN（米国におけるオキサリプラチン）添付文書

21 注射用エンドキサン 100・500mg 塩野義

一般名：シクロホスファミド水和物，略号・治験番号等[1]：CP，CPA，CPM，CTX，CY，B-518

併売品・後発品[2]：—

薬剤基本情報

【効能または効果】

1. 多発性骨髄腫，悪性リンパ腫，肺癌，乳癌，急性白血病，真性多血症，子宮頸癌，子宮体癌，卵巣癌，神経腫瘍（神経芽腫，網膜芽腫），骨腫瘍の自覚的ならびに他覚的症状の緩解

2. 他の抗悪性腫瘍剤併用：慢性リンパ性白血病，慢性骨髄性白血病，咽頭癌，胃癌，膵癌，肝癌，結腸癌，睾丸腫瘍，絨毛性疾患（絨毛癌，破壊胞状奇胎，胞状奇胎），横紋筋肉腫，悪性黒色腫の自覚的ならびに他覚的症状の緩解

3. 他の抗悪性腫瘍剤併用：乳癌（手術可能例での術前・術後化学療法）

4. 褐色細胞腫

5. 下記疾患における造血幹細胞移植の前治療：急性白血病，慢性骨髄性白血病，骨髄異形成症候群，重症再生不良性貧血，悪性リンパ腫，遺伝性疾患（免疫不全，先天性代謝障害・先天性血液疾患：ファンコニ貧血，ウィスコット・アルドリッチ症候群，ハンター病等）

6. 腫瘍特異的T細胞輸注療法の前処置

7. 治療抵抗性の下記リウマチ性疾患：全身性エリテマトーデス，全身性血管炎（顕微鏡的多発血管炎，多発血管炎性肉芽腫症，結節性多発動脈炎，好酸球性多発血管炎性肉芽腫症，高安動脈炎等），多発性筋炎／皮膚筋炎，強皮症，混合性結合組織病，血管炎を伴う難治性リウマチ性疾患

【用法および用量】

1. 多発性骨髄腫，悪性リンパ腫，肺癌，乳癌，急性白血病，真性多血症，子宮頸癌，子宮体癌，卵巣癌，神経腫瘍（神経芽腫，網膜芽腫），骨腫瘍の自覚的ならびに他覚的症状の緩解⇒1日1回100mgを連日静注，患者が耐えられれば1日200mgに増量。総量3,000〜8,000mg，有効時はできる限り長期持続 白血球数減少時 2〜3日おきに投与，正常の1/2以下では一時休薬，回復後再び継続投与 間欠的 300〜500mgを週1〜2回静注。必要に応じて筋・胸腔・腹腔または腫瘍に注射・注入。病巣部を灌流する主幹動脈内に1日200〜1,000mgを急速あるいは持続点滴注入するか，体外循環を利用して1回1,000〜2,000mgを局所灌流投与も可。適宜増減

2. 他の抗悪性腫瘍剤併用：慢性リンパ性白血病，慢性骨髄性白血病，咽頭癌，胃癌，膵癌，肝癌，結腸癌，睾丸腫瘍，絨毛性疾患（絨毛癌，破壊胞状奇胎，胞状奇胎），横紋筋肉腫，悪性黒色腫の自覚的ならびに他覚的症状の緩解⇒1. 参照。適宜減量。悪性リンパ腫には1日1回750mg/m^{2}を間欠的に静注

3. 他の抗悪性腫瘍剤併用：乳癌（手術可能例での術前・術後化学療法）⇒(1) ADMまたはEPIと併用： 1クール 1日1回600mg/m^{2}を静注後，20日間休薬（ADM併用：4クール反復，EPI併用：4〜6クール反復）。適宜減量 (2) EPIおよび5-FU併用： 1クール 1日1回500mg/m^{2}を静注後，20日間休薬（4〜6クール反復）。適宜減量

4. 褐色細胞腫⇒ 1クール VCR，DICと併用。1日1回750mg/m^{2}を静注後，20日間以上休薬。適宜減量

5. 下記疾患における造血幹細胞移植の前治療：(1) 急性白血病，慢性骨髄性白血病，骨髄異形成症候群⇒1日1回60mg/kgを2〜3時間かけて点滴静注，連日2日間 (2) 重症再生不良性貧血⇒1日1回50mg/kgを2〜3時間かけて点滴静注，連日4日間 (3) 悪性リンパ腫⇒(2)参照。適宜減量 (4) 遺伝性疾患（免疫不全，先天性代謝障害・先天性血液疾患：ウィスコット・アルドリッチ症候群，ハンター病等）⇒(1) または(2)参照。適宜減量。ファンコニ貧血では総投与量40mg/kg（5〜10mg/kgを4日間）を超えない

6. 腫瘍特異的T細胞輸注療法の前処置⇒再生医療等製品の用法用量・使用方法に基づき使用する。

7. 治療抵抗性の下記リウマチ性疾患：全身性エリテマトーデス，全身性血管炎（顕微鏡的多発血管炎，多発血管炎性肉芽腫症，結節性多発動脈炎，好酸球性多発血管炎性肉芽腫症，高安動脈炎等），多発性筋炎／皮膚筋炎，強皮症，混合性結合組織病，血管炎を伴う難治性リウマチ性疾患：(1) 成人には，1日1回500〜1,000mg/m^{2}を静注。投与間隔原則4週間 (2) 小児には，1日1回500mg/m^{2}を静注。投与間隔原則4週間。(1)，(2)は適宜増減

薬剤調製情報

基本溶解液 種類：生理食塩液または注射用水が望ましい。

液量：溶解液量は100mgあたり5mLで溶解する。

| 基本希釈液 | 種類：指定なし。安定性を考慮して選択する。 |
| | 液量：指定なし。投与量・投与時間等を考慮する。 |

危険度 I

製剤形状 白色の結晶または結晶性の粉末　　　　**溶解後製剤濃度** 20mg/mL

薬剤充填量 100mg/vial製品：過量充填なし，500mg/vial製品：過量充填なし

比重 1.0123g/cm^3：シクロホスファミド500mg/25mL（生理食塩液）

薬剤吸着性 [3],[4] 輸液セット，インラインフィルター等への吸着はほとんど認められない。
　　　　　　輸液バッグへの吸着は若干あり。
　　　　　　〔24時間後残存率：約90％（力価低下を含む）〕

溶解・希釈後の安定性 [5],[6]

溶解法	希釈法	濃度（溶解後）	条件		残存率90％以上（時間）
			温度（℃）	光	
100mg/vial/5mL，500mg/vial/25mL 生理食塩液	—	500mg/25mL	室温	散光	48[※]

※生理食塩液で溶解時（濃度：500mg/25mL）は6時間後に，5％ブドウ糖注射液で溶解時（濃度：500mg/25mL）は3時間後にpHが規格外となるので注意する（規格pH：4.0〜6.0）

使用可能な溶解・希釈液（調製後の安定性については上記および各資料参照のこと）
注射用水，生理食塩液，5％ブドウ糖注射液等

主な注意点 [1],[3],[5]

調製に関する注意点

- 5％ブドウ糖注射液（濃度：500mg/25mL）での溶解・希釈は，含量残存率から見ると可能であるが，経時的にpHが低下し，溶解3時間後にはpHが規格外となる（規格pH4.0〜6.0）ので注意する。また，本剤500mgを注射用水25mLで溶解後に各種希釈液500mL（濃度：500mg/500mL）で希釈した場合には，24時間後も規格内である（20〜25℃室内散光下）。
- 大変溶け難いので溶解するまでよく振とうする。
- 静脈内等へのワンショット投与の場合には，溶液が低張となるため注射用水を使用しない。
- 点滴静注の場合には，溶解後適当な補液で希釈する。
- 揮発性が高いため，閉鎖式接続器具を使用した場合，無菌製剤処理料1が算定できる。

その他の注意点 [1]

- 造血幹細胞移植の前治療として使用する場合には，投与終了後24時間は150mL/時間以上の尿量を保つように，1日3L以上の輸液を行うとともにメスナを併用する。患者の年齢および状態を考慮し，輸液の量を調節する。
- 本剤とペントスタチン（商品名：コホリン）を併用しないこと。（造血幹細胞移植の患者で，本剤投与中にペントスタチンを単回投与したところ，錯乱，呼吸困難，低血圧，肺水腫等が認められ，心毒性により死亡したとの報告がある。）
- 本剤を悪性リンパ腫に用いる場合，本剤の投与量，投与スケジュール等については，関連学会のガイドライン等，最新の情報を参考に投与すること。

【参考文献】
1）インタビューフォーム
2）保険薬事典Plus$^+$　平成31年4月版，じほう，2019.
3）メーカー確認
4）医薬ジャーナル，32（10）：2529-2543, 1996.（旧製品時データ）
5）メーカー社内資料

併売品・後発品[2]：—

薬剤基本情報

【効能または効果】
1. 悪性黒色腫
2. 根治切除不能または転移性の腎細胞癌
3. 切除不能な進行・再発の非小細胞肺癌，再発または難治性の古典的ホジキンリンパ腫，再発または遠隔転移を有する頭頸部癌，がん化学療法後に増悪した治癒切除不能な進行・再発の胃癌，がん化学療法後に増悪した切除不能な進行・再発の悪性胸膜中皮腫

【用法および用量】
1. 悪性黒色腫⇒1回240mgを2週間間隔で点滴静注。術後補助療法の場合は，投与期間は12ヵ月間まで。根治切除不能でイピリムマブ併用では，1回80mgを3週間間隔で4回点滴静注。その後，1回240mgを2週間間隔で点滴静注。
2. 根治切除不能または転移性の腎細胞癌⇒1回240mgを2週間間隔で点滴静注。化学療法未治療でイピリムマブ併用では，通1回240mgを3週間間隔で4回点滴静注。その後，1回240mgを2週間間隔で点滴静注。
3. 切除不能な進行・再発の非小細胞肺癌，再発または難治性の古典的ホジキンリンパ腫，再発または遠隔転移を有する頭頸部癌，がん化学療法後に増悪した治癒切除不能な進行・再発の胃癌，がん化学療法後に増悪した切除不能な進行・再発の悪性胸膜中皮腫⇒1回240mgを2週間間隔で点滴静注。

【共通】30分以上かけて点滴静注

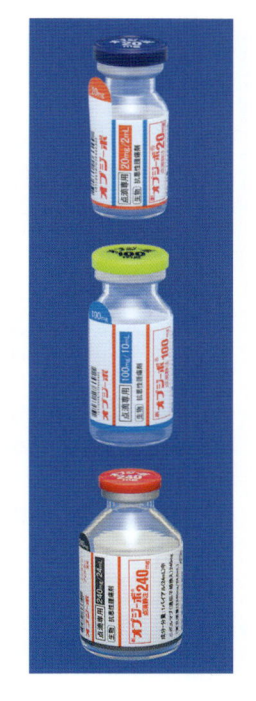

薬剤調製情報

基本希釈液[1), 3)] 種類：生理食塩液または5%ブドウ糖注射液に限る
液量：総液量は60mL以上を目安とする。なお，1回240mg投与時の総液量は体重30kg以上の患者には150mL以下，体重30kg未満の患者には100mL以下とする。

危険度 Ⅱ

製剤形状[1), 3)] 無色〜微黄色の澄明または乳白光を呈する液（液体製剤）
微粒子をわずかに認めることがある。

製剤濃度[1), 3)] 20mg/vial製品：20mg/2mL
100mg/vial製品：100mg/10mL
240mg/vial製品：240mg/24mL

薬剤充填量[1), 3)] 20mg/vial製品：過量充填あり（実充填量：22mg/2.2mL）
100mg/vial製品：過量充填あり（実充填量：105mg/10.5mL）
240mg/vial製品：過量充填あり（実充填量：246mg/24.6mL）

比重[1)] 1.020〔日本薬局方の一般試験法「比重瓶による測定法」に従って測定した場合の，20℃での本剤の密度（1.018g/cm^3）により算出〕

薬剤吸着性[1)] インタビューフォームに記載されている輸液セット，フィルターやCVポートで吸着は認められなかった。
シリコーンゴムカテーテルを用いたCVポートで微粒子を認めた。

溶解・希釈後の安定性 [1]

溶解法	希釈法	濃度（希釈後）	条件		残存率90%以上（時間）
			温度（℃）	光	
—	生理食塩液	0.35mg/mL	24～26	室内光	—※
		4.0mg/mL	24～26	室内光	—※
	5％ブドウ糖液	0.35mg/mL	24～26	室内光	—※
		4.0mg/mL	24～26	室内光	—※

※：24時間後で変化なし

使用可能な溶解・希釈液 該当なし

使用不可能な溶解・希釈液 データなし

混合不可能な薬剤（例） データなし

主な注意点

調製に関する注意点 [1], [3]

・バイアルは振盪せず，激しく撹拌しないこと。
・添加後は静かに混和し，急激な振盪は避けること。
・希釈後の液は速やかに使用すること。また，使用後も残液は，細菌汚染のおそれがあるので使用しないこと。
・希釈後の最終濃度0.35mg/mL未満では，本剤の点滴溶液中の安定性が確認されていない。
・他剤との混注はしないこと。

その他の注意点 [1], [3]

・必ず静脈内投与とし，皮下，筋肉内には投与しないこと。
・本剤は点滴静注のみとし，急速静注は行わないこと。
・本剤は，30分以上かけて点滴静注すること。
・本剤の投与にあたっては，インラインフィルター（0.2または0.22μm）を使用すること。

【参考文献】
1）インタビューフォーム
2）保険薬事典Plus⁺　平成31年4月版，じほう，2019.
3）添付文書

23 オンコビン注射用 1mg 日本化薬

一般名：ビンクリスチン硫酸塩，略号・治験番号等[1]：VCR，LCR，Lilly37231

併売品・後発品[2]：—

薬剤基本情報

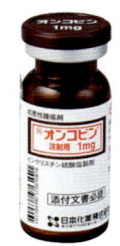

【効能または効果】
白血病（急性白血病，慢性白血病の急性転化時を含む），悪性リンパ腫（細網肉腫，リンパ肉腫，ホジキン病），小児腫瘍（神経芽腫，ウィルムス腫瘍，横紋筋肉腫，睾丸胎児性癌，血管肉腫等），多発性骨髄腫（他の抗悪性腫瘍剤併用），悪性星細胞腫（他の抗悪性腫瘍剤併用），乏突起膠腫成分を有する神経膠腫（他の抗悪性腫瘍剤併用），褐色細胞腫

【用法および用量】
1. 白血病（急性白血病，慢性白血病の急性転化時を含む），悪性リンパ腫（細網肉腫，リンパ肉腫，ホジキン病），小児腫瘍（神経芽腫，ウイルムス腫瘍，横紋筋肉腫，睾丸胎児性癌，血管肉腫等）⇒0.02〜0.05mg/kg（ 小児 0.05〜0.1mg/kg）を週1回静注 1回最高 2mg
2. 他の抗悪性腫瘍剤併用：多発性骨髄腫⇒ADM，デキサメタゾンリン酸ナトリウムと併用 1クール（標準） 1日0.4mgを24時間持続静注，4日間連続投与後17〜24日間休薬
3. 他の抗悪性腫瘍剤併用：悪性星細胞腫，乏突起膠腫成分を有する神経膠腫⇒ 1クール（6〜8週） $1.4mg/m^2$ を2回静注。1回目の3週間後に2回目を投与 1回最高 2mg
4. 褐色細胞腫⇒CPA，DTICと併用 1クール 1日1回$1.4mg/m^2$を静注，20日間以上休薬，適宜減量 1回最高 2mg

薬剤調製情報

基本溶解液 種類：注射用水，生理食塩液または5％ブドウ糖注射液で溶解する。
液量：溶解液量は1バイアルあたり10mL程度が望ましい。

基本希釈液 通常，点滴ボトルへの希釈はしない。

- -

危険度 I

製剤形状 粉末製剤　　溶解後製剤濃度 0.1mg/mL

薬剤充填量 1mg/vial製品：過量充填なし

薬剤吸着性 [3], [4] 吸着が認められる製品あり。
吸着性の高いもの：セルロースエステルフィルター（未処理），セルロースニトレート/セルロースアセテートエステル，ナイロンフィルター，テフロンフィルター
吸着性の低いもの：セルロースエステルフィルター（処理済），セルロースアセテート，ポリスルフォンフィルター
（繁用量時におけるポリエーテルスルホン膜への平均吸着率：約1.08％）
（低用量時におけるポリエーテルスルホン膜への平均吸着率：約1.05％）

溶解・希釈後の安定性 [1]

溶解法	希釈液	濃度（希釈後）	条件		残存率90％以上（時間）
			温度（℃）	光	
1mg/vial/10mL 各種溶解液※	—	1mg/10mL	室温	散光	24

※：注射用水，生理食塩液，5％ブドウ糖注射液のいずれか

使用可能な溶解・希釈液 （調製後の安定性については上記および各資料参照のこと）
注射用水，生理食塩液，5％ブドウ糖注射液

主な注意点 1）, 3）, 5）

調製に関する注意点

・基本的には1バイアルに注射用水または生理食塩液10mLを加えて溶解する。

・緩徐に（1分程度かけて）静脈内投与を行うため，通常シリンジ充填を行う。

その他の注意点

・1回量2mgを超えない。

・通常用量で連日投与は行わない。

・髄腔内投与不可。

・ドキソルビシン塩酸塩，デキサメタゾンリン酸エステルナトリウムとの併用において，24時間持続静脈内注射を実施する場合は，中心静脈カテーテルを留置して投与する。

・褐色細胞腫患者において，本剤を含む化学療法施行後に高血圧クリーゼを含む血圧変動が報告されていることから，本剤を含む化学療法開始前にα遮断薬等を投与すること。

【参考文献】
1）インタビューフォーム
2）保険薬事典Plus⁺　平成31年4月版，じほう，2019.
3）メーカー確認
4）石田志朗：抗悪性腫瘍剤の輸液フィルターへの吸着に関する検討．静脈経腸栄養，16（4）：71-78，2001.
5）添付文書

カイプロリス点滴静注用 10・40mg　小野＝AMGEN
一般名：カルフィルゾミブ，略号・治験番号等[1]：ONO-7057

併売品・後発品[2]：—

薬剤基本情報

【効能または効果】
再発または難治性の多発性骨髄腫
【用法および用量】
再発または難治性の多発性骨髄腫⇒（1）レナリドミドおよびデキサメタゾン
併用：**1サイクル** 1日1回，本剤を1，2，8，9，15，16日目に点滴静注し，12
日間休薬。12サイクルまで反復。13サイクル以降は，1日1回，1，2，15，16日
目に点滴静注し，12日間休薬。本剤の投与量はカルフィルゾミブとして，1サイクル目の1，2日目のみ20mg/m^2，
それ以降は27mg/m^{2}とし，10分かけて点滴静注。適宜減量　（2）デキサメタゾン併用：**1サイクル** 1日1回，本剤
を1，2，8，9，15，16日目に点滴静注し，12日間休薬。1サイクル目の1，2日目のみ20mg/m^2，それ以降は
56mg/m^{2}とし，30分かけて点滴静注。適宜減量

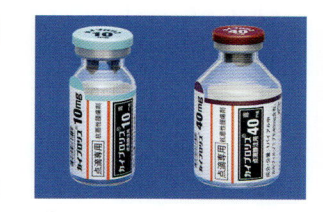

薬剤調製情報

基本溶解液[1), 3)] **種類**：注射用水に限る。
　　　　　　液量：10mg製品の場合は5mL，40mg製品の場合は20mLを使用する。
　　　　　　　　　　2mg/mLの濃度となるようにする。
基本希釈液[1), 3)] **種類**：5%ブドウ糖液に限る。
　　　　　　液量：体表面積から計算した必要量を5%ブドウ糖液にて希釈する。

危険度　I

製剤形状[1), 3)]白色〜灰白色の塊または粉末（凍結乾燥製剤）

溶解後製剤濃度[1), 3)]2mg/mL

薬剤充填量[1), 3)]10mg/vial製品：6.5%過量充填あり（実充填量：10.7mg）
　　　　　　　40mg/vial製品：6.5%過量充填あり（実充填量：42.6mg）

比重[1), 3)]該当しない

薬剤吸着性[1)]以下の輸液セットで吸着は認められなかった。
　　　　　　・シュアプラグ輸液セット（PVCフリー）0.2μmフィルター付きSP-PF36P02Y
　　　　　　・テルフュージョン輸液セット（DEHPフリー）TI-U355P＋ファイナルフィルターPS
　　　　　　（0.2μm）TF-NW231H

溶解・希釈後の安定性[1)]

溶解法	希釈法	濃度（溶解・希釈後）	条件		残存率90%以上（時間）
			温度（℃）	光	
10mg/vial/5mL 注射用水 40mg/vial/20mL 注射用水	—	2mg/mL	5	遮光	24
	—	2mg/mL	25	遮光	24
	5%ブドウ糖液	0.2mg/mL	25	室内光	24
	5%ブドウ糖液	1.8mg/mL	25	室内光	24

使用可能な溶解・希釈液 該当なし

使用不可能な溶解・希釈液 データなし

混合不可能な薬剤（例） データなし

主な注意点 [1), 3)]

調製に関する注意点

・使用直前にバイアルを冷蔵庫から取り出す。

・溶解時は泡立つため，注射用水をバイアルの内壁に当てながら緩徐に注入する。

・バイアルを緩やかに転倒混和し，泡立ちが生じた場合には，泡が消えるまで約2〜5分間バイアルを静置する。

・体表面積から計算した必要量を5%ブドウ糖液にて希釈する。

・他剤との混注はしない。

・バイアル中の未使用残液は適切に廃棄する。

その他の注意点

・必ず静脈内投与とし，皮下，筋肉内には投与しない。

・レナリドミドおよびデキサメタゾン併用時には10分かけて，デキサメタゾン併用時には30分かけて点滴静注し，急速静脈内投与は行わない。

【参考文献】
1）インタビューフォーム
2）保険薬事典Plus$^+$　平成31年4月版，じほう，2019.
3）添付文書

25 ガザイバ点滴静注　1000mg　中外＝日本新薬

一般名：オビヌツズマブ（遺伝子組換え），略号・治験番号等[1]：GA101，RO5072759

併売品・後発品[2]：―

薬剤基本情報

【効能または効果】
CD20陽性の濾胞性リンパ腫

【用法および用量】
1. 導入療法：1サイクル目は1，8，15日目，1日1回1000mgを点滴静注。2サイクル目以降は1日目に1日1回1000mgを点滴静注
   (1) シクロホスファミド水和物，ドキソルビシン塩酸塩，ビンクリスチン硫酸塩，プレドニゾロンまたはメチルプレドニゾロン併用：1サイクル3週間，8サイクルまで反復
   (2) シクロホスファミド水和物，ビンクリスチン硫酸塩，プレドニゾロン／メチルプレドニゾロン併用：1サイクル3週間，8サイクルまで反復
   (3) ベンダムスチン塩酸塩併用：1サイクル4週間，6サイクルまで反復
2. 維持療法：単独投与により2カ月に1回1000mgを点滴静注。最長2年間

薬剤調製情報

基本希釈液[3] 種類：生理食塩液に限る。
液量：希釈後の総液量が250mLとなるように希釈調製する。

危険度 不明

製剤形状 [1], [3] 無色から微褐色の液（液体製剤）

製剤濃度 [1], [3] 資料なし

薬剤充填量 [1], [3] 1000mg/vial製品：過量充填あり

比重 [1] 1.037g/cm³

薬剤吸着性 [1] インタビューフォームに記載されている輸液セット，フィルターやCVポートで吸着は認められなかった。
シリコーンゴムカテーテルを用いたCVポートで微粒子を認めた。

溶解・希釈後の安定性 [1]
本剤濃度が0.4mg/mLおよび20.0mg/mLとなるよう生理食塩液で希釈後，点滴静注バッグ[※1]に入れ，2～8℃・遮光・24時間保存後⇒30℃・室内散光下・24時間保存後⇒24時間かけて薬4mL/hrの速度で輸液セット[※2]にて通液した結果，安定であることを確認。
ただし本剤には，抗菌性保存剤が含まれないため，微生物学的観点より希釈後は速やかに使用すべきである。
※1：ポリ塩化ビニル，ポリプロピレン，ポリエチレン，ポリオレフィンの点滴静注バッグ
※2：ポリ塩化ビニル，ポリウレタン，ポリエチレンの輸液セット等

使用可能な溶解・希釈液 生理食塩液（限定）

混合不可能な薬剤 他剤との混合は不可

主な注意点

調製に関する注意点 [1, 3]

・希釈液として日局生理食塩液以外は使用しない。

・調製時は静かに転倒混和する。

・用時調製し，調製後は速やかに使用する。

その他の注意点 [1, 3]

・本剤投与による infusion reaction を軽減させるために，本剤投与の30分〜1時間前に，抗ヒスタミン薬，解熱鎮痛薬の前投与を行うこと。また，副腎皮質ホルモン薬と併用しない場合は，本剤の投与に際して，副腎皮質ホルモン薬の前投与を考慮すること。

・本剤の投与時にはバイアルから40mLを抜き取り，生理食塩液で希釈して計250mLとし，50mg/hrの投与速度で点滴静注を開始する。

・初回投与で，Infusion reaction が認められない場合は，患者状態を観察しながら30分毎に50mg/hrずつ，最大400mg/時まで上げることができる。

・2回目以降の投与では，前回の投与でGrade2以上の infusion reaction が発現しなかった場合，100mg/時で投与を開始し，30分毎に100mg/hrずつ，最大400mg/hrまで上げることができる。

・Grade2以下の Infusion reaction が発現した場合，投与中断もしくは投与速度を下げて，適切な処置を行う。回復後投与再開可。

・Grade3の infusion reaction が発現した場合は投与中断。回復後投与再開可。ただし，再度Grade3の infusion reaction が発現した場合は再投与しない。

・回復後はの再投与は，投与中断前の半分の投与速度とする。その後，infusion reaction が認められなければ，30分毎に50mg/hrずつ，最大400mg/時まで上げることができる。

・Grade4の infusion reaction が発現した場合は直ちに投与中止，再投与しない。

・他剤との混注をしない。

・本剤は点滴静注のみとし，急速静注は行わない。

・本剤の投与にあたっては，0.2または0.22μmのインラインフィルターを使用する。

【参考文献】
　1）インタビューフォーム
　2）保険薬事典Plus$^+$　平成31年4月版，じほう，2019.
　3）添付文書

カドサイラ点滴静注用　100・160mg　中外

一般名：トラスツズマブ エムタンシン（遺伝子組換え），略号・治験番号等[1]：RO5304020，T-DM1

併売品・後発品：—

薬剤基本情報

【効能または効果】
HER2陽性の手術不能または再発乳癌
【用法および用量】
通常，成人にはトラスツズマブ エムタンシン（遺伝子組換え）として1回3.6mg/kg
を3週間間隔で点滴静注する。初回は90分かけて投与。忍容性が良好なら2回目以
降は30分まで短縮可。
本剤投与時には，添付の日局注射用水で20mg/mL濃度に溶解，必要量を直ちに日
局生理食塩液250mLに希釈し点滴静注する。

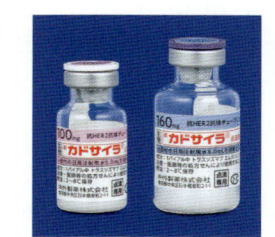

薬剤調製情報

基本溶解液　種類：注射用水に限る（添付溶解液：アンプル）。
　　　　　　　液量：添付溶解液（注射用水）を使用する。
　　　　　　　　　　点滴静注用100mg：5mL，点滴静注用160mg：8mL（添付の注射用水）
基本希釈液　種類：生理食塩液に限る。
　　　　　　　液量：希釈液量は250mLに限る。

危険度　I

製剤形状　凍結乾燥製剤

溶解後製剤濃度　20mg/mL

薬剤充填量[1]　100mg/vial製品：トラスツズマブ エムタンシン（遺伝子組換え）106mg
　　　　　　　160mg/vial製品：トラスツズマブ エムタンシン（遺伝子組換え）171mg
　　　　　　　本剤は注射用水（点滴静注用100mg：5.0mL，点滴静注用160mg：8.0mL）を抜き取り，
　　　　　　　1バイアルに溶解した時にトラスツズマブ エムタンシン濃度が20mg/mLとなるように
　　　　　　　過量充填されている。

薬剤吸着性　点滴バッグ，輸液セット，および孔径0.2または0.22μmのインラインフィルターに対して
　　　　　　　の適合性について問題はない。なお，インラインフィルターはポリエーテルスルホン製また
　　　　　　　はポリスルホン製を用いること。

希釈後の安定性
160mg製剤を注射用水で溶解し，生理食塩液にトラスツズマブ エムタンシン濃度が0.5または1.5mg/
mLとなるように希釈し，これを5℃で24時間保存したところ，微粒子の生成を認めた。0.2μmイン
ラインフィルター（ポリエーテルスルホン製）による微粒子のろ過前後で，タンパク質濃度に変化を認め
なかった。ただし，安定性および無菌性の維持の観点から投与直前に溶解・希釈すること。

使用可能な溶解・希釈液　注射用水（溶解限定），生理食塩液（希釈限定）

混合不可能な薬剤（例）　他剤，ブドウ糖溶液

主な注意点

調製に関する注意点
・調製時には，日局注射用水，日局生理食塩液以外は使用しないこと。

・溶解時は静かにバイアルを回転させ，完全に溶解すること。

・用時調製し，調製後は速やかに使用すること。また，残液は廃棄すること。

その他の注意点

・0.2または0.22 μ mインラインフィルター（ポリエーテルスルホン製）を通して投与すること。

・他剤との混注をしないこと。

・ブドウ糖溶液との混合を避け，本剤とブドウ糖溶液の同じ点滴ラインを用いた同時投与は行わないこと。

・点滴静注のみとし，静脈内大量投与，急速静注をしないこと。

・点滴静注に際し，薬液が血管外に漏れると，投与部位における紅斑，圧痛，皮膚刺激，疼痛，腫れ等の事象を起こすことがあるので薬液が血管外に漏れないように投与すること。

・複数の含量規格があるため，製品の表示，色調，デザイン等に注意し，取り間違いに注意すること。

・本剤の使用にあたっては，本剤と一般名が類似しているトラスツズマブとの取り違えに注意すること。

・添付溶解液に溶解後の比重のデータは取得していない。

【参考文献】
　1）カドサイラ　インタビューフォーム
　2）添付文書

27 カルセド注射用 20・50mg 大日本住友＝日本化薬

一般名：アムルビシン塩酸塩，略号・治験番号等[1]：AMR，SM-5887

併売品・後発品[2]：―

薬剤基本情報

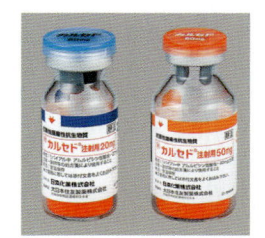

【効能または効果】
非小細胞肺癌，小細胞肺癌
【用法および用量】
45mg/m² を約20mLの生理食塩液または5％ブドウ糖注射液に溶解 **1クール** 1日1回3日間連日静注し，3～4週間休薬。適宜減量

薬剤調製情報

基本溶解液 種類：生理食塩液または5％ブドウ糖注射液が望ましい。
液量：溶解液量は使用全量あたり20mL程度が望ましい。

基本希釈液 通常，点滴ボトルへの希釈は行わない。

- -

危険度 Ⅱ

製剤形状 黄赤色の凍結乾燥製剤

薬剤充填量 20mg/vial製品：過量充填なし
50mg/vial製品：過量充填なし

薬剤吸着性 [3]輸液フィルターへの吸着が若干認められる（最大3.5％程度）。
ポリ塩化ビニル製点滴ラインを用いた場合，DEHPの溶出は検出限界以下である。（ただし点滴での本剤の投与は避ける）

溶解・希釈後の安定性 [1]

溶解法	希釈法	濃度（溶解後）	条件		残存率90%（時間）
			温度（℃）	光	
50mg/vial/5mL，25mL 生理食塩液または5％ブドウ糖注射液	―	2mg/mL，10mg/mL	25	散光	4.5※
			5	遮光	24

※4.5時間までの残存率の低下はないが，分解物の増加のため3時間までに使用する。

使用可能な溶解・希釈液（調製後の安定性については上記および各資料参照のこと）
生理食塩液，5％ブドウ糖注射液

使用不可能な溶解・希釈液 ハルトマン液pH8，プロテアミン12X注射液，メイロン（配合直後に濁りを認めた），10％ EL-3号輸液，ソリタ-T3号輸液（配合直後には澄明であったが，1時間後には濁りを認めた）
混合不可能な薬剤（例） 他剤との混合は不可。

主な注意点 [1]，[3]～[5]

調製に関する注意点
- 基本的には生理食塩液または5％ブドウ糖注射液約20mLを加えて溶解する。注射用水では投与時に疼痛などの刺激性が懸念される。
- 薬剤バイアル内は微陰圧に調整されている。

・他剤との配合（制吐剤も含む）を避ける。pH3を超えると力価の低下や濁りを認める場合がある。

・溶解後3時間を超えたものについては，力価や外観の変化がなくても分解物が増加しているので使用には適さない。

・調製後，濁りが認められた場合は使用しない。

その他の注意点

・側管より静脈注射する場合には，静脈確保に使用する輸液として，生理食塩液，5％ブドウ糖注射液，リンゲル液（乳酸リンゲル液および酢酸リンゲル液は不適）を使用し，するか，またはカルセド投与前後に生理食塩液または5％ブドウ糖注射液を用いて側管をflashingする。

・通常，投与に際しては留置カテーテルなどを使用し，側管からゆっくり（約5分間かけて）静脈内投与する。

・心筋障害が発現するため，本剤と他のアントラサイクリン系抗がん薬の総投与量に注意すること。

【参考文献】
　1）インタビューフォーム
　2）保険薬事典Plus⁺　平成31年4月版，じほう，2019.
　3）メーカー確認
　4）瀬戸貴司・監：カルセドを適正にご使用いただくために，日本化薬株式会社
　5）添付文書

28 カンプト点滴静注 40・100mg ヤクルト

一般名：イリノテカン塩酸塩水和物，略号・治験番号等[1]：CPT-11

併売品・後発品[2]：トポテシン点滴静注40mg，トポテシン点滴静注100mg，イリノテカン塩酸塩点滴静注液40mg「NK」，イリノテカン塩酸塩点滴静注液100mg「NK」，イリノテカン塩酸塩点滴静注液40mg「NP」，イリノテカン塩酸塩点滴静注液100mg「NP」，イリノテカン塩酸塩点滴静注液40mg「あすか」，イリノテカン塩酸塩点滴静注液100mg「あすか」，イリノテカン塩酸塩点滴静注液40mg「サワイ」，イリノテカン塩酸塩点滴静注液100mg「サワイ」，イリノテカン塩酸塩点滴静注液40mg「サンド」，イリノテカン塩酸塩点滴静注液100mg「サンド」，イリノテカン塩酸塩点滴静注液40mg「タイホウ」，イリノテカン塩酸塩点滴静注液100mg「タイホウ」，イリノテカン塩酸塩点滴静注液40mg「タイヨー」，イリノテカン塩酸塩点滴静注液100mg「タイヨー」，イリノテカン塩酸塩点滴静注液40mg「トーワ」，イリノテカン塩酸塩点滴静注液100mg「トーワ」，イリノテカン塩酸塩点滴静注液40mg「日医工」，イリノテカン塩酸塩点滴静注液100mg「日医工」，イリノテカン塩酸塩点滴静注液40mg「ホスピーラ」，イリノテカン塩酸塩点滴静注液100mg「ホスピーラ」，イリノテカン塩酸塩点滴静注液40mg「ハンルイ」，イリノテカン塩酸塩点滴静注液100mg「ハンルイ」

薬剤基本情報

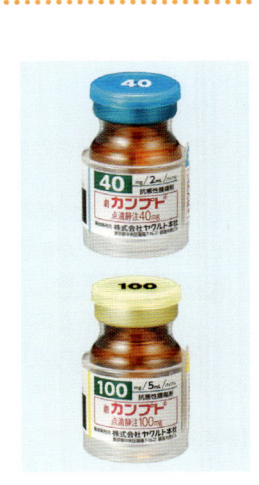

【効能または効果】

小細胞肺癌，非小細胞肺癌，子宮頸癌，卵巣癌，胃癌（手術不能または再発），結腸・直腸癌（手術不能または再発），乳癌（手術不能または再発），有棘細胞癌，悪性リンパ腫（非ホジキンリンパ腫），小児悪性固形腫瘍，治癒切除不能な膵癌

【用法および用量】

小細胞肺癌，非小細胞肺癌，乳癌（手術不能または再発），有棘細胞癌はА法を，子宮頸癌，卵巣癌，胃癌（手術不能または再発），結腸・直腸癌（手術不能または再発）はА法またＢ法を使用する。また，悪性リンパ腫（非ホジキンリンパ腫）はＣ法を，小児悪性固形腫瘍はＤ法を，治癒切除不能な膵癌はＥ法を使用する。

А法：**1クール**１日１回100mg/m²を１週間間隔で３～４回点滴静注し，２週間以上休薬

Ｂ法：**1クール**１日１回150mg/m²を２週間間隔で２～３回点滴静注し，３週間以上休薬

Ｃ法：**1クール**１日１回40mg/m²を３日間連日点滴静注し，１週毎２～３回繰り返し，２週間以上休薬

なお，А～Ｃ法の投与量は，適宜増減

Ｄ法：**1クール**１日１回20mg/m²を５日間連日点滴静注し，１週毎２回繰り返し，１週間以上休薬

Ｅ法：**1クール**１日１回180mg/m²を点滴静注し，２週間以上休薬

А・Ｂ・Ｅ法では90分以上かけて点滴静注，Ｃ・Ｄ法では60分以上かけて点滴静注

【А～Ｃ法共通】1クールを反復，適宜増減【Ｄ・Ｅ法共通】1クールを反復，適宜減量

薬剤調製情報

基本希釈液 種類：生理食塩液，５％ブドウ糖注射液または電解質維持液が望ましい。

液量：希釈液量はА法・Ｂ法・Ｅ法では500mL以上，Ｃ法では250mL以上，Ｄ法では100mL以上が望ましい。

- -

危険度 Ⅱ

製剤形状 液体製剤

製剤濃度 20mg/mL

薬剤充填量 40mg/2mL製品：過量充填あり
100mg/5mL製品：過量充填あり

比重 約1.021g/cm^3

薬剤吸着性 [3] 輸液バッグ，輸液セット，インラインフィルター等への吸着はほとんど認められない。

溶解・希釈後の安定性 [1]

溶解法	希釈法	濃度（希釈後）	条件		残存率90%（時間）
			温度（℃）	光	
―	生理食塩液または5％ブドウ糖注射液	40mg/250mL，40mg/500mL	室温	散光	24

使用可能な溶解・希釈液（調製後の安定性については上記および各資料参照のこと）
生理食塩液，5％ブドウ糖注射液，ソリタ－T3号輸液，マンニゲン注射液，プラスアミノ輸液，ポタコールR輸液，アクチット注等

使用不可能な溶解・希釈液 ハルトマン液pH8，フィジオゾール・3号，ラクテック注，モリアミン注

主な注意点 [1], [3], [4]

調製に関する注意点

・A法・B法・E法では500mL以上，C法では250mL，D法では100mL以上の希釈液を用いて希釈する。

・アルカリ性薬剤との混合により活性が下がる場合があるので注意する（本剤は酸性で活性を示す薬剤であるため）。

・アミノ基を含む薬剤との混合により活性が下がる場合があるので注意する。

・調製後は速やかに使用する。

その他の注意点

・光に対して不安定なため，直射日光を避ける。また，点滴時間が長い場合には遮光して投与する。

・必ず点滴静脈内投与とし，皮下，筋肉内投与は不可。

【参考文献】
1）インタビューフォーム
2）保険薬事典Plus$^+$　平成31年4月版，じほう，2019.
3）メーカー確認
4）メーカー社内資料
5）添付文書

29 キイトルーダ点滴静注 20・100mg MSD＝大鵬

一般名：ペムブロリズマブ（遺伝子組換え），略号・治験番号等[1]：MK-3475

併売品・後発品[2]：―

薬剤基本情報

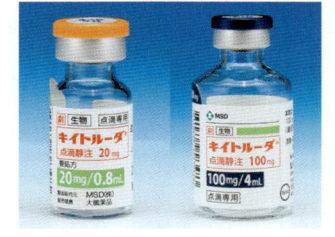

【効能または効果】
1. 悪性黒色腫
2. 切除不能な進行・再発の非小細胞肺癌，再発または難治性の古典的ホジキンリンパ腫，がん化学療法後に増悪した根治切除不能な尿路上皮癌，がん化学療法後に増悪した進行・再発のMSI-High を有する固形癌（標準的な治療が困難な場合に限る）

【用法および用量】
1. 悪性黒色腫⇒1回200mgを3週間間隔で30分間かけて点滴静注。術後補助療法では，投与期間は12カ月間まで
2. 切除不能な進行・再発の非小細胞肺癌，再発または難治性の古典的ホジキンリンパ腫，がん化学療法後に増悪した根治切除不能な尿路上皮癌，がん化学療法後に増悪した進行・再発のMSI-High を有する固形癌（標準的な治療が困難な場合に限る）⇒1回200mgを3週間間隔で30分間かけて点滴静注。

薬剤調製情報

基本希釈液 [3]種類：生理食塩液または5％ブドウ糖注射液
液量：最終濃度が1～10mg/mLとなるように希釈調製する。

危険度 II

製剤形状 [1], [3]無色～微黄色で澄明～乳白色の液（液体製剤）

製剤濃度 [1], [3]25mg/mL

薬剤充填量 [3]100mg/4mL製品：過量充填あり（106.25mg/4.25mL）
20mg/0.8mL：過量充填あり（23.35mg/0.934mL）

比重 [4]1.03g/mL

薬剤吸着性 [4]輸液バッグ，輸液セット，輸液フィルター等への吸着はほとんど認められない。

溶解・希釈後の安定性 [1], [4]

溶解法	希釈法	濃度（希釈後）	条件		残存率90％以上（時間）
			温度（℃）	光	
―	生理食塩液または5％ブドウ糖注射液	1～10mg/mL	25℃以下	―	6
			2～8	―	24

注1：本剤は保存料を含まない。
注2：希釈液を冷所保存した場合には，投与前に点滴バッグを常温に戻す。

使用可能な溶解・希釈液 [1]生理食塩液，5％ブドウ糖注射液

混合不可能な薬剤（例）[1], [4]他剤との混合不可。

主な注意点

調製に関する注意点 [1), 3)]

・本剤は保存料を含まない。

・貯法：遮光，2〜8℃で保存，凍結を避ける。

・調製前

　①凍結を避け，バイアルを振とうしない。

　②バイアルを常温に戻してから希釈する。希釈前に保存する場合には，遮光・25℃以下で，24時間以内に使用すること。

　③投与前に，粒子状物質や変色の有無を目視により確認する。微粒子が認められる場合には，廃棄する。

・調製時

　①必要量（20mgバイアルの場合は0.8mL以内，100mgバイアルの場合は4mL以内）をバイアルから抜き取り，生理食塩液または5％ブドウ糖注射液の点滴バッグに注入し，最終濃度を1〜10mg/mLとする。点滴バッグをゆっくり反転させて混和すること。バイアル中の残液は廃棄する。

　②希釈液は凍結させない。

　③本剤は保存料を含まない。希釈液をすぐに使用せず保管する場合には，25℃以下で6時間以内または2〜8℃で合計24時間以内に使用すること。希釈液を冷所保存した場合には，投与前に点滴バッグを常温に戻す。

その他の注意点 [1), 3)]

・本剤は，インラインフィルター（0.2〜5μm）を使用して，30分間かけて静脈内投与する。本剤の急速静注は行わない。

・同一の点滴ラインを使用して他の薬剤を併用同時投与しないこと。

【参考文献】
1）インタビューフォーム
2）保険薬事典Plus⁺　平成31年4月版，じほう，2019.
3）添付文書
4）メーカー確認

キロサイド注 20・40・60・100・200mg 日本新薬

一般名：シタラビン，略号・治験番号等[1]：Ara-C，CA，AC，AC-1075

併売品・後発品[2]：—

薬剤基本情報

【効能または効果】
1. 急性白血病（赤白血病，慢性骨髄性白血病の急性転化例を含む）
2. 消化器癌（胃癌，膵癌，肝癌，結腸癌等），肺癌，乳癌，女性性器癌（子宮癌等）等。ただし他の抗悪性腫瘍剤（5-フルオロウラシル，マイトマイシンC，シクロホスファミド水和物，メトトレキサート，ビンクリスチン硫酸塩，ビンブラスチン硫酸塩等）と併用する場合に限る。
3. 膀胱腫瘍

【用法および用量】
1. 急性白血病⇒(1) 寛解導入：1日0.8～1.6mg/kg（小児 0.6～2.3mg/kg）を250～500mLの5%ブドウ糖液または生理食塩液に混合して点滴静注，または20mLの20%ブドウ糖液または生理食塩液に混合してワンショット静注。2～3週間連続 (2) 維持：寛解が得られた場合は前記用量を1週1回，皮下・筋注または前記用法にて静注。(3) 髄腔内化学療法：1回25～40mgを1週間に1～2回髄腔内投与。小児には，①1歳：5～20mg，②2歳：20～30mg，④3歳以上：25～40mgを参考に年齢・体格等に応じて投与量を調節する。併用する他の抗腫瘍剤および患者の状態により投与間隔を適宜延長。髄液に異常所見を認める場合は，正常化するまで投与を継続。
2. 消化器癌，肺癌，乳癌，女性性器癌等。他の抗悪性腫瘍剤（5-FU，MMC，CPA，MTX，VCR，VBL等）併用⇒(1) 静注：1回0.2～0.8mg/kgを1週間に1～2回点滴静注，またはワンショット静注 (2) 局所動注：1日0.2～0.4mg/kgを持続注入ポンプで投与
3. 膀胱腫瘍⇒(1) 単独：200～400mgを1日1回または週2～3回膀胱内注入。 (2) 他の抗悪性腫瘍剤併用：100～300mgを10～40mLの生理食塩液または注射用蒸留水に混合し，1日1回または週2～3回膀胱内注入。
【共通】年齢・症状により適宜増減。併用薬剤の組み合わせ，併用量は医師の判断による。

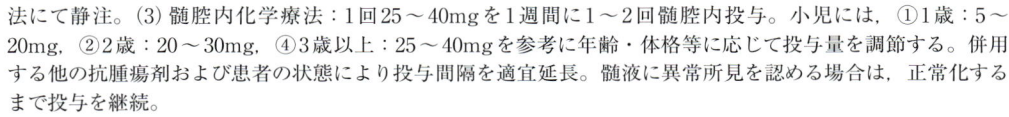

薬剤調製情報

基本希釈液 種類：膀胱内注入時　　　　注射用水または生理食塩液
　　　　　　　ワンショット静注時　　生理食塩液または20%ブドウ糖注射液
　　　　　　　点滴静注時　　　　　　生理食塩液または5%ブドウ糖注射液

　　　　　　液量：膀胱内注入時　　　　10～40mL
　　　　　　　　ワンショット静注時　　20mL
　　　　　　　　点滴静注時　　　　　　250～500mL

危険度 I

製剤形状 液体製剤

製剤濃度 20mg/mL

薬剤充填量 20mg/1mL，40mg/2mL，60mg/3mL，100mg/5mL，200mg/10mL：過量充填あり

薬剤吸着性 [3], [4] 輸液バッグ，輸液セット，輸液フィルター等への吸着はほとんど認められない。

溶解・希釈後の安定性 [5], [6]

溶解法	希釈法	濃度（希釈後）	条件		残存率90%（時間）
			温度（℃）	光	
—	生理食塩液または5%ブドウ糖注射液	200mg/500mL	室温・冷所	散光	72

使用可能な溶解・希釈液（調製後の安定性については上記および各資料参照のこと）
注射用水，生理食塩液，5％ブドウ糖注射液，20％ブドウ糖注射液

主な注意点 [1), 3), 6)]

調製に関する注意点

・皮下注，筋注の場合は，そのまま使用する。

・ワンショット静注の場合は，生理食塩液または20％ブドウ糖注射液20mLで希釈する。

・点滴静注の場合は，生理食塩液または5％ブドウ糖注射液250〜500mLで希釈する。

・膀胱内注入の場合は，生理食塩液または注射用水10〜40mLで希釈する（5〜20mg/mLになるように調製）。

【参考文献】
1）インタビューフォーム
2）保険薬事典Plus⁺　平成31年4月版，じほう，2019.
3）メーカー確認
4）村岡 勲，他：注射剤中各種薬物の輸液用器材への吸着，医薬ジャーナル，32（10）：2529-2543，1996.
5）メーカー社内資料
6）添付文書

31 キロサイド N 注 400mg・1g 日本新薬

一般名：シタラビン，略号・治験番号等[1]：Ara-C，CA，AC

> 併売品・後発品[2]：シタラビン点滴静注液400mg「テバ」，シタラビン点滴静注液1g「テバ」

薬剤基本情報

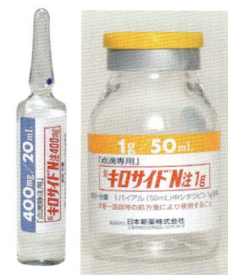

【効能または効果】
1. シタラビン大量療法
   再発または難治性の急性白血病（急性骨髄性白血病，急性リンパ性白血病），悪性リンパ腫。
   ただし，急性リンパ性白血病および悪性リンパ腫については他の抗悪性腫瘍剤と併用する場合に限る。
2. 腫瘍特異的Ｔ細胞輸注療法の前処置

【用法および用量】
1. シタラビン大量療法（1）急性骨髄性白血病⇒1回2g/m²を5％ブドウ糖液または生理食塩液で300〜500mLとし，12時間毎に3時間かけて点滴静注，最大6日間連日 小児 1回3g/m²を12時間毎に3時間かけて点滴静注，3日間連日 （2）他の抗悪性腫瘍剤併用：急性リンパ性白血病⇒（1）参照 小児 1回2g/m²を12時間毎に3時間かけて点滴静注，3日間連日 （3）他の抗悪性腫瘍剤併用：悪性リンパ腫⇒1回2g/m²を5％ブドウ糖液または生理食塩液で300〜500mLとし，1日1〜2回3時間かけて点滴静注，1〜2日間（最大2回）連日 小児 （2）参照

【共通】適宜減量
2. 腫瘍特異的Ｔ細胞輸注療法の前処置⇒再生医療等製品の用法用量・使用方法に基づき使用する。

薬剤調製情報

基本希釈液 種類：生理食塩液または5％ブドウ糖注射液
液量：希釈液量は300〜500mL

危険度 Ⅰ

製剤形状 液体製剤

製剤濃度 20mg/mL

薬剤充填量 400mg/20mL・1g/50mL製品：過量充填あり

薬剤吸着性 [3], [4] 輸液バッグ，輸液セット，輸液フィルター等への吸着はほとんど認められない。

溶解・希釈後の安定性 [5]

溶解法	希釈法	濃度（希釈後）	条件		残存率90%（時間）
			温度（℃）	光	
―	生理食塩液または5％ブドウ糖注射液	3,000mg/500mL	室温	散光	72*

＊：キロサイド注によるデータ。

使用可能な溶解・希釈液 （調製後の安定性については上記および各資料参照のこと）
生理食塩液，5％ブドウ糖注射液

主な注意点 ^{1), 3), 6)}

調製に関する注意点

・調製時に加える薬液量と希釈液ボトルの予備容量を考慮して調製すること（注入薬液量が多く，入りきらない場合がある）。

・ボトルへの針刺し回数が増えると液漏れの可能性が高くなるので注意すること。ポンプ等を使用して調製を行うとよい。ポンプ等がない場合は，三方活栓を使用することにより針刺し回数を増やさずに調製することができる。

【参考文献】

1）インタビューフォーム
2）保険薬事典Plus⁺　平成31年4月版，じほう，2019.
3）メーカー確認
4）村岡 勲，他：注射剤中各種薬物の輸液用器材への吸着，医薬ジャーナル，32（10）：2529-2543，1996.
5）日本新薬株式会社社内資料
6）添付文書

32

コスメゲン静注用 0.5mg ノーベルファーマ

一般名：アクチノマイシンD，略号・治験番号等[1]：ACT-D，ACD

併売品・後発品[2]：―

薬剤基本情報

【効能または効果】
1. ウイルムス腫瘍，絨毛上皮腫，破壊性胞状奇胎
2. 他の抗悪性腫瘍剤併用：小児悪性固形腫瘍（ユーイング肉腫ファミリー腫瘍，横紋筋肉腫，腎芽腫その他腎原発悪性腫瘍）

【用法および用量】
1. ウイルムス腫瘍，絨毛上皮腫，破壊性胞状奇胎⇒ **1クール** 1日 0.01mg/kg（ **小児** 0.015mg/kg）を5日間静注，通常2週間休薬（中毒症状がある場合は症状消失まで）
2. 他の抗悪性腫瘍剤併用：小児悪性固形腫瘍（ユーイング肉腫ファミリー腫瘍，横紋筋肉腫，腎芽腫その他腎原発悪性腫瘍）⇒（1）1回投与法：他の抗悪性腫瘍剤併用，1日1回1.25～1.35mg/m^2（体重30kg以上， **1日最高2.3mg** ）または 0.045mg/kg（体重30kg未満）を静注または点滴静注　（2）分割投与法：他の抗悪性腫瘍剤併用，1日1回0.015mg/kg（ **1日最高0.5mg** ）を5日間連続，静注または点滴静注

【共通】
通常2週間休薬（中毒症状がある場合は症状消失まで）。適宜減量

薬剤調製情報

基本溶解液 種類：注射用水
液量：溶解液量は1バイアルあたり1.1mLに限る。

基本希釈液 種類：指定なし。安定性を考慮して選択する。
液量：指定なし。投与量・投与時間等を考慮する。

危険度 Ⅰ

製剤形状 粉末製剤

製剤濃度 0.5mg/mL

薬剤充填量 0.5mg/vial製品：過量充填あり
（1.1mLの注射用水で溶解した場合に0.5mg/mLになるよう過量充填されている）

薬剤吸着性 [3]輸液バッグ，輸液セット，輸液フィルター等への吸着はほとんど認められない。

溶解・希釈後の安定性 [1]

溶解法	希釈法	濃度（希釈後）	条件		残存率90%（時間）
			温度（℃）	光	
0.5mg/vial/2mL 注射用水	5%ブドウ糖 注射液	0.25mg/250mL	室温	遮光	24（81%）
			室温	散光	24（89%）
	生理食塩液	0.25mg/250mL	室温	散光・遮光	24（92%）

使用可能な溶解・希釈液 （調製後の安定性については上記および各資料参照のこと）
注射用水（溶解のみ限定），5%ブドウ糖注射液，リンゲル液

配合不可能な薬剤（例） デカドロン注射液等

主な注意点 [1), 4)]

調製に関する注意点

・調製の際は必ず1.1mLの注射用水で溶解する。その場合の薬剤濃度が約0.5mg/mLとなる。生理食塩液では完全に溶解せず白濁するので，必ず注射用水で溶解すること。

・必ず用時調製し，使用されなかった薬液は廃棄すること。

その他の注意点

・皮下注および筋注は不可である（投与部位の組織障害をきたすため）。静注のみに使用する。

【参考文献】
1）インタビューフォーム
2）保険薬事典 Plus⁺　平成31年4月版，じほう，2019.
3）村岡 勲，他：注射剤中各種薬物の輸液用器材への吸着，医薬ジャーナル，32（10）：2529-2543，1996.
4）添付文書

33

ゴナックス皮下注用 80・120mg アステラス＝フェリング

一般名：デガレリクス酢酸塩，略号・治験番号等[1]：ASP3550，FE200486

併売品・後発品[2]：―

薬剤基本情報

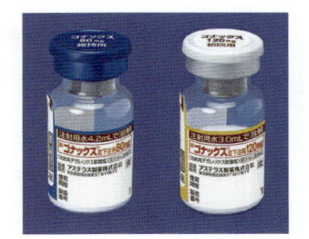

【効能または効果】
前立腺癌
【用法および用量】
初回 240mgを1カ所あたり120mgずつ腹部2カ所に皮下注
2回目以降 初回投与4週間後より（1）4週間間隔投与：80mgを腹部1カ所に皮下注。4週間間隔で反復　（2）12週間間隔投与：480mgを1カ所あたり240mgずつ腹部2カ所に皮下注。12週間間隔で反復

薬剤調製情報

基本溶解液 種類：専用溶解液（注射用水）
　　　　　　液量：初回投与：溶解液量は120mgバイアルあたり3.0mLを注入。
　　　　　　　　　2回目以降：溶解液量は80mgバイアルあたり4.2mLを注入。
基本希釈液 種類：指定なし。安定性を考慮して選択する。
　　　　　　液量：指定なし。投与量・投与時間等を考慮する。

- -

危険度 Ⅱ

製剤形状 粉末製剤（凍結乾燥製剤）

溶解後製剤濃度 128.0mg/vial製品：40mg/mL（1バイアルに注射用水3.0mLを注入すると，液量は3.2mLとなり，デガレリクスの濃度は40mg/mLとなる）
　　　　　　　　88.2mg/vial製品：20mg/mL（1バイアルに注射用水4.2mLを注入すると，液量は4.4mLとなり，デガレリクスの濃度は20mg/mLとなる）

薬剤充填量 128.0mg/vial製品：過量充填あり
　　　　　　88.2mg/vial：過量充填あり

薬剤吸着性 本剤は皮下注射のみに使用することから，該当しない。

溶解・希釈後の安定性
注射用水で溶解後，25℃で2時間保存した安定性試験では，含量の経時変化は認められなかった。
一方，本剤を調製後1時間以上放置すると，懸濁または粘度を増すことがあり，その結果，薬物の放出能に影響を及ぼすおそれがある。

溶解法	希釈法	濃度（溶解後）	条件		残存率90%（時間）
			温度（℃）	光	
120mg/vial/3.0mL注射用水	―	40mg/mL	25	散光	2時間で低下認めず
80mg/vial/4.2mL注射用水		20mg/mL	25	散光	2時間で低下認めず

使用可能な溶解・希釈液 注射用水（限定）液

主な注意点

調製に関する注意点

・初回投与時は，120mgバイアル2本，2回目以降の投与時は80mgバイアル1本を使用する。

・生理食塩水で溶解するとゲル化が促進され，薬液を吸引するのが困難となる為，注射用水での溶解に限る。

・薬液の濃度，投与量が薬物動態に影響する為，「用法・用量」の調製方法を遵守する。

・気泡の発生により，規定量の薬液を吸引できなくなるおそれがある為，溶解時はバイアルを激しく振らない。

・通常，数分で溶解するが，最大15分を要することがある。

・本剤は，用時溶解して投与する薬剤であり，調製後はすみやかに投与すること。

その他の注意点

・生体内成分と触れることによりゲル化することから，静脈注射により血栓症を誘発するおそれがある。

・国内外の臨床試験では，注射時に25ゲージ25mmの注射針が使用されており，推奨される。

・腹部に皮下注射を行う。

・注射部位は毎回変更し，同一部位への反復注射は行わない。

・注射部位はベルト周り等圧迫される部位および肋骨近辺を避ける。

・注射部位周辺をもまないように患者に指導する。

【参考文献】
　1）インタビューフォーム
　2）保険薬事典Plus⁺　平成31年4月版，じほう，2019.

34

コホリン静注用　7.5mg　KMバイオロジクス

一般名：ペントスタチン，略号・治験番号等[1]：DCF，YK-176

併売品・後発品[2]：—

薬剤基本情報

【効能または効果】
下記疾患の自覚的ならびに他覚的症状の緩解
成人T細胞白血病リンパ腫，ヘアリーセル白血病
【用法および用量】
1. 成人T細胞白血病リンパ腫⇒**1クール** 4～5mg/m^{2}を1週間間隔で4回静注（2～3クール）
2. ヘアリーセル白血病⇒4～5mg/m^{2}を1～2週間に1回静注
【共通】
いずれの場合にも，腎障害がある患者には，クレアチニンクリアランスを測定し，59～40mL/分の場合には2～4mg/m^{2}に，39～25mL/分の場合には1～3mg/m^{2}に減量し，それぞれ低用量から始めて安全性を確認しながら慎重に投与する。

薬剤調製情報

基本溶解液　種類：添付溶解液（生理食塩液）が望ましい。
　　　　　　液量：溶解液量は1バイアルあたり添付溶解液全量（7.5mL）が望ましい。
基本希釈液　種類：指定なし。安全性を考慮して選択する。
　　　　　　液量：指定なし。投与量・投与時間等を考慮する。

危険度 Ⅱ

製剤形状 粉末製剤

溶解後製剤濃度 1mg/mL

薬剤充填量 7.5mg/vial製品：過量充填なし
　　　　　　添付溶解液7.5mL製品：過量充填あり
　　　　　　〔添付溶解液＝塩化ナトリウム67.5mg含有製品（生理食塩液）〕

薬剤吸着性[3] 輸液バッグ，輸液セット，インラインフィルター等への吸着はほとんど認められない。

溶解・希釈後の安定性[1, 3]

溶解法	希釈法	濃度（溶解後）	条件		残存率90%以上（時間）
			温度（℃）	光	
添付溶解液	—	7.5mg/7.5mL	室温（22～28℃）	—	7日後に含量低下，pH上昇
			37±1℃	—	1日後より含量低下，3日後よりpH上昇，7日後より着色（淡褐色）

使用可能な溶解・希釈液 （調製後の安定性については上記および各資料参照のこと）
生理食塩液，ラクテック注，ソルラクトS等

主な注意点

その他の注意点

・静脈内注射のみ可。

・本剤はpH6以下で安定性が低下。調製後2時間以内に投与。

・本剤の尿中への排泄を促進するため，投与前後にそれぞれ500〜1,000mLの輸液を行うことが望ましい。

・シクロホスファミド水和物（エンドキサン），イホスファミド（イホマイド），との併用を行わない。（本剤とシクロホスファミドとの併用により，心毒性が発現し死亡した症例が報告されている。）

・フルダラビンリン酸エステル（フルダラ）との併用を行わない。（本剤とフルダラビンリン酸エステル製剤との併用により致命的な肺毒性が報告されている。）

・ビダラビン（アラセナ-A）との併用を行わない〔本剤とビダラビン注射剤との併用により，腎不全，肝不全，痙攣発作，昏睡，脳浮腫，肺浮腫，代謝性アシドーシス，急性腎不全（いずれもグレード4）を発現したとの報告がある〕。

【参考文献】
1）インタビューフォーム
2）保険薬事典Plus⁺　平成31年4月版，じほう，2019.
3）メーカー確認
4）平林利康：第Ⅲ章8抗悪性腫瘍薬の調剤，注射薬調剤（矢後和夫・監），p288，じほう，2004.
5）添付文書

35

注射用サイメリン　50・100mg　ニプロファーマ
一般名：ラニムスチン，略号・治験番号等[1]：MCNU

併売品・後発品[2]：—

薬剤基本情報

【効能または効果】
膠芽腫，骨髄腫，悪性リンパ腫，慢性骨髄性白血病，真性多血症，本態性血小板増多症

【用法および用量】
1回50〜90mg/m² を生理食塩液または5%ブドウ糖注射液100〜250mLに溶解し30〜90分で点滴静注，または10〜20mLに溶解しゆっくり（30〜60秒）静注，次回は血液所見に従って6〜8週後。適宜増減。他の抗悪性腫瘍剤との併用では投与間隔は4週間以上とする。

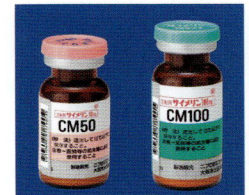

薬剤調製情報

基本溶解液 種類：生理食塩液または5%ブドウ糖注射液が望ましい。
　　　　　　　液量：溶解液量は使用全量あたり10〜20mL程度が望ましい（静注時）。

基本希釈液 種類：生理食塩液または5%ブドウ糖注射液が望ましい。
　　　　　　　液量：希釈液量は100〜250mL程度が望ましい（点滴静注時）。

危険度 Ⅰ

製剤形状 結晶または結晶性固形物製剤

溶解後製剤濃度 50mg/vial製品：2.5〜5mg/mL（静注時）／0.25〜0.5mg/mL（点滴静注時）
　　　　　　　　　100mg/vial製品：5〜10mg/mL（静注時）／0.5〜1.0mg/mL（点滴静注時）

薬剤充填量 50mg/vial製品：過量充填なし
　　　　　　　100mg/vial製品：過量充填なし

比重 ・50mg/vial製品〔20℃の水を標準として（1として），温度20℃で測定したときの比重〕
　　　　　　1バイアルを開栓し，生理食塩液10mLを正確に加えて溶解した場合：1.00817
　　　　　　1バイアルを開栓し，5%ブドウ糖注射液10mLを正確に加えて溶解した場合：1.02082
　　　　・100mg/vial製品〔20℃の水を標準として（1として），温度20℃で測定したときの比重〕
　　　　　　1バイアルを開栓し，生理食塩液10mLを正確に加えて溶解した場合：1.00976
　　　　　　1バイアルを開栓し，5%ブドウ糖注射液10mLを正確に加えて溶解した場合：1.02235

薬剤吸着性 [3], [4] 輸液セット，インラインフィルター等への吸着はほとんど認められない。
　　　　　　　輸液バッグへの吸着性は不明。

溶解・希釈後の安定性 [1), 3), 5)〜7)]

溶解法 注射用サイメリン / 希釈液量	希釈液	濃度 （溶解・希釈後）	条件		残存率90%以上 （時間）
			温度（℃）	光	
50mg/vial/5mL	注射用水	1%	室温	散光	2
			20	遮光	6
100mg/vial/5mL	注射用水	2%	室温	散光	4
			20	遮光	6
50mg/vial/500mL	生理食塩液	0.01%	室温	散光	3 (83.5%)
				遮光	3 (88.9%)
100mg/vial/500mL	生理食塩液	0.02%	室温	散光	3 (88.0%)
				遮光	6 (85.3%)
50mg/vial/500mL	5%ブドウ糖注射液	0.01%	室温	散光	3 (85.1%)
				遮光	3
100mg/vial/500mL	5%ブドウ糖注射液	0.02%	室温	散光	3
				遮光	6 (87.3%)

使用不可能な溶解・希釈液 ハルトマン液，ハルトマン液pH8，イントラファット注10%等

混合不可能な薬剤 5-FU，フトラフール注，注射用ビクシリン，ダイアモックス注射用，ネオフィリン注，ラシックス注，ゾビラックス点滴静注用等

主な注意点 [1), 8)]

その他の注意点

・溶解後は遮光下であっても分解しやすいため，溶解後速やかに使用する（高温，散光下の場合更に分解が促進される）。

・中性〜アルカリ性薬剤との配合で分解しやすいので注意する（pH4付近で最も安定となる）。

・アミノ基を含む薬剤との配合により反応生成物が生じる場合があるので注意する。

【参考文献】
1）インタビューフォーム
2）保険薬事典Plus⁺　平成31年4月版，じほう，2019.
3）メーカー確認
4）村岡 勲，他：注射剤中各種薬物の輸液用器材への吸着．医薬ジャーナル，32 (10)：2529-2543，1996.
5）幸保文治，他：注射用サイメリンの配合変化（第1報）．医薬ジャーナル，23 (10)：2157-2166，1987.
6）幸保文治，他：注射用サイメリンの配合変化（第2報）．医薬ジャーナル，24 (1)：119-144，1988.
7）幸保文治，他：注射用サイメリンの配合変化（第3報）．医薬ジャーナル，24 (3)：601-613，1988.
8）添付文書

36

サイラムザ点滴静注液　100・500mg　リリー

一般名：ラムシルマブ（遺伝子組換え），略号・治験番号等[1]：LY3009806，IMC-1121B

併売品・後発品[2]：—

薬剤基本情報

【効能または効果】
1. 治癒切除不能な進行・再発の胃癌
2. 治癒切除不能な進行・再発の結腸・直腸癌
3. 切除不能な進行・再発の非小細胞肺癌
4. がん化学療法後に増悪した血清AFP値が400ng/mL以上の切除不能な肝細胞癌

【用法および用量】
1. 治癒切除不能な進行・再発の胃癌，がん化学療法後に増悪した血清AFP値が400ng/mL以上の切除不能な肝細胞癌⇒2週間に1回8mg/kgを約60分かけて点滴静注。適宜減量
2. 治癒切除不能な進行・再発の結腸・直腸癌⇒イリノテカン塩酸塩水和物，レボホリナート，フルオロウラシルと併用：2週間に1回，8mg/kgを約60分かけて点滴静注。適宜減量
3. 切除不能な進行・再発の非小細胞肺癌⇒ドセタキセルと併用：3週間に1回10mg/kgを約60分かけて点滴静注。適宜減量

薬剤調製情報

基本希釈液 [1]種類　：生理食塩液に限る。
　　　　　　　液量[3]：約250mLとする。

- -

危険度 Ⅱ

製剤形状 澄明またはわずかに乳白光を呈する無色〜微黄色の液（液体製剤）

製剤濃度 [1]10mg/mL

薬剤充填量 [3]100mg/10mL製品：過量充填あり（約10.7mL）
　　　　　　　500mg/50mL製品：過量充填あり（約51.8mL）

比重 [3]1.006

薬剤吸着性 [3]輸液バッグ，輸液セット，インラインフィルター等への吸着を検討したデータはない。

溶解・希釈後の安定性 [1]

溶解法	希釈液	濃度（希釈後）	条件		残存率90%以上（時間）
			温度（℃）	光	
—	生理食塩液	—	2〜8	—	24
			室温（30℃以下）	—	12

使用可能な溶解・希釈液 [1]生理食塩液

使用不可能な溶解・希釈液 [3]5%ブドウ糖液

混合不可能な薬剤（例） [3]他剤との混合不可。

主な注意点

調製に関する注意点 [1]

- バイアルは1回使い切りであり，バイアル中の未使用残液は適切に廃棄する。
- 不溶性異物や変色がないことを目視により確認する。不溶性異物または変色が認められる場合は使用しない。
- サイラムザの有効成分であるラムシルマブの遊離アミンとブドウ糖が反応するため，ブドウ糖溶液との配合は避ける [4]。
- 本剤および調製した注射液を凍結または振とうさせない。
- 調製後は，速やかに使用する。

その他の注意点 [1]

- 投与前，調製した注射液に不溶性異物がないことを目視により確認する（不溶性異物が認められる場合は使用しない）。
- 点滴静注用としてのみ用い，急速静注は行わない。
- 投与速度は25mg/分を超えない。
- 投与にあたっては，蛋白質透過型のフィルター（0.2または0.22ミクロン）を使用し，他の薬剤と同じラインを使用しない。
- 投与終了後は，使用したラインを生理食塩液にてフラッシュする。
- 投与時にあらわれるinfusion reactionを軽減させるため，本剤の投与前に抗ヒスタミン薬（ジフェンヒドラミン等）の前投与を考慮する。
- Grade1または2のinfusion reactionが現れた場合には，次回投与から必ず抗ヒスタミン薬を前投与し，その後もGrade1または2のinfusion reactionが現れる場合には，抗ヒスタミン薬に加え，解熱鎮痛薬（アセトアミノフェン等）および副腎皮質ホルモン薬（デキサメタゾン等）を前投与する。

【参考文献】
1) インタビューフォーム
2) 保険薬事典Plus⁺　平成31年4月版，じほう，2019.
3) メーカー確認
4) 適正使用ガイド

37 ザノサー点滴静注用 1g ノーベルファーマ

一般名：ストレプトゾシン，略号・治験番号等[1]：NPC-10

併売品・後発品[2]：—

薬剤基本情報

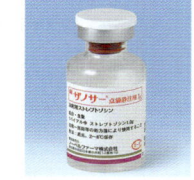

【効能または効果】
膵・消化管神経内分泌腫瘍
【用法および用量】
(1) 5日間連日投与法：**1サイクル** 1回500mg/m^2を1日1回5日間連日点滴静注し，37日間休薬 (2) 1週間間隔投与法：1回1,000mg/m^2を1週間毎に1日1回点滴静注。適宜増減。
1回最高 1,500mg/m^2を超えない
【共通】1回量を30分〜2時間かけて点滴静注

薬剤調製情報

基本溶解液 [1]**種類**：生理食塩液に限る。
　　　　　　液量：生理食塩液9.5mLで溶解し，100mg/mLの濃度とする。
基本希釈液 [1]**種類**：生理食塩液または5％ブドウ糖注射液などの電解質輸液
　　　　　　液量 [3), 4)]：指定なし（100mL以上が望ましい）。

危険度　I

製剤形状 微黄白色〜微黄色の塊または粉末

製剤濃度 [1] 10mg/mL

溶解後製剤濃度 [1] 100mg/mL

薬剤充填量 [1] 1g/vial製品：過量充填なし

薬剤吸着性 [4]輸液バッグ，輸液セット，輸液フィルター等への吸着はほとんど認められない。

溶解・希釈後の安定性 [1]

溶解法	希釈法	濃度（溶解・希釈後）	条件		残存率90％以上（時間）
			温度（℃）	光	
生理食塩液	生理食塩液	0.2％[※2]	25±3	室内蛍光灯下	6[※3]
		2.5％[※2]			
生理食塩液	各種希釈液[※1]	0.2％[※2]	25±3	室内蛍光灯下	6[※4]
		2.5％[※2]			

※1：5％ブドウ糖液，ラクテック注，ポタコールR輸液，ソリタ-T3号輸液，20％マンニトール液のいずれか。
※2：無色透明のポピプロピレン製ボトルで保存。
※3：6時間まで変化なし，24時間ではわずかに残存率低下。
※4：6時間まで変化なし，24時間で白色沈殿を呈する。

使用可能な溶解・希釈液 [1]溶解液：生理食塩液，希釈液：生理食塩液，5％ブドウ糖注射液，ラクテック注，ポタコールR輸液，ソリタ-T3号輸液，20％マンニトール液

使用不可能な溶解・希釈液 [1), 4)]上記溶解液・希釈液以外は不可。

混合不可能な薬剤（例） [1]注射用プレドニゾロンコハク酸エステルナトリウム，フロセミド注射液，フルオロウラシル注射液

主な注意点

調製に関する注意点 [1]

・バイアルを十分転倒混和させた後，澄明で均一な溶液となるまで数分間静置する。

・本剤には保存剤が添加されていないので，溶解後は速やかに使用する。

その他の注意点 [1]

・点滴静脈内投与とし，皮下または筋肉内に注射しない。

・薬液が血管外に漏れた場合は，直ちに投与を中止し，適切な処置を行う。

・血管痛：注射部位の異常発現の予防のため，以下を考慮して点滴の針を刺すこと。

　①血流のよい太い静脈をできるだけ使用する。

　②毎回，できるだけ穿刺部位を変える。

　③長く針を留置していた静脈，過去に異常を起こした血管は避ける。

　④点滴を行った血管が痛くなったり，赤く腫れたら，その部位を冷やすなどの症状に応じた処置を行う。

【参考文献】
1）インタビューフォーム
2）保険薬事典Plus⁺　平成31年4月版，じほう，2019.
3）適正使用ガイド
4）メーカー確認

38 ザルトラップ点滴静注 100・200mg サノフィ

一般名：アフリベルセプト　ベータ（遺伝子組換え），略号・治験番号等[1]：AVE0005

併売品・後発品[2]：—

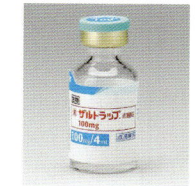

薬剤基本情報

【効能または効果】
治癒切除不能な進行・再発の結腸・直腸癌
【用法および用量】
イリノテカン塩酸塩水和物，レボホリナート，フルオロウラシルと併用：2週間に1回 4mg/kgを60分かけて点滴静注。適宜減量

薬剤調製情報

基本希釈液　種類：生理食塩液または5%ブドウ糖注射液に限る。
　　　　　　　液量：最終的に0.6〜8mg/mLの濃度になる液量に限る。

危険度　Ⅱ

製剤形状　無色〜微黄色澄明の液（液体製剤）

製剤濃度　25mg/mL

薬剤充填量　過量充填あり

薬剤吸着性　データなし

溶解・希釈後の安定性[1]

溶解法	希釈法	濃度（溶解・希釈後）	条件		残存率90%以上（時間）
			温度（℃）	光	
—	生理食塩液または5%ブドウ糖注射液	約0.6mg/mLまたは8mg/mL	2〜8	—	24
			25	—	8

使用可能な溶解・希釈液　希釈：生理食塩液または5%ブドウ糖注射液に限る。

使用不可能な溶解・希釈液　上記（希釈：生理食塩液または5%ブドウ糖注射液）以外不可

混合不可能な薬剤（例）　他剤との混注は不可

主な注意点 [1], [3]

調製に関する注意点

・調製前にバイアル内を目視検査し，溶液に変色あるいは微粒子が認められた場合は使用しない。

・本剤は無菌的に希釈調製を行う。

・必要量を注射筒で抜き取り，生理食塩液または5%ブドウ糖注射液で希釈し，0.6〜8mg/mLの濃度になるように調製する。

・本剤の希釈液と，ポリオレフィン（ポリエチレン，ポリプロピレンなど）製あるいは，DEHP〔di-(2-ethylhexyl)phthalate：フタル酸ジ-(2-エチルヘキシル)〕を含むポリ塩化ビニル（PVC）製の輸液バッグとの適合性が確認されており，これらの輸液バッグを使用する。

・希釈後は速やかに使用し，希釈後やむを得ず保存する場合は，2〜8℃では24時間，25℃では8時間以内に使用する。

・本剤は保存剤を含有せず，本剤のバイアルは1回使い切りである。バイアル中の未使用残液は適切に廃棄する

その他の注意点

・本剤は0.2ミクロンのポリエーテルスルホン製フィルターを用いて投与する。ポリフッ化ビニリデン（PVDF）製またはナイロン製のフィルターは使用しない。

・本剤は点滴静脈内投与のみとし，急速静注は行わない。

【参考文献】
　1）インタビューフォーム
　2）保険薬事典Plus$^+$　平成31年4月版，じほう，2019.
　3）添付文書

39 サンドスタチン LAR 筋注用キット 10・20・30mg ノバルティス

一般名：オクトレオチド酢酸塩, 略号・治験番号等[1]：SMS995

併売品・後発品[2]：—

薬剤基本情報

【効能または効果】
1. 消化管ホルモン産生腫瘍（VIP 産生腫瘍, カルチノイド症候群の特徴を示すカルチノイド腫瘍, ガストリン産生腫瘍）
2. 消化管神経内分泌腫瘍
3. 下記疾患における成長ホルモン, ソマトメジン-C 分泌過剰状態および諸症状の改善：先端巨大症・下垂体性巨人症（外科的処置, 他剤による治療で効果が不十分な場合または施行が困難な場合）

【用法および用量】
1. 消化管ホルモン産生腫瘍⇒20mg を 4 週毎に 3 カ月間, 臀部筋注。以降は症状により, 10mg, 20mg, 30mg を 4 週毎。初回投与後 2 週間は本剤投与前の投与量と同量のオクトレオチド酢酸塩注を併用
2. 消化管神経内分泌腫瘍 ⇒1 回 30mg を 4 週毎に, 臀部筋注。適宜減量
3. 先端巨大症・下垂体性巨人症⇒20mg を 4 週毎に 3 カ月間, 殿部筋注。以降は病態に応じて 10mg, 20mg, 30mg を 4 週毎。30mg 投与で効果が不十分であれば 40mg まで増量可

薬剤調製情報

基本溶解液 種類：専用分散液に限る。

液量：溶解液量は 1 バイアルあたり 2mL とする。

基本希釈液 通常, 希釈は行わない。

危険度 Ⅲ

製剤形状 白色～帯黄白色の粉末製剤

溶解後製剤濃度 10mg/vial製品：5mg/mL, 20mg/vial製品：10mg/mL, 30mg/vial製品：15mg/mL

薬剤充填量 10mg/vial製品：過量充填あり, 20mg/vial製品：過量充填あり, 30mg/vial製品：過量充填あり

薬剤吸着性 輸液バック, 輸液セット, インラインフィルター等への吸着データなし

溶解・希釈後の安定性 該当データなし。

主な注意点

調製に関する注意点
・調製は必ず付属の専用分散液およびバイアルアダプターを使用し懸濁する。用時調製し, 懸濁後は直ちに使用する。
・20 ゲージを用いる。

その他の注意点
・臀部筋肉注射のみ可

【参考文献】
1）インタビューフォーム
2）保険薬事典 Plus⁺ 平成 31 年 4 月版, じほう, 2019.

40　サンドスタチン皮下注用 50・100μg　ノバルティス

一般名：**オクトレオチド酢酸塩**，略号・治験番号等[1]：SMS201-995

> **併売品・後発品**[2]：オクトレオチド酢酸塩皮下注50μg「サンド」，オクトレオチド酢酸塩皮下注100μg「サンド」，オクトレオチド皮下注50μg「あすか」，オクトレオチド皮下注100μg「あすか」，オクトレオチド皮下注50μg「SUN」，オクトレオチド皮下注100μg「SUN」

薬剤基本情報

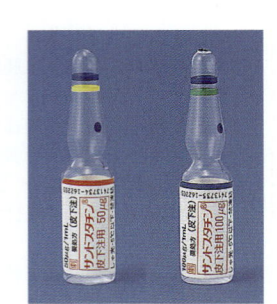

【効能または効果】
1. 消化管ホルモン産生腫瘍（VIP産生腫瘍，カルチノイド症候群の特徴を示すカルチノイド腫瘍，ガストリン産生腫瘍）
2. 先端巨大症・下垂体性巨人症（外科的処置，他剤による治療で効果が不十分な場合または施行が困難な場合）における成長ホルモン，ソマトメジン-C分泌過剰状態および諸症状の改善
3. 進行・再発癌患者の緩和医療における消化管閉塞に伴う消化器症状の改善

【用法および用量】
1. 消化管ホルモン産生腫瘍，先端巨大症・下垂体性巨人症⇒ 開始 1日100または150μg 効果不十分 1日300μgまで漸増，2〜3回に分けて皮下注。
2. 進行・再発癌患者の緩和医療における消化管閉塞に伴う消化器症状の改善⇒1日300μgを24時間持続皮下注。

【共通】適宜増減

薬剤調製情報

基本希釈液 種類：生理食塩液，5％ブドウ糖注射液，注射用水が望ましい。
液量：指定なし。持続皮下投与時の投与量・投与時間等を考慮する。

危険度 Ⅲ

製剤形状 無色透明の液（液体製剤）

製剤濃度 50μg/mL，100μg/mL

薬剤充填量 50μg/mL製品：過量充填なし
100μg/mL製品：過量充填なし

薬剤吸着性 インラインフィルターへの吸着は若干あり。輸液セット，輸液バックへの吸着はデータなし。

溶解・希釈後の安定性

溶解法	希釈法	濃度（希釈後）	条件		残存率90%以上（時間）
			温度（℃）	光	
—	生理食塩液	300μg/1.8mL，300μg/3.0mL，300μg/4.2 mL	室温	散光	7日
	5％ブドウ糖注射液		室温	散光	7日
	注射用水		室温	散光	7日

主な注意点

調製に関する注意点

・単回皮下投与の場合は，そのまま使用する。

・持続皮下投与の場合は，生理食塩液，5％ブドウ糖注射液，注射用水を用いて投与量と投与速度等により希釈液量を考慮する。

・pH変動試験より，アルカリ側（pH12.7以上）でオクトレオチドの分解が認められた。

その他の注意点

・単回皮下投与または持続皮下投与にのみ使用する。

【参考文献】
1）インタビューフォーム
2）保険薬事典Plus⁺　平成31年4月版，じほう，2019.

41 サンラビン点滴静注用 150・200・250mg 旭化成ファーマ

一般名：エノシタビン，略号・治験番号等[1]：BH-AC

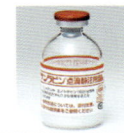
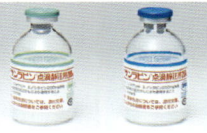

併売品・後発品[2]：—

薬剤基本情報

【効能または効果】
急性白血病（慢性白血病の急性転化を含む）

【用法および用量】
1日3.5～6.0mg/kgを5%ブドウ糖注射液，5%果糖注射液，5%キシリトール注射液，生理食塩液，リンゲル液または糖電解質注射液に混合し，1日1回または2回に分けて2～4時間で点滴静注。10～14日間連続投与，または6～10日間連続投与後，休薬期間をおいて反復。適宜増減

薬剤調製情報

基本溶解液 種類：注射用水に限る。

液量：溶解液量は，10mgあたり1mLに限る。

基本希釈液 種類：5%ブドウ糖注射液・5%果糖注射液・5%キシリトール注・生理食塩液・リンゲル液または糖電解質注射液が望ましい。

液量：指定なし。投与量・投与時間等を考慮する。

- -

危険度 I

製剤形状 凍結乾燥製剤

溶解後製剤濃度 10mg/1.1mL

薬剤充填量 150mg/vial製品：過量充填なし
200mg/vial製品：過量充填なし
250mg/vial製品：過量充填なし

薬剤吸着性 [1), 3), 4)] 輸液バッグ，輸液セット，インラインフィルター等への吸着はほとんど認められない。ただし，DEHPを可塑剤としているポリ塩化ビニル製の点滴セット，カテーテル等から可塑剤であるDEHPが溶出するので使用を避ける，または代替品を使用すること。

溶解・希釈後の安定性 [1), 4)]

溶解法	希釈法	濃度（溶解後）	条件		残存率90%以上（時間）
			温度（℃）	光	
10mg/vial/1mL 注射用水	—	10mg/1.1mL	0～5℃	—	14日以上
			室温	—	3日後白濁

使用可能な溶解・希釈液 （調製後の安定性については上記および各資料参考のこと）
注射用水（溶解のみ限定），生理食塩液，5%ブドウ糖注射液，5%果糖注射液，キシリトール注5%，リンゲル液等

配合不可能な薬剤（例） セフォペラジン注射用，セフォビッド注射用，ソル・メドロール静注用，水溶性プレドニン，ベプシド注

主な注意点 [1), 5)]

調製に関する注意点

・本剤には，可溶化剤としてポリオキシエチレン硬化ヒマシ油60を使用している。そのため，調製には加温・冷却等の操作が加わるので必ず添付の調製・保存方法に従う。
・輸液希釈前の水溶液を保存する場合には，5℃以下で保存し，48時間以内に使用する。
・輸液希釈前に無色澄明であることを確認する。無色澄明でない場合は，調製手順②〜④（次頁）に準じて再度調製する。
・指定の溶解方法を行った場合, 溶解後の濃度は10mg/1.1mL（約9.09mg/mL）になるので注意する。
・pH変動試験より，酸性側（pH2.09以下）で微白濁を起こす。

その他の注意点

・ポリ塩化ビニル製の点滴セット，カテーテル等から可塑剤であるDEHP〔フタル酸ジ（2−エチルヘキシル）〕が溶出するので，DEHPを可塑剤として含むポリ塩化ビニル製の点滴セット，カテーテル等の使用を避け，DEHPを含まないポリ塩化ビニル製，またはポリエチレン製等の輸液セット等を用いる。

注射用サンビラン調製手順 [5)]

本剤は，可溶化剤としてポリオキシエチレン硬化ヒマシ油60を使用しており，下記の調製・保存方法を必ず守ること。

①エノシタビン10mgに対し，日局注射用水を1mLの割合で加える。

②バイアルを溶解ラックに入れ，あらかじめ沸騰させた水浴中で約10分間加熱する。その間，3回沸騰水浴中から取り出し，強く振り混ぜる（各回10秒間に10〜15回程度）。
注意：本剤溶解操作時に溶解鍋の空焚きをしない。
（空焚きによりバイアルが破裂し，内容液とガラス片が飛散するおそれがある）

③バイアルを沸騰水浴中から取り出し，小さな塊あるいは透明なゲル状物のない均一な乳白色の液が得られたことを確認する
注意：乳白色の液が得られない場合は，再度上記②の操作を行う。

④バイアルを熱い溶解ラックごと，好ましくは氷水中（流水中でも可）で約3分間振り混ぜながら急冷すると無色澄明な液が得られる。この溶液1.1mLには約10mgのエノシタビンが含まれる。
注意：無色澄明な液を得るためには，急冷することが最も重要なポイントであるため，放置しない。
（急冷操作前にバイアルを放置する等により冷ましたような場合には，再度沸騰水浴中で加熱後，ただちに急冷操作を行う）

⑤本剤の水溶液を輸液で希釈する際には，泡立ちを極力抑え，注入後の撹拌は穏やかに行う。（輸液容器の液中に本剤の水溶液を注入する針を浸けて注入するか，または壁を伝わせてゆっくり注入する）。

【参考文献】
1）インタビューフォーム
2）保険薬事典Plus＋ 平成31年4月版，じほう，2019.
3）村岡 勲，他：注射剤中各種薬物の輸液用器材への吸着，医薬ジャーナル，32（10）：2529-2543，1996.
4）メーカー社内資料
5）添付文書

42 ジェブタナ点滴静注用 60mg サノフィ

一般名：カバジタキセル　アセトン付加物, 略号・治験番号等[1]：XRP6258, RPR116258A

併売品・後発品[2]：—

薬剤基本情報

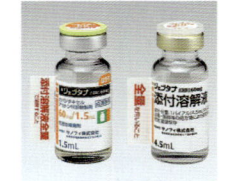

【効能または効果】
前立腺癌
【用法および用量】
プレドニゾロン併用：1日1回25mg/m^{2}を1時間かけて3週間間隔で点滴静注。適宜減量

薬剤調製情報

基本溶解液 種類：添付溶解液に限る。
　　　　　　液量：添付溶解液全量に限る。

基本希釈液 種類：生理食塩液または5%ブドウ糖注射液に限る。
　　　　　　液量：点滴用溶液の最終濃度が0.10〜0.26mg/mLとなる液量に限る。

＜参考　調製例＞

カバジタキセル投与量	輸液バッグの容量
＜25mg	100mL
25〜65mg	250mL
＞65mg	500mL

危険度 I

製剤形状 黄色〜帯褐黄色澄明の粘稠性の液（液体製剤）

製剤濃度 カバジタキセルとして60mg/1.5mL

溶解後製剤濃度 10mg/mL

薬剤充填量 60mg/1.5mL製品：充填目標量1.83mL
　　　　　　添付溶解液4.5mL：充填目標量5.67mL

薬剤吸着性 ポリウレタン製の輸液セットではカバジタキセルの吸着が認められたことから，ポリウレタン製の輸液セットは使用不可。

溶解・希釈後の安定性 [1]
本剤と添付溶解液との混合液（プレミックス液）は，過飽和状態のため，調製後直ちに（1時間以内に）必要量を抜き取り，輸液（生理食塩液または5%ブドウ糖注射液に限る）に混和後，速やかに使用すること。輸液混和後の投与液をやむをえず保存する場合は，室温で8時間，冷蔵保存で48時間（いずれも点滴に要する1時間を含む）以内に使用する。

①輸液バッグ（または輸液ボトル）との化学的な適合性

溶解法	希釈法	濃度（希釈後）	条件				残存率90%以上（時間）
			保存期間	試験項目	保存温度	光	
添付溶解液	生理食塩液または5%ブドウ糖注射液	0.10mg/mL，0.26mg/mL	調製直後，8，24，48時間後	外観，類縁物質，含量等	5℃	—	48※
					30℃		

※：輸液バッグ，ボトルの材質：ポリオレフィン，低密度ポリエチレン，ガラス。なお，同様に検討したポリ塩化ビニル製（可塑剤：DEHP）バッグでは，含量低下およびDEHP量の増加が認められた。

②輸液バッグ（または輸液ボトル）との物理的な適合性※2

溶解法	希釈法	濃度（希釈後）	条件				残存率90%以上（時間）
			保存期間	試験項目	保存温度	光	
添付溶解液	生理食塩液または5%ブドウ糖注射液	0.26mg/mL	調製直後，24，48時間後	外観	5℃	—	48
					30℃		24

※2：輸液バッグ/ボトルの材質：ポリオレフィン，低密度ポリエチレン，ガラス，ポリ塩化ビニル（可塑剤：DEHP）

使用可能な溶解・希釈液（調製後の安定性については，上記および各資料参考のこと）
溶解：添付溶解液（エタノール：573.3mg/4.5mLvial）に限る，希釈：生理食塩液または，5%ブドウ糖注射液に限る

混合不可能な薬剤（例） 他剤との混注は不可

主な注意点 1), 3)

調製に関する注意点

・希釈・調製時に泡立ちやすいので注意する。

・本剤は投与前に必ず2段階の希釈（添付溶解液で溶解後，希釈）を行う必要がある。

・本剤全量に対し添付溶解液全量を使用して溶解することで，カバジタキセル濃度10mg/mLのプレミックス液（希釈の1段階目）を調製することができる。

・添付溶解液に混和後，バイアルを約5分間放置し，溶液が透明で均一になったことを確認する。

・本剤と添付溶解液との混合液（プレミックス液）は，過飽和の状態のため，調製後直ちに（1時間以内に）必要量を無菌的に抜き取り，生理食塩液または5%ブドウ糖注射液に混和し，点滴用溶液の最終濃度が0.10〜0.26mg/mLとなるよう調製する。

・輸液に混和後の投与液は，過飽和の状態であることから，結晶が析出している場合は使用しない。

・ポリ塩化ビニル製の輸液バッグでは，カバジタキセル含量の低下および可塑剤DEHPの溶出が認められたことから，ポリ塩化ビニル製の輸液バッグの使用は避ける。

・ポリウレタン製の輸液セットでは，カバジタキセルの吸着が認められたことから，ポリウレタン製の輸液セットの使用は避ける。

・輸液と混和した後は速やかに使用する。やむをえず保存する場合は，室温で8時間，冷蔵保存で48時間（いずれも点滴に要する1時間を含む）以内に使用する。

その他の注意点

・0.2または0.22μmのインラインフィルターを通して投与する。

・注射針の複数回の使用は避ける（主薬の結晶析出の促進，コアリングの発生）。

・静脈内にのみ投与する。

・調製時には手袋を着用することが望ましい。本剤が皮膚に付着した場合には，直ちに石鹸および多量の流水で洗い流す。また，粘膜に付着した場合には，直ちに多量の流水で洗い流す。

・添付溶解液に，エタノールを含有するため，アルコールの中枢神経系への影響が強く現れるおそれがあるので，アルコールに過敏な患者に投与する場合には問診により適切かどうか判断する。

【参考文献】
1）インタビューフォーム
2）保険薬事典Plus⁺　平成31年4月版，じほう，2019．
3）添付文書

43 ジェムザール注射用 200mg・1g リリー

一般名：ゲムシタビン塩酸塩，略号・治験番号等[1]：LY188011

併売品[2]：―

後発品[2]：ゲムシタビン点滴静注液200mg/5mL「サンド」，ゲムシタビン点滴静注液1g/25mL「サンド」，ゲムシタビン点滴静注液200mg/5mL「NK」，ゲムシタビン点滴静注液1g/25mL「NK」，ゲムシタビン点滴静注液200mg，5.3mL「ホスピーラ」，ゲムシタビン点滴静注液1g，26.3mL「ホスピーラ」，ゲムシタビン点滴静注用200mg「サワイ」，ゲムシタビン点滴静注用1g「サワイ」，ゲムシタビン点滴静注用200mg「タイホウ」，ゲムシタビン点滴静注用1g「タイホウ」，ゲムシタビン点滴静注用200mg「日医工」，ゲムシタビン点滴静注用1g「日医工」，ゲムシタビン点滴静注用200mg「ホスピーラ」，ゲムシタビン点滴静注用1g「ホスピーラ」，ゲムシタビン点滴静注用200mg「ヤクルト」，ゲムシタビン点滴静注用1g「ヤクルト」，ゲムシタビン点滴静注用200mg「NK」，ゲムシタビン点滴静注用1g「NK」，ゲムシタビン点滴静注用200mg「TYK」，ゲムシタビン点滴静注用1g「TYK」

■薬剤基本情報

【効能または効果】

1. 膵癌，胆道癌，尿路上皮癌，がん化学療法後に増悪した卵巣癌，再発または難治性の悪性リンパ腫
2. 非小細胞肺癌
3. 手術不能または再発乳癌

【用法および用量】

1. 膵癌，胆道癌，尿路上皮癌，がん化学療法後に増悪した卵巣癌，再発または難治性の悪性リンパ腫⇒ **1コース** 1回1,000mg/m^{2}を週1回30分かけて点滴静注。3週連続し4週目は休薬
2. 非小細胞肺癌⇒(1) 1コース1回1,000mg/m^{2}を週1回30分かけて点滴静注。3週連続し，4週目は休薬。(2) シスプラチンと併用：1回1,250mg/m^{2}を週1回30分かけて点滴静注。2週連続し，3週目は休薬。
3. 手術不能または再発乳癌⇒ **1コース** 1回1,250mg/m^{2}を週1回30分かけて点滴静注，2週連続し3週目は休薬

【共通】いずれも反復，適宜減量

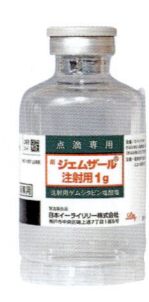

■薬剤調製情報

基本溶解液 種類：生理食塩液が望ましい。

液量：溶解液量は200mg/vial製品には1バイアルあたり5mL以上，1g/vial製品には1バイアルあたり25mL以上が望ましい。

基本希釈液 種類：生理食塩液が望ましい。

液量：希釈液量は50〜100mL程度が望ましい。

危険度 II

製剤形状 凍結乾燥製剤

薬剤充填量 200mg/vial（202mg）製品：過量充填あり
1g/vial（1005mg）製品：過量充填あり

比重 200mg/vial製品：1.034g/cm^3（20℃）
1g/vial 製品：1.035g/cm^3（20℃）

薬剤吸着性 輸液バッグ，輸液セット，インラインフィルター等への吸着はほとんど認められない。

溶解・希釈後の安定性 [1]

溶解法	希釈法	濃度（希釈後）	条件		残存率90%以上（時間）
			温度（℃）	光	
25mL/1g/vial 生理食塩液	生理食塩液	40mg/mL	25	遮光	72
			室温	散光	
100mL/1g/vial 生理食塩液	各種希釈液[※1]	1,500mg/650mL	25	散光	24[※2]

※1：生理食塩液，リンゲル液等。各種資料を確認
※2：いずれも98%以上の残存率

使用可能な溶解・希釈液 （調製後の安定性については上記および各資料参考のこと）
生理食塩液，5%ブドウ糖注射液，ソリタ−T3号輸液，KN3号輸液，リンゲル液等

混合不可能な薬剤（例）[1] 水溶性プレドニン，ファンギゾン注射用，デノシン点滴静注用（ラステット注，5-FU注，注射用メソトレキセートは3〜6時間後に結晶析出）

主な注意点 [1], [4]

調製に関する注意点
・溶解後の溶液を冷蔵にて保管すると結晶が折出するおそれがあるため，保存する場合は15〜30℃で保存し，24時間以内に使用する。

【参考文献】
1）インタビューフォーム
2）保険薬事典Plus⁺ 平成31年4月版，じほう，2019.
3）メーカー社内資料
4）添付文書

44　ジフォルタ注射液　20mg　ムンディファーマ

一般名：プララトレキサート，略号・治験番号等[1]：PDX

薬剤基本情報 [1], [3]

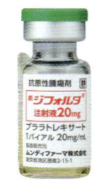

【効能または効果】
再発または難治性の末梢性T細胞リンパ腫

【用法および用量】
1サイクル 1日1回30mg/m^{2}を3～5分間かけて週1回静注。これを6週連続で行い，7週目は休薬。適宜減量

薬剤調製情報 [1], [3], [4]

基本希釈液 種類：生理食塩液
液量：3～5分かけて静脈内投与可能な量に限る。

危険度 Ⅱ

製剤形状 黄色澄明の液（液体製剤）

製剤濃度 20mg/mL

薬剤充填量 過量充填あり

比重 20℃：1.0136g/cm^3

薬剤吸着性 [5]輸液バッグ，輸液セット，インラインフィルター等への吸着は不明。

溶解・希釈後の安定性
本剤1mLを生理食塩液99mLで希釈したとき，室温・室内散光下で6時間，冷蔵（5℃±3℃）で24時間安定であった。

溶解法	希釈法	濃度（希釈後）	条件		残存率90%以上（時間）
			温度（℃）	光	
―	生理食塩液	1mL/99mL	室温	室内散光下	―[※1]
			冷蔵（5℃±3℃）	―	―[※2]

※1：6時間安定
※2：24時間安定

使用可能な溶解・希釈液 生理食塩液に限る。

混合不可能な薬剤（例） 該当データなし

主な注意点 [1], [3], [4]

調製に関する注意点
・開封前に容器内溶液の状態を観察し，色調の異常や粒子状物質が認められる場合は，使用しない。
・体表面積に応じて算出された本剤投与量を無菌的に注射筒で吸引し，速やかに使用する。

その他の注意点
・投与速度を守り，静脈内投与によってのみ使用する。皮下，筋肉内には投与しない。
・投与前の調製および投与の際は手袋を使用するなど，注意する。皮膚に接触した場合は直ちに石鹸および水で完全に洗い流す。また，粘膜に接触した場合，水でしっかりと洗い流す。

・本剤の血中濃度が上昇するおそれがあるので，プロベネシドとの併用を避け，代替の治療薬への変更を考慮する。併用が必要な場合は，本剤の減量を考慮するとともに，患者の状態を慎重に観察し，副作用の発現に十分注意する。

・副作用を軽減するため，以下のように葉酸およびビタミンB_{12}を投与する。
　①本剤初回投与日の10日以上前から，葉酸として1日1回1.0〜1.25mgを連日経口投与する。本剤の投与終了日から30日間は投与を継続する。
　②本剤初回投与日の10日以上前から，ビタミンB_{12}として1回1mgを8〜10週ごとに筋肉内投与する。本剤投与中は，投与を継続する。

【参考文献】
1）インタビューフォーム
2）保険薬事典Plus$^+$　平成31年4月版，じほう，2019.
3）添付文書
4）メーカー社内資料
5）メーカー確認

45 ゼヴァリンイットリウム(^{90}Y)静注用セット　1セット　ムンディファーマ＝富士フイルム富山化学

一般名：イブリツモマブ チウキセタン（遺伝子組換え），略号・治験番号等[1]：SH L 749

併売品・後発品[2]：—

薬剤基本情報　[1], [3], [4]

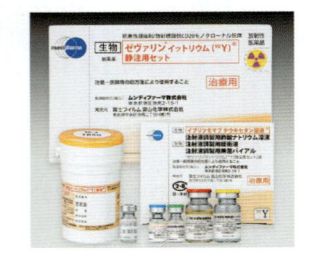

【効能または効果】
CD20陽性の再発または難治性の低悪性度B細胞性非ホジキンリンパ腫，マント
ル細胞リンパ腫

【用法および用量】
無菌バイアルに適量の酢酸ナトリウムと塩化イットリウム（^{90}Y）1500MBqを入
れ，イブリツモマブ チウキセタン1.3mLを加えて混和し，適量の緩衝液を加え
てイットリウム（^{90}Y）イブリツモマブ チウキセタン（遺伝子組換え）注射液とす
る。リツキシマブ（遺伝子組換え）を点滴静注後，速やかにイットリウム（^{90}Y）
イブリツモマブ チウキセタン（遺伝子組換え）14.8MBq/kg（最大1184MBq）を10分間かけて静注。状態に応じ
11.1MBq/kgに減量。本剤投与に先立ち，イブリツモマブ チウキセタン（遺伝子組換え）の集積部位を確認し，異
常な生体内分布の有無を確認

薬剤調製情報　[1], [3]

基本溶解液　種類：調製は全てセット内のものを用いる。

危険度　I

調製後注射液の性状　緑黄色から黄色ないし黄褐色の澄明な液

製剤濃度　50μg/mL，100μg/mL

薬剤充填量　塩化イットリウム（^{90}Y）1850MBq（検定日時）：過量充填なし

薬剤吸着性　[5] 輸液バッグ，輸液セット，インラインフィルター等への吸着は不明。

溶解・希釈後の安定性　調製後のイットリウム（^{90}Y）イブリツモマブ チウキセタンを2〜8℃で保存し，
標識率およびCD20結合活性等を測定した結果，少なくとも8時間は安定であった。

使用可能な溶解・希釈液　調製は全てセット内のものを用いる。

混合不可能な薬剤（例）　他剤との混合はしない。

主な注意点　[1], [3], [4]

調製に関する注意点

・調製者は，事前に日本アイソトープ協会における講習を受講する必要がある。

・イットリウム（^{90}Y）イブリツモマブ チウキセタン注射液は，標識調製後直ちに使用しない場合には
　2〜8℃にて保存し，8時間以内に使用する。

・他剤との混合はしない。

・投与前血小板数が100,000/mm^{3}以上150,000/mm^{3}未満の患者には，イットリウム（^{90}Y）イブリ
　ツモマブ チウキセタン注射液の投与量は11.1MBq/kgに減量する。

・標識率が95％未満のイットリウム（^{90}Y）イブリツモマブ チウキセタン注射液は使用しない。

・イットリウム（^{90}Y）イブリツモマブ チウキセタン注射液の投与量は，適切に校正された放射線測定
　器にて，投与の直前に確認する。

・イットリウム（^{90}Y）イブリツモマブ チウキセタン注射液の投与は0.22ミクロン径の静注フィルター

（蛋白低吸着性）を介して 10 分間かけて静注する。急速静注はしない。その後，10mL 以上の生理食塩液を同じ注射筒および静注ラインを通じて静注する。

・イットリウム (^{90}Y) イブリツモマブ チウキセタン注射液の再投与の有効性および安全性は確認されていない。

・インジウム (^{111}In) イブリツモマブ チウキセタン注射液投与 48〜72 時間後の撮像にて，異常な生体内分布が明らかになった場合にはイットリウム (^{90}Y) イブリツモマブ チウキセタン注射液を投与しない。

・標識調製過程における夾雑物等の混入に対する対応として静注フィルター（蛋白低吸着性）を介して静注する。

その他の注意点

・本品を投与された再発または難治性非ホジキンリンパ腫患者に，急性骨髄性白血病，骨髄異形成症候群が認められたとの報告がある。
また，化学療法に奏効後の濾胞性非ホジキンリンパ腫患者を対象に観察期間 7 年間として実施された海外の無作為化比較臨床試験において，悪性腫瘍（急性骨髄性白血病，骨髄異形成症候群および固形がん）が，本品を地固め療法として投与された患者では 14.7%（30/204 例），比較対照とされた無治療の患者では 6.8%（14/205 例）に認められたとの報告がある。

・イブリツモマブ チウキセタン投与後にヒト抗マウス抗体が認められることがあるので，インジウム (^{111}In) イブリツモマブ チウキセタン注射液およびイットリウム (^{90}Y) イブリツモマブ チウキセタン注射液投与後にマウス抗体またはキメラ抗体を使用する場合には，過敏反応に注意する。

・医療法その他の放射線防護に関する法令，関連する告示および通知（患者退出等を含む）等を遵守し，適正に使用する。

【参考文献】
1）インタビューフォーム
2）保険薬事典 Plus$^+$ 平成 31 年 4 月版，じほう，2019.
3）添付文書
4）ゼヴァリン イットリウム (^{90}Y) 静注用セットの標識調製手順書
5）メーカー確認

46 ゼヴァリンインジウム(¹¹¹In)静注用セット 1セット　ムンディファーマ＝富士フイルム富山化学

一般名：**イブリツモマブ チウキセタン（遺伝子組換え）**，略号・治験番号等[1]：**SH L 749**

併売品・後発品[2]：―

薬剤基本情報 [1], [3], [4]

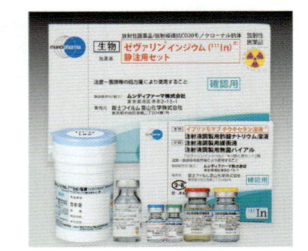

【効能または効果】
イブリツモマブ チウキセタン（遺伝子組換え）の集積部位の確認
【用法および用量】
（インジウム（¹¹¹In））イブリツモマブ チウキセタンの集積部位の確認⇒無菌バイアルに適量の酢酸ナトリウムと塩化インジウム（¹¹¹In）145MBqを入れ，これにイブリツモマブ チウキセタン1mLを加えて混和し，適量の緩衝液を加えてインジウム（¹¹¹In）イブリツモマブ チウキセタン（遺伝子組換え）注射液とする。リツキシマブ（遺伝子組換え）を点滴静注後，速やかにインジウム（¹¹¹In）イブリツモマブ チウキセタン（遺伝子組換え）130MBqを10分間かけて静注

薬剤調製情報 [1], [3]

基本溶解液 調製は全てセット内のものを用いる。

- -

危険度 **I**

調製後注射液の性状 緑黄色から黄色ないし黄褐色の澄明な液

薬剤充填量 塩化インジウム（¹¹¹In）185MBq(検定日時)：過量充填なし

薬剤吸着性 [5]輸液バッグ，輸液セット，インラインフィルター等への吸着は不明。

溶解・希釈後の安定性 調製後のインジウム（¹¹¹In）イブリツモマブ チウキセタンを2〜8℃で保存し，標識率およびCD20結合活性等を測定した結果，少なくとも12時間は安定であった。

使用可能な溶解・希釈液 調製は全てセット内のものを用いる。

混合不可能な薬剤（例） 他剤との混合はしない。

主な注意点 [1], [3], [4]

調製に関する注意点

・調製者は，事前に日本アイソトープ協会における講習を受講する必要がある。

・インジウム（¹¹¹In）イブリツモマブ チウキセタン注射液は，標識調製後直ちに使用しない場合は2〜8℃にて保存し，12時間以内に使用する。

・他剤との混合はしない。

・標識率が95％未満のインジウム（¹¹¹In）イブリツモマブ チウキセタン注射液は使用しない。

・インジウム（¹¹¹In）イブリツモマブ チウキセタン注射液の投与量は，適切に校正された放射線測定器にて，投与の直前に確認する。

・インジウム（¹¹¹In）イブリツモマブ チウキセタン注射液の投与は0.22ミクロン径の静注フィルター（蛋白低吸着性）を介して10分間かけて静注する。急速静注はしない。その後，10mL以上の生理食塩液を同じ注射筒および静注ラインを通じて静注する。

・インジウム（¹¹¹In）イブリツモマブ チウキセタン注射液投与48〜72時間後の撮像にて，異常な生体内分布が明らかになった場合にはイットリウム（⁹⁰Y）イブリツモマブ チウキセタン注射液を投与しない。

・標識調製過程における夾雑物等の混入に対する対応として静注フィルター（蛋白低吸着性）を介して

静注する。

その他の注意点

・本品を投与された再発または難治性非ホジキンリンパ腫患者に，急性骨髄性白血病，骨髄異形成症候群が認められたとの報告がある。
　また，化学療法に奏効後の濾胞性非ホジキンリンパ腫患者を対象に観察期間7年間として実施された海外の無作為化比較臨床試験において，悪性腫瘍（急性骨髄性白血病，骨髄異形成症候群および固形がん）が，本品を地固め療法として投与された患者では14.7%（30/204例），比較対照とされた無治療の患者では6.8%（14/205例）に認められたとの報告がある。

・イブリツモマブ チウキセタン投与後にヒト抗マウス抗体が認められることがあるので，インジウム（¹¹¹In）イブリツモマブ チウキセタン注射液およびイットリウム（⁹⁰Y）イブリツモマブ チウキセタン注射液投与後にマウス抗体またはキメラ抗体を使用する場合には，過敏反応に注意する。

・医療法その他の放射線防護に関する法令，関連する告示および通知（患者退出等を含む）等を遵守し，適正に使用する。

【参考文献】
　1）インタビューフォーム
　2）保険薬事典Plus⁺ 平成31年4月版，じほう，2019.
　3）添付文書
　4）ゼヴァリン　インジウム（¹¹¹In）静注用セットの標識調製手順書
　5）メーカー確認

47 ゾーフィゴ静注 バイエル

一般名：塩化ラジウム（^{223}Ra），略号・治験番号等[1]：BAY 88-82235

併売品・後発品[2]：—

薬剤基本情報

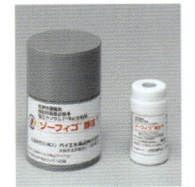

【効能または効果】
骨転移のある去勢抵抗性前立腺癌

【用法および用量】
1回55kBq/kgを4週間間隔で最大6回まで，緩徐に静注

薬剤調製情報 [1), 3)]

基本溶解液 通常，溶解しない。

基本希釈液 通常，希釈しない。

- -

危険度 I

製剤形状 無色澄明の液体製剤

製剤濃度 放射能濃度1,100kBq/mL（検定日時において）

薬剤充填量 1バイアル（5.6mL）中, 塩化ラジウム（^{223}Ra）としてラジウム223を6,160kBq含有する（検定日時において）

比重 該当資料なし

薬剤吸着性 該当資料なし

溶解・希釈後の安定性 該当しない（有効期間：検定日より14日間）。

主な注意点 [1), 3) ～6)]

調製に関する注意点

- 本治療に関する放射線安全管理責任者（医師）および放射線安全管理担当者（診療放射線技師または看護師等1名以上）は，日本アイソトープ協会による講習を受講する必要がある。
- 本剤は調製済みの製剤であるため，希釈または他剤と混合しない。
- バイアルは一回限りの使用とする。
- 投与前に目視による確認を行い，注射液に変色や微粒子が認められる場合，容器に破損が認められる場合等，異常が認められる場合には使用しない。
- 本剤はバイアルの内部がわずかに陽圧になっていることがある。作業者は防護メガネ，マスク，防護手袋の着用など，施設で定められた安全対策を遵守する。また，作業後はサーベイメータなどで汚染のないことを確認する。

その他の注意点

- 投与速度：約1分間かけて緩徐に静脈内投与する。
- 投与前後に，静脈ラインを生理食塩液でフラッシュする。
- 投与量は以下の式で算出する。

$$投与量（mL）= \frac{体重（kg）× 用量（55kBq/kg）}{減衰係数^{※}×1,100kBq/mL}$$

※減衰係数は添付文書，適正使用ガイド等に記載

・医療法その他の放射線防護に関する法令，関連する告示および通知（患者退出等を含む）等を遵守し，適正に使用する。

・本剤の使用にあたっては，患者またはその家族（介護者）に，本剤の有効性および安全性ならびに放射線防護の必要性について十分に説明を行い，同意を得てから本剤による治療を開始する。

・調製作業が終了したら直ちにRa-223専用の収納内容器に保管廃棄する。難燃物，不燃物等の分別は必要ない。

【参考文献】
1）インタビューフォーム
2）保険薬事典Plus⁺ 平成31年4月版，じほう，2019.
3）添付文書
4）適正使用ガイド
5）塩化ラジウム（Ra-223）注射液を用いる内用療法の適正使用マニュアル
6）ゾーフィゴ静注 投与の手引き

48 タイロゲン筋注用 0.9mg サノフィ

一般名：ヒトチロトロピン アルファ（遺伝子組換え），略号・治験番号等[1]：rh-TSH，SKG-02

併売品・後発品[2]：—

薬剤基本情報

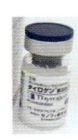

【効能または効果】
分化型甲状腺癌（甲状腺全摘または準全摘術を施行された患者）の放射性ヨウ素シンチグラフィと血清サイログロブリン（Tg）試験の併用またはTg試験単独による診断の補助
分化型甲状腺癌（甲状腺全摘または準全摘術を施行された遠隔転移を認めない患者）の残存甲状腺組織の放射性ヨウ素によるアブレーションの補助

【用法および用量】
0.9mgを24時間間隔で2回，臀部筋注

薬剤調製情報

基本溶解液 種類：日局注射用水に限る。
液量：1.2mLで溶解に限る。

- -

危険度 Ⅲ

製剤形状 凍結乾燥製剤

溶解後製剤濃度 0.9mg/mL［注射用水1.2mLを加えて溶解し，その1mL〔ヒトチロトロピンアルファ（遺伝子組換え）として0.9mg）を臀部筋肉内に24時間間隔で2回注射する］

薬剤充填量

薬剤吸着性 データなし

溶解・希釈後の安定性 製剤溶解後の安定性試験

溶解法	希釈法	濃度（溶解後）	条件		残存率90%以上（時間）
			温度（℃）	光	
1vial/1.2mL 注射用水	—	0.9mg/mL	2〜8℃	遮光にて保存	24時間　安定
			28〜32℃	遮光にて保存	8時間　不適

使用可能な溶解・希釈液 日局注射用水

混合不可能な薬剤（例） 他剤との配合変化（物理学的変化）　該当資料なし

主な注意点

調製に関する注意点
溶解後，速やかに使用すること。なお，やむを得ず溶解後に保存する場合には，2〜8℃で保存し24時間以内に使用すること。

【参考文献】
1）インタビューフォーム
2）保険薬事典Plus+ 平成31年4月版，じほう，2019.

49 ダウノマイシン静注用 20mg Meiji Seika

一般名：ダウノルビシン塩酸塩，略号・治験番号等[1]：DNR

併売品・後発品[2]：―

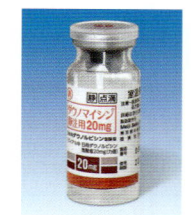

薬剤基本情報

【効能または効果】
急性白血病（慢性骨髄性白血病の急性転化を含む）
【用法および用量】
1日0.4〜1mg/kg（ 小児 1日1mg/kg）を連日あるいは隔日に3〜5回静注・点滴静注，約1週間観察後，反復投与

薬剤調製情報

基本溶解液	種類	：生理食塩液が望ましい。
	液量	：溶解液量は1バイアルあたり10mL程度が望ましい。
基本希釈液	種類	：指定なし。安定性を考慮して選択する。
	液量	：指定なし。投与量・投与時間等を考慮する。

危険度　Ⅰ

製剤形状　凍結乾燥製剤

薬剤充填量　20mg/vial製品：過量充填なし（標準量±5％）

比重 [5] 1バイアル中内容量を日局生理食塩液10mLで溶解したときの平均比重1.0037g/cm^3

薬剤吸着性 [4], [5] 輸液バッグ，輸液セット，インラインフィルター等への吸着はほとんど認められない。

溶解・希釈後の安定性 [5]

| 溶解法 | 希釈液 | 濃度（希釈後） | 条件 | | 残存率90％以上（時間） |
			温度（℃）	光	
20mg/vial/10mL 生理食塩液	―	20mg/10mL	5	遮光	8日
			23	―	8日
希釈液のうち適量を使用	注射用水または5％ブドウ糖注射液	20mg/10mL	5	遮光	48
	注射用水または生理食塩液または5％ブドウ糖注射液	20mg/10mL	25	遮光	48

使用可能な溶解・希釈液 （調製後の安定性については上記および各資料参考のこと）
生理食塩液，5％ブドウ糖注射液等

混合不可能な薬剤（例） プレドニン，キシリトール等

主な注意点 [1], [6]

調製に関する注意点

・基本的には1バイアルあたり生理食塩液10mLを加えて溶解する。使用にあたっては，軽く振とうし，完全に溶かしてから静脈内注射する。

> **その他の注意点**
>
> ・静注のみに使用する。
>
> ・累積総投与量が25mg/kgを超えると重篤な心筋障害を起こしやすくなる。ただし，他のアントラサイクリン系薬剤使用歴がある場合は，これ以下であっても注意が必要である。

【参考文献】
1）インタビューフォーム
2）保険薬事典Plus$^+$　平成31年4月版，じほう，2019.
3）村岡 勲，他：注射剤中各種薬物の輸液用器材への吸着，医薬ジャーナル，32（10）：2529-2543，1996.
4）石田志朗：抗悪性腫瘍剤の輸液フィルターへの吸着に関する検討，静脈経腸栄養，16（4）：71-78，2001.
5）メーカー社内資料
6）添付文書

50 ダカルバジン注用 100mg 協和キリン＝アスペンジャパン

一般名：ダカルバジン，略号・治験番号等[1]：DTIC，DIC，NSC-45388

併売品・後発品[2]：—

薬剤基本情報

【効能または効果】
悪性黒色腫，ホジキン病（ホジキンリンパ腫），褐色細胞腫
【用法および用量】
1. 悪性黒色腫⇒ **1コース** 1日100～200mgを5日間連日静注し，以後約4週間休薬。適宜増減
2. ホジキン病（ホジキンリンパ腫）⇒成人・小児：他の抗悪性腫瘍剤併用 **1コース** 1日1回375mg/m^{2}を静注し13日間休薬，これを2回繰り返す。適宜減量
3. 褐色細胞腫⇒ **1クール** CPA，VCRと併用。1日1回600mg/m^{2}を2日間連日静注，19日間以上休薬。適宜減量

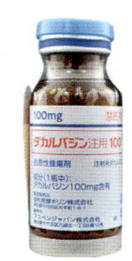

薬剤調製情報

基本溶解液 種類：注射用水に限る。
液量：1バイアルあたり注射用水10mLを使用する。
基本希釈液 種類：生理食塩液または5％ブドウ糖注射液を使用する。
液量：指定なし。投与量・投与時間等を考慮する。

危険度 I

製剤形状 凍結乾燥製剤　　**溶解後製剤濃度** 10mg/mL（注射用水10mLへ溶解時）

薬剤充填量 100mg/vial製品：過量充填なし

薬剤吸着性[4] 輸液バッグ，輸液セット，インラインフィルター等への吸着はほとんど認められない。

溶解・希釈後の安定性[1,5]

溶解法	希釈液	濃度（希釈後）	条件		残存率90％以上（時間）
			温度（℃）	光	
100mg/vial/10mL 注射用水	—	100mg/10mL	25	遮光	72※
			5	遮光	7日
100mg/vial/10mL 生理食塩液または5％ブドウ糖注射液	—	100mg/10mL	25	遮光	72※
			5	遮光	7日
100mg/vial/10mL 注射用水	生理食塩液	100mg/260mL	23±2	遮光	12
			5	遮光	24
	5％ブドウ糖注射液	100mg/260mL	23±2	遮光	12
			5	遮光	24

※：室温保存の場合，24時間以内に赤色が見られることがある。試験の結果，室温保存でも6時間までは着色は見られない。

使用注意の溶解・希釈液[1,3] ラクテックG注，KNMG3号輸液，ハイカリックNC-H，ハイカリックNC-L，ハイカリックNC-N等の輸液との配合注意〔24時間までに含量の低下（80～90％）が見られる〕

使用不可能な溶解・希釈液[1,6] アルカリ性の溶解・希釈液は使用不可

混合不可能な薬剤（例）[1,6] ヘパリンナトリウム，ヒドロコルチゾンコハク酸エステルナトリウム，その他アルカリ性薬剤等との混合・同時投与不可

主な注意点 [1], [6]

調製に関する注意点

- 基本的には100mgあたり注射用水10mLを加えて溶解する。さらに希釈する場合には，生理食塩液または5%ブドウ糖注射液を用いる。溶解後は遮光することが望ましい。
- 海外の添付文書には，調製後の保存に関して「4℃で24時間，室内で8時間まで」と記載されている。
- アルカリ性の溶解・希釈液は使用不可。

その他の注意点

- 溶解後速やかに使用する。
- 皮下，筋肉内投与はしない。
- 本剤の血管痛を防止する目的で点滴静注を行う場合は，点滴経路全般を遮光する（遮光すると血管痛が軽減されたという報告があるため）。

ダカルバジンの希釈調製した薬液の滴下時の安定性

輸液バックをアルミホイルで遮光（滴下時）

- 希釈条件：ダカルバジン注用100mg/注射用水10mL＋①生理食塩液250mL or ②5%ブドウ糖液250mL

◆保存条件：室温（23±2℃），1,000 lx

希釈液	No.	測定項目	薬液滴下時間（min）							
			15		30		60		120	
			Initial	End	Initial	End	Initial	End	Initial	End
①生理食塩液	1	実際の滴下時間		19'24		31'03		56'58		109'55
		外観	無色澄明	無色澄明	無色澄明	無色澄明	無色澄明	無色澄明	無色澄明	無色澄明
		pH	3.7	3.7	3.7	3.7	3.7	3.7	3.7	3.7
		残存率（%）	100.0	99.6	100.0	96.7	100.0	99.8	100.0	101.3
	2	実際の滴下時間		15'12		29'17		56'36		124'55
		外観	無色澄明	無色澄明	無色澄明	無色澄明	無色澄明	無色澄明	無色澄明	無色澄明
		pH	3.7	3.7	3.7	3.7	3.7	3.7	3.7	3.7
		残存率（%）	100.0	99.2	100.0	99.1	100.0	98.6	100.0	100.4
②5%ブドウ糖液	3	実際の滴下時間		11'59		27'20		58'37		121'32
		外観	無色澄明	無色澄明	無色澄明	無色澄明	無色澄明	無色澄明	無色澄明	無色澄明
		pH	3.8	3.8	3.8	3.8	3.8	3.8	3.8	3.8
		残存率（%）	100.0	101.3	100.0	98.7	100.0	99.2	100.0	98.8
	4	実際の滴下時間		14'47		27'58		59'20		121'52
		外観	無色澄明	無色澄明	無色澄明	無色澄明	無色澄明	無色澄明	無色澄明	無色澄明
		pH	3.8	3.8	3.8	3.8	3.8	3.8	3.8	3.8
		残存率（%）	100.0	100.7	100.0	101.1	100.0	99.5	100.0	98.7

【参考文献】
1) インタビューフォーム
2) 保険薬事典Plus⁺　平成31年4月版，じほう，2019.
3) 幸保文治, 他: 混注情報101; ダカルバジン注の配合変化. 医薬品ジャーナル, 22(6):97-114, 1986.
4) 協和発酵株式会社社内資料「輸液バッグ及び輸液ラインへの吸着試験（ダカルバジン協和）」
5) 協和発酵株式会社社内資料「ダカルバジン注協和の溶解後の安定性」
6) 添付文書

51 タキソテール点滴静注用 20・80mg サノフィ

一般名：ドセタキセル水和物，略号・治験番号等[1, 3]：RP56976，NSC628503

併売品[2]：—

後発品[2]：ドセタキセル点滴静注用20mg「サワイ」，ドセタキセル点滴静注用80mg「サワイ」

薬剤基本情報

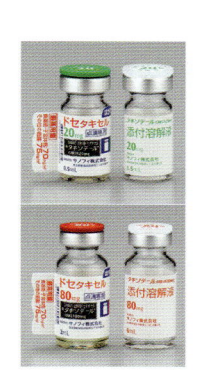

【効能または効果】
乳癌，非小細胞肺癌，胃癌，頭頸部癌，卵巣癌，食道癌，子宮体癌，前立腺癌

【用法および用量】
1. 乳癌，非小細胞肺癌，胃癌，頭頸部癌⇒1日1回60mg/m^{2}を1時間以上かけて点滴静注，3～4週間隔。適宜増減 **1回最高** 75mg/m^2
2. 卵巣癌，食道癌，子宮体癌⇒1日1回70mg/m^{2}を1時間以上かけて点滴静注，3～4週間隔。適宜減量(卵巣癌は適宜増減) **1回最高(卵巣癌のみ)** 75mg/m^2
3. 前立腺癌⇒1日1回75mg/m^{2}を1時間以上かけて点滴静注，3週間間隔。適宜減量

薬剤調製情報

基本溶解液 種類：添付溶解液・生理食塩液または5%ブドウ糖注射液に限る。
液量：添付溶解液を使用する場合は，全量に限る。生理食塩液または5%ブドウ糖注射液を使用する場合は，20mg製品は1バイアルあたり1.8mLに，80mg製品は1バイアルあたり7.0mLに限る。

基本希釈液 種類：生理食塩液または5%ブドウ糖注射液に限る。
液量：希釈液量は250または500mLに限る。

危険度 I

製剤形状 液体製剤(粘稠性)

溶解後製剤濃度 10mg/mL

薬剤充填量 20mg/0.5mL製品：充填目標量0.61mL
添付溶解液1.5mL製品：充填目標量1.98mL(添付溶解液＝13%エタノール溶液)
80mg/2.0mL製品：充填目標量2.36mL
添付溶解液6.0mL製品：充填目標量7.33mL(添付溶解液＝13%エタノール溶液)

薬剤吸着性 [3, 4]輸液バッグ，輸液セット，インラインフィルター等への吸着はほとんど認められない。

溶解・希釈後の安定性 [1]

溶解法	希釈法	濃度(溶解・希釈後)	条件		残存率90%以上(時間)
			温度(℃)	光	
添付溶解液	—	10mg/mL	室温	—	24
	生理食塩液または5%ブドウ糖注射液	77.8mg/250mL，220mg/250mL	室温	散光	4[※]

※添付溶解液(13%エタノール溶液)で溶解後，各希釈液(生理食塩液，5%ブドウ糖注射液)中における安定性。

使用可能な溶解・希釈液（調製後の安定性については上記および各資料参考のこと）
溶解：添付溶解液，生理食塩液，5％ブドウ糖注射液，希釈：生理食塩液，5％ブドウ糖注射液

添付溶解液
無水エタノール：0.18g〔日局エタノール：764.4mg（添付溶解液6mL/vial）〕，無水エタノール：0.72g〔日局エタノール：191.1mg（添付溶解液1.5mL/vial）〕

主な注意点 [1], [3], [5]

調製に関する注意点

- 希釈・調製時に泡立ちやすいので注意する。
- 主薬と添付溶解液の外観が類似しており，バイアルキャップを外した状態ではさらに酷似しているため，取り違えに注意する（特に添付溶解液を用いずに溶解を行う場合に，誤って添付溶解液のみを生理食塩液または5％ブドウ糖注射液等に溶解しないよう注意する）。
- 添付溶解液を使用する場合と使用しない場合で調製手順が異なるので注意する。
- 添付溶解液全量を抜き取るには，80mg製剤では10mLシリンジと18〜22Gニードルが，20mg製剤では2.5〜5mLシリンジと21〜23Gニードルが推奨される。
- 添付溶解液を使用して調製した物と生理食塩液または5％ブドウ糖注射液を使用して調製した物の混和は避ける。
- 調製後の薬剤は，室温散光下においておおむね4時間まで安定であるが，析出の可能性があるため速やかに使用する。
- 添付溶解液を使用せず，生理食塩液・5％ブドウ糖注射液で溶解した際の安定性データがないため，速やかに使用すること。
- 他剤との配合は不可。

その他の注意点

- 類似名称製品に注意。
- 添付溶解液は，日局エタノールを添加し，13％エタノール溶液となっている。アルコールに弱い人に投与する場合は注意が必要である。
- エアー針を使用する場合は，ボトル上部に刺す。ゴム栓部分に刺すとボトル内に気泡が発生することがある。
- 注射針の複数回の使用は避ける（主薬の結晶析出の促進，コアリングの発生）。
- 点滴静脈内投与のみとする。

タキソテール調製手順

調製法[1] 添付溶解液を使用する場合

① タキソテール点滴静注用バイアルおよび添付溶解液を用意する。

② 添付溶解液を全量抜き取るには，80mg製剤には10mLシリンジと18〜22Gニードルが，20mg製剤には2.5〜5mLシリンジと21〜23Gニードルが推奨される。

③ 添付溶解液は，必ず全量（80mgバイアル：約7mL，20mgバイアル：約1.8mL）を抜き取り，タキソテール点滴静注用バイアルに注入する。抜き取る時は，バイアルを倒立させ斜めにし，バイアルの肩に溜めた溶解液を抜き取るようにする。

④ 添付溶解液を注入した後，直ちにタキソテール点滴静注用バイアルを澄明で均一になるまで，ゆっくりと泡立てないように転倒混和する（約45秒間）。

⑤ タキソテール点滴静注用バイアルの混和が終わったら，溶液が澄明で均一に混和していることを確認後，ある程度泡が消えるまで数分間放置する。均一でない場合は，均一になるまで混和を繰り返す。このプレミックス液は，1mL中に10mgのドセタキセルを含有する。

⑥タキソテール点滴静注用の投与量に合わせ，必要量を注射筒で抜き取る。例えば，必要量が70mgのときには，プレミックス液を7mL抜き取る。

⑦抜き取ったプレミックス液を250mLまたは500mLの生理食塩液または5%ブドウ糖液に混和する。

⑧調製後は速やかに使用する。

調製法[2] 添付溶解液を使用しない場合

①タキソテール点滴静注用バイアルと調製用の生理食塩液または5%ブドウ糖液を用意する。

②本剤は過量充填されているため，80mgバイアルには7mL，20mgバイアルには1.8mLの生理食塩液または5%ブドウ糖液を用いて溶解する。

③タキソテール点滴静注用バイアルに生理食塩液または5%ブドウ糖液を注入したら，直ちに激しく振り混ぜる。

④タキソテール点滴静注用バイアルの混和が終わったら，ある程度泡が消えるまでバイアルを倒立させて放置（約10分間）し，溶液が澄明で均一に混和していることを確認する。均一でない場合（例えば，ゼリー様の塊が浮遊している場合など），均一になるまで混和を繰り返す。
　このプレミックス液は，1mL中に10mgのドセタキセルを含有する。

⑤タキソテール点滴静注用の投与量に合わせ，必要量を注射筒で抜き取る。例えば，必要量が70mgのときには，プレミックス液を7mL抜き取る。

⑥抜き取ったプレミックス液を250または500mLの生理食塩液または5%ブドウ糖液に混和する。

⑦調製後は速やかに使用する。

【参考文献】

1）インタビューフォーム
2）保険薬事典Plus⁺　平成31年4月版，じほう，2019.
3）メーカー確認
4）石田志朗：抗悪性腫瘍剤の輸液フィルターへの吸着に関する検討. 静脈経腸栄養，16（4）：71-78，2001.
5）添付文書

52　タキソール注射液　30・100mg　BMS

一般名：パクリタキセル，略号・治験番号等[1]：BMS-181339，BMY-45622

後発品[2]：パクリタキセル注30mg/5mL「NK」，パクリタキセル注100mg/16.7mL「NK」，パクリタキセル注射液30mg「NP」，パクリタキセル注射液100mg「NP」，パクリタキセル注射液30mg「サワイ」，パクリタキセル注射液100mg「サワイ」，パクリタキセル注射液150mg「サワイ」，パクリタキセル点滴静注液30mg「サンド」，パクリタキセル点滴静注液100mg「サンド」，パクリタキセル点滴静注液30mg/5mL「ホスピーラ」，パクリタキセル点滴静注液100mg/16.7mL「ホスピーラ」

薬剤基本情報

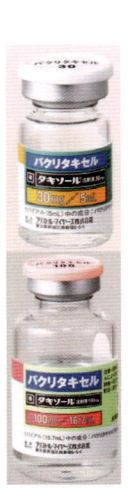

【効能または効果】
1. 非小細胞肺癌および子宮体癌，2. 乳癌，3. 卵巣癌，4. 胃癌，5. 再発または難治性の胚細胞腫瘍（精巣腫瘍，卵巣腫瘍，性腺外腫瘍），6. 再発または遠隔転移を有する頭頸部癌，再発または遠隔転移を有する食道癌，血管肉腫，7. 進行または再発の子宮頸癌

【用法および用量】
1. 非小細胞肺癌および子宮体癌⇒A法，2. 乳癌⇒A法またはB法，3. 卵巣癌⇒A法または，カルボプラチンとの併用でC法，4. 胃癌⇒A法またはE法，5. 再発または難治性の胚細胞腫瘍⇒他の抗悪性腫瘍剤と併用でA法，6. 再発または遠隔転移を有する頭頸部癌・食道癌，血管肉腫⇒B法，7. 進行または再発の子宮頸癌⇒シスプラチンとの併用でD法．

　A法　**1クール**　1日1回210mg/m^{2}を3時間かけて点滴静注し，3週間以上休薬
　B法　**1クール**　1日1回100mg/m^{2}を1時間かけて点滴静注。週1回投与を6週連続し，2週間以上休薬
　C法　**1クール**　1日1回80mg/m^{2}を1時間かけて点滴静注。週1回投与を3週連続
　D法　**1クール**　1日1回135mg/m^{2}を24時間かけて点滴静注し，3週間以上休薬
　E法　**1クール**　1日1回80mg/m^{2}を1時間かけて点滴静注し，週1回投与を3週連続し，2週間以上休薬

【共通】
いずれも反復，適宜減量　**前投薬**　本剤投与による重篤な過敏症状の発現を防止するため，必ず前投薬を行うこと。

薬剤調製情報

基本希釈液　種類：生理食塩液または5％ブドウ糖注射液が望ましい。
　　　　　　液量：A法500mL，B法250mL（至適溶解濃度0.3〜1.2mg/mL）になるように調製するのが望ましい。

危険度　Ⅰ　　**製剤形状**　液体製剤（粘稠性）　　**製剤濃度**　6mg/mL　　**比重**　0.930g/cm^3

薬剤充填量　30mg/5mL製品：充填目標量5.45mL，100mg/16.7mL製品：充填目標量17.40mL

薬剤吸着性　輸液バッグ，輸液セット，インラインフィルター等への吸着は認められない。

溶解・希釈後の安定性 [1]

溶解法	希釈液	濃度（希釈後）	条件		残存率90％以上（時間）
			温度（℃）	光	
—	生理食塩液または5％ブドウ糖注射液	120mg/500mL，300mg/500mL	室温	散光	27

使用可能な溶解・希釈液　（調製後の安定性については上記および各資料参考のこと）
生理食塩液，5％ブドウ糖注射液，ソリタ−T3号輸液，ラクテック注，ラクテックG輸液，ヴィーンD・F注，アミカリック輸液，マックアミン輸液等

添加物　無水エタノール：適量（1バイアル中）

主な注意点 [1), 3)〜6)]

調製に関する注意点

・粘稠性が高いので，細い注射針での調製は難しい。また，希釈・調製時に泡立つことがあるので注意すること。

・希釈・調製時には，0.3〜1.2mg/mLの濃度になるよう調製する。

その他の注意点

・類似名称製品に注意。

・ポリ塩化ビニル（PVC）製の点滴セットから可塑剤〔DEHP（フタル酸ジ（2−エチルヘキシル））〕を溶出させることが確認されているので，可塑剤としてDEHPを含まない投与器具（ポリエチレン製等）を用いる。また，過飽和状態の薬剤成分が析出するおそれがあるため，投与時には0.22ミクロン以下のメンブランフィルターを用いたインラインフィルターを通して投与する[4), 5)]。

・輸液ポンプを使用して本剤を投与する場合は，チューブ内にろ過網（面積の小さいフィルター）が組み込まれた輸液セットを使用すると，まれにポンプの物理的刺激により析出するパクリタキセルの結晶が，ろ過網をつまらせポンプを停止することがあるので，ろ過網が組み込まれた輸液セットは使用しない。

・本剤は非水性注射液であり，輸液で希釈された薬剤は表面張力が低下し，1滴の大きさが生理食塩液などに比べて小さくなるため，輸液セットあるいは輸液ポンプを用いる場合は以下の点に注意する。

①自然落下方式で投与する場合，輸液セットに表示されている滴数で投与速度を設定すると，目標に比べて投与速度が低下するので，滴数を増加させて設定するなどの調整が必要である。

②滴下制御式の輸液ポンプを用いる場合は，流量を増加させて設定する等の調整が必要である。

・無水エタノールを含有するため，例えば210mg/m^{2}投与時のアルコール量は，ほぼ500mLのビールに相当する。そのため，投与後にアルコール等の影響が疑われる場合には，自動車の運転等危険を伴う機械の操作に従事させないよう注意する。

・本剤投与時には，以下の前投薬が必要である。

A法：3時間かけて点滴静注を行う。

①投与約12〜14時間前および約6〜7時間前の2回，もしくは投与約30分前までの1回：デキサメタゾンリン酸エステルナトリウム注射液（デキサメタゾンとして20mg）静注

②投与約30分前までに投与終了：ジフェンヒドラミン塩酸塩錠50mg内服

③投与約30分前までに投与終了：ラニチジン塩酸塩注射液（ラニチジンとして50mg）または注射用ファモチジン20mg静注

B法，C法，D法：

①投与約30分前までに投与終了：デキサメタゾンリン酸エステルナトリウム注射液（デキサメタゾンとして8mg）およびラニチジン塩酸塩注射液（ラニチジンとして50mg）または注射用ファモチジン20mg静注，ジフェンヒドラミン塩酸塩錠50mg内服

②デキサメタゾンは初回投与時8mgとし，次回投与時までに過敏症状の発現がみられなかった場合または臨床上特に問題のない過敏症状の場合は，2週目の投与より半量（4mg）に減量し投与してもよい。以降の投与週においても同様の場合，半量ずつ最低1mgまで減量し投与してもよい。

・シスプラチンとの併用療法を行う場合には，本剤をシスプラチンの前に投与する。

・ドキソルビシン塩酸塩またはエピルビシン塩酸塩との併用療法を行う場合には，本剤をドキソルビシン塩酸塩またはエピルビシン塩酸塩の後に投与する。

【参考文献】
1）インタビューフォーム
2）保険薬事典Plus$^+$　平成31年4月版，じほう，2019.
3）添付文書
4）Waugh WN, et al：Stability, compatibility, and plasticizer extraction of taxol (NSC-125973) injection diluted in infusion solutions and stored in various containers. Am J Hosp Pharm, 48 (7)：1520-1524, 1991.
5）幸保文治：BMS-181339（パクリタキセル注射液）による輸液セットからの可塑剤（DEHP）の溶出，医薬ジャーナル，31 (10)：2575-2582，1995.
6）Wilson DB, et al：Paclitaxel formulation as a cause of ethanol intoxication. Ann Pharmacother, 31 (7-8)：873-875, 1997.

53 ダラザレックス点滴静注　100・400mg　ヤンセン

一般名：ダラツムマブ，略号・治験番号等[1]：JNJ-54767414

併売品・後発品[2]：―

薬剤基本情報

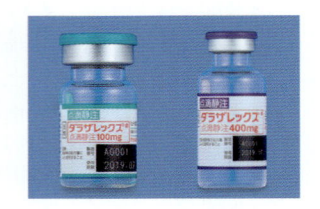

【効能または効果】
再発または難治性の多発性骨髄腫
【用法および用量】
1回16mg/kgを以下の投与間隔で点滴静注。
(1) レナリドミドおよびデキサメタゾンとの併用：1週間間隔（1〜8週目），2週間間隔（9〜24週目）および4週間間隔（25週目以降）
(2) ボルテゾミブおよびデキサメタゾンとの併用：1週間間隔（1〜9週目），3週間間隔（10〜24週目）および4週間間隔（25週目以降）

薬剤調製情報

基本溶解液 **種類**：生理食塩液に限る。
　　　　　　　液量：希釈後の総量を1,000mLとする。
　　　　　　　2回目以降，希釈後の総量を500mLとすることができる（初回投与開始時から3時間以内にinfusion reactionが認められなかった場合）。

- -

危険度 不明

製剤形状 無色〜黄色の液（液体製剤）

製剤濃度 20mg/mL

溶解後製剤濃度 50mg/mL

薬剤充填量 データなし

比重 データなし

薬剤吸着性 [1] 輸液バッグ，輸液セット，インラインフィルター等への吸着を検討したデータはない。
(1) 希釈時
　・ポリ塩化ビニル，ポリプロピレン，ポリエチレン，ポリオレフィン混合製，またはエチレンビニルアセテートの点滴バッグあるいは容器を使用する。
(2) 投与時
　・パイロジェンフリー（エンドトキシンフリー）で蛋白結合性の低いポリエーテルスルホン，ポリスルホン製のインラインフィルター（ポアサイズ0.22μmまたは0.2μm）を使用する。
　・ポリウレタン，ポリブタジエン，ポリ塩化ビニル，ポリプロピレンまたはポリエチレン製で輸液ポンプを備えた投与セットを使用する。

溶解・希釈後の安定性 [1]

溶解法	希釈法	濃度（希釈後）	条件		残存率90%以上（時間）
			温度（℃）	光	
―	生理食塩液	16mg/kg/1,000mL	2〜8	遮光	24※
			室温	散光	15※

※：防腐剤を含んでいないため，室内光下にて室温のもと，希釈液は投与時間も含めて15時間以内に投与すること。

使用可能な溶解・希釈液（調製後の使用可能時間については上記および各資料参照のこと）
生理食塩液（他の輸液に関する安定性データがない）

混合不可能な薬剤 他剤との混合不可（他剤との配合変化についてのデータなし）

主な注意点

調製に関する注意点

・無色から黄色であることを確認する。不透明粒子や変色または異物が認められた場合は使用しない。

・日局生理食塩液の点滴バッグまたは容器より，追加する本剤と同量抜き取る。

・希釈は無菌環境下で行う。

・再利用のために，未使用残液を保管しない。未使用残液については適切に廃棄する。

・穏やかに混和し，振とうまたは凍結させない。

・投与前に粒子や変色の有無を目視で確認する。希釈液は半透明または白色の粒子が認められる可能性があるため，不透明粒子や変色または異物が認められた場合は使用しない。

その他の注意点

・他の薬剤と同じ静注ラインで同時注入は行わない。

・本剤投与によるinfusion reactionを軽減させるために，投与開始1〜3時間前に副腎皮質ホルモン薬，解熱鎮痛薬および抗ヒスタミン薬を投与する。また，遅発性のinfusion reactionを軽減させるために，必要に応じて本剤投与後に副腎皮質ホルモン等を投与する。

・慢性閉塞性肺疾患もしくは気管支喘息のある患者またはそれらの既往歴のある患者には，本剤の投与後処置として気管支拡張薬および吸入ステロイド薬の投与を考慮する。

・本剤は希釈後の総量を1,000mLとし，50mL/時の投与速度で点滴静注を開始する。

・Infusion reactionが認められなかった場合には，患者の状態を観察しながら希釈後の総量および投与速度を以下のように変更することができる。ただし，投与速度の上限は200mL/時とする。

●ダラザレックス希釈後の総量および投与速度

投与時期	希釈後の総量	投与開始からの投与速度（mL/時）			
		0〜1時間	1〜2時間	2〜3時間	3時間以降
初回投与	1,000mL	50	100	150	200
2回目投与	500mL[※1]				
3回目投与以降	500mL	100[※2]	150	200	

※1：初回投与開始時から3時間以内にinfusion reactionが認められなかった場合，500mLとすることができる。
※2：初回および2回目投与時に最終速度が100mL/時以上でinfusion reactionが認められなかった場合，100mL/時から開始することができる。

【参考文献】
1）インタビューフォーム
2）保険薬事典Plus[+] 平成31年4月版，じほう，2019.

54 テセントリク点滴静注　1200mg　中外

一般名：アテゾリズマブ（遺伝子組換え），略号・治験番号等[1]：MPDL3280A, RO5541267

併売品・後発品[2]：―

薬剤基本情報

【効能または効果】
切除不能な進行・再発の非小細胞肺癌
【用法および用量】
切除不能な進行・再発の非小細胞肺癌⇒（1）化学療法未治療の扁平上皮癌を除く：カルボプラチン，パクリタキセルおよびベバシズマブと併用，1回1200mgを60分かけて3週間間隔で点滴静注。初回の忍容性が良好であれば，2回目以降の投与時間は30分間まで短縮可。
（2）化学療法既治療：1回1200mgを60分かけて3週間間隔で点滴静注。初回の忍容性が良好であれば，2回目以降の投与時間は30分間まで短縮可。

薬剤調製情報

基本希釈液　種類：生理食塩水に限る。
　　　　　　　　液量：本剤20mLに対し生理食塩液約250mLで希釈する。

危険度　Ⅱ

製剤形状　澄明〜乳白光を呈する無色〜帯褐黄色の液（液体製剤）

製剤濃度[1] 60mg/mL　　**薬剤充填量**　過量充填あり　　**比重**[1] 1.03g/cm³

薬剤吸着性[1] ポリ塩化ビニル（PVC），ポリエチレン（PE），およびポリオレフィン（PO）製バッグ，ポリエーテルスルホンまたはポリスルホン製のインラインフィルター，PVC，PE，ポリブタジエンまたはポリエーテルウレタン製の点滴セットの使用下においても安定であった。

溶解・希釈後の安定性[1]

溶解法	希釈法	濃度（希釈後）	条件		残存率90%以上（時間）
			温度（℃）	光	
―	生理食塩液	2.4mg/mL または 9.6mg/mL	2〜8	遮光	24※
			30	室内光	

※：各種輸液バッグにて表の条件にて24時間保存後，室温にて2.5時間かけて約100mL/時間の速度で点滴ポンプを用いて点滴セットに通した結果，24時間物理化学的に安定であることを確認した。

使用可能な溶解・希釈液（調製後の使用可能時間については上記および各資料参照のこと）
生理食塩液（希釈限定）に限る。

混合不可能な薬剤（例） 他剤との混合は不可。

主な注意点

調製に関する注意点[1]
・調製時には，生理食塩液以外は使用しない。調製時は静かに転倒混和する。
・用時調製し，調製後は速やかに使用する。

【参考文献】
1）インタビューフォーム
2）保険薬事典Plus⁺　平成31年4月版，じほう，2019.

55 テモダール点滴静注用 100mg MSD

一般名：テモゾロミド，略号・治験番号等[1]：TMZ-I

併売品・後発品[2]：—

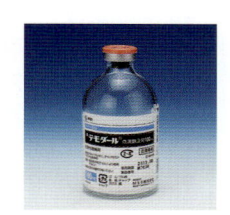

薬剤基本情報

【効能または効果】
1. 初発の悪性神経膠腫
2. 再発の悪性神経膠腫
3. 再発または難治性のユーイング肉腫

【用法および用量】
1. 初発の悪性神経膠腫⇒ 放射線照射と併用 1日1回75mg/m^{2}を連日42日間投与し4週間休薬。その後，本剤単独 1日1回150mg/m^{2}を連日5日間投与し23間休薬 本剤単独 を1クールとし，次クールでは1回200mg/m^{2}に増量可
2. 再発の悪性神経膠腫⇒1. 初発の 本剤単独 参照，次クールでは1回200mg/m^{2}に増量可
   再発または難治性のユーイング肉腫⇒イリノテカンとの併用： 1クール 1回100mg/m^{2}を1日1回連日5日間投与し16日間以上休薬。適宜減量
   【共通】90分間かけて点滴静注

薬剤調製情報

基本溶解液 種類：注射用水に限る。

液量：41mL（テモダール100mgを投与する場合，41mLで溶解して40mLを投与）

危険度 I

製剤形状 凍結乾燥製剤

溶解後製剤濃度 2.5mg/mL

薬剤充填量 100mg/vial製品：過量充填あり（104.5mg）（注射用水 41mLで溶解した溶液 40mLに含まれる量として100mg）

薬剤吸着性 通過試験は実施していない
［参考］製造時に0.22μmのメンブランフィルターでろ過を実施している

溶解・希釈後の安定性[1]

溶解法	希釈液	濃度（溶解・希釈後）	条件		残存率90%以上（時間）
			温度（℃）	光	
100mg/vial/40mL 注射用水	—	2.5mg/mL	室温	室内散光下	14時間
	生理食塩液	0.1mg/mL 2.0mg/mL 0.2mg/mL 1.5mg/mL	室温	室内散光下	14時間

注：溶解後の安定性にPVC製点滴バッグ（DEHP含有／非含有にかかわらず）の影響はなかった。

使用不可能な溶解・希釈液 ブドウ糖注射液

混合不可能な薬剤（例） 他の注射剤との配合変化は実施していない

主な注意点

調製に関する注意点

- 本剤1バイアルに注射用水41mLを加え，穏やかに円を描くように回して溶解する（テモゾロミド2.5mg/mL）。その際，振り混ぜないこと。
- 本剤を調製する際，手袋を使用すること。本剤が皮膚または粘膜に接触した場合，直ちに水および石鹸で十分に洗うこと。
- 本剤は室温（約25℃）で注射用水にて用時溶解し，必要に応じて生理食塩液にて希釈して用いることができる。調製後は14時間以内に投与を終了すること。また，残液は使用しないこと。
- 溶解後，溶液中に異物を認める場合は使用しないこと。

その他の注意点

- 本剤は必ず静脈内投与とし，急速静注は行わないこと。また，皮下，筋肉内には投与しないこと。
- 本剤は輸液ポンプを用い，90分間かけて点滴静注すること。投与に際し，他の注射剤との配合または混注は行わないこと。
- 本剤と他の注射剤の同じ点滴ラインを用いた同時投与は行わないこと（他の注射剤との適合性試験は実施していない）。
  なお，本剤と生理食塩液は同じ点滴ラインで投与できるが，ブドウ糖注射液とは投与しないこと。
- 末梢静脈から投与する際に，局所の組織障害を起こすことがあるので，薬液が血管外に漏れないように慎重に投与すること。

【参考文献】
　1）インタビューフォーム
　2）保険薬事典Plus⁺　平成31年4月版，じほう，2019.

56 テラルビシン注射用　10・20mg　Meiji Seika

一般名：ピラルビシン塩酸塩，略号・治験番号等[1]：THP

併売品[2]：ピノルビン注射用10mg，ピノルビン注射用20mg，ピノルビン注射用30mg

薬剤基本情報

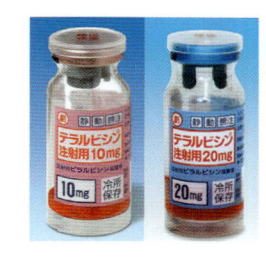

【効能または効果】
下記疾患の自覚的・他覚的症状の寛解ならびに改善
頭頸部癌，乳癌，胃癌，尿路上皮癌（膀胱癌，腎盂・尿管腫瘍），卵巣癌，子宮癌，急性白血病，悪性リンパ腫

【用法および用量】
1. 静注：頭頸部癌（Ⅲ法またはⅣ法），乳癌・胃癌（Ⅰ法またはⅢ法），卵巣癌・子宮癌（Ⅰ法），尿路上皮癌（Ⅰ法またはⅡ法），急性白血病（Ⅴ法），悪性リンパ腫（Ⅰ法またはⅣ法）
  Ⅰ法（3～4週1回法）：1クール 1日1回40～60mg（25～40mg/m^2），3～4週間休薬
  Ⅱ法（3～4週2回法）：1クール 1日1回30～40mg（20～25mg/m^2）を2日間連日，3～4週間休薬
  Ⅲ法（週1回法）：1クール 1日1回20～40mg（14～25mg/m^2）を1週間間隔で2～3回，3～4週間休薬
  Ⅳ法（連日法）：1クール 1日1回10～20mg（7～14mg/m^2）を3～5日間連日，3～4週間休薬
  Ⅴ法（連日法）：1日1回10～30mg（7～20mg/m^2）を5日間連日，骨髄機能回復まで休薬
2. 動注（頭頸部癌，膀胱癌）：1日1回10～20mg（7～14mg/m^2）を連日または隔日に5～10回
3. 膀胱内注入（膀胱癌）：1クール 1日1回15～30mgを500～1,000μg/mL溶液として週3回，各1～2時間膀胱内把持（2～3クール）。適宜増減
【1.，2.共通】いずれも1クールを反復，適宜増減

薬剤調製情報

基本溶解液　種類：注射用水，生理食塩液または5%ブドウ糖注射液で溶解する。
　　　　　　液量：溶解液量は1バイアルあたり10mL程度が望ましい。
基本希釈液　種類：指定なし。安定性を考慮して選択する。
　　　　　　液量：指定なし。投与量・投与時間等を考慮する。

危険度　Ⅰ

製剤形状　結晶性の粉末製剤（凍結乾燥製剤）

薬剤充填量　10mg/vial製品：過量充填なし（標準量±5%）
　　　　　　20mg/vial製品：過量充填なし（標準量±5%）

薬剤吸着性[3]～[5]　輸液バッグ，輸液セット，インラインフィルター等への吸着はほとんど認められない。

溶解・希釈後の安定性[1]

溶解法	希釈法	濃度（溶解後）	条件	残存率90%以上
			温度（℃）	（時間）
10mg/vial/10mL，20mg/vial/10mL 注射用水		1mg/mL，2mg/mL	5℃	24
			25℃	24
10mg/vial/10mL，20mg/vial/10mL 生理食塩液	―	1mg/mL，2mg/mL	5℃	24
			25℃	24
10mg/vial/10mL，20mg/vial/10mL 5%ブドウ糖注射液		1mg/mL，2mg/mL	5℃	24
			25℃	24

使用可能な溶解・希釈液 （調製後の安定性については上記および各資料参考のこと）
注射用水，生理食塩液，5％ブドウ糖注射液，リンゲル液，ソリタ−T3号輸液，EL−3号輸液，5％キシリトール注射液，モリアミンS注等

使用不可能な溶解・希釈液
酸性（pH5以下）およびアルカリ性（pH8以上）薬剤等

混合不可能な薬剤（例）
5-FU，ビクシリン注射液

主な注意点 [1], [5]

調製に関する注意点

・溶解補助剤を加えることで，注射用水と5％ブドウ糖注射液だけでなく，生理食塩液にも速やかに溶解する製剤になっている（テラルビシン注射液のみ）

・注射用水，5％ブドウ糖注射液に加え生理食塩液にも，これまでの製剤に比べ速やかに溶解し，最大溶解量が3倍増すことで，患者に対する投薬時の刺激症状の軽減と，薬液調製者の作業時間が短縮できる。

・溶解後はできるだけ速やかに使用すること。
なお，やむを得ず保存を必要とする場合には，室温保存では6時間以内に使用すること。

・pHにより力価の低下および濁りを生じるため，酸性およびアルカリ性薬剤との混合不可（pH6付近が最も安定）。

その他の注意点

・累積総投与量が950mg/m^{2}を超えるとうっ血性心不全を起こしやすくなるため注意が必要である。ただし，他のアントラサイクリン系薬剤使用歴がある場合は，これ以下であっても注意が必要である。また，アントラサイクリン系薬剤による前治療が限界量に達している患者は禁忌である。

・皮下，筋肉内投与は不可。

・膀胱がんの動脈内投与法に際し阻血を行った症例で，高濃度の薬剤が坐骨神経に流れ，坐骨神経麻痺を起こしたとの報告がある。そのため，このような投与方法を行う場合には慎重に投与する。

・本剤を溶解した液とシリンジに塗布されているシリコンオイルが接触することで，シリンジ内にまれにシリコンオイルの浮遊物がみられることがある。その場合はフィルターを使用して投与すること。

・本剤と他の抗悪性腫瘍剤を併用した患者に，急性白血病（前白血病相を伴う場合もある），骨髄異形成症候群（MDS）が発生したとの報告がある。

・本剤の尿中排泄により尿が赤色になることがある。

【参考文献】
1）インタビューフォーム
2）保険薬事典Plus$^+$　平成31年4月版，じほう，2019.
3）村岡 勲，他：注射剤中各種薬物の輸液用器材への吸着．医薬ジャーナル，32（10）：2529-2543，1996.
4）石田志朗：抗悪性腫瘍剤の輸液フィルターへの吸着に関する検討．静脈経腸栄養，16（4）：71-78，2001.
5）添付文書

57

ドキシル注 20mg ヤンセン＝持田

一般名：**ドキソルビシン塩酸塩**，略号・治験番号等[1]：DXR，DOX，ADR，ADM，JNS002

併売品・後発品[2]：—

薬剤基本情報

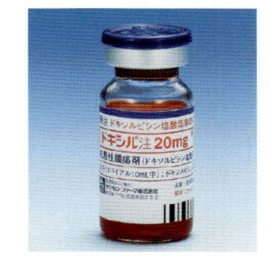

【効能または効果】
1. がん化学療法後に増悪した卵巣癌
2. エイズ関連カポジ肉腫

【用法および用量】
1. がん化学療法後に増悪した卵巣癌⇒ **1コース** 1日1回50mg/m^{2}を1mg/分で静注後，4週間休薬
2. エイズ関連カポジ肉腫⇒ **1コース** 1日1回20mg/m^{2}を1mg/分で静注後，2〜3週間休薬

【共通】
いずれも1コースを反復。適宜減量

薬剤調製情報

基本希釈液 種類：5％ブドウ糖注射液に限る。
液量：本剤の投与量に合わせ，以下のa），b）いずれかの方法で行うこと。
a) 本剤の投与量が90mg未満の場合⇒250mLで希釈
b) 本剤の投与量が90mg以上の場合⇒500mLで希釈

危険度 Ⅱ

製剤形状 赤色の懸濁液

薬剤充填量 20mg/vial製品：充填量についてはメーカー非公開

比重 1.0396g/cm^3

薬剤吸着性 輸液セット，輸液バッグ，インラインフィルターへの吸着性データなし。

溶解・希釈後の安定性

溶解法	希釈液	濃度（希釈後）	条件		残存率90％以上（時間）
			温度（℃）	光	
—	5％ブドウ糖注射液	0.13mg/mL[※]	室温	散光	24

※：海外で臨床的に使用される最低濃度であり，かつ正確に定量できる十分に高い濃度。

使用可能な溶解・希釈液（調製後の使用可能時間については上記および各資料参照のこと）
5％ブドウ糖注射液（限定）

配合不可能な薬剤（例） 希釈液以外不可（他剤との配合変化についてのデータなし）。

主な注意点

調製に関する注意点
・本剤のバイアルは1回使い切りである。バイアル中の未使用残液は適切に廃棄する。また，希釈後は2〜8℃で保存し，24時間以内に投与する。

その他の注意点
・本剤はドキソルビシン塩酸塩をリポソームに封入した製剤であることから，本剤の有効性，安全性，

薬物動態等は従来のドキソルビシン塩酸塩製剤と異なる。本剤を従来のドキソルビシン塩酸塩製剤の代替として使用しない。また，本剤を従来のドキソルビシン塩酸塩製剤と同様の用法・用量で投与しない。

- 静脈内にのみ投与する。皮下，筋肉内投与は行わない。
- 本剤投与の際は，インラインフィルターを使用しない。また，投与ラインの急速なフラッシュは避ける。
- 他の薬剤との配合または同じ静注ラインでの同時注入は避ける。
- infusion reaction 発現の危険性を最小限にするため投与速度は 1mg/ 分とする。
- ドキソルビシン塩酸塩が有する心毒性に注意する。ドキソルビシン塩酸塩の総投与量が 500mg/m^2 を超えると，心筋障害によるうっ血性心不全が生じる可能性がある。ドキソルビシン塩酸塩の総投与量については，他のアントラサイクリン系薬剤や関連化合物による前治療または併用を考慮する。また，縦隔に放射線療法を受けた患者またはシクロホスファミドなどの心毒性のある薬剤を併用している患者では，より低い総投与量（400mg/m^2）で心毒性が発現する可能性があるので注意する。

【参考文献】
1）インタビューフォーム
2）保険薬事典 Plus$^+$　平成 31 年 4 月版，じほう，2019.

58

トポテシン点滴静注　40・100mg　第一三共

一般名：イリノテカン塩酸塩水和物，略号・治験番号等[1]：CPT-11

併売品[2]：カンプト点滴静注40mg，カンプト点滴静注100mg

後発品[2]：イリノテカン塩酸塩点滴静注液40mg「NK」，イリノテカン塩酸塩点滴静注液100mg「NK」，イリノテカン塩酸塩点滴静注液40mg「NP」，イリノテカン塩酸塩点滴静注液100mg「NP」，イリノテカン塩酸塩点滴静注液40mg「サワイ」，イリノテカン塩酸塩点滴静注液100mg「サワイ」，イリノテカン塩酸塩点滴静注液40mg「タイホウ」，イリノテカン塩酸塩点滴静注液100mg「タイホウ」，イリノテカン塩酸塩点滴静注液40mg「タイヨー」，イリノテカン塩酸塩点滴静注液100mg「タイヨー」，イリノテカン塩酸塩点滴静注液40mg「トーワ」，イリノテカン塩酸塩点滴静注液100mg「トーワ」，イリノテカン塩酸塩点滴静注液40mg「日医工」，イリノテカン塩酸塩点滴静注液100mg「日医工」，イリノテカン塩酸塩点滴静注液40mg「ホスピーラ」，イリノテカン塩酸塩点滴静注液100mg「ホスピーラ」，イリノテカン塩酸塩点滴静注液40mg「ハンルイ」，イリノテカン塩酸塩点滴静注液100mg「ハンルイ」

薬剤基本情報

【効能または効果】
小細胞肺癌，非小細胞肺癌，子宮頸癌，卵巣癌，胃癌（手術不能または再発），結腸・直腸癌（手術不能または再発），乳癌（手術不能または再発），有棘細胞癌，悪性リンパ腫（非ホジキンリンパ腫），小児悪性固形腫瘍，治癒切除不能な膵癌

【用法および用量】
1. 小細胞肺癌，非小細胞肺癌，乳癌（手術不能または再発），有棘細胞癌⇒A法
2. 子宮頸癌，卵巣癌，胃癌（手術不能または再発），結腸・直腸癌（手術不能または再発）⇒A法またはB法
3. 悪性リンパ腫（非ホジキンリンパ腫）⇒C法
4. 小児悪性固形腫瘍⇒D法
5. 治癒切除不能な膵癌⇒E法
　　A法： 1クール 1日1回100mg/m^{2}を1週間間隔で3〜4回点滴静注，2週間以上休薬
　　B法： 1クール 1日1回150mg/m^{2}を2週間間隔で2〜3回点滴静注，3週間以上休薬
　　C法： 1クール 1日1回40mg/m^{2}を3日間連日点滴静注，1週毎2〜3回繰り返し，2週間以上休薬
　　D法： 1クール 1日1回20mg/m^{2}を5日間連日点滴静注，1週毎2回繰り返し，1週間以上休薬
　　E法： 1クール 1日1回180mg/m^{2}を点滴静注，2週間以上休薬
　　A法・B法・E法では90分以上かけて点滴静注。C法・D法では60分以上かけて点滴静注
【A〜C法共通】1クールを反復，適宜増減
【D，E法共通】1クールを反復，適宜減量

薬剤調製情報

基本希釈液 種類：生理食塩液，ブドウ糖注射液または電解質維持液が望ましい。
　　　　　　 液量：希釈液量はA法・B法・E法では500mL以上，C法では250mL以上，D法では100mL以上が望ましい。

危険度 Ⅱ

製剤形状 液体製剤

製剤濃度 20mg/mL

薬剤充填量 40mg/2mL製品：過量充填あり
　　　　　　 100mg/5mL製品：過量充填あり

薬剤吸着性[3] 輸液バッグ，輸液セット，インラインフィルター等への吸着はほとんど認められない。

溶解・希釈後の安定性 [1), 5)]

溶解法	希釈法	濃度（希釈後）	条件		残存率90%以上（時間）
			温度（℃）	光	
—	生理食塩液またはブドウ糖注射液	40mg/250,500mL	室温	散光	24

使用可能な溶解・希釈液 [1)] （調製後の安定性については上記および各資料参考のこと）

生理食塩液，ブドウ糖注射液，ソリタ−T3号輸液，プラスアミノ輸液，ポタコールR輸液，アクチット注等

使用不可能な溶解・希釈液 [1)]

ハルトマン液pH8，ラクテック注

主な注意点 [1), 3), 4)]

調製に関する注意点

・基本的には500mL以上の希釈液を用いて希釈する。ただしC法（1日1回，40mg/m^2）の場合は250mL以上，小児悪性固形腫瘍に使用する場合は100mL以上の希釈液を用いて希釈する。

・アルカリ性薬剤との混合により活性が下がる場合があるので注意する（本剤は酸性で活性を示す薬剤であるため）。

・アミノ基を含む薬剤との混合により活性が下がる場合があるので注意する。

・調製後は速やかに使用する。

その他の注意点

・静脈内投与に際し，薬液が血管外に漏れると，注射部位に硬結・壊死を起こすことがあるので薬液が血管外に漏れないように投与すること。

・本剤は細胞毒性を有するため，調製時には手袋を着用することが望ましい。皮膚，眼，粘膜に薬液が付着した場合には，直ちに多量の流水でよく洗い流すこと。

・光に対して不安定なため，直射日光を避ける。また，点滴時間が長い場合には遮光して投与すること。

・必ず点滴静脈内投与とし，皮下，筋肉内投与は不可。

・本剤の名称と類薬であるハイカムチンの洋名（p–INN）＝topotecanがトポテシン＝topotecinに類似しているため，名称間違いに注意する。

【参考文献】
1）インタビューフォーム
2）保険薬事典Plus$^+$　平成31年4月版，じほう，2019.
3）メーカー確認
4）添付文書
5）沢田誠吾，三輪 昭：化学療法の領域，11(4):732-736, 1995.

59 トリセノックス注 10mg 日本新薬

一般名：三酸化ヒ素，略号・治験番号等[1]：—

薬剤基本情報

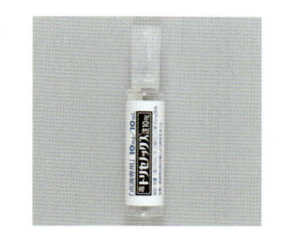

【効能または効果】
再発または難治性の急性前骨髄球性白血病
【用法および用量】
0.15mg/kgを5％ブドウ糖液または生理食塩液に混合して100〜250mLとし，1〜2時間かけて投与
1. 寛解導入療法：骨髄寛解が得られるまで1日1回静注。合計の投与回数は60回を超えない
2. 寛解後療法：寛解が得られた場合には，寛解導入終了後3〜6週間後に開始。5週間の間に1日1回，計25回静注

薬剤調製情報

基本希釈液 種類：生理食塩液または5％ブドウ糖注射液
液量：最終的に100〜250mLとする。

危険度 I

製剤形状 液体製剤

製剤濃度 1mg/mL

薬剤充填量 10mg/10mL製品：過量充填あり

薬剤吸着性 [3] 輸液バッグ，輸液セット，インラインフィルター等への吸着性データなし。

溶解・希釈後の安定性

溶解法	希釈法	濃度（希釈後）	条件		残存率90％以上（時間）
			温度（℃）	光	
—	生理食塩液，5％ブドウ糖注射液，乳酸リンゲル注射液	3mg/250mL，25mg/250mL，50mg/250mL	室温・冷所	散光	72

使用可能な溶解・希釈液（調製後の安定性については上記および各資料参考のこと）
生理食塩液，5％ブドウ糖注射液

主な注意点 [1), 3), 4)]

調製に関する注意点

・調製残液の使用不可。

・他の薬剤または輸液との混合不可。

その他の注意点 [1), 3), 4)]

・通常は1〜2時間で投与するが，投与時に急性の血管収縮・拡張に伴う症状（低血圧，めまい，頭部ふらふら感，潮紅，頭痛等）が認められた場合には，4時間まで投与時間を延長できる。

・寛解後療法の用法・用量を複数回繰り返し（本剤の25回を超える投与）実施した場合の有効性・安全性は確立していない（投与経験が極めて少ない）。

・過量投与時には次のように対処する。

①徴候・症状：重篤な急性ヒ素中毒（例：痙攣，筋脱力感，錯乱状態等）
②処置：重篤な急性ヒ素中毒を示唆する症状が発現した場合は，本剤の投与を速やかに中止し，キレート治療等を検討する。
（参考）
通常のキレート療法はジメルカプロール1回2.5mg/kgを最初の2日間は4時間毎に1日6回，3日目には1日4回，以降10日間あるいは回復するまで毎日2回筋肉内注射する。その後，ペニシラミン250mgを経口で最高1日4回（≦1,000mg/day）まで投与してもよい。

・使用後の残液等は「廃棄物の処理および清掃に関する法律施行令」における「特別管理産業廃棄物」の「特定有害産業廃棄物」として扱うことが望ましい[5]。

【参考文献】
1）インタビューフォーム
2）保険薬事典Plus⁺　平成31年4月版，じほう，2019．
3）メーカー確認
4）添付文書
5）日本新薬株式会社社内資料「トリセノックス注10mgの取扱い及び関連法規」

60 トーリセル点滴静注液 25mg ファイザー

一般名：テムシロリムス，略号・治験番号等[1]：CCI-779，WAY-130779

併売品・後発品[2]：―

薬剤基本情報

【効能または効果】
根治切除不能または転移性の腎細胞癌
【用法および用量】
1週間に1回25mgを30〜60分間かけて点滴静注。なお，患者の状態により適宜減量

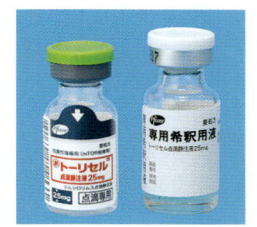

薬剤調製情報

基本希釈液 種類：添付希釈用液バイアル，生理食塩液
液量： 調製に関する注意点 参照
1) 1バイアルに添付希釈用液1.8mLを加え，バイアルをよく振り混和する。気泡がおさまるまで待ち，微粒子がないことを目視により確認すること。20〜25℃では，24時間安定である。なお，本剤を直接，日局生理食塩液で希釈しないこと。
2) 1) で希釈した液から2.5mLを抜き取り，日局生理食塩液250mLに速やかに混和する。本剤を混和する際は激しく振とうしないこと。調製後6時間以内に投与を終了すること。

危険度 Ⅱ

製剤形状 無色〜淡黄色澄明の液

製剤濃度 25mg/mL

薬剤充填量 25mg/1.0mL製品：実充填量1.2mL

薬剤吸着性 データなし

溶解・希釈後の安定性

溶解法	希釈法	濃度（希釈後）	条件		残存率90%以上（時間）
			温度（℃）	光	
希釈液1.8mLで調製	添付希釈用液	10mg/mL	20〜25	―	24
希釈液で調製後生理食塩液250mLに混和	添付希釈用液生理食塩液	―	室温	蛍光灯下	6

使用不可能な溶解・希釈液 本剤を直接，日局生理食塩液で希釈しないこと。

混合不可能な薬剤（例） 調製後の本剤は，配合変化のおそれがあるため，他の薬剤とは混合しないこと。

添加物 無水エタノール：394.6mg（1バイアル中），358mg（添付希釈用液1バイアル中）

主な注意点 [3]

調製に関する注意点

・本剤の調製は，過剰な室光・日光を避ける。無菌的に，二段階の希釈調製を行う。
　①1バイアルに添付希釈用液1.8mLを加え，バイアルをよく振り混和する。気泡がおさまるま

で待ち，微粒子がないことを目視により確認すること。20〜25℃では，24時間安定である。
②①で希釈した液から2.5mLを抜き取り，日局生理食塩液250mLに速やかに混和する。本剤を混和する際は激しく振とうしないこと。調製後6時間以内に投与を終了すること。

その他の注意点 [3]

①本剤を投与する際には，可塑剤としてDEHP〔フタル酸ジ（2-エチルヘキシル）〕を含む輸液セット等を使用しないこと。

②本剤を投与する際には，孔径5μm以下のインラインフィルターを使用すること。

【参考文献】

1）インタビューフォーム
2）保険薬事典Plus⁺　平成31年4月版，じほう，2019.
3）添付文書

トレアキシン点滴静注用 25・100mg シンバイオ=エーザイ

一般名：ベンダムスチン塩酸塩，略号・治験番号等[1]：SyB L-0501

併売品・後発品[2]：—

薬剤基本情報

【効能または効果】
1. 低悪性度B細胞性非ホジキンリンパ腫
2. マントル細胞リンパ腫
3. 慢性リンパ性白血病
4. 腫瘍特異的T細胞輸注療法の前処置

【用法および用量】
1. 低悪性度B細胞性非ホジキンリンパ腫⇒(1)抗CD20抗体併用： 1サイクル 1日1回90mg/m^{2}を1時間かけて2日間連日点滴静注，26日間休薬(2)再発または難治性に限る：単独投与 1サイクル 1日1回120mg/m^{2}を1時間かけて2日間連日点滴静注，19日間休薬
2. マントル細胞リンパ腫⇒(1)未治療：リツキシマブとの併用で 1サイクル 1日1回90mg/m^{2}を1時間かけて2日間連日点滴静注，26日間休薬(2)再発または難治性： 1サイクル 1日1回120mg/m^{2}を1時間かけて2日間連日点滴静注，19日間休薬
3. 慢性リンパ性白血病⇒ 1サイクル 1日1回100mg/m^{2}を1時間かけて2日間連日点滴静注，26日間休薬
4. 腫瘍特異的T細胞輸注療法の前処置⇒再生医療等製品の用法用量・使用方法に基づき使用する。

【1.～3. 共通】適宜減量，反復

薬剤調製情報

基本溶解液 種類：注射用水に限る。
　　　　　 液量：40mL

基本希釈液 種類：生理食塩液に限る。
　　　　　 液量：最終投与液を250mLに調製する。

- -

危険度 Ⅱ

製剤形状 凍結乾燥製剤

薬剤充填量 過量充填なし

比重 （希釈後）約1.0053g/cm^3

薬剤吸着性 テルモ社製の以下の輸液セットおよび輸液フィルターでは吸着が認めれらなかった。
テルフュージョンポンプ用輸液セット：TI-PU300L（DEHPフリー）およびTI-PJ300L（PVCフリー）
テルフュージョンファイナルフィルター：TF-SW231H

溶解・希釈後の安定性[1]

溶解法	希釈法	濃度（希釈後）	条件		残存率90%以上（時間）
			温度（℃）	光	
100mg/vial/40mL 注射用水	生理食塩液	80mg/250mL	25±5	散光	3
		100mg/250mL	25±5	散光	3
		300mg/250mL	25±5	散光	3

使用可能な溶解・希釈液
溶解液：注射用水，希釈液：生理食塩液

使用不可能な溶解・希釈液
上記以外は不可能

主な注意点

調製に関する注意点

・1バイアルあたり40mLの注射用水を注入し，溶解するまで泡立たないように穏やかに混和する。

・時間がかかる場合は，完全に溶解するまで緩やかに振盪を続ける。

・溶解後，泡立っている場合は泡が消えるまでそのまま静置する。

・溶解後は速やかに生理食塩液で希釈し，最終投与液を250mLにする。

・揮発性が高いため，閉鎖式接続器具を使用した場合，無菌製剤処理料1が算定できる。

その他の注意点

・希釈後は3時間以内に投与する。

・注射部位局所や注射部位を中心に広がる疼痛や炎症が出現することがあるため，患者の状態を十分に観察し，異常を認めた場合は投与を中止する。

・血管障害（静脈炎／血管痛）の対策として，以下の方法が行われることがある。
　1）温罨法
　2）側管より生理食塩液250mLを2時間の速度で点滴静注する。

【参考文献】
　1）インタビューフォーム
　2）保険薬事典Plus⁺　平成31年4月版，じほう，2019.

62 ナベルビン注 10・40mg 協和キリン

一般名：ビノレルビン酒石酸塩，略号・治験番号等[1]：VNR，VRB，NVB，KW-2307

併売品[2]：— 後発品[2]：ロゼウス静注液10mg，ロゼウス静注液40mg

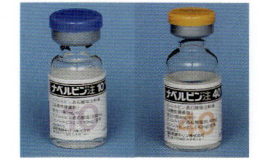

薬剤基本情報

【効能または効果】非小細胞肺癌，手術不能または再発乳癌
【用法および用量】
1. 非小細胞肺癌⇒1回20～25mg/m^{2}を1週間間隔で緩徐に静注。適宜増減
   1回最高 25mg/m^2
2. 手術不能または再発乳癌⇒1回25mg/m^{2}を1週間間隔で2週連続，3週目は休薬。
   適宜減量
【共通】約50mLの生理食塩液，5％ブドウ糖注射液，リンゲル液または乳酸リンゲル液で希釈

薬剤調製情報

基本希釈液 種類：生理食塩液・5％ブドウ糖注射液・リンゲル液または乳酸リンゲル液が望ましい。
液量：希釈液量は50mL程度が望ましい。

危険度 I

製剤形状 液体製剤

製剤濃度 10mg/mL

薬剤充填量 10mg/1mL製品：平均実容量約1.1mL
40mg/4mL製品：平均実容量約4.3mL

薬剤吸着性[3] 輸液バッグへの吸着性はない

溶解・希釈後の安定性[1]

溶解法	希釈液	濃度（希釈後）	条件		残存率90％以上（時間）
			温度（℃）	光	
—	生理食塩液または5％ブドウ糖注射液	40mg/50mL	室温	散光	30日

使用可能な溶解・希釈液（調製後の安定性については上記および各資料参照のこと）
生理食塩液，5％ブドウ糖注射液，ソリタ−T3号輸液，ラクテック注，ラクテックG輸液，ヴィーンD・F注，アクチット注，ポタコールR輸液，アミカリック輸液，アミノレバン点滴静注，ハイカリック液-1～3号，トリパレン1・2号輸液，ピーエヌツイン-1・2号輸液等

主な注意点 [1], [4]～[7]

調製に関する注意点
・全量を採取すると表示量より多く採取できてしまうので必ず採取液量を確認する。

その他の注意点
・皮下注，筋注を行った場合，投与部位の組織障害をきたすので行わない。また，海外において類薬の髄腔内投与を行い死亡が報告されているので行わない。
・海外においては，「投与時間が長くなるほど静脈炎の頻度が上がり，腰背部痛の頻度は下がる。投与時間が短くなるとその逆になる」との報告がある。国内ではどちらも有意差は認められていないものの，投与時間が短いほど静脈炎の発生が低い傾向が見られるため，本剤は10分以内に投与を終了することが望ましい。なお，投与後は補液等により，薬液を十分洗い流す（例：投与直後より200mL

以上の生理食塩液で血管内の薬液を十分に洗い流す[1]。投与後は必ず250mL以上の生理食塩液で静脈内を洗い流す[7])。

【参考文献】
1) インタビューフォーム
2) 保険薬事典Plus⁺ 平成31年4月版, じほう, 2019.
3) メーカー社内資料
4) メーカー確認
5) ナベルビン注10・40使用上の注意改訂. 1999年8-9月.
6) 添付文書
7) NAVELBINE添付文書（オーストラリア）

63 ニドラン注射用 25・50mg 第一三共

一般名：ニムスチン塩酸塩，略号・治験番号等[1]：ACNU，CS-439

併売品・後発品[2]：—

薬剤基本情報

【効能または効果】
脳腫瘍，消化器癌（胃癌，肝臓癌，結腸・直腸癌），肺癌，悪性リンパ腫，慢性白血病
【用法および用量】
5mgあたり注射用水1mLに溶解し，静注，動注
(1) 1回2〜3mg/kg，投与後末梢血液所見により4〜6週間休薬
(2) 1回2mg/kgを1週間隔で2〜3週投与後，末梢血液所見により4〜6週間休薬。適宜増減

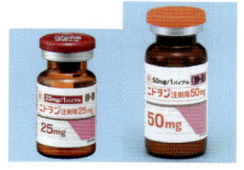

薬剤調製情報

基本溶解液 **種類**：注射用水が望ましい。
 液量：溶解液量は5mgあたり1mL程度が望ましい。
基本希釈液 **種類**：指定なし。安全性を考慮して選択する。
 液量：指定なし。投与量・投与時間等を考慮する。

危険度 I

製剤形状 凍結乾燥製剤

溶解後製剤濃度 5mg/mL

薬剤充填量 25mg/vial製品：過量充填なし
 50mg/vial製品：過量充填なし

薬剤吸着性 [3), 4)] 輸液バッグ，輸液セット，インラインフィルター等への吸着はほとんど認められない。

溶解・希釈後の安定性 [1), 5)]

溶解法	希釈法	濃度（溶解・希釈後）	条件		残存率90%以上（時間）
			温度（℃）	光	
25mg/vial/5mL 注射用水 50mg/vial/10mL 注射用水	—	5mg/mL	5	遮光	72
			25	遮光	6
	5%ブドウ糖注射液	50mg/250mL	室温	散光	7
	生理食塩液	50mg/250mL	室温	散光	3

使用可能な溶解・希釈液 （調製後の安定性については上記および各資料参照のこと）
注射用水，7時間以内残存率90%以上：5%ブドウ糖注射液，5%フルクトン注，5%キシリトール注射液

使用注意の溶解・希釈液
3時間以内残存率90%以上：生理食塩液，リンゲル液，ソリタ-T3号輸液，ハルトマン液，アルブミネート等

主な注意点 [1), 3), 5), 6)]

調製に関する注意点

・溶解後は遮光下であっても分解しやすいため，速やかに使用する。

・通常，5mgあたり注射用水1mLに溶解する。

・他剤との配合変化に注意する。ラクテック注等での希釈不可[6)]。

その他の注意点

・静脈内投与に際し，血管外に漏れると注射部位に硬結，壊死を起こすことがあるので，血管外に漏れないよう慎重に投与する。

【参考文献】
1）インタビューフォーム
2）保険薬事典Plus[+]　平成31年4月版，じほう，2019.
3）メーカー確認
4）村岡 勲，他：注射剤中各種薬物の輸液用器材への吸着，医薬ジャーナル，32（10）：2529-2543, 1996.
5）ニドラン注射用配合変化表
6）添付文書

ノバントロン注 10・20mg　あすか－武田＝日本製薬

一般名：ミトキサントロン塩酸塩，略号・治験番号等[1]：MIT，MXT，MXN，LP-15

.... 併売品・後発品[2]：―

薬剤基本情報

【効能または効果】
急性白血病（慢性骨髄性白血病の急性転化を含む），悪性リンパ腫，乳癌，肝細胞癌
【用法および用量】
1. 急性白血病（慢性骨髄性白血病の急性転化を含む）⇒1日1回2～5mg/m²を5日
　間連日，3～4週間隔でゆっくり静注。
2. 悪性リンパ腫，乳癌⇒1日1回2～4mg/m²を5日間連日，あるいは1回8～14mg/m²を3～4週間隔でゆっくり静注。
3. 肝細胞癌⇒1日1回6～12mg/m²を3～4週間隔でゆっくり静注。
【共通】
いずれも適宜増減
静注：必要量を注射用蒸留水，生理食塩液または5％ブドウ糖液20mL以上で希釈し，3分間以上かける
点滴静注：必要量を生理食塩液または5％ブドウ糖液100mL以上で希釈し，30分以上かける

薬剤調製情報

基本希釈液 　種類：注射用蒸留水（静注時のみ），生理食塩液または5％ブドウ糖注射液が望ましい。
　　　　　　液量：（静注時）希釈液量は20mL以上で希釈する。
　　　　　　　　　（点滴静注時）希釈液量は100mL以上で希釈する。

危険度　Ⅰ

製剤形状　液体製剤（暗青色）

製剤濃度　2mg/mL

溶解・希釈後の安定性[1]

溶解法	希釈法	濃度（希釈後）	条件		残存率90%以上（時間）
			温度（℃）	光	
―	注射用水または生理食塩液または5％ブドウ糖注射液	20mg/20mL	室温	―	24
	生理食塩液または5％ブドウ糖注射液	20mg/200mL	室温	―	24

使用可能な溶解・希釈液 （調製後の安定性については上記および各資料参照のこと）
注射用水，生理食塩液，5％ブドウ糖注射液

使用不可能な溶解・希釈液
アルカリ性輸液製剤（pH6↑）

混合不可能な薬剤（例）
β-ラクタム環を有する抗生物質，ヘパリンナトリウム

主な注意点 [3]

調製に関する注意点

・溶解時のpHが高い薬剤およびβ-ラクタム環を有する抗生物質と配合した場合，沈殿を生じることがあるので，これらの薬剤との混注を避けること。また，ヘパリンと結合することが報告されており，ヘパリンとの混注時に沈殿を生じる可能性が否定できないため，ヘパリンとの混注を避けること。

・注射用蒸留水，生理食塩液または5%ブドウ糖注射液で希釈した注射液は調製後24時間以内に使用すること。

・分割使用する場合には，4週間以内に使い終えること。

その他の注意点

1. 投与経路

   ・皮下，筋肉内，髄腔内，動脈内投与はしないこと

2. 投与時

   ・静脈内投与により血管痛，静脈炎，血栓を起こすおそれがあるので，注射部位，注射方法等に十分注意し，注射速度をできるだけ遅くすること（3分以上かけて注射すること）。

   ・静脈内投与に際し，薬液が血管外に漏れると，皮膚が青色に変色したり，注射部位に硬結・壊死を起こすことがあるので，薬液が血管外に漏れないように投与すること。

3. その他

   ・本剤の投与により，皮膚や強膜が一過性に青色を呈したり，尿が青〜緑色になることがあるので，あらかじめ患者に説明しておくこと。

   ・本剤が目や皮膚に付着した場合には直ちに水道水で洗い流すこと。

【参考文献】
1）インタビューフォーム
2）保険薬事典Plus⁺　平成31年4月版，じほう，2019.
3）添付文書

65 ハイカムチン注射用　1.1mg　日本化薬

一般名：ノギテカン塩酸塩，略号・治験番号等[1]：SK & F 104864

併売品・後発品[2]：—

薬剤基本情報

【効能または効果】
小細胞肺癌，がん化学療法後に増悪した卵巣癌，小児悪性固形腫瘍，進行または再発の子宮頸癌

【用法および用量】
1. 小細胞肺癌⇒**1コース** 1日1回1mg/m^{2}を5日間連日点滴静注し，16日間以上休薬。適宜増減
2. がん化学療法後に増悪した卵巣癌⇒**1コース** 1日1回1.5mg/m^{2}を5日間連日点滴静注し，16日間以上休薬。適宜減量
3. 小児悪性固形腫瘍⇒**1コース** 他の抗悪性腫瘍剤併用で1日1回0.75mg/m^{2}を5日間連日点滴静注し，16日間以上休薬。適宜減量
4. 進行または再発の子宮頸癌⇒シスプラチンとの併用で1日1回，0.75mg/m^{2}を3日間連日点滴静注し，18日間以上休薬。適宜減量

【共通】
いずれも100mLの生理食塩液に混和し，30分かけて点滴静注。反復

薬剤調製情報

基本溶解液 種類：生理食塩液が望ましい。
　　　　　　液量：溶解液量は指定なし。
基本希釈液 種類：生理食塩液が望ましい。
　　　　　　液量：希釈液量は100mL程度が望ましい。

危険度 Ⅱ

製剤形状 凍結乾燥製剤

薬剤充填量 1.1mg/vial製品

薬剤吸着性[3]輸液バッグ，輸液セット，インラインフィルター等への吸着はほとんど認められない。

溶解・希釈後の安定性[1]

溶解法	希釈法	濃度（溶解・希釈後）	条件		残存率90%以上（時間）
			温度（℃）	光	
希釈液のうち適量を使用	生理食塩液	1.1mg/100mL，1.1mg/500mL	室温	自然散光下	24

使用可能な溶解・希釈液（調製後の安定性については上記および各資料参照のこと）
生理食塩液，5%ブドウ糖注射液，ソリタ–T3号輸液，アクチット注，ポタコールR輸液，低分子デキストランL注等

使用注意の溶解・希釈液
24時間後残存率90%以上であるが着色が見られる輸液：ラクテック注，ラクテックG輸液，モリアミンS注

使用不可能な溶解・希釈液 アルカリ性の輸液，マンニゲン注射液，ハルトマン液pH8

混合不可能な薬剤（例） アルカリ性薬剤等

主な注意点 [1), 3), 4)]

調製に関する注意点

・本剤はノギテカン塩酸塩として1.2mgの製剤であり，ノギテカンとして1.1mgを含有する。用量指示の場合，ノギテカン（1.1mg/vial）として計算し調製すること。

・光に不安定なため，遮光保存する。

・調製後は，バイアルラベルの一部を剥がしてシリンジに貼付することができるので利用するとよい。

・ラクテック注，ラクテックG輸液，モリアミンS注等との配合後，24時間で91％以上の残存率はあるが，含量低下が見られるので注意する。

その他の注意点

・皮下注，筋注は不可。

・洋名（P–INN）がtopotecanであるため，類薬であるトポテシン＝topotecinとの名称間違いに注意する。

【参考文献】
1）インタビューフォーム
2）保険薬事典Plus⁺　平成31年4月版，じほう，2019.
3）メーカー確認
4）添付文書

66 パージェタ点滴静注　420mg/14mL　中外

一般名：ペルツズマブ（遺伝子組換え），略号・治験番号等[1]：WO20698，JO17076

併売品・後発品[2]：—

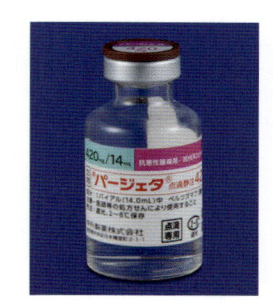

薬剤基本情報

【効能または効果】
HER2陽性の乳癌
【用法および用量】
トラスツズマブ（遺伝子組換え）と他の抗悪性腫瘍剤との併用で1日1回。初回は840mg，2回目以降は420mgを60分かけて3週間間隔で点滴静注。ただし，術前・術後薬物療法では，投与期間は12カ月間まで。初回の忍容性が良好であれば，2回目以降の投与時間は30分間まで短縮可

薬剤調製情報

基本希釈液 種類：生理食塩液に限る。
　　　　　　　液量：希釈液量は250mLに限る。

危険度 Ⅱ

製剤形状 無色〜微褐色の液体製剤（用時溶剤に希釈して用いる注射剤）

薬剤充填量 420mg/14mL（1バイアル当り）

薬剤吸着性 データなし

溶解・希釈後の安定性 該当データなし

使用可能な溶解・希釈液 生理食塩液

主な注意点

調製に関する注意点
・本剤投与時には，バイアルから本剤溶液（14mL）を抜き取り，生理食塩液250mLに添加し，全量を点滴静注する。
・調製時には，生理食塩液以外は使用しないこと。
・調製時は，静かに転倒混和すること。
・用時調製し，調製後は速やかに使用すること。

その他の注意点
・他剤との混注をしないこと。
・点滴静注のみとし，静脈内大量投与，急速静注をしないこと。
・遮光，2〜8℃で保存すること（24カ月間の保存期間で変化なし）。

【参考文献】
　1）インタビューフォーム
　2）保険薬事典Plus[+]　平成31年4月版，じほう，2019.

67 ハーセプチン注射用 60・150mg　中外

一般名：トラスツズマブ（遺伝子組換え），略号・治験番号等[1]：Ro45-2317

併売品[2]：―

後発品[2]：トラスツズマブBS滴静注用60mg「NK」，トラスツズマブBS滴静注用150mg「NK」，トラスツズマブBS点滴静注用60mg「CTH」，トラスツズマブBS点滴静注用150mg「CTH」，トラスツズマブBS滴静注用60mg「ファイザー」，トラスツズマブBS滴静注用150mg「ファイザー」，トラスツズマブBS点滴静注用60mg「第一三共」，トラスツズマブBS点滴静注用150mg「第一三共」

薬剤基本情報

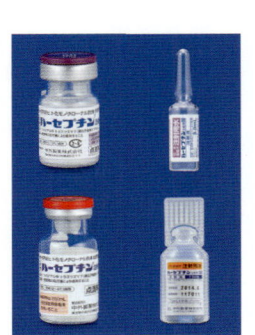

【効能または効果】
HER2過剰発現が確認された乳癌，HER2過剰発現が確認された治癒切除不能な進行・再発の胃癌

【用法および用量】
1. HER2過剰発現が確認された乳癌⇒A法またはB法
2. HER2過剰発現が確認された治癒切除不能な進行・再発の胃癌⇒B法，他の抗悪性腫瘍剤併用

　A法：1日1回，初回投与時には4mg/kg，2回目以降2mg/kgを90分以上かけて1週間間隔で点滴静注
　B法：1日1回，初回投与時は8mg/kg，2回目以降6mg/kgを90分以上かけて3週間間隔で点滴静注
　初回の忍容性が良好であれば，2回目以降の投与時間は30分間まで短縮可

本剤を投与する場合に，何らかの理由により予定された投与が遅れた際には，以下のとおり投与することが望ましい。
　(1) 投与予定日より1週間以内の遅れで投与する際は，A法では2mg/kgを，B法では6mg/kgを投与する。
　(2) 投与予定日より1週間を超えた後に投与する際は，改めて初回投与量（A法では4mg/kg，B法では8mg/kg）で投与を行う。なお，次回以降はA法では2mg/kgを1週間間隔で，B法では6mg/kgを3週間間隔で投与する。

薬剤調製情報

基本溶解液　種類：添付溶解液（注射用水）に限る。
　　　　　　　液量：溶解液量は1バイアルあたり添付溶解液（150mg製品は7.2mL，60mg製品は3.0mLを量り取って溶解）に限る。

基本希釈液　種類：添付希釈液（生理食塩液）に限る。
　　　　　　　液量：希釈液量は250mLに限る。

- -

危険度　Ⅰ

製剤形状　凍結乾燥製剤

溶解後製剤濃度　21mg/mL

薬剤充填量　150mg/vial製品：過量充填あり
　　　　　　　60mg/vial製品：過量充填あり
　　　　　　　添付溶解液7.2mL製品：過量充填あり
　　　　　　　添付溶解液3.0mL製品：過量充填あり
　　　　　　　（添付溶解液＝注射用水）

薬剤吸着性[3]　輸液バッグ，輸液セット，インラインフィルター等への吸着はほとんど認められない。

溶解・希釈後の安定性 [1]

溶解法	希釈法	濃度（希釈後）	条件		残存率90%以上（時間）
			温度（℃）	光	
60mg/vial/3.0mL, 150mg/vial/7.2mL	—	21mg/mL	冷所	—	24

注1：本剤は抗体製剤であるため，安定性および無菌性の維持の観点から投与直前に溶解・希釈して必要量を使用し，残液は廃棄すること
注2：注射用水で溶解後，5%ブドウ糖溶液で希釈したところ，蛋白凝集がみられた。

使用可能な溶解・希釈液 （調製後の安定性については上記および各資料参照のこと）
注射用水（溶解限定），生理食塩液（希釈限定）

主な注意点 [1], [3]

調製に関する注意点

・凍結乾燥製剤のためバイアル内は若干陰圧となっているため、吸引時に注意する。

・溶解には必ず注射用水3.0mL（60mg製品）または7.2mL（150mg製品）を使用し，希釈には必ず生理食塩液250mLを使用する。

・溶解後の濃度は21mg/mLとなるので，希釈調製時に注意する。

・他剤との混合および指定以外の溶解・希釈液の使用不可。

・泡立ちやすいので静かに転倒混和後泡が消えるまで数分静置する。

・2バイアル以上を用いた場合でも1本の希釈液に調製する。

・用時調製し，調製後は速やかに使用する。また，残液は破棄する。

その他の注意点

・点滴静注のみに使用する。静脈内大量投与および急速静注は行わない。

・アントラサイクリン系薬剤を併用することにより，心毒性の発生頻度上昇が認められるので注意する。

・添付溶解液に溶解後の比重のデータはない。

【参考文献】
1）インタビューフォーム
2）保険薬事典Plus⁺ 平成31年4月版，じほう，2019.
3）添付文書

68 バベンチオ点滴静注 200mg　メルクバイオファーマ＝ファイザー

一般名：アベルマブ（遺伝子組換え），略号・治験番号等[1]：MSB0010718C

併売品・後発品[2]：―

薬剤基本情報

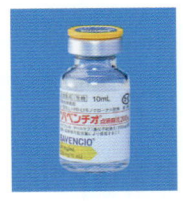

【効能または効果】
根治切除不能なメルケル細胞癌
【用法および用量】
1回10mg/kgを2週間間隔で1時間以上かけて点滴静注。

薬剤調製情報

基本希釈液 種類：生理食塩液[1]

液量：必要量を250mLの生理食塩液で希釈する[1]

- -

危険度 Ⅱ

製剤形状 無色～微黄色澄明の液（液体製剤）

製剤濃度 20mg/mL[1]

薬剤充填量 過量充填あり（実充填量：10.4mL）[1]

比重 データなし

薬剤吸着性 [3]ポリ塩化ビニル（PVC）製の静注ラインはアベルマブ製剤の投与に適合することが確認されている。

溶解・希釈後の安定性 [1]

●生理食塩液で希釈後の安定性[1]

溶解法	希釈法	濃度（希釈後）	条件		残存率90%以上（時間）
			温度（℃）	光	
―	生理食塩液	―	2～8	―	24[※1, 2]
			室温（25℃以下）	―	4[※1, 2]

※1：変化なし
※2：輸液バッグ（ポリエチレン製，ポリプロピレン製，エチレン酢酸ビニル製）に保存。試験項目は性状（外観），pH，浸透圧，純度試験，不溶性微粒子，生物活性，定量（タンパク質濃度），微生物試験など

使用可能な溶解・希釈液 生理食塩液[1]

使用不可能な溶解・希釈液 データなし

混合不可能な薬剤（例） 他剤との混注はしないこと[1]

主な注意点

調製に関する注意点 [1]

・目視による確認を行い，外観上の異常を認めた場合には使用しない。

・希釈液として生理食塩液を使用する。

・本剤の必要量を注射筒で抜き取り，通常250mLの生理食塩液に添加して希釈する。

・泡立たないように，静かに転倒混和し，激しく撹拌しない。

・本剤は保存剤を含まないため，希釈後，速やかに使用する。希釈後すぐに使用せず保存する場合は，25℃以下で4時間または2～8℃で24時間以内に投与を完了する。

・希釈液を冷蔵保存した場合には，投与前に室温に戻す。また，バイアル中および希釈後の残液は廃棄する。

・希釈液は凍結させない。

【参考文献】
　1）インタビューフォーム
　2）保険薬事典Plus⁺　平成31年4月版，じほう，2019.
　3）社内資料

69　ハラヴェン静注　1mg　エーザイ

一般名：エリブリンメシル酸塩，略号・治験番号等[1]：E7389

併売品・後発品[2]：—

薬剤基本情報

【効能または効果】
手術不能または再発乳癌，悪性軟部腫瘍
【用法および用量】
1サイクル 1日1回1.4mg/m^{2}を週1回2〜5分間かけて静注。2週連続後，3週目は休薬。
適宜減量

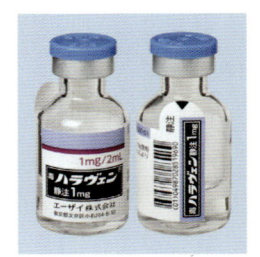

薬剤調製情報

基本希釈液 種類：生理食塩液を使用すること。
液量：0.01mg/mL未満の濃度に希釈しないこと。

危険度 I

製剤形状 注射剤

薬剤充填量 1mg/2.0mL製品：2.26mL/バイアル

比重 (25℃)：0.989g/cm^3

薬剤吸着性 本品は以下の注射筒などに対しては吸着が認められなかった。
1) ポリプロピレン製注射筒
2) ポリプロピレン/ポリエチレン製点滴用バッグまたはIntravia点滴用バッグ（接続部分の材質：ポリ塩化ビニル）
3) チューブ(ポリ塩化ビニル，シリコン)，チャンバーおよびカテーテルからなる点滴セット

溶解・希釈後の安定性[1]

溶解法	希釈法	濃度 (希釈後)	条件		残存率90%以上 (時間)
			温度(℃)	光	
—	生理食塩液（プラボトル中）	0.01mg/mL	室温	散光	6時間
—	生理食塩液（シリンジ中）	0.02mg/mL	5℃	散光	24時間

使用可能な溶解・希釈液 生理食塩液

使用不可能な溶解・希釈液 5%ブドウ糖注射液

添加物 無水エタノール：0.1mL(1バイアル中)

主な注意点

調製に関する注意点
・本剤を他の医薬品と混注しないこと。
・本剤を5%ブドウ糖注射液で希釈した場合，反応生成物が検出されるため，希釈する場合は日本薬

局方生理食塩液を使用すること。また，0.01mg/mL未満の濃度に希釈しないこと。
・調製時には手袋，ゴーグルおよび保護衣の着用が望ましい。本剤が皮膚に付着した場合には，直ちに石鹸および多量の流水で洗い流すこと。また，粘膜に付着した場合には，直ちに多量の流水で洗い流すこと。

その他の注意点

・本剤をシリンジに入れ室温で保存した場合は6時間以内，冷蔵で保存した場合は24時間以内に投与すること。

【参考文献】
1）インタビューフォーム
2）保険薬事典Plus⁺　平成31年4月版，じほう，2019.

70 パラプラチン注射液　50・150・450mg　BMS

一般名：カルボプラチン，略号・治験番号等[1]：CBDCA，JM-8

後発品[2]：カルボプラチン点滴静注液50mg「NK」，カルボプラチン点滴静注液150mg「NK」，カルボプラチン点滴静注液450mg「NK」，カルボプラチン点滴静注液50mg「TYK」，カルボプラチン点滴静注液150mg「TYK」，カルボプラチン点滴静注液450mg「TYK」，カルボプラチン点滴静注液50mg「サワイ」，カルボプラチン点滴静注液150mg「サワイ」，カルボプラチン点滴静注液450mg「サワイ」，カルボプラチン点滴静注液50mg「サンド」，カルボプラチン点滴静注液150mg「サンド」，カルボプラチン点滴静注液450mg「サンド」，カルボプラチン注射液50mg「日医工」，カルボプラチン注射液150mg「日医工」，カルボプラチン注射液450mg「日医工」

薬剤基本情報

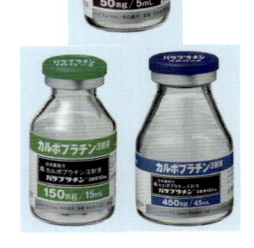

【効能または効果】
頭頸部癌，肺小細胞癌，睾丸腫瘍，卵巣癌，子宮頸癌，悪性リンパ腫，非小細胞肺癌，乳癌，抗悪性腫瘍剤併用：小児悪性固形腫瘍（神経芽腫・網膜芽腫・肝芽腫・中枢神経系胚細胞腫瘍，再発または難治性のユーイング肉腫ファミリー腫瘍・腎芽腫）

【用法および用量】
1. 頭頸部癌，肺小細胞癌，睾丸腫瘍，卵巣癌，子宮頸癌，悪性リンパ腫，非小細胞肺癌⇒ 1クール 1日1回300〜400mg/m²，4週間以上休薬。適宜増減
2. 乳癌⇒トラスツズマブ（遺伝子組換え）およびタキサン系抗悪性腫瘍剤併用 1クール 1日1回300〜400mg/m²，3週間以上休薬。適宜減量
3. 他の抗悪性腫瘍剤併用：小児悪性固形腫瘍（神経芽腫・肝芽腫・中枢神経系胚細胞腫瘍，再発または難治性のユーイング肉腫ファミリー腫瘍・腎芽腫）⇒IFM・VP-16併用療法 1クール 635mg/m²を1日間点滴静注または400mg/m²を2日間点滴静注し，3〜4週間以上休薬。適宜減量。1歳未満・体重10kg未満の小児への投与量には十分配慮
4. 他の抗悪性腫瘍剤併用：小児悪性固形腫瘍（網膜芽腫）⇒VCR・VP-16併用療法 1クール 560mg/m²を1日間点滴静注し，3〜4週間以上休薬。36カ月齢以下：18.6mg/kg。適宜減量

【共通】
いずれも投与量に応じて250mL以上のブドウ糖注射液または生理食塩液に混和し，30分以上かけて点滴静注

薬剤調製情報

基本希釈液 種類：生理食塩液または5%ブドウ糖注射液が望ましい。
液量：希釈液量は250mL以上が望ましい。

危険度 I

製剤形状 液体製剤

製剤濃度 10mg/mL

薬剤充填量 50mg/5mL製品：充填目標量5.45mL
150mg/15mL製品：充填目標量15.60mL
450mg/45mL製品：充填目標量46.00mL

比重 1.006g/cm³

薬剤吸着性[3] 輸液バッグ，輸液セット，インラインフィルター等への吸着は認められない。

希釈後の安定性 [1), 4)]

溶解法	希釈法	濃度（希釈後）	条件		残存率90%以上（時間）
			温度（℃）	光	
―	生理食塩液または5%ブドウ糖注射液	1.0mg/mL，2.5mg/mL	室温	遮光	48[※]

※無機塩類（この場合はNaCl）を含む輸液の場合，8時間まで安定。それを超えると分解物の生成が見られることがある。

使用可能な溶解・希釈液 （調製後の安定性については上記および各資料参照のこと）
生理食塩液，5%ブドウ糖注射液

使用不可能な溶解・希釈液 イオウ元素を含むアミノ酸輸液（プラスアミノ輸液等）

主な注意点 [1), 3), 5)]

調製に関する注意点

・通常，250mL以上の希釈液で希釈して使用する。

・含イオウアミノ酸（メチオニンおよびシスチン）輸液中で分解が起こるため，アミノ酸輸液との配合は避ける。

・錯化合物のため，他の抗悪性腫瘍剤との配合は避ける。

・生理食塩液等の無機塩類（NaCl，KCl，$CaCl_2$ 等）を含有する輸液に混和する場合は，8時間以内に投与を終了する（安定性に問題なくとも，8時間を超えると分解物の生成が見られることがある）。

・光および熱により分解するため，直射日光や高温を避ける。

その他の注意点

・通常30分以上かけて点滴静注を行う。

・本剤の投与時に，水分負荷は不要である。

・アルミニウムと反応して沈殿物を形成するため，アルミニウムを含む医療器具等を使用しない。

・目標AUC値で投与する場合は次の方法で算出する。
　カルバートの式：投与量（mg/body）＝目標AUC×（GFR＋25）
　GFR：糸球体濾過速度

・本剤の投与にあたってはG–CSF製剤等の適切な使用に関しても考慮する。

【参考文献】
　1）インタビューフォーム
　2）保険薬事典Plus[+]　平成31年4月版，じほう，2019.
　3）メーカー確認
　4）大屋彰利，他：カルボプラチンの安定性．化学療法の領域，6（10），1990.
　5）添付文書

71 ビダーザ注射用　100mg　日本新薬

一般名：アザシチジン，略号・治験番号等[1]：SM-11355

・・・ 併売品・後発品[2]： ― ・・・

薬剤基本情報

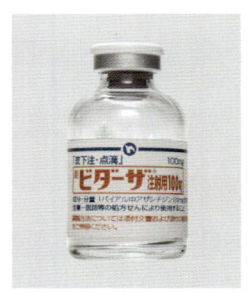

【効能または効果】
骨髄異形成症候群
【用法および用量】
1コース 1日1回75mg/m^{2}を7日間皮下注または10分かけて点滴静注し，3週間休薬。
適宜減量
【用法および用量に関連する使用上の注意】
原則皮下投与だが，出血傾向等により皮下投与が困難な場合は，点滴静注を行うこと。

薬剤調製情報

基本溶解液	皮下投与（懸濁液）	**種類**：注射用水
		液量：4mL
	点滴静注（溶解液）	**種類**：注射用水
		液量：10mL
基本希釈液	点滴静注（希釈液）	**種類**：生理食塩水，乳酸リンゲル液
		液量：50mL

- -

危険度 Ⅱ

製剤形状 凍結乾燥製剤

溶解後製剤濃度 皮下投与：25mg/mL（100mg/vialあたり4mLの注射用水で懸濁する）
点滴静注：投与量による

薬剤充填量 100mg/vial製剤：過量充填なし

比重[3] 点滴静注用溶解液：1.008g/cm^3，皮下注射用懸濁液：1.018g/cm^3

薬剤吸着性[3] 輸液バッグ，輸液セット，インラインフィルター等への吸着はほとんど認められない。

溶解・希釈後の安定性[4]

溶解法	希釈法	濃度（溶解・希釈後）	条件		残存率90%以上（時間）
			温度（℃）	光	
100mg/vial/4mL 注射用水	―	25mg/mL	25	散光	―※1
			5	散光	―※2
100mg/vial/10mL 注射用水	生理食塩水100mL	100mg/110mL	室温	散光	―※3

※1：調製後1時間で約4%の含量低下
※2：調製後8時間で約3%の含量低下
※3：調製後1時間で4.5%の含量低下

使用可能な希釈液 生理食塩水，乳酸リンゲル液

使用不可能な溶解・希釈液 5%ブドウ糖注射液，ヘタスターチ，重炭酸塩を含む溶液（分解）

主な注意点

調製に関する注意点

- 皮下投与の場合，バイアルにつき注射用水4mLを注入し，バイアルを激しく振り混ぜて均一に懸濁させる。投与直前に再度均一な懸濁液とする。投与量に応じて，複数箇所に分けて投与すること。

- 皮下投与の場合，投与液量が4mLを超える場合，2本の注射筒に2等分し，2カ所に注射する。

- 点滴静注の場合，1バイアルにつき注射用水10mLを注入し，バイアルを激しく振り混ぜて完全に溶解する。溶解液の必要量を生理食塩水投与または乳酸リンゲル液50mLに混合する。

- 本剤のバイアルは1回使い切りである。残液をその後の投与に使用しないこと。

- 取り扱い時にはゴム手袋，防護メガネ等の着用が望ましい。眼や皮膚に薬液が付着した場合は直ちに多量の水で十分洗浄し，医師の診断を受けるなど，適切な処置を行うこと。

その他の注意点

- 本剤は用時調製し，調製から1時間以内に投与を終了すること。（安定性が低下するため）

- 皮下投与では，投与直前に注射用シリンジ内の懸濁液を，両掌に挟んで激しく転がすなどの方法で均一に懸濁させること。

- 皮下投与では，懸濁液を冷蔵条件下（2～8℃）で8時間まで保存することができる。冷蔵条件から取り出した懸濁液は，30分以内に投与することとし，室温に戻した後，投与直前に上記方法で再懸濁させて投与すること。

- 皮下投与では，注射部位はローテーションさせる（大腿部，腹部または上腕部など）。

- 皮下投与では，新たな注射部位は，以前の注射部位から2.5cm以上離す。

【参考文献】
1）インタビューフォーム
2）保険薬事典Plus⁺　平成31年4月版，じほう，2019.
3）メーカー確認
4）メーカー社内資料

72 ピノルビン注射用　10・20・30mg　マイクロバイオ＝日本化薬

一般名：ピラルビシン塩酸塩，略号・治験番号等[1]：THP

併売品[2]：テラルビシン注射用10mg，テラルビシン注射用20mg

薬剤基本情報

【効能または効果】
下記疾患の自覚的・他覚的症状の寛解ならびに改善
頭頸部癌，乳癌，胃癌，尿路上皮癌（膀胱癌，腎盂・尿管腫瘍），卵巣癌，子宮癌，急性白血病，悪性リンパ腫

【用法および用量】
1. 静注：頭頸部癌（Ⅲ法またはⅣ法），乳癌・胃癌（Ⅰ法またはⅢ法），卵巣癌・子宮癌（Ⅰ法），尿路上皮癌（Ⅰ法またはⅡ法），急性白血病（Ⅴ法），悪性リンパ腫（Ⅰ法またはⅣ法）。いずれも1クールを反復
   - Ⅰ法（3～4週1回法）：**1クール** 1日1回40～60mg（25～40mg/m^2），3～4週間休薬
   - Ⅱ法（3～4週2回法）：**1クール** 1日1回30～40mg（20～25mg/m^2）を2日間連日，3～4週間休薬
   - Ⅲ法（週1回法）：**1クール** 1日1回20～40mg（14～25mg/m^2）を1週間間隔で2～3回，3～4週間休薬
   - Ⅳ法（連日法）：**1クール** 1日1回10～20mg（7～14mg/m^2）を3～5日間連日，3～4週間休薬
   - Ⅴ法（連日法）：1日1回10～30mg（7～20mg/m^2）を5日間連日，骨髄機能回復まで休薬
2. 動注（頭頸部癌，膀胱癌）：1日1回10～20mg（7～14mg/m^2）を連日または隔日に5～10回
3. 膀胱内注入（膀胱癌）：**1クール** カテーテルを用いて導尿後，1日1回15～30mgを500～1,000μg/mL溶液として週3回，各1～2時間膀胱内把持（2～3クール）

【共通】いずれも適宜増減

薬剤調製情報

基本溶解液 種類：注射用水，5％ブドウ糖注射液または生理食塩液が望ましい。
　　　　　　　液量：溶解液量は10mgあたり5mL以上が望ましい。

基本希釈液 種類：指定なし。安全性を考慮して選択する。
　　　　　　　液量：指定なし。投与量・投与時間等を考慮する。

危険度　Ⅰ

製剤形状 赤橙色の結晶性の粉末製剤（凍結乾燥製剤）　**溶解後製剤濃度** 2mg/mL

薬剤充填量 10mg/vial製品：過量充填なし
　　　　　　　20mg/vial製品：過量充填なし

薬剤吸着性[3]～[5] 輸液バッグ，輸液セット，インラインフィルター等への吸着はほとんど認められない。

溶解・希釈後の安定性[1]

溶解法	希釈法	濃度（溶解後）	条件		残存率90％以上（日）
			温度（℃）	光	
10mg/vial/10mL/，10mg/vial/20mL 注射用水	—	1mg/mL	25	非遮光	3
		2mg/mL			1
20mg/vial/10mL/，20mg/vial/20mL 5％ブドウ糖注射液	—	1mg/mL	25	散光	3
		2mg/mL			1
20mg/vial/10mL/，20mg/vial/20mL 注射用水	—	1mg/mL	室温	散光	1
		2mg/mL			1

使用可能な溶解・希釈液（調製後の安定性については上記および各資料参照のこと）
注射用水，5％ブドウ糖注射液，リンゲル液，ソリタ–T3号輸液，EL–3号輸液，5％キシリトール注射液，モリアミンS注等

配合不可能な薬剤（例） 酸性およびアルカリ性薬剤，等

主な注意点 [1), 3), 6)]

調製に関する注意点

・上記安定性データとは別に，添付文書上には調製後室温保存の場合6時間以内に使用するよう記載されている。

・pHにより力価の低下および濁りを生じるため，酸性およびアルカリ性薬剤との混合不可（pH6付近が最も安定）。

・本剤を溶解した液とシリンジに塗布されているシリコンオイルが接触することで，シリンジ内にまれにシリコンオイルの浮遊物がみられることがある。その場合はフィルターを使用して投与すること。

その他の注意点

・本剤は，累積総投与量が950mg/m^{2}を超えるとうっ血性心不全を起こしやすくなるため注意が必要である。ただし，他のアントラサイクリン系薬剤使用歴がある場合は，これ以下であっても注意が必要である。また，アントラサイクリン系薬剤による前治療が限界量に達している患者は禁忌である。

・他のアントラサイクリン系薬剤使用歴がある患者，心臓部あるいは縦隔に放射線療法を受けた患者および本剤の投与量が700mg/m^{2}を超える患者もうっ血性心不全を起こしやすいので注意する。また，他のアントラサイクリン系薬剤による前治療が限界量に達している患者は禁忌である。

・皮下，筋肉内投与は不可。

・膀胱がんの動脈内投与法に際し阻血を行った症例で，高濃度の薬剤が坐骨神経に流れ，坐骨神経麻痺を起こしたとの報告がある。そのため，このような投与方法を行う場合には慎重に投与する。

【参考文献】
1）インタビューフォーム
2）保険薬事典Plus$^+$ 平成31年4月版，じほう，2019.
3）メーカー確認
4）村岡 勲，他：注射剤中各種薬物の輸液用器材への吸着．医薬ジャーナル，32（10）：2529-2543，1996.
5）石田志朗：抗悪性腫瘍剤の輸液フィルターへの吸着に関する検討．静脈経腸栄養，16（4）：71-78，2001.
6）添付文書

73 ビーリンサイト点滴静注用 **35μg** AABP= アステラス

一般名：ブリナツモマブ（遺伝子組換え），略号・治験番号等[1]：AMG103，MT103，MEDI-538

併売品・後発品[2]：—

薬剤基本情報

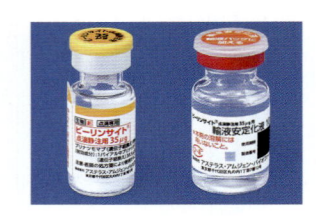

【効能または効果】
再発または難治性のB細胞性急性リンパ性白血病
【用法および用量】
1サイクル 28日間持続点滴静注した後，14日間休薬。最大5サイクル。その後，
1サイクル 28日間点滴静注後，56日間休薬。最大4サイクル。適宜減量。
【投与量】
①体重が45kg以上の場合：1サイクル目の1〜7日目は1日9μg，それ以降は1日28μg。②体重が45kg未満の場合：1サイクル目の1〜7日目は1日5μg/m^2，それ以降は1日15μg/m^2。ただし，体重が45kg以上の場合の投与量を超えない。
【共通】投与前および増量前にはデキサメタゾンを投与。

薬剤調製情報

基本溶解液[1] 種類：注射用水に限る（輸液安定化液を溶解に用いない）。
　　　　　　　液量：3mLの注射用水で溶解。容量：3.1mL
基本希釈液[1] 種類：生理食塩液
　　　　　　　液量：生理食塩液で全量が270mLとなるようにし，輸液安定化液5.5mLを無菌的に加える。

危険度 Ⅲ

製剤形状 白色〜灰白色の塊（凍結乾燥注射剤）。溶解後注は，無色〜淡黄色の液。

溶解後最終濃度 12.5μg/mL

薬剤吸着性[1] DEHP〔フタル酸ジ（2-エチルヘキシル）〕を含有する輸液バッグ，輸液ポンプのカセットおよび輸液チューブの使用を避ける（DEHPと接触すると粒子を形成する可能性があるため）。
　　　　　　インラインフィルターは無菌でパイロジェンフリーかつ低蛋白質結合性のものを用いる。

溶解・希釈後の安定性[1]

溶解法	希釈液	濃度（希釈後）	条件		規格に適合
			温度（℃）	光	
注射用水	—	—	5℃（倒立）	—	7日間

※：本剤を注射用水で溶解後すぐに使用しない場合は，溶液を冷蔵保存（2〜8℃，遮光）し，凍結させない。冷蔵保存は24時間を超えない。

使用可能な溶解・希釈液[1] 生理食塩液

主な注意点

調製に関する注意点[1]
・注射用水3mLを本剤のバイアルの内壁に沿って無菌的に注入し，振らずに内容物を緩徐に撹拌し，溶解する。
・輸液安定化液を本剤の溶解に用いない。輸液安定化液は本剤が輸液バッグや輸液チューブに吸着するのを防ぐものである。

- 本剤を溶解した溶液に粒子状物質および溶解中の変色がないか目視確認を行う。本剤の溶液は無色～淡黄色の液である。本剤の溶液が濁っているまたは沈殿している場合は使用しない。
- DEHP〔フタル酸ジ(2-エチルヘキシル)〕と接触すると粒子を形成する可能性があるため，DEHPを含有する輸液バッグ，輸液ポンプのカセット，および輸液チューブの使用は避ける。
- インラインフィルターは無菌でパイロジェンフリーかつ低蛋白質結合性のものを用いる。
- 輸液バッグに生理食塩液を全量として270mLとなるように調製し，輸液安定化液を添加する。注射用水3mLで本剤を完全に溶解し，必要量を輸液バッグに加える。
- 未使用の溶解液，輸液安定化液の未使用残液は適切に廃棄すること。
- 調製した溶液のみで輸液チューブをプライミングする。生理食塩液ではプライミングしない。
- 本剤を注射用水で溶解後，すぐに使用しない場合は，溶液を冷蔵保存(2〜8℃，遮光)し，24時間を超えない。凍結させない。
- 輸液バッグ中で調製後，室温では投与時間も含めて4日間を超えない。すぐに投与開始しない場合は，溶液を冷蔵保存(2〜8℃，遮光)する。冷蔵保存する場合は10日間を超えない。
- 輸液バッグから空気を抜き，無菌のフィルター(0.2μm)を接続した輸液ポンプを用いて，2.5〜10mL/hrの注入速度で持続点滴静注する。

その他の注意点 [1]

- 本剤投与によりサイトカイン放出症候群が発現する可能性があるため，投与前および増量前にはデキサメタゾンを投与する。
- 本剤は静脈内投与にのみ使用する
- 過量投与等の原因となるため，輸液バッグ交換時や投与終了時に投与ラインや静脈カテーテルをフラッシュしない。
- マルチルーメン静脈カテーテルを用いる際には，本剤専用のルーメンから投与する。

【参考文献】
1) インタビューフォーム
2) 保険薬事典Plus+ 平成31年4月版，じほう，2019.

74 5-FU 注　250・1,000mg　協和キリン

一般名：フルオロウラシル，略号・治験番号等[1]：5-FU，FU

後発品[2]：フルオロウラシル注250mg「トーワ」，フルオロウラシル注1000mg「トーワ」

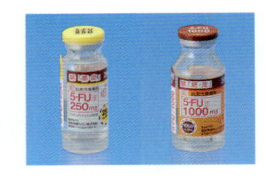

薬剤基本情報

【効能または効果】
1. 胃癌，肝癌，結腸・直腸癌，乳癌，膵癌，子宮頸癌，子宮体癌，卵巣癌
2. 他の抗悪性腫瘍剤または放射線併用：食道癌，肺癌，頭頸部腫瘍
3. 他の抗悪性腫瘍剤併用：頭頸部癌
4. *l*-LV・5-FU持続静注併用療法：結腸・直腸癌，小腸癌，治癒切除不能な膵癌

【用法および用量】
1. 単独投与：胃癌，肝癌，結腸・直腸癌，乳癌，膵癌，子宮頸癌，子宮体癌，卵巣癌⇒(1) 1日5～15mg/kgを最初5日間連日1日1回静注または点滴静注。以後5～7.5mg/kgを隔日に1日1回静注または点滴静注　(2) 1日5～15mg/kgを隔日に1日1回静注または点滴静注　(3) 1日5mg/kgを10～20日間連日1日1回静注または点滴静注　(4) 1日10～20mg/kgを週1回静注または点滴静注　(5) 必要に応じ1日5mg/kgを適宜動注。適宜増減
2. 他の抗悪性腫瘍剤または放射線併用：食道癌，肺癌，頭頸部腫瘍⇒1日5～10mg/kgを他の抗悪性腫瘍剤・放射線併用，1. に準ずるかまたは間欠的に週1～2回
3. 他の抗悪性腫瘍剤併用：頭頸部癌⇒他の抗悪性腫瘍剤併用にて，1日1,000mg/m²までを4～5日間連日で持続点滴。反復投与の場合3週間以上間隔をあける。本剤単独の場合は2. に準じる。適宜減量
4. *l*-LV・5-FU持続静注併用療法：結腸・直腸癌⇒(1) *l*-LV1回100mg/m²を2時間かけて点滴静注，終了直後に本剤400mg/m²を静注，さらに600mg/m²を22時間かけて持続静注。以上を2日間連続し，2週間毎反復　(2) **1クール** *l*-LV1回250mg/m²を2時間かけて点滴静注，終了直後に本剤2,600mg/m²を24時間持続静注。1週間毎に6回反復後，2週間休薬　(3) *l*-LV1回200mg/m²を2時間かけて点滴静注，終了直後に本剤400mg/m²を静注，さらに2,400～3,000mg/m²を46時間持続静注。これを2週間毎反復　**【(1)～(3)共通】**適宜減量
5. *l*-LV・5-FU持続静注併用療法：小腸癌および治癒切除不能な膵癌⇒*l*-LV1回200mg/m²を2時間かけて点滴静注，終了直後に本剤400mg/m²を静注，さらに2,400mg/m²を46時間持続静注。これを2週間毎反復。適宜減量

薬剤調製情報

基本希釈液　種類：指定なし。安全性を考慮して選択する。
　　　　　　　液量：指定なし。投与量・投与時間等を考慮する。

危険度 I

製剤形状 液体製剤

製剤濃度 50mg/mL

薬剤充填量 250mg/5mL製品：平均実容量約5.3mL

比重 1.045

薬剤吸着性 [3], [4] 輸液バッグ，輸液セット，インラインフィルター等への吸着はほとんど認められない。

希釈後の安定性 [5], [6]

溶解法	希釈液	濃度（希釈後）	条件		残存率90%以上（時間）
			温度（℃）	光	
—	注射用水・生理食塩液または5％ブドウ糖注射液	500mg/500mL	室温	散光	30日
	生理食塩液	250mg/500mL	37	—	96

使用可能な溶解・希釈液（調製後の安定性については上記および各資料参照のこと）
注射用水，生理食塩液，5％ブドウ糖注射液，ソリタ–T3号輸液，ラクテック注，ラクテック G輸液，リンゲル液，アミカリック輸液，ハイカリック液 -1〜3号，ユニカリック N・L輸液，ピーエヌツイン-1〜3輸液号等

使用注意の溶解・希釈液 アミノレバン点滴静注，アミニック輸液（24時間までに含量の低下が見られる。機序不明）

主な注意点 1), 7), 8)

調製に関する注意点

・全量を採取すると，表示量（5mL/A）より多く採取できてしまうので，必ず採取薬液量を確認する。

・本剤はアルカリ性の水溶液注射剤なので，アルカリ側で劣化する可能性のある注射剤との配合は避ける。

・ティーエスワン投与中もしくは投与中止後7日以内の患者に使用不可。

【参考文献】
1）インタビューフォーム
2）保険薬事典 Plus⁺　平成31年4月版，じほう，2019.
3）協和発酵株式会社社内資料「輸液バッグ及び輸液ラインへの吸着試験（5-FU注250協和）」
4）村岡 勲，他：注射剤中各種薬物の輸液用器材への吸着．医薬ジャーナル，32（10）：2529-2543，1996.
5）メーカー社内資料
6）溶解後の安定性データ，協和発酵株式会社
7）メーカー確認
8）添付文書

75 ファルモルビシン注射用　10・50mg　ファイザー

一般名：エピルビシン塩酸塩，略号・治験番号等[1]：IMI28

後発品[2]：エピルビシン塩酸塩注射用10mg「NK」，エピルビシン塩酸塩注射用50mg「NK」，エピルビシン塩酸塩注射用10mg「サワイ」，エピルビシン塩酸塩注射用50mg「サワイ」

薬剤基本情報

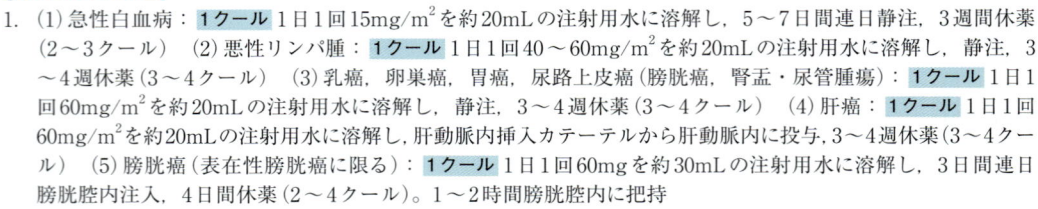

【効能または効果】
1. 急性白血病，悪性リンパ腫，乳癌，卵巣癌，胃癌，肝癌，尿路上皮癌（膀胱癌，腎盂・尿管腫瘍）
2. 他の抗悪性腫瘍剤併用：乳癌（手術可能例における術前・術後化学療法）

【用法および用量】
1. (1)急性白血病：1クール 1日1回15mg/m² を約20mLの注射用水に溶解し，5〜7日間連日静注，3週間休薬（2〜3クール）　(2)悪性リンパ腫：1クール 1日1回40〜60mg/m² を約20mLの注射用水に溶解し，静注，3〜4週休薬（3〜4クール）　(3)乳癌，卵巣癌，胃癌，尿路上皮癌（膀胱癌，腎盂・尿管腫瘍）：1クール 1日1回60mg/m² を約20mLの注射用水に溶解し，静注，3〜4週休薬（3〜4クール）　(4)肝癌：1クール 1日1回60mg/m² を約20mLの注射用水に溶解し，肝動脈内挿入カテーテルから肝動脈内に投与，3〜4週休薬（3〜4クール）　(5)膀胱癌（表在性膀胱癌に限る）：1クール 1日1回60mgを約30mLの注射用水に溶解し，3日間連日膀胱腔内注入，4日間休薬（2〜4クール）。1〜2時間膀胱腔内に把持
【共通】いずれも適宜増減
2. 他の抗悪性腫瘍剤併用：乳癌（手術可能例における術前・術後化学療法）⇒(1)CPAとの併用：1クール 1日1回100mg/m² を約20mLの注射用水に溶解し，静注し20日間休薬（4〜6クール）　(2)CPA，5-FUとの併用：(1)参照
【共通】いずれも適宜減量
3. 肝癌に対する肝動脈化学塞栓療法（TACE）⇒1日60mg/m² を肝動脈内挿入カテーテルより肝動脈内に投与。腫瘍血管に乳濁液が充満した時点で終了。本剤10mgに対しヨード化ケシ油脂肪酸エチルエステルを0.5〜2mLの割合で加える。適宜増減

薬剤調製情報

基本溶解液 種類：静脈内投与および肝動脈内投与の場合は注射用水，膀胱腔内注入の場合は生理食塩液が望ましい。

　　　　　　 液量：静脈内投与および肝動脈内投与の場合は，約20mL，膀胱腔内注入の場合は30mLが望ましい。

基本希釈液 種類：注射用水または生理食塩液が望ましい。

　　　　　　 液量：指定なし。投与量・投与時間等を考慮する。

危険度 Ⅰ

製剤形状 帯黄赤色〜赤色の凍結乾燥製剤

溶解後製剤濃度[1),9)] （静脈・肝動脈内投与）
　急性白血病：0.75mg/m²/mL
　悪性リンパ腫：2〜3mg/m²/mL
　乳癌，卵巣癌，胃癌，尿路上皮癌（膀胱癌，腎盂・尿管腫瘍），肝癌：3mg/m²/mL
　手術可能乳癌（術前・術後化学療法：他の抗悪性腫瘍薬と併用時）：5mg/m²/mL

薬剤充填量 10mg/vial製品：充填量についてはメーカー非公開
　　　　　　 50mg/vial製品：充填量についてはメーカー非公開

薬剤吸着性[3)〜5)] 輸液バッグ，輸液セット，インラインフィルター等への吸着はほとんど認められない。

溶解・希釈後の安定性 [1), 6)～8)]

溶解法	希釈液	濃度（希釈後）	条件		残存率90%以上（時間）
			温度（℃）	光	
10mg/vial/5mL 注射用水または生理食塩液	—	2mg/mL	室温・5℃	遮光・散光	48
10mg/vial/5mL 注射用水	生理食塩液または5％ブドウ糖注射液	10mg/500mL	室温	散光	24

使用可能な溶解・希釈液 （調製後の安定性については上記および各資料参照のこと）
注射用水（溶解：肝動脈内投与），生理食塩液（溶解：膀胱内注入），5％ブドウ糖注射液，ソリタ−T3号輸液等

使用不可能な溶解・希釈液 アルカリ性の輸液

混合不可能な薬剤（例） ヘパリン，副腎皮質ステロイド，その他アルカリ性の薬剤等

主な注意点 [1), 3), 8)]

調製に関する注意点
・バイアル内が陽圧時に液漏れや薬液噴出を起こしやすいので特に注意が必要。

その他の注意点
・皮下注，筋注不可。

・静脈内投与により，血管痛，静脈炎，血栓を起こすことがあるので，注射部位，注射方法等について十分注意し，注射速度をできるだけ遅くする。

・静脈内投与に際し，薬液が血管外に漏れると，注射部位に疼痛，灼熱感，炎症，腫脹，壊死を起こすことがあるので，点滴の側管を利用するなど，薬液が血管外に漏れないように十分に注意して投与する。

・アントラサイクリン系未治療例において，本薬剤の総投与量が$900mg/m^2$を超えるとうっ血性心不全を起こすことが多くなるので注意する。

・本薬剤の総投与量が$900mg/m^2$以下であっても，うっ血性心不全を起こすことがある。特に他のアントラサイクリン系薬剤等心毒性を有する薬剤による前治療歴のある患者および心臓部あるいは縦隔に放射線療法を受けた患者では心機能検査を行い，慎重に投与する。

・パクリタキセルとの併用を行う場合には，本剤をパクリタキセルの前に投与する。

【参考文献】
1）インタビューフォーム
2）保険薬事典Plus$^+$　平成31年4月版，じほう，2019.
3）メーカー確認
4）村岡 勲，他：注射剤中各種薬物の輸液用器材への吸着，医薬ジャーナル，32（10）：2529-2543, 1996.
5）石田志朗：抗悪性腫瘍剤の輸液フィルターへの吸着に関する検討，静脈経腸栄養，16（4）：71-78, 2001.
6）メーカー社内資料
7）溶解後の安定性データ，協和発酵株式会社
8）メーカー提供資料
9）添付文書

76 ファルモルビシン RTU 注射液　10・50mg　ファイザー

一般名：エピルビシン塩酸塩, 略号・治験番号等[1]：IMI28

後発品[2]：エピルビシン塩酸塩注射液 10mg/5mL「NK」, エピルビシン塩酸塩注射液 50mg/25mL「NK」, エピルビシン塩酸塩注射液 10mg/5mL「サワイ」, エピルビシン塩酸塩注射液 50mg/25mL「サワイ」, エピルビシン塩酸塩注射液 10mg/5mL「サンド」, エピルビシン塩酸塩注射液 50mg/25mL「サンド」

薬剤基本情報

【効能または効果】
1. 急性白血病, 悪性リンパ腫, 乳癌, 卵巣癌, 胃癌, 肝癌, 尿路上皮癌（膀胱癌, 腎盂・尿管腫瘍）の自覚的ならびに他覚的症状の緩解
2. 他の抗悪性腫瘍剤併用：乳癌（手術可能例における術前・術後化学療法）

【用法および用量】
1. (1)急性白血病： 1クール 1日1回15mg/m²を5～7日間連日静注し3週間休薬（2～3クール）　(2)悪性リンパ腫： 1クール 1日1回40～60mg/m²を静注し3～4週休薬（3～4クール）　(3)乳癌, 卵巣癌, 胃癌, 尿路上皮癌（膀胱癌, 腎盂・尿管腫瘍）： 1クール 1日1回60mg/m²を静注し3～4週休薬（3～4クール）　(4)肝癌： 1クール 1日1回60mg/m²を肝動脈内挿入カテーテルから肝動脈内に投与し3～4週休薬（3～4クール）　(5)膀胱癌（表在性膀胱癌に限る）： 1クール 1日1回60mgを3日間連日膀胱腔内注入し4日間休薬（2～4クール）。1～2時間膀胱腔内に把持

【共通】いずれも適宜増減
2. 他の抗悪性腫瘍剤併用：乳癌（手術可能例における術前・術後化学療法）⇒(1)CPAとの併用： 1クール 1日1回100mg/m²を静注し20日間休薬（4～6クール）, (2)CPA, 5-FUとの併用： 1クール 1日1回100mg/m²を静注し20日間休薬（4～6クール）

【共通】いずれも適宜減量

薬剤調製情報

基本希釈液 種類：注射用水または生理食塩液が望ましい。
　　　　　 液量：指定なし。投与量・投与時間等を考慮する。

- -

危険度 Ⅰ

製剤形状 液体製剤

製剤濃度 2.0mg/mL

薬剤充填量 10mg/5mL製品：充填量についてはメーカー非公開
　　　　　 50mg/25mL製品：充填量についてはメーカー非公開

薬剤吸着性 [3]~[6] 輸液バッグ, 輸液セット, インラインフィルター等への吸着はほとんど認められない

希釈後の安定性 [1]

溶解法	希釈法	濃度（希釈後）	条件		残存率90%以上（時間）
			温度（℃）	光	
―	生理食塩液または5%ブドウ糖注射液	10mg/500mL	室温	散光	24

使用可能な溶解・希釈液 （調製後の安定性については上記および各資料参照のこと）
注射用水, 生理食塩液, 5%ブドウ糖注射液, ソリタ−T3号輸液等

使用不可能な溶解・希釈液 アルカリ性の輸液

混合不可能な薬剤（例） ヘパリン，副腎皮質ステロイド（一部を除く）その他アルカリ性薬剤等

主な注意点 [1], [4], [7]

調製に関する注意点

・冷所保存によりエピルビシン塩酸塩が自己会合を起こし，粘性が増すことがあるので，使用前20〜30分間常温に放置するか，または緩やかに振り混ぜてから使用する。

・内圧陽圧時に液漏れや薬液噴出を起こしやすいので特に注意が必要である。

その他の注意点

・皮下注，筋注不可。

・静脈内投与により，血管痛，静脈炎，血栓を起こすことがあるので，注射部位，注射方法等について十分注意し，注射速度をできるだけ遅くする。

・静脈内投与に際し，薬液が血管外に漏れると，注射部位に疼痛，灼熱感，炎症，腫脹，壊死を起こすことがあるので，点滴の側管を利用するなど，薬液が血管外に漏れないように十分に注意して投与する。

・アントラサイクリン系未治療例において，本薬剤の総投与量が900mg/m^{2}を超えるとうっ血性心不全を起こすことが多くなるので注意する。

・本薬剤の総投与量が900mg/m^{2}以下であっても，うっ血性心不全を起こすことがある。特に他のアントラサイクリン系薬剤等心毒性を有する薬剤による前治療歴のある患者および心臓部あるいは縦隔に放射線療法を受けた患者では心機能検査を行い，慎重に投与する。

・パクリタキセルとの併用を行う場合には，本剤をパクリタキセルの前に投与する。

【参考文献】
1）インタビューフォーム
2）保険薬事典Plus$^+$　平成31年4月版，じほう，2019.
3）メーカー確認
4）村岡 勲，他：注射剤中各種薬物の輸液用器材への吸着，医薬ジャーナル，32 (10)：2529-2543, 1996.
5）石田志朗：抗悪性腫瘍剤の輸液フィルターへの吸着に関する検討，静脈経腸栄養，16 (4)：71-78, 2001.
6）メーカー提供資料
7）添付文書

77 注射用フィルデシン 1・3mg 日医工

一般名：ビンデシン硫酸塩，略号・治験番号等[1]：VDS，S-7820，NSC-245，467

併売品・後発品[2]：—

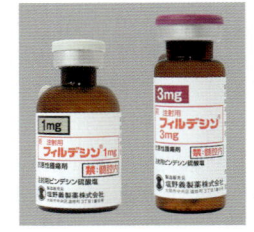

薬剤基本情報

【効能または効果】
下記疾患の自覚的ならびに他覚的症状の寛解
1. 急性白血病（慢性骨髄性白血病の急性転化を含む），悪性リンパ腫
2. 肺癌，食道癌

【用法および用量】
1. 急性白血病（慢性骨髄性白血病の急性転化を含む），悪性リンパ腫⇒1回3mg（0.06mg/kg），小児 0.07～0.1mg/kgを1週間間隔で静注
2. 肺癌，食道癌⇒1回3～4.5mg（0.06～0.09mg/kg）を1週間間隔で静注

【共通】いずれも適宜増減

薬剤調製情報

基本溶解液 種類：注射用水または生理食塩液が望ましい。
液量：溶解液量は1mgあたり1mL程度が望ましい。

基本希釈液 通常，希釈しない。

- -

危険度 I

製剤形状 白色の軽質の塊または粉末製剤（凍結乾燥製剤）

溶解後製剤濃度 1mg/mL

薬剤充填量 1mg/vial製品：過量充填なし
3mg/vial製品：過量充填なし

比重 ビンデシン1mg/1mL（生理食塩液）：1.007

薬剤吸着性 [3], [4] 輸液バッグ，輸液セットへの吸着性は不明。
製造工程上，0.22μmのフィルターを使用している。

溶解・希釈後の安定性 [1], [5]

| 溶解法 | 希釈法 | 濃度（溶解後） | 条件 | | 残存率90%以上 |
			温度（℃）	光	（時間）
1mg/vial/1mL 注射用水	—	1mg/mL	2～8	遮光	7日
1mg/vial/1mL 生理食塩液	—	1mg/mL	2～8	遮光	14日
			25	遮光	7日
1mg/vial/1mL 注射用水	—	1mg/mL	室温	散光	24
1mg/vial/1mL 生理食塩液	—	1mg/mL	室温	散光	24

使用可能な溶解・希釈液（調製後の安定性については上記および各資料参照のこと）
注射用水，生理食塩液

主な注意点 [1], [6], [7]

調製に関する注意点

・注射用水もしくは生理食塩液で溶解する。基本的には1mgあたり1mLの溶解液を使用する。

その他の注意点

・静脈内注射のみに使用する。

・薬液が血管外に漏れると注射部位に硬結・壊死を起こすことがあるので，薬液が血管外に漏れないように慎重に投与する。

【参考文献】
1）インタビューフォーム
2）保険薬事典 Plus⁺　平成31年4月版，じほう，2019.
3）メーカー提供資料
4）石田志朗：抗悪性腫瘍剤の輸液フィルターへの吸着に関する検討.
　　静脈経腸栄養，16 (4)：71-78, 2001.
5）メーカー社内資料
6）メーカー確認
7）添付文書

78 フェソロデックス筋注　250mg　アストラゼネカ

一般名：フルベストラント，略号・治験番号等[1]：ICI182，780

併売品・後発品[2]：―

薬剤基本情報

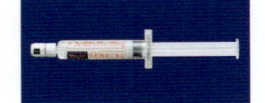

【効能または効果】
乳癌

【用法および用量】
1回500mg（2筒）を初回，2週後，4週後，その後4週毎に1回，左右の臀部に250mg（1筒）ずつ筋注

なお，閉経前乳癌にはLH-RHアゴニスト投与下でCDK4/6阻害剤と併用する。

薬剤調製情報

基本溶解液 通常，溶解しない。

基本希釈液 通常，点滴ボトルへの希釈しない。

- -

危険度 Ⅱ

製剤形状 無色～黄色澄明の粘性の液

溶解後製剤濃度 データなし

薬剤充填量 1筒5mLが投与できるように，過剰量が充填されている

薬剤吸着性 プレフィルドシリンジ内での有効成分の減少によって見られる吸着は認めなかった

溶解・希釈後の安定性 該当データなし

主な注意点

その他の注意点

- 1回の投与で本剤2筒を一側の臀部に投与しないこと。また，硬結に至ることがあるので，注射部位を毎回変更するなど十分注意すること。
- 筋肉内注射のみ使用すること。
- 1回の投与でシリンジ内の全量を投与すること。
- 注射は，1～2分かけて緩徐に行うことが望ましい。

【参考文献】
1）インタビューフォーム
2）保険薬事典Plus[+]　平成31年4月版，じほう，2019.

79 ブスルフェクス点滴静注用 60mg 大塚製薬

一般名：ブスルファン，略号・治験番号等[1]：BUS，KRN246

併売品・後発品[2]：—

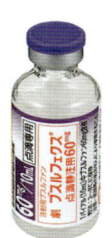

薬剤基本情報

【効能または効果】
同種造血幹細胞移植の前治療
ユーイング肉腫ファミリー腫瘍，神経芽細胞腫における自家造血幹細胞移植の前治療
【用法および用量】
他の抗悪性腫瘍剤併用で成人にはA法またはB法，小児にはC法を使用する。
A法：1回0.8mg/kgを2時間かけて点滴静注。6時間毎1日4回，4日間投与。適宜減量
B法：1回3.2mg/kgを3時間かけて点滴静注。1日1回，4日間投与。適宜減量
C法： 小児 以下の体重別投与量を2時間かけて点滴静注。6時間毎1日4回，4日間投与。適宜減量
【小児1回投与量：9kg未満：1.0mg/kg，9〜16kg未満：1.2mg/kg，16〜23kg以下：1.1mg/kg，23〜34kg以下：0.95mg/kg，34kg超：0.8mg/kg】

薬剤調製情報

基本希釈液 種類：生理食塩液または5%ブドウ糖注射液。
液量：希釈液量は10倍（11倍希釈）。

- -

危険度 I

製剤形状 液体製剤

製剤濃度 6mg/mL

薬剤充填量 60mg/10mL製品：日本薬局方に準拠し過量充填されている（過量充填あり）

比重 1.069g/cm^3

薬剤吸着性 ポリ塩化ビニル（PVC）製の容器，用具には吸着の可能性がある。

溶解・希釈後の安定性

溶解法	希釈法	濃度（希釈後）	条件		残存率90%以上（時間）
			温度（℃）	光	
—	生理食塩液または5%ブドウ糖注射液	0.545mg/mL	室温	—	8

使用可能な溶解・希釈液 （調製後の使用可能時間については上記および各資料参照のこと）
生理食塩液，5% ブドウ糖注射液

混合不可能な薬剤（例）他剤との混合不可。

主な注意点 [3]，[4]

調製に関する注意点

・室温で用時調製する。

・冷蔵保存により，結晶が析出することがある。調製後に混濁または結晶が認められる場合は使用しない。

・他剤との混合不可。

・ポリカーボネート製の容器・シリンジおよびポリエーテルスルホン製のシリンジフィルター等は使用

しない。

・必ず希釈液中に本剤を加える。本剤を入れたあとに希釈液を加える操作は行わない。

その他の注意点

・希釈後は，安定性が低下するので，室温においては希釈調製から8時間以内に投与を終了する。投与に際しては，中心静脈カテーテルを留置して投与する。

・直接末梢静脈に投与すると薬液の漏出による局所の組織障害を起こすことがあるので，必ず中心静脈からの点滴静脈内投与とし，皮下，筋肉内には投与しない。

・インラインフィルターを用いて，または点滴用セットにフィルターを装着して本剤を投与する場合は，ポリエーテルスルホン製，ポリスルホン製またはポリエステル製のフィルターのものを使用する。

・ポリカーボネート製の三方活栓や延長チューブ等を使用した場合，そのコネクター部分にひび割れが発生し，血液および薬液漏れ，空気混入等の可能性があるので注意する。

・希釈調製された全量が1回2時間（A法およびC法）または1回3時間（B法）で投与されるよう，持続注入ポンプを用いて点滴静脈注射する（急速静脈内投与は行わないこと）。

【参考文献】
1）インタビューフォーム
2）保険薬事典Plus⁺　平成31年4月版，じほう，2019．
3）添付文書

80 フトラフール注 400mg 大鵬

一般名：テガフール，略号・治験番号等[1]：FT-207

後発品[2]：—

薬剤基本情報

【効能または効果】
頭頸部癌，消化器癌（胃癌，結腸・直腸癌）の自覚的・他覚的症状の寛解
【用法および用量】
1日20mg/kgをそのまま静注，または生理食塩液，5％糖液（300〜500mL）と混合し点滴静注

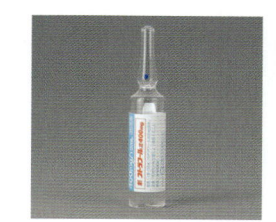

薬剤調製情報

基本希釈液 種類：生理食塩液または5％糖液（ブドウ糖液またはキシリトール液）に限る。
液量：希釈液量は300〜500mL程度に限る。

危険度 I

製剤形状 無色澄明（液体製剤）

製剤濃度 40mg/mL

薬剤充填量 400mg/10mL製品：過量充填あり

比重 [1] 20℃：1.037g/cm^3

薬剤吸着性 [3] 輸液バッグ，輸液セット，インラインフィルター等への吸着データはない。

希釈後の安定性 [1], [4] データなし

使用可能な溶解・希釈液（調製後の安定性については上記および各資料参照のこと）
生理食塩液，5％ブドウ糖注射液，5％キシリトール注射液

使用不可能な溶解・希釈液 カルシウム，マグネシウムイオン含有製剤，硫酸塩，塩酸塩等の酸性の塩を含む薬剤（沈殿）

混合不可能な薬剤（例）
・カルシウム，マグネシウムイオン含有製剤（リンゲル液，乳酸リンゲル液等）
・硫酸塩，塩酸塩等の酸性の塩を含む薬剤（ペルサンチン，プリンペラン，アドリアシン，ダウノマイシン，エクザール等）

主な注意点 [1], [3], [5]

調製に関する注意点
・カルシウム，マグネシウムイオンを含有する製剤との配合は避ける（本剤は炭酸イオンを含有しているため，これらのイオンと沈殿を生じることがある）。
・硫酸塩，塩酸塩等の酸性の塩の製剤との配合は避ける（本剤はアルカリ性であるため，中和されて沈殿を生じることがある）。

注射速度に関する注意点
・静脈内投与により，注射部位疼痛を起こすおそれがあるため，注射部位，注射方法に十分注意し，注射速度をできるだけ遅くすること。

その他の注意点

・テガフール・ギメラシル・オテラシルカリウム配合剤投与中もしくは投与中止後7日以内の患者には使用不可。

・貯法：冷暗所保存，使用期限：2年（本剤は注射用フトラフール400の貯法，使用期限と異なる）

【参考文献】
1）インタビューフォーム
2）保険薬事典Plus$^+$　平成31年4月版，じほう，2019.
3）メーカー確認
4）メーカー社内資料
5）添付文書

81 注射用フトラフール　400mg　大鵬

一般名：テガフール，略号・治験番号等[1]：FT-207

併売品・後発品[2]：—

薬剤基本情報

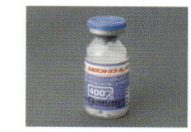

【効能または効果】
頭頸部癌，消化器癌（胃癌，結腸・直腸癌）の自覚的・他覚的症状の寛解
【用法および用量】
1日20mg/kgをそのまま静注，または生理食塩液，5%糖液（300〜500mL）と混合し点滴静注（注射用蒸留水，生理食塩液，または5%糖液10mLに用時溶解）

薬剤調製情報

基本溶解液　種類：注射用水・生理食塩液または5%糖液（ブドウ糖液またはキシリトール液）に限る。
　　　　　　液量：溶解液量は1バイアルあたり10mLに限る。
基本希釈液　種類：生理食塩液または5%糖液（ブドウ糖液またはキシリトール液）に限る。
　　　　　　液量：希釈液量は300〜500mLに限る。

危険度　I

製剤形状　白色の個体（凍結乾燥製剤）

溶解後製剤濃度　40mg/mL（注射用水10mLに溶解）

薬剤充填量　400mg/vial製品：過量充填なし

比重[1]　20℃：1.018g/cm³（注射用水10mLに溶解）

薬剤吸着性[3]　輸液バッグ，輸液セット，インラインフィルター等への吸着データはない。

溶解・希釈後の安定性[1], [4]

溶解法	希釈法	濃度（溶解・希釈後）	条件		残存率90%以上（時間）
			温度（℃）	光	
400mg/vial/10mL 注射用水または 生理食塩液または 5%ブドウ糖注射液	—	400mg/10mL	室温（22±5℃）	—	90日
400mg/vial/10mL 注射用水	生理食塩液	400mg/30mL	室温	—	24
	5%ブドウ糖注射液	400mg/110mL	室温	—	24
		400mg/510mL	室温	—	24

使用可能な溶解・希釈液　（調製後の安定性については上記および各資料参照のこと）
注射用水，生理食塩液，5%ブドウ糖注射液

使用不可能な溶解・希釈液　硫酸塩，塩酸塩等の酸性の塩を含む薬剤

混合不可能な薬剤（例）
ドロレプタン，セダペイン，ソセゴン，アタラックス-P，アナフラニール，ペルサンチン，ペルジピン，プリンペラン，テルペラン，エフオーワイ，フサン，ニドラン，アドリアシン，アクラルシノン，ファルモルビシンRTU等の硫酸塩・塩酸塩等の酸性の塩を含む薬剤

主な注意点 [1], [3], [5]

調製に関する注意点

・溶解後は速やかに使用する。

・本剤は炭酸ナトリウムを含有しないため，カルシウムイオンまたはマグネシウムイオンを含有する製剤（リンゲル液，ラクテック注等）との配合も可能である（フトラフール注400mgとの相違点）。

注射速度に関する注意点

静脈内投与により，注射部位疼痛を起こすおそれがあるため，注射部位，注射方法に十分注意し，注射速度をできるだけ遅くすること。

その他の注意点

・テガフール・ギメラシル・オテラシルカリウム配合剤投与中もしくは投与中止後7日以内の患者には使用不可。

・貯法：室温保存，使用期限：3年（本剤はフトラフール注400mgの貯法，使用期限と異なる）。

【参考文献】
1) インタビューフォーム
2) 保険薬事典Plus⁺　平成31年4月版，じほう，2019.
3) メーカー確認
4) メーカー社内資料
5) 添付文書

82

フルダラ静注用 50mg サノフィ

一般名：フルダラビンリン酸エステル，略号・治験番号等[1]：F-ara-AMP，FAMP，FLU

併売品・後発品[2]：—

薬剤基本情報

【効能または効果】
1. 貧血または血小板減少症を伴う慢性リンパ性白血病
2. 再発または難治性の低悪性度B細胞性非ホジキンリンパ腫・マントル細胞リンパ腫
3. 次の疾患における同種造血幹細胞移植の前治療：急性骨髄性白血病，骨髄異形成症候群，慢性骨髄性白血病，慢性リンパ性白血病，悪性リンパ腫，多発性骨髄腫
4. 腫瘍特異的T細胞輸注療法の前処置

【用法および用量】
1. 貧血または血小板減少症を伴う慢性リンパ性白血病，2．再発または難治性の低悪性度B細胞性非ホジキンリンパ腫・マントル細胞リンパ腫⇒ 1クール 1日20mg/m^{2}を5日間連日点滴静注（約30分）し，23日間休薬。投薬を繰り返し，患者状態により適宜増減 減量の目安 ［Ccr（mL/分）：投与量（mg/m^2）］70mL/分：18mg/m^2，50mL/分：14mg/m^2，30mL/分：12mg/m^2，＜30mL/分：投与禁忌
2. 2クール以降 前クールにおいて高度の骨髄抑制ない場合に限り最大25mg/m^2/日までの増量を考慮する
3. 同種造血幹細胞移植の前治療⇒1日30mg/m^{2}を6日間連日点滴静注（約30分）。投与量・投与日数は適宜減量
4. 腫瘍特異的T細胞輸注療法の前処置⇒再生医療等製品の用法用量または使用方法に基づき使用する。

薬剤調製情報

基本溶解液 種類：注射用水に限る。
　　　　　液量：溶解液量は1バイアルあたり2.5mLとする。
基本希釈液 種類：生理食塩液
　　　　　液量：100mL以上に希釈する。

危険度 I

製剤形状 白色粉末または塊の凍結乾燥製剤

溶解後製剤濃度 20mg/mL

薬剤充填量 50mg/vial製品：過量充填なし

薬剤吸着性 [3] 輸液バッグ，輸液セット，インラインフィルター等への吸着はほとんど認められない。

溶解・希釈後の安定性 [1]

溶解法	希釈法	濃度（溶解・希釈後）	条件		残存率90%以上（時間）
			温度（℃）	光	
50mg/vial/2mL, 50mg/vial/2.5mL 注射用水	生理食塩液	50mg/100mL	25	—	24

使用可能な溶解・希釈液 （調製後の安定性については上記および各資料参照のこと）
注射用水（溶解のみ限定），生理食塩液，5％ブドウ糖注射液，ラクテックD・G輸液，5％キシリトール注射液，マルトス輸液10％，ソリタ–T3号輸液，ピーエヌツイン-2号輸液等

混合不可能な薬剤（例）他剤との混合は不可。

主な注意点 [1], [3], [5]

調製に関する注意点

・通常2.5mLの注射用水にて溶解し，生理食塩液100mL以上に希釈する。

・調製後は速やかに使用する。

・本剤の取扱いおよび調製にあたっては，手袋，防護メガネを使用するなど慎重に行う。

・本剤が皮膚または粘膜に触れた場合には，直ちに石鹸でよく洗う。

その他の注意点

・本剤とペントスタチン（商品名：コホリン）を併用しない。

・海外の臨床試験において，本剤とペントスタチンを併用した慢性リンパ性白血病患者で致命的な肺毒性（間質性肺炎，肺感染症）が報告されている[6]。発現の機序は不明だが，本剤とペントスタチンは併用しないこと。

【参考文献】
1）インタビューフォーム
2）保険薬事典Plus⁺　平成31年4月版，じほう，2019.
3）メーカー確認
4）添付文書
5）Cheson BD，et al：J Clin Oncol，12（10）：2216-2228，1994.

83

ブレオ注射用　5・15mg　日本化薬

一般名：ブレオマイシン塩酸塩，略号・治験番号等[1]：BLM

併売品・後発品[2]：—

薬剤基本情報

【効能または効果】
皮膚癌，頭頸部癌（上顎癌，舌癌，口唇癌，咽頭癌，喉頭癌，口腔癌等），肺癌（特に原発性および転移性扁平上皮癌），食道癌，悪性リンパ腫，子宮頸癌，神経膠腫，甲状腺癌，胚細胞腫瘍（精巣腫瘍，卵巣腫瘍，性腺外腫瘍）

【用法および用量】
1. 静注：15～30mgを生理食塩液，ブドウ糖液等約5～20mLに溶解し，緩徐に静注。発熱の著しい場合は1回量を5mgまたはそれ以下。
2. 筋注・皮下注：15～30mgを生理食塩液等約5mLに溶解し，注射。患部周辺への皮下注は1mg/mL以下。
3. 動注：5～15mgを生理食塩液，ブドウ糖液等に溶解し，シングルショットまたは連続的に注射

【共通】 原則1週2回（胚細胞腫瘍に対する併用療法では原則週1回），症状に応じて1日1回（連日）ないし1週1回に適宜増減。 **総投与量** 300mg以下，ただし胚細胞腫瘍に対する併用療法では360mg以下　**小児** 胚細胞腫瘍，悪性リンパ腫：1回10～20mg/m^{2}を1～4週間毎に静注。ただし，1回量は30mgを超えない。

薬剤調製情報

基本溶解液 種類：5％ブドウ糖注射液または生理食塩液が望ましい。
　　　　　　液量：溶解液量は指定なし。

基本希釈液 種類：生理食塩液または5％ブドウ糖注射液が望ましい。
　　　　　　液量：指定なし。投与量・投与時間等を考慮する。

危険度 Ⅱ

製剤形状 凍結乾燥製剤

薬剤充填量 5mg/vial製品：過量充填なし
　　　　　　15mg/vial製品：過量充填なし

薬剤吸着性 [3]輸液バッグ，輸液セット，インラインフィルター等への吸着はほとんど認められない。

溶解・希釈後の安定性 [1], [4]

溶解法	希釈法	濃度（溶解後）	条件		残存率90%以上（時間）
			温度（℃）	光	
15mg/vial/5mL 注射用蒸留水	—	15mg/5mL	室温	—	30日
15mg/vial/5mL 生理食塩液	—	15mg/5mL	室温	—	30日

使用可能な溶解・希釈液（調製後の安定性については上記および各資料参照のこと）
注射用水，生理食塩液，5％ブドウ糖注射液，ラクテック注，ソリタ−T3号輸液，モリアミンS注

主な注意点 [1], [3]〜[6]

調製に関する注意点
・患部の周辺に皮下注射する場合はブレオマイシン塩酸塩として1mg（力価）/1mL以下の濃度とする。

その他の注意点

・総投与量は300mg（力価），胚細胞腫瘍は360mg（力価）を超えない。

・肺毒性の発現とブレオマイシン塩酸塩の総投与量の間に密接な相関が示されている。

・ブレオとペプレオの換算について[6]
　①効果から見た場合……ブレオ15mg（力価）≒ペプレオ10mg（力価）
　②毒性から見た場合……ブレオ300mg（力価）≒ペプレオ150mg（力価）（投与制限量より）

【参考文献】
1) インタビューフォーム
2) 保険薬事典Plus⁺　平成31年4月版，じほう，2019.
3) メーカー確認
4) 幸保文治，他：輸液中における注射剤の配合変化II，p288，医薬ジャーナル社，1984
5) 添付文書
6) 今井 豊，他：Peplpmycin sulfate（Bleomycin誘導体）；顎口腔領域悪性腫瘍の臨床的研究．癌の臨床，26（4），1980.

84 ベクティビックス点滴静注 100・400mg 武田

一般名：パニツムマブ（遺伝子組換え），略号・治験番号等[1]：ABX-EGF，AMG-954

併売品・後発品[2]：—

薬剤基本情報

【効能または効果】
*KRAS*遺伝子野生型の治癒切除不能な進行・再発の結腸・直腸癌
【用法および用量】
2週間に1回6mg/kgを60分以上かけて点滴静注，適宜減量

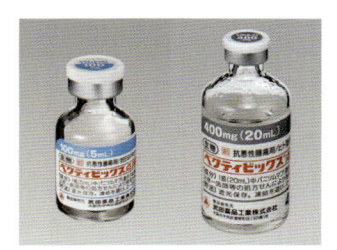

薬剤調製情報

基本希釈液 種類：生理食塩液

液量：本剤の投与時には1回投与量として6mg/kgとなるように，必要量を抜き取り，生理食塩液に添加して全量を約100mLとする。最終濃度として10mg/mLを超えないこと。1回投与量として1,000mgを超える場合は，生理食塩液で希釈し約150mLとすること。

危険度 Ⅲ

製剤形状 液体製剤

製剤濃度 20mg/mL

薬剤充填量 100mg/5mL製品：過量充填あり
400mg/20mL製品：過量充填あり

薬剤吸着性 輸液バッグ，輸液セットおよびインラインフィルター等への吸着はほとんど認められていない。

希釈後の安定性

溶解法	希釈法	濃度（希釈後）	条件		残存率90%以上（時間）
			温度（℃）	光	
—	生理食塩液	—	2〜8	—	24

使用可能な溶解・希釈液 生理食塩液

主な注意点 [1]

調製に関する注意点

・バイアルを振とうせず，激しく攪拌しないこと。

・希釈後溶液は静かに混和し，急激な振とうは避けること。

・本剤は保存剤を含有していないため，希釈後は6時間以内に使用すること。やむを得ず希釈後すぐに投与開始しない場合は溶液を冷蔵保存（2〜8℃）し，24時間以内に投与開始することが望ましい。

・未使用の調製後溶液および使用後の残液は破棄すること。

その他の注意点

・本剤は無色の溶液で，半透明〜白色の微粒子をわずかに認めることがある。微粒子はインラインフィ

ルターにより除去されるが，バイアルに変色がみられた場合は使用しないこと。インラインフィルターは，0.2または0.22ミクロンを用いて投与すること。

・本剤の投与前後には生理食塩液を用いて点滴ラインを洗浄し，本剤と他の注射剤または輸液との混合を避けること。

・本剤は点液静注用としてのみ用い，急速静注は行わないこと。

・本剤は，60分以上かけて点滴静注すること。ただし，1回投与量として1,000mgを超える場合は，生理食塩液で希釈し約150mLとし，90分以上かけて点滴静注すること。

【参考文献】
1）インタビューフォーム
2）保険薬事典Plus⁺　平成31年4月版，じほう，2019.

85 ベスポンサ点滴静注用 1mg ファイザー

一般名：イノツズマブ オゾガマイシン（遺伝子組換え），略号・治験番号等[1]：CMC-544, PF-05208773

併売品・後発品[2]：—

薬剤基本情報

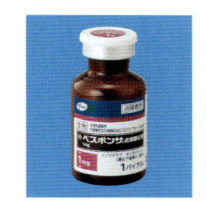

【効能または効果】
再発または難治性のCD22陽性の急性リンパ性白血病

【用法および用量】
1サイクル 1日目は0.8mg/m², 8日目, 15日目は0.5mg/m²を1日1回, 1時間以上かけて点滴静注後, 休薬。1サイクル目は21〜28日間を1サイクル, 2サイクル目以降は28日間を1サイクルとし, 反復。投与サイクル数は造血幹細胞移植の施行予定を考慮して決定。適宜減量

薬剤調製情報

基本溶解液 種類：注射用水
液量：溶解液量は1バイアルあたり4mL

基本希釈液 種類：生理食塩水に限る。
液量：溶解から4時間以内に総液量が約50mLとなるよう希釈する。

危険度 Ⅰ

製剤形状 白色〜類白色の粉末または塊（凍結乾燥製剤）

溶解後製剤濃度 [1] 0.25mg/mL

薬剤充填量 1mg/vial製品：過量充填なし

比重 [1] 20℃：1.02g/mL

薬剤吸着性 [1] 合成繊維素エステル製（MCE）, ナイロン製, ナイロン6,6（ポジダイン）製の点滴投与器具に吸着する。

溶解・希釈後の安定性 [1]

溶解法	希釈法	濃度（溶解・希釈後）	条件		残存率90%以上（時間）
			温度（℃）	光	
1mg/vial/4mL 注射用水	—	0.25mg/mL	5±3	遮光	16

使用可能な溶解・希釈液 （調製後の使用可能時間については上記および各資料参照のこと）
溶解：注射用水（限定）, 希釈：生理食塩液（限定）

混合不可能な薬剤（例） 他剤との混合は不可

主な注意点

調製に関する注意点 [1]
・光感受性があるため, 調製時および投与時には紫外線から保護する必要がある。
・凍結乾燥品の溶解開始から8時間以内に点滴投与を終了しなければならない。
・溶解および希釈は無菌操作により行い, その後直ちに薬液を使用する。
・ゆっくりと回転させながら混和し, 振とうは避ける。

その他の注意点 [1]

・50mL/時間の投与速度で1時間かけて点滴静注する。

【参考文献】
1) インタビューフォーム
2) 保険薬事典 Plus$^+$　平成31年4月版，じほう，2019.

86 ベプシド注 100mg BMS

一般名：エトポシド，略号・治験番号等[1)]：VP-16

併売品[2)]：ラステット注 100mg/5mL
後発品[2)]：エトポシド点滴静注液 100mg「サンド」，エトポシド点滴静注液 100mg「SN」，エトポシド点滴静注 100mg「タイヨー」

薬剤基本情報

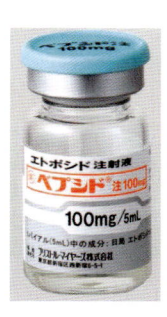

【効能または効果】
1. 肺小細胞癌，悪性リンパ腫，急性白血病，睾丸腫瘍，膀胱癌，絨毛性疾患
2. 胚細胞腫瘍（精巣腫瘍，卵巣腫瘍，性腺外腫瘍）
3. 他の抗悪性腫瘍剤併用：小児悪性固形腫瘍（ユーイング肉腫ファミリー腫瘍，横紋筋肉腫，神経芽腫，網膜芽腫，肝芽腫その他肝原発悪性腫瘍，腎芽腫その他腎原発悪性腫瘍等）
4. 腫瘍特異的 T 細胞輸注療法の前処置

【用法および用量】
1. 肺小細胞癌，悪性リンパ腫，急性白血病，睾丸腫瘍，膀胱癌，絨毛性疾患
   ⇒ 1クール 1日60～100mg/m² を5日間連続点滴静注，3週間休薬。適宜増減
2. 胚細胞腫瘍（精巣腫瘍，卵巣腫瘍，性腺外腫瘍）⇒確立された標準的な他の抗悪性腫瘍剤併用 1クール 1日 100mg/m² を5日間連続点滴静注し，16日間休薬
3. 他の抗悪性腫瘍剤併用：小児悪性固形腫瘍（ユーイング肉腫ファミリー腫瘍，横紋筋肉腫，神経芽腫，網膜芽腫，肝芽腫その他肝原発悪性腫瘍，腎芽腫その他腎原発悪性腫瘍等）⇒他の抗悪性腫瘍剤併用 1クール 1日量 100～150mg/m² を3～5日間連続点滴静注し，3週間休薬。適宜減量
4. 腫瘍特異的 T 細胞輸注療法の前処置⇒再生医療等製品の用法・用量または使用方法に基づき使用する。

【共通】
投与時には100mgあたり250mL以上の生理食塩液等に混和し，30分以上かけて点滴静注

薬剤調製情報

基本希釈液 種類：生理食塩液が望ましい。
　　　　　 液量：使用濃度0.4mg/mL以下に溶解する。

- -

危険度 II

製剤形状 液体製剤

製剤濃度 20mg/mL

薬剤充填量 100mg/5mL製品：充填目標量5.45mL

比重 1.033g/cm³

薬剤吸着性 [1), 3), 4)] 輸液バッグ，輸液セット，インラインフィルター等への吸着はほとんど認められない。ポリ塩化ビニル製の点滴セット，カテーテル等から可塑剤である DEHP が溶出するので避ける。

希釈後の安定性 [1), 5)]

溶解法	希釈液	濃度（希釈後）	条件		残存率90%以上（時間）
			温度（℃）	光	
—	生理食塩液または5%ブドウ糖注射液	100mg/250mL	37	—	24

使用可能な溶解・希釈液（調製後の安定性については上記および各資料参照のこと）
生理食塩液，5％ブドウ糖注射液，ラクテック注，ラクテックG輸液，リンゲル液，ポタコールR輸液，フルクトラクト注，アクチット注，ソリタ–T1〜4号輸液，アミノレバン点滴静注，KN1〜4号輸液等（ほとんどの輸液に対して安定であるが，濃度・時間依存的に析出が起こるので注意）※
※ラステット注（日本化薬）に関する文献より

主な注意点 [1), 3), 5), 6)]

調製に関する注意点

・濃度依存的に析出が認められる場合があるので，使用濃度に注意が必要である。ただし，生理食塩液および5％ブドウ糖注射液で0.4mg/mL以下に溶解した場合，24時間以上析出は起こらなかった[6)]。

その他の注意点

・指定以上の濃度で使用した場合，①ポリウレタン製カテーテルの亀裂，②セルロース系フィルターの溶解，③アクリルまたはABS樹脂製プラスチック器具のひび割れ，④ポリカーボネート製器具のひび割れを生じることがある。また指定以下の濃度であっても，ポリ塩化ビニル（PVC）製の点滴セットから可塑剤〔フタル酸ジ（2エチルヘキシル）；DEHP〕を溶出させることが確認されているので可塑剤（DEHP）を含まない投与器具（ポリエチレン製等）を用いる。

ベプシドの結晶析出までの時間（平均，最短）[2)]

生理食塩液（n＝5）および5％大塚糖液（n＝3）に配合したペプシド注の結晶析出時間（平均値）

輸液	濃度（mg/mL）	ペプシド注
生理食塩液	0.2	24＞
	0.4	24＞
	0.6	9
	0.8	3
	1.0	2
大塚糖液	0.2	24＞
	0.4	24＞
	0.6	22
	0.8	9
	1.0	3

濃度は輸液中のエトポシド量
表中の数字の単位は時間

生理食塩液（n＝5）および5％大塚糖液（n＝3）に配合したペプシド注の結晶析出最短時間

輸液	濃度（mg/mL）	ペプシド注
生理食塩液	0.2	24＞
	0.4	24＞
	0.6	6
	0.8	2
	1.0	1
大塚糖液	0.2	24＞
	0.4	24＞
	0.6	18
	0.8	7
	1.0	2

濃度は輸液中のエトポシド量
表中の数字の単位は時間

【参考文献】
1）インタビューフォーム
2）保険薬事典Plus＋　平成31年4月版，じほう，2019.
3）メーカー確認
4）石田志朗：抗悪性腫瘍剤の輸液フィルターへの吸着に関する検討．静脈経腸栄養，16（4）：71-78, 2001.
5）添付文書
6）柳沢孝次，他：エトポシド注の各種輸液希釈後の結晶析出に関する検討．新薬と臨床，45（9）：999-1002, 1996.

87 ペプレオ注射用　5・10mg　日本化薬

一般名：ペプロマイシン硫酸塩，略号・治験番号等[1]：PEP，NK631

併売品・後発品[2]：—

薬剤基本情報

【効能または効果】
皮膚癌，頭頸部悪性腫瘍（上顎癌，舌癌・その他の口腔癌，咽頭癌，喉頭癌），肺癌（扁平上皮癌），前立腺癌，悪性リンパ腫
【用法および用量】
1回5〜10mgを1週2〜3回，静注，筋注，動注（適宜増減）。**週間投与量** 20〜30mg，**総投与量** 150mg以下

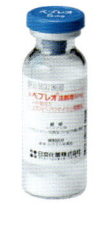 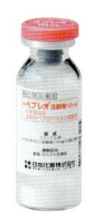

薬剤調製情報

基本溶解液 種類：注射用水，生理食塩液または5％ブドウ糖注射液が望ましい。
液量：指定なし。

危険度 Ⅱ

製剤形状 凍結乾燥製剤　　**薬剤充填量** 5mg/vial製品：過量充填なし　　10mg/vial製品：過量充填なし

薬剤吸着性[3] 輸液バッグ，輸液セット，インラインフィルター等への吸着はほとんど認められない。

溶解・希釈後の安定性[1]

溶解法	希釈法	濃度（溶解後）	条件		残存率90％以上（時間）
			温度（℃）	光	
注射用水・生理食塩液 5mL/10mg/vial	—	10mg/5mL	25	—	28日
			5	—	28日
5％ブドウ糖注射液 5mL/10mg/vial	—	10mg/5mL	25	—	24
			5	—	7日

使用可能な溶解・希釈液（調製後の安定性については上記および各資料参照のこと）
注射用水，生理食塩液，5％ブドウ糖注射液，5％キシリトール注射液，ラクテック注，ラクテックG輸液，リンゲル液，KN3号輸液，ソリタ–T1〜4号輸液，マルトス輸液10％，フルクトラクト注，ポタコールR輸液，モリアミンS注等

主な注意点 [1]，[3]〜[5]

- 総投与量は150mg（力価）を超えない。
- ブレオとペプレオの換算について[5]
　効果から見た場合……ブレオ15mg（力価）≒ペプレオ10mg（力価）
　毒性から見た場合……ブレオ300mg（力価）≒ペプレオ150mg（力価）（投与制限量より）
- 5％ブドウ糖注射液に溶解した場合は速やかに使用する。

【参考文献】
1) インタビューフォーム
2) 保険薬事典Plus⁺ 平成31年4月版，じほう，2019.
3) メーカー確認
4) 添付文書
5) 今井 豊，他：Peplpmycin sulfate（Bleomycin誘導体）；顎口腔領域悪性腫瘍の臨床的研究．癌の臨床，26（4），1980.

88 ベルケイド注射用 3mg ヤンセン

一般名：ボルテゾミブ，略号・治験番号等[1]：PS-341，LDP-341，MG-341，MLN-341

併売品・後発品[2]：—

薬剤基本情報

【効能または効果】
多発性骨髄腫，マントル細胞リンパ腫，原発性マクログロブリン血症およびリンパ形質細胞リンパ腫

【用法および用量】
1. 未治療の多発性骨髄腫⇒他の抗悪性腫瘍剤併用。**1サイクル** 1日1回1.3mg/m² を1，4，8，11，22，25，29，32日目に静注または皮下注後，10日間休薬（33〜42日）。4サイクル反復 **5サイクル以後** 1日1回，1，8，22，29日目に静注または皮下注後，13日間休薬（30〜42日目）。9サイクルまで反復
2. 再発または難治性の多発性骨髄腫⇒ **1サイクル** 1日1回，1.3mg/m² を週2回，2週間（1，4，8，11日目）静注または皮下注後，10日間休薬（12〜21日目）。8サイクルを超えて投与する場合には前記投与を継続するか，または維持療法として **1サイクル** 週1回，4週間（1，8，15，22日目）静注または皮下注後，13日間休薬（23〜35日目）。
3. マントル細胞リンパ腫⇒他の抗悪性腫瘍剤併用。**1サイクル** 1日1回1.3mg/m² を1，4，8，11日目に静注後，10日間休薬（12〜21日目）。6サイクルまで反復（6サイクル目に初めて奏効が認められた場合は8サイクルまで反復）。静注困難な場合は，皮下注可。
4. 原発性マクログロブリン血症およびリンパ形質細胞リンパ腫⇒ **1サイクル** 1日1回1.3mg/m² を1，4，8，11日目に静注または皮下注後，10日間休薬（12〜21日目）。

【共通】 いずれも最低72時間あけて投与

薬剤調製情報

基本溶解液 種類：生理食塩液に限る。
液量：静脈内投与時⇒1バイアルあたり3mLで溶解する。
皮下投与時⇒1バイアルあたり1.2mLで溶解する。

- -

危険度 I

製剤形状 凍結乾燥製剤

溶解後製剤濃度 静脈内投与：1mg/mL
皮下投与：2.5mg/mL

薬剤充填量 3mg：過量充填なし

比重 1mg/mL（静脈内投与時濃度）：1.0102g/cm³，2.5mg/mL（皮下投与時濃度）：1.0150g/cm³

薬剤吸着性 輸液バッグ，輸液セット，インラインフィルター等への吸着を検討したデータはない。

溶解・希釈後の安定性 [1]
〈海外市販製剤（1バイアル中ボルテゾミブ3.5mg含有）を生理食塩液3.5mLで完全に溶解した場合の安定性〉

溶解法	希釈法	濃度（溶解後）	条件		残存率90%以上（時間）
			温度（℃）	光	
3.5mg/vial/3.5mL 生理食塩液	—	1mg/mL	5	散光	8
	—	1mg/mL	室温	散光	8

使用可能な溶解・希釈液（調製後の使用可能時間については上記および各資料参照のこと）
生理食塩液（他の輸液に関する安定性データがない）

混合不可能な薬剤（例） 他剤との配合不可（他剤との配合変化についてのデータなし）。

主な注意点

調製に関する注意点

・他剤との配合は不可[3]。
・本剤のバイアルは1回使い切りである。バイアル中の未使用残液は適切に廃棄する。
・溶解後は8時間以内に投与する。
・投与経路により調製法および最終濃度が異なる。
・調製後および投与中は，遮光の必要はない。
・溶解には10～120秒を要する。

その他の注意点

・他の薬剤が投与されているルートを用いた投与は行わない。
・延長チューブを用いて投与した場合は，投与後生理食塩液でフラッシングする。
・投与後は，急性毒性症状（起立性低血圧，過敏症，心電図異常など）が発現しないか経過観察する。

【参考文献】
1）インタビューフォーム
2）保険薬事典Plus⁺ 平成31年4月版，じほう，2019.
3）適正使用ガイド

89 ポテリジオ点滴静注　20mg　協和キリン

一般名：モガムリズマブ（遺伝子組換え），略号・治験番号等[1), 2)]：MOG，M，KW-0761

併売品・後発品[3)]：―

薬剤基本情報

【効能または効果】
CCR4陽性の成人T細胞白血病リンパ腫，再発または難治性のCCR4陽性の末梢性T細胞リンパ腫・皮膚T細胞性リンパ腫

【用法および用量】
1. CCR4陽性の成人T細胞白血病リンパ腫⇒(1)1回量1mg/kgを1週間間隔で8回点滴静注。
   (2)他の抗悪性腫瘍剤併用：1回量1mg/kgを2週間間隔で8回点滴静注する。化学療法未治療例は他の抗悪性腫瘍剤と併用する。
2. 再発／難治性のCCR4陽性の末梢性T細胞リンパ腫⇒1回量1mg/kgを1週間間隔で8回点滴静注。
3. 再発／難治性の皮膚T細胞性リンパ腫⇒1回量1mg/kgを1週間間隔で5回点滴静注後，2週間間隔で点滴静注。

薬剤調製情報

基本希釈液　種類：生理食塩液に限る。　液量：希釈液量は200mLに限る。

危険度 Ⅲ　製剤形状 液体製剤　製剤濃度 4mg/mL　薬剤充填量 20mg/5mL製品：過量充填あり

薬剤吸着性[2)] 輸液バック，輸液セットインラインフィルター等への吸着はほとんど認められない。

希釈後の安定性

溶解法	希釈法	濃度（希釈後）	条件		残存率90%以上（時間）
			温度（℃）	光	
―	生理食塩液	30mg/200mL	室温	散光	24
		100mg/200mL	室温	散光	24

使用可能な希釈液 生理食塩液　　混合不可能な薬剤（例） 他剤との混合は不可。

主な注意点 [1), 4)]

調製に関する注意点

・バイアルは振盪しない。また，激しく攪拌しない。用時調製し，調製後は速やかに使用する。また，残液は廃棄する。本剤投与時には必要量を注射筒で抜き取り，生理食塩液200mLに希釈する。生理食塩液以外は使用しない。他の薬剤との混注はしない。希釈後は静かに混和し，急激な振盪は避ける。

その他の注意点

・必ず静脈内投与とし，皮下，筋肉内には投与しない。

・点滴静注用としてのみ用い，急速静注は行わない。本剤は，2時間かけて点滴静注する。

・ポテリジオ投与時にあらわれることがあるInfusion reaction軽減させるため，30分前に抗ヒスタミン剤，解熱鎮痛剤等の前投与を行う。

・重度の皮膚障害が本剤投与中だけではなく，投与終了後数週間以降も発現することが報告されているため，観察を十分に行う。

【参考文献】
1) インタビューフォーム
2) メーカー確認
3) 保険薬事典Plus[+]　平成31年4月版，じほう，2019.
4) 添付文書

90

マイトマイシン注用 2・10mg 協和キリン

一般名：マイトマイシンC，略号・治験番号等[1]：MMC，MIT

薬剤基本情報

【効能または効果】
下記疾患の自覚的ならびに他覚的症状の緩解
1. 慢性リンパ性白血病，慢性骨髄性白血病，胃癌，結腸・直腸癌，肺癌，膵癌，肝癌，子宮頸癌，子宮体癌，乳癌，頭頸部腫瘍
2. 膀胱腫瘍

【用法および用量】
1. 慢性リンパ性白血病，慢性骨髄性白血病，胃癌，結腸・直腸癌，肺癌，膵癌，肝癌，子宮頸癌，子宮体癌，乳癌，頭頸部腫瘍の自覚的ならびに他覚的症状の緩解⇒（1）間欠投与法：1日4～6mgを週1～2回静注，（2）連日投与法：1日2mgを連日静注，（3）大量間欠投与法：1日10～30mgを1～3週間以上間隔で静注，（4）他の抗悪性腫瘍剤併用：1日2～4mgを週1～2回，他の抗悪性腫瘍剤併用
　　【（1）～（4）共】必要時に動脈内，髄腔内，胸・腹腔内に1日2～10mgを適宜注入
2. 膀胱腫瘍の自覚的ならびに他覚的症状の緩解⇒再発予防：1日1回あるいは隔日に4～10mgを膀胱内注入，治療：1日1回10～40mgを膀胱内注入

薬剤調製情報

基本溶解液 種類：注射用水が望ましい。
　　　　　　液量：溶解液量は2mgあたり5mL程度が望ましい。
基本希釈液 種類：生理食塩液が望ましい。
　　　　　　液量：指定なし。投与量・投与時間等を考慮する。

- -

危険度 Ⅰ

製剤形状 粉末製剤

薬剤充填量 2mg/vial製品：過量充填なし
　　　　　　10mg/vial製品：過量充填なし

薬剤吸着性 [3]～[5] 輸液バッグ，輸液セット，インラインフィルター等への吸着はほとんど認められない。

溶解・希釈後の安定性 [6]

溶解法	希釈法	濃度（溶解後）	条件		残存率90%以上（時間）
			温度（℃）	光	
2mg/vial/5mL 注射用水			室温	―	24
10mg/vial/25mL 注射用水			冷所	―	48
2mg/vial/5mL 生理食塩液	―	2mg/5mL	室温	―	6
10mg/vial/25mL 生理食塩液			冷所	―	72
2mg/vial/5mL 5%ブドウ糖注射液			室温	―	6
10mg/vial/25mL 5%ブドウ糖注射液			冷所	―	24

使用可能な溶解・希釈液（調製後の安定性については上記および各資料参考のこと）
注射用水，生理食塩液，ブドウ糖液（やや不安定）

使用不可能な溶解・希釈液 ソリタ-T1～4号輸液，ハイカリック液-1～3号・NC-H・L・N等

主な注意点 [1], [6]～[7]

調製に関する注意点

・pHの低い溶解液を使用する場合には力価の低下をきたすおそれがあるので，溶解後速やかに使用する。

・マイトマイシンC 2mgあたり注射用蒸留水5mLで溶解すると浸透圧比が約1となる。

・冷凍保存では結晶が析出するので注意する。

・ブドウ糖液中では不安定となる。力価の低下とともに色調が淡青色から淡赤色へと変化する。

【参考文献】
1) インタビューフォーム
2) 保険薬事典Plus⁺　平成31年4月版，じほう，2019.
3) メーカー提供資料
4) 村岡 勲，他：注射剤中各種薬物の輸液用器材への吸着．医薬ジャーナル，32 (10)：2529-2543, 1996.
5) 石田志朗：抗悪性腫瘍剤の輸液フィルターへの吸着に関する検討．静脈経腸栄養，16 (4)：71-78, 2001.
6) メーカー社内資料
7) 添付文書

91

マイローグ点滴静注用　5mg　ファイザー
一般名：ゲムツズマブ オゾガマイシン（遺伝子組換え），略号・治験番号等[1]：CMA-676

併売品・後発品[2]：―

薬剤基本情報

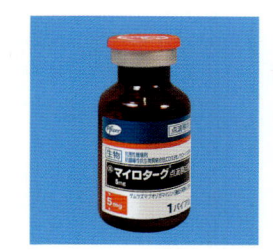

【効能または効果】
再発または難治性のCD33陽性の急性骨髄性白血病
【用法および用量】
1回9mg/m^{2}を2時間かけて点滴静注。14日間以上の投与間隔をおいて，2回投与

薬剤調製情報

基本溶解液　種類：注射用水
　　　　　　　液量：1vialあたり5mL
基本希釈液　種類：生理食塩液
　　　　　　　液量：必要量を生理食塩液100mLで希釈する。

- -

危険度　I

製剤形状　凍結乾燥製剤

溶解後製剤濃度　1mg/mL

薬剤充填量　5mg/vial製品：過量充填なし

薬剤吸着性　データなし

溶解・希釈後の安定性[1], [3]

溶解法	希釈法	濃度（溶解・希釈後）	条件		残存率90%以上（時間）
			温度（℃）	光	
5mg/vial/5mL 注射用水	―	5mg/5mL	5	遮光	16
	生理食塩液	5mg/100mL	室温	遮光	16

使用可能な溶解・希釈液（調製後の使用可能時間については上記および各資料参照のこと）
注射用水（溶解のみ），生理食塩液（希釈のみ，他の輸液に関する安定性データがない）

混合不可能な薬剤（例）　他剤との混合不可。

主な注意点

調製に関する注意点
- 他剤との混合は不可。
- 抗体が凝集するおそれがあるので，調製時および調製後に泡立つような振動を加えない。
- 本剤の溶液は溶解しているタンパク質の光拡散により濁って見えることがある。
- 調製および投与は，常に遮光下で行う。

その他の注意点

・本剤投与時に現れることがある infusion reaction（発熱，悪寒，呼吸困難等）を軽減させるために，本剤投与の1時間前に抗ヒスタミン薬（ジフェンヒドラミン等）および解熱鎮痛薬（アセトアミノフェン等）の前投与を行い，その後も必要に応じ解熱鎮痛薬（アセトアミノフェン等）の追加投与を考慮する。さらに，本剤投与前に副腎皮質ホルモン薬（メチルプレドニゾロン等）を投与すると infusion reaction が軽減されることがある。本剤投与中および投与終了後4時間はバイタルサインをモニターすること。その後も必要に応じ，患者の状態を十分に観察し，適切な処置を行うこと。なお，本剤は前投与を実施しない場合の安全性は確立していない。

・高尿酸血症を予防するため，必ず適切な処置（水分補給またはアロプリノール投与等）を行うこと。

・本剤の投与にあたっては，孔径 1.2μm 以下の蛋白結合性の低いメンブランフィルター（ポリエーテルスルフォン製等）を用いたインラインフィルターを通し末梢静脈または中心静脈ラインを使用すること。同一の点滴ラインで他の薬剤を使用しないこと。

・本剤は末梢静脈または中心静脈より2時間かけて点滴投与し，静脈内への急速投与は行わないこと。

・本剤は3回以上投与した場合の有効性・安全性は確立していない。

【参考文献】
　1）インタビューフォーム
　2）保険薬事典 Plus⁺　平成31年4月版，じほう，2019.
　3）審査報告書

92 マブキャンパス点滴静注 30mg サノフィ

一般名：アレムツズマブ（遺伝子組換え），略号・治験番号等[1]：Campath，Campath-1H，CA 1H-01

併売品・後発品[2]：—

薬剤基本情報

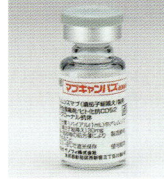

【効能または効果】
再発または難治性の慢性リンパ性白血病

【用法および用量】
1日1回3mgの連日点滴静注から開始し，1日1回10mgを連日点滴静注した後，1日1回30mgを週3回隔日に点滴静注。投与期間は12週間まで。適宜減量

なお，Grade3以上のinfusion reactionが認められない場合，1日1回3mgでは1日1回10mgの連日点滴静注に，1日1回10mgでは1日1回30mgの週3回隔日点滴静注に，それぞれ増量可。

薬剤調製情報

基本希釈液 種類：生理食塩液または5％ブドウ糖注射液
液量：必要量を100mLで希釈する。

危険度 Ⅱ

製剤形状 無色～微黄色の澄明またはわずかに乳白色を呈する液（液体製剤）

製剤濃度 30mg/mL

薬剤充填量 過量充填あり

薬剤吸着性 データなし

溶解・希釈後の安定性 本剤は保存剤を含有していないため，希釈後は8時間以内に使用する。

使用可能な溶解・希釈液 生理食塩液または5％ブドウ糖注射液

混合不可能な薬剤（例） 他剤との混合は不可

主な注意点

調製に関する注意点

・本剤の調製は安全キャビネット内で行うことが望ましい。
・調製前に本剤の着色およびバイアル内に粒子が含まれていないか，目視検査し，異常があれば使用しない。
・本剤は点滴静脈内投与とし，急速静注は行わない。

その他の注意点

・本剤は，いずれの用量も1日量を2時間以上かけて点滴静注する。

【参考文献】
1）インタビューフォーム
2）保険薬事典Plus[+] 平成31年4月版，じほう，2019.

93 ミリプラ動注用 70mg 大日本住友

一般名：ミリプラチン水和物，略号・治験番号等[1]：SM-11355

併売品・後発品[2]：—

薬剤基本情報

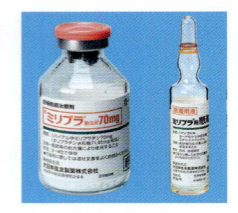

【効能または効果】
肝細胞癌におけるリピオドリゼーション
【用法および用量】
70mgを本剤懸濁用液3.5mLに懸濁し，1日1回肝動脈内に挿入されたカテーテルより投与，腫瘍血管に懸濁液が充満した時点で投与終了 上限 1回120mg。反復投与の場合は4週間以上の観察期間をおく

薬剤調製情報

基本溶解液 種類：専用懸濁用液に限る。
　　　　　液量：懸濁液量は1バイアルあたり3.5mLに限る。

基本希釈液 希釈しない。

- -

危険度 Ⅱ

製剤形状 凍結乾燥製剤（薬剤），粘性油液製剤（懸濁用液）

薬剤充填量 70mg/vial製品：過量充填なし
専用懸濁用液4mL：過量充填なし
（懸濁用液＝ヨード化ケシ油脂肪酸エチルエステル）

薬剤吸着性 輸液バッグ，輸液セット，インラインフィルター等への吸着のデータなし。

溶解・希釈後の安定性

溶解法	希釈法	濃度（溶解後）	条件		残存率90%以上（時間）
			温度（℃）	光	
70mg/vial/3.5mL懸濁用液	—	20mg/mL	25	室内散光下	24[※]

※：経時的に濃度が上昇し，1時間後にわずかに白く濁りが生じる場合あり。粘度が経時的に上昇する場合あり。懸濁液は用時調製し，調製後は速やかに（1時間以内に）使用すること。

使用可能な溶解・希釈液 専用懸濁用液に限る。希釈はしない

使用不可能な溶解・希釈液 他剤との配合不可

主な注意点

調製に関する注意点

・本剤の使用にあたっては，本剤懸濁用液を使用すること。
・懸濁液の調製にあたっては，ミリプラチン70mgに本剤懸濁用液を3.5mL加えた後，直ちに（1分間以内に）均一な懸濁液が得られるまで液を激しく振り混ぜ，液中に明らかな塊がないことを確認した上で使用すること。
・調製後の懸濁液は粘稠なため，バイアルを反転させバイアル壁にそって懸濁液を流下させた後，ゆっくりと注射筒へ吸引すること。
・懸濁液は用時調製し，調製後は速やかに（1時間以内に）使用すること。

・調製時に，注射針に塗布されているシリコーン油により不溶物を生じることがある。調製後に懸濁液中に不溶物がないか目視で確認すること。不溶物が認められた場合は使用しないこと。

その他の注意点

・調製後の懸濁液は油性成分を含有しているため，ポリカーボネート製の三方活栓や延長チューブ等を使用すると，そのコネクター部分が破損し，血液および薬液漏れ，空気混入等の可能性があるので使用を避けること。

・ポリ塩化ビニル製のカテーテル，延長チューブ等を使用した場合，可塑剤であるDEHP〔フタル酸ジ（2-エチルヘキシル）〕が懸濁液中に溶出するおそれがあるので，DEHPを含まないカテーテル，延長チューブ等を使用すること。

・ゴム栓への針刺しはゴム栓面に垂直にゆっくりと行うこと（斜めに刺すと，ゴムの削片が懸濁液中に混入するおそれがある）。

【参考文献】
1）インタビューフォーム
2）保険薬事典Plus⁺ 平成31年4月版，じほう，2019.

94 注射用メソトレキセート 5mg ファイザー

一般名：メトトレキサート，略号・治験番号等[1]：MTX，NSC-740

併売品・後発品[2]：―

薬剤基本情報

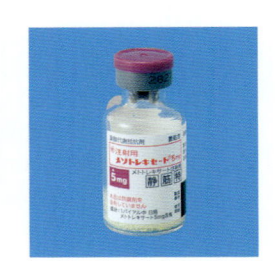

【効能または効果】
1. MTX 通常療法：(1)急性白血病，慢性リンパ性白血病，慢性骨髄性白血病，(2)絨毛性疾患（絨毛癌，破壊胞状奇胎，胞状奇胎の自覚的ならびに他覚的症状の緩解）
2. CMF 療法：乳癌
3. M−VAC 療法：尿路上皮癌

【用法および用量】
1. MTX 通常療法：(1)急性白血病，慢性リンパ性白血病，慢性骨髄性白血病の自覚的ならびに他覚的症状の緩解⇒1日5〜10mg（幼児 1.25〜2.5mg 小児 2.5〜5mg）を1週間に3〜6日，髄膜白血病：1回0.2〜0.4mg/kgを髄腔内に2〜7日毎に1回(2)絨毛性疾患（絨毛癌，破壊胞状奇胎，胞状奇胎）の自覚的ならびに他覚的症状の緩解⇒1クール 1日10〜30mgを5日間。通常7〜12日間（副作用があれば消失するまで）休薬
   (1)(2)共，静注，髄腔内注，筋注（必要に応じて動注，腫瘍内注）。適宜増減
2. CMF 療法：乳癌⇒標準投与法・量：1クール CPA 65mg/m^{2}を14日間連日経口，本剤40mg/m^2（適宜減量または休薬）および5−FU 500mg/m^{2}を1，8日目に静注（4週毎）。適宜増減
3. M−VAC 療法：尿路上皮癌⇒標準投与法・量：1クール 治療1，15，22日目に本剤30mg/m^2（適宜減量または休薬），治療2，15，22日目にビンブラスチン硫酸塩3mg/m^2，治療2日目にドキソルビシン塩酸塩30mg/m^{2}およびシスプラチン70mg/m^{2}を静注（4週毎）。適宜減量

薬剤調製情報

基本溶解液 種類：注射用水・生理食塩液または5％ブドウ糖注射液が望ましい。
　　　　　　液量：（注射用水の場合）溶解液量は1バイアルあたり2mL程度が望ましい。
　　　　　　　　　（生理食塩液または5％ブドウ糖液の場合）溶解液量は1バイアルあたり20mL程度が望ましい。

危険度 I

製剤形状 黄色粉末または塊の製剤

溶解後製剤濃度[6] 注射用水：2.5mg/mL
　　　　　　　　　　生理食塩液または5％ブドウ糖注射液：0.25mg/mL

薬剤充填量 5mg/vial製品：過量充填あり

薬剤吸着性[3][4] 輸液バッグ，輸液セット，インラインフィルター等への吸着はほとんど認められない。

溶解・希釈後の安定性[1][5]

溶解法	希釈法	濃度（溶解・希釈後）	条件		残存率90%以上（時間）
			温度（℃）	光	
5mg/vial/2mL 注射用水	―	5mg/2mL	室温・冷所	―	30日
5mg/vial/2mL 生理食塩液または5％ブドウ糖注射液	―	5mg/2mL	室温・冷所	―	7日

使用可能な溶解・希釈液（調製後の安定性については上記および各資料参考のこと）
注射用水，生理食塩液，5％ブドウ糖注射液，ソリタ−T3号輸液

混合不可能な薬剤（例） アドリアシン，ダウノマイシン等

主な注意点 1), 3), 5)

調製に関する注意点

・通常5mgあたり注射用水2mLを加え，2.5mg/mLに調製する。

・溶解後7日間の安定性は確認されているが，細菌汚染の可能性があるものや沈殿のあるものは使用しない。

・カイトリル，ゾフランは配合可，セロトーンは生食等に混和後配合する。

・5mg/vial製品と50mg/vial製品では，1バイアル中のNaCl含有量および含有率が異なる（NaCl含有量：5mg/vial製品＝17.2mg/vial, 50mg/vial製品＝9.8mg/vial）。これにより，5mg/vial製品，50mg/vial製品共に1バイアルを注射用水2mLで溶解すると，生理食塩液に対する浸透圧比が1となる。つまり，5mg/vial製品は2.5mg/mL（注射用水），50mg/vial製品は25mg/mL（注射用水）で，生理食塩液に対する浸透圧が1となる。

その他の注意点

・5mg/vial，50mg/vial，200mg/8mL・1,000mg/40mLの製品があるが，それぞれ適応が異なるので注意する。

【参考文献】
1）インタビューフォーム
2）保険薬事典Plus⁺　平成31年4月版，じほう，2019.
3）メーカー確認
4）村岡 勲，他：注射剤中各種薬物の輸液用器材への吸着．医薬ジャーナル，32（10）：2529-2543, 1996.
5）ワイス株式会社社内資料
6）添付文書

95 注射用メソトレキセート 50mg ファイザー

一般名：メトトレキサート，略号・治験番号等[1]：MTX，NSC-740

併売品・後発品[2]：―

薬剤基本情報

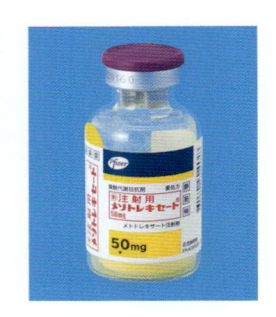

【効能または効果】
1. MTX 通常療法：(1)急性白血病，慢性リンパ性白血病，慢性骨髄性白血病，(2)絨毛性疾患(絨毛癌，破壊胞状奇胎，胞状奇胎)の自覚的ならびに他覚的症状の緩解
2. CMF療法：乳癌
3. MTX・LV救援療法：(1)肉腫(骨肉腫，軟部肉腫等)，(2)急性白血病の中枢神経系および睾丸への浸潤に対する寛解，悪性リンパ腫の中枢神経系への浸潤に対する寛解
4. MTX・FU交代療法：胃癌に対するフルオロウラシルの抗腫瘍効果の増強
5. M-VAC療法：尿路上皮癌

【用法および用量】
1. MTX 通常療法：(1)急性白血病，慢性リンパ性白血病，慢性骨髄性白血病の自覚的ならびに他覚的症状の緩解⇒1日5～10mg(幼児 1.25～2.5mg 小児 2.5～5mg)を1週間に3～6日，髄膜白血病：1回0.2～0.4mg/kgを髄腔内に2～7日毎に1回(2)絨毛性疾患(絨毛癌，破壊胞状奇胎，胞状奇胎)の自覚的ならびに他覚的症状の緩解⇒1クール 1日10～30mgを5日間。通常7～12日間(副作用があれば消失するまで)休薬(1)(2)共，静注，髄腔内注，筋注(必要に応じて動注，腫瘍内注)。適宜増減
2. CMF療法：乳癌⇒標準投与法・量：1クール CPA　65mg/m^{2}を14日間連日経口，本剤40mg/m^2(適宜減量または休薬)および5-FU　500mg/m^{2}を1，8日目に静注(4週毎)。適宜増減
3. MTX・LV救援療法：(1)肉腫(骨肉腫，軟部肉腫等)⇒1週間に1回100～300mg/kgを約6時間で点滴静注後LV投与。本剤投与間隔は1～4週間。適宜増減(2)急性白血病の中枢神経系および睾丸への浸潤に対する寛解，悪性リンパ腫の中枢神経系への浸潤に対する寛解⇒1週間に1回30～100mg/kgを約6時間で点滴静注後LV投与。本剤投与間隔1～4週間。適宜増減　LV投与法：LV添付文書参照
4. MTX・FU交代療法：胃癌に対するフルオロウラシルの抗腫瘍効果の増強⇒1回100mg/m^2(3mg/kg)を静注後，1～3時間後にフルオロウラシル1回600mg/m^2(18mg/kg)を静注または点滴静注後，ロイコボリン投与。本療法の間隔は1週間。適宜増減。LV投与法：LV添付文書参照
5. M-VAC療法：尿路上皮癌⇒標準投与法・量：1クール 治療1，15，22日目に本剤30mg/m^2(適宜減量または休薬)，治療2，15，22日目にビンブラスチン硫酸塩3mg/m^2，治療2日目にドキソルビシン塩酸塩30mg/m^{2}およびシスプラチン70mg/m^{2}を静注(4週毎)。適宜減量

薬剤調製情報

基本溶解液 種類：生理食塩液または5%ブドウ糖注射液が望ましい。高濃度溶液が必要な場合は注射用水が望ましい。

液量：溶解液量は1バイアルあたり20mLが望ましい。高濃度溶液が必要な場合は2mLが望ましい。

基本希釈液 種類：生理食塩液または5%ブドウ糖注射液が望ましい。

危険度 I

製剤形状 黄色粉末または塊の製剤

溶解後製剤濃度 通常：2.5mg/mL
高濃度投与：25mg/mL

薬剤充填量 50mg/vial製品：過量充填あり(51.8mg)

薬剤吸着性 [3], [4] 輸液バッグ，輸液セット，インラインフィルター等への吸着はほとんど認められない。

溶解・希釈後の安定性 [5]

溶解法	希釈法	濃度 （溶解・希釈後）	条件		残存率90%以上 （時間）
			温度（℃）	光	
5mg/vial/20mL 注射用水/50mg/V	―	50mg/20mL	室温・冷所	―	30日
50mg/vial/20mL 生理食塩液または 5%ブドウ糖注射液	―	50mg/ 20mL	室温・冷所	―	7日

使用可能な溶解・希釈液 （調製後の安定性については上記および各資料参考のこと）
生理食塩液，5%ブドウ糖注射液，注射用水，ソリタ−T3号輸液等

混合不可能な薬剤（例） アドリアシン，ダウノマイシン等

主な注意点 [1], [3], [6]

調製に関する注意点

・通常50mgあたり生理食塩液20mLを加え，2.5mg/mLに調製する。ただし，高濃度溶液が必要な場合は，50mgあたり注射用水2mLを加え，25mg/mLに調製する。

・溶解後14日間の安定性は確認されているが，細菌汚染の可能性があるものや沈殿のあるものは使用しない。

・カイトリル，ゾフランは配合可，セロトーンは生食等に混和後配合する。

・5mg/vial製品と50mg/vial製品では，1バイアル中のNaCl含有量および含有率が異なる（NaCl含有量：5mg/vial製品＝17.2mg/vial，50mg/vial製品＝9.8mg/vial）。これにより，5mg/vial製品，50mg/vial製品共に1バイアルを注射用水2mLで溶解すると，生理食塩液に対する浸透圧比が1となる。つまり，5mg/vial製品は2.5mg/mL（注射用水），50mg/vial製品は25mg/mL（注射用水）で，生理食塩液に対する浸透圧が1となる。

その他の注意点

・5mg/vial，50mg/vial，200mg/8mL・1,000mg/40mLの製品があるが，それぞれ適応が異なるので注意する。

【参考文献】
1）インタビューフォーム
2）保険薬事典Plus⁺　平成31年4月版，じほう，2019.
3）メーカー確認
4）村岡 勲，他：注射剤中各種薬物の輸液用器材への吸着，医薬ジャーナル，32 (10)：2529-2543, 1996.
5）メーカー社内資料
6）添付文書

96 メトトレキセート点滴静注液　200・1,000mg　ファイザー

一般名：メトトレキサート，略号・治験番号等[1]：MTX，NSC-740

併売品・後発品[2]：—

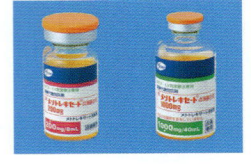

薬剤基本情報

【効能または効果】
1. MTX・LV救援療法：肉腫（骨肉腫，軟部肉腫等）
2. 急性白血病の中枢神経系および睾丸への浸潤に対する寛解，悪性リンパ腫の中枢神経系への浸潤に対する寛解

【用法および用量】
MTX・LV救援療法：
1. 肉腫（骨肉腫，軟部肉腫等）⇒1週間に1回100～300mg/kgを約6時間で点滴静注後LV投与。本剤投与間隔は1～4週間
2. 急性白血病の中枢神経系および睾丸への浸潤に対する寛解，悪性リンパ腫の中枢神経系への浸潤に対する寛解⇒1週間に1回30～100mg/kgを約6時間で点滴静注後LV投与。本剤投与間隔1～4週間

【共通】
適宜増減。LV投与法：LV添付文書参照

薬剤調製情報

基本希釈液　種類：生理食塩液または5%ブドウ糖注射液が望ましい。
　　　　　　　液量：希釈液量は250～500mL程度が望ましい。

危険度　I

製剤形状　液体製剤

製剤濃度　25mg/mL

薬剤充填量　200mg/8mL：過量充填あり（8.545mL）
　　　　　　　1,000mg/40mL：過量充填あり（42mL）

薬剤吸着性[3], [4]　輸液バッグ，輸液セット，インラインフィルター等への吸着はほとんど認められない。

希釈後の安定性[5]

溶解法	希釈法	濃度（希釈後）	条件		残存率90%以上
			温度（℃）	光	（時間）
—	生理食塩液または5%ブドウ糖注射液	200mg/500mL	室温	—	48

使用可能な溶解・希釈液（調製後の安定性については上記および各資料参考のこと）
生理食塩液，5%ブドウ糖注射液，ソリタ–T3号輸液等

混合不可能な薬剤（例）　アドリアシン，ダウノマイシン等

主な注意点 [1], [3], [6]

調製に関する注意点
・細菌汚染等がなければ開封後も比較的安定であるが，メーカー側から分割使用は推奨されていない。
・調製時に加える薬液量と希釈液ボトルの予備容量を考慮して調製する（注入薬液量が多く，入りきらない場合がある）。

・ボトルへの針刺し回数が増えると液漏れの可能性が高くなるので注意する。ポンプ等を使用して調製を行うとよい。ポンプ等がない場合は，三方活栓を使用することにより針刺し回数を増やさずに調製することができる。

その他の注意点

・5mg/vial，50mg/vial，200mg/8mL・1,000mg/40mLの製品があるが，それぞれ適応が異なるので注意する。

【参考文献】
1）インタビューフォーム
2）保険薬事典Plus⁺　平成31年4月版，じほう，2019．
3）メーカー確認
4）村岡 勲，他：注射剤中各種薬物の輸液用器材への吸着．医薬ジャーナル，32（10）：2529-2543，1996．
5）メーカー社内資料
6）添付文書

97　ヤーボイ点滴静注液　50mg　BMS＝小野

一般名：イピリムマブ（遺伝子組換え），略号・治験番号等[1]：BMS-734016，BMS-5064，MDX-010

併売品・後続品[2]：―

薬剤基本情報

【効能または効果】
1. 根治切除不能な悪性黒色腫
2. 根治切除不能または転移性の腎細胞癌

【用法および用量】
1. 根治切除不能な悪性黒色腫⇒1回3mg/kgを3週間間隔で4回，90分かけて点滴静注。
   他の抗悪性腫瘍剤と併用する場合はニボルマブと併用
2. 根治切除不能または転移性の腎細胞癌⇒ニボルマブ併用：1回1mg/kgを3週間間隔で4回，30分かけて点滴静注

薬剤調製情報

基本希釈液[1] 種類：生理食塩液または5％ブドウ糖注射液
液量：1〜4mg/mLの濃度に希釈する。

危険度 Ⅱ

製剤形状 無色〜微黄色の澄明またはわずかに乳白光を呈する液（液体製剤）
微粒子をわずかに認めることがある。

製剤濃度 [1] 5mg/mL

薬剤充填量 [3] 過量充填あり（充填量はメーカー非公開）

比重 [3] メーカー非公開

薬剤吸着性 [3] 輸液バッグ，輸液セット，輸液フィルター等への吸着はほとんど認められない。

溶解・希釈後の安定性 [1]

溶解法	希釈法	濃度（希釈後）	条件		残存率90％以上（時間）
			温度（℃）	光	
―	0.9％塩化ナトリウム注射液	1〜4mg/mL[※]	5	暗所	24
			室温	散光下	24
―	5％ブドウ糖注射液		5	暗所	24
			室温	散光下	24

※1：ガラス瓶，ポリ塩化ビニル（PVC）製バッグまたは非PVC製（DEHP非含有）バッグに入れて保存。

使用可能な溶解・希釈液 [1] 生理食塩液，5％ブドウ糖液

使用不可能な溶解・希釈液 [3] 上記希釈液以外は不可。

混合不可能な薬剤（例） [3] 他剤との混合不可（他剤との配合変化についてのデータなし）。

主な注意点

調製に関する注意点 [1]

・本剤投与前に，溶液を目視により確認する。

・本剤は半透明〜白色の微粒子を認めることがあるが，微粒子はインラインフィルターにより除去される。着色異物または明らかな変色が認められる場合は使用しない。

・用時調製し，調製後は速やかに使用する。残液は廃棄する。

その他の注意点 [1]

・点滴静注としてのみ用い，急速静注は行わない。

・0.2〜1.2ミクロンのメンブランフィルターを用いたインラインフィルターを通し，独立したラインより投与する。

・根治切除不能な悪性黒色腫の場合は90分，根治切除不能または転移性の腎細胞がんの場合は30分かけて点滴静注する。

【参考文献】
1）インタビューフォーム
2）保険薬事典Plus⁺　平成31年4月版，じほう，2019．
3）メーカー確認

98　ヨンデリス点滴静注用　0.25・1mg　大鵬薬品＝ Pharma Mar, S.A.
一般名：トラベクテジン，略号・治験番号等[1]：ET-743

併売品・後発品[2]：—

薬剤基本情報

【効能または効果】
悪性軟部腫瘍
【用法および用量】
1コース 1回 1.2mg/m^2 を 24 時間かけて点滴静注し，20 日間以上休薬。
適宜減量

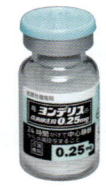
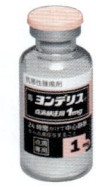

薬剤調製情報

基本溶解液 種類：生理食塩液に限る。
液量：0.25mg/vial：5mL，1mg/vial：20mL
基本希釈液 種類：生理食塩液に限る。
液量：500mL 〜 1000mL 以上に限る。

危険度 I

製剤形状 白色の塊または粉末（凍結乾燥製剤）

溶解後製剤濃度 0.05mg/mL（0.25mg/vial製品：生理食塩液 5mL に溶解，1mg/vial製品：生理食塩液 20mL に溶解）

薬剤充填量[3] 0.25mg/vial製品：過量充填なし　1mg/vial製品：過量充填なし

比重[3] 1.015g/cm^3（ヨンデリス 0.05mg/mL 時）

薬剤吸着性[4] 一部の輸液バッグ，輸液セット，インラインフィルター，埋め込みポートへの吸着を確認した結果，吸着は認められなかった。

溶解・希釈後の安定性[1], [4]

溶解法	希釈法	濃度（希釈後）	条件		残存率90%以上（時間）
			温度（℃）	光	
0.25mg/vial/5mL 1.0mg/vial/20mL 生理食塩液	—	0.05mg/mL	5±3	遮光	30
			25±2	遮光	30
			25±2	室内散乱光[※]	30
1.0mg/vial/20mL 生理食塩液	生理食塩液	1μg/mL	5±3	遮光	48
			25±2	遮光	48
			25±2	室内散乱光[※]	48
		10μg/mL	5±3	遮光	48
			25±2	遮光	48
			25±2	室内散乱光[※]	48

※：白色蛍光ランプ 500lx

使用可能な溶解・希釈液 生理食塩液

使用不可能な溶解・希釈液 生理食塩液以外

混合不可能な薬剤（例） 他剤との混合不可

主な注意点 [1), 4) ~6)]

調製に関する注意点

・調製は無菌的環境下の安全キャビネット内で行う。

・細胞毒性を有するため，調製時には手袋，マスク，保護メガネ等を着用する。

・溶解および希釈には生理食塩液を使用し，他の薬剤とは混注しない。

・バイアルは保護ケースから取り出し調製を行う。

・0.25mg/vialには生理食塩液5mL，1mg/vialには生理食塩液20mLをシリンジで注入し，完全に溶解するまでバイアルを振とうさせ，溶解液が無色澄明であることを確認する。

・必要量の溶解液をバイアルから抜き取り，500mL~1000mLの生理食塩液の入った点滴バッグに注入し希釈する。

・溶解液の使用は1回のみとし，残薬液は適切に廃棄する。

・溶解液および希釈液は調製後速やかに使用する。

・溶解から30時間以内に投与を終了する（点滴時間が24時間であるため，遅くとも溶解後6時間以内に点滴を開始する必要がある）。

その他の注意点

・中心静脈から24時間かけて点滴静注する。末梢静脈，皮下，筋肉内への投与は不可である（本剤が漏出した場合，重度の組織障害を起こすおそれがあるため，中心静脈から投与すること）。

・他の薬剤等との配合または同じ静注ラインでの同時注入は避ける。

・悪心・嘔吐を予防するため，本剤の投与30分前までに，20mg/bodyのデキサメタゾンリン酸エステルナトリウム注射液（デキサメタゾンとして16.5mg/body）および5-HT3受容体拮抗薬の投与を終了する。

・薬液が血管外に漏れると，注射部位に硬結・壊死を起こすことがあるので，薬液が血管外に漏れないように投与する。

・皮膚に本剤，溶解液および希釈液が付着した場合は，直ちに多量の流水および石鹸でよく洗い流す。

・本剤（凍結乾燥製剤）の貯法は2~8℃である。

【参考文献】
1) インタビューフォーム
2) 保険薬事典Plus⁺ 平成31年4月版，じほう，2019.
3) メーカー確認
4) メーカー社内資料
5) 適正使用ガイド
6) 添付文書

99 ラステット注　100mg　日本化薬

一般名：エトポシド，略号・治験番号等[1]：NK171

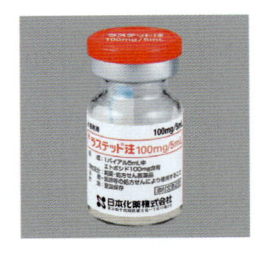

併売品[2]：ベプシド注100mg

後発品[2]：エトポシド点滴静注液100mg「サンド」，エトポシド点滴静注液100mg「SN」，エトポシド点滴静注100mg「タイヨー」

薬剤基本情報

【効能または効果】
1. 肺小細胞癌，悪性リンパ腫，急性白血病，睾丸腫瘍，膀胱癌，絨毛性疾患
2. 胚細胞腫瘍（精巣腫瘍，卵巣腫瘍，性腺外腫瘍）
3. 他の抗悪性腫瘍剤併用：小児悪性固形腫瘍（ユーイング肉腫ファミリー腫瘍，横紋筋肉腫，神経芽腫，網膜芽腫，肝芽腫その他肝原発悪性腫瘍，腎芽腫その他腎原発悪性腫瘍等）
4. 腫瘍特異的T細胞輸注療法の前処置

【用法および用量】
1. 肺小細胞癌，悪性リンパ腫，急性白血病，睾丸腫瘍，膀胱癌，絨毛性疾患⇒ 1クール 1日60～100mg/m² を5日間連続点滴静注，3週間休薬。適宜増減
2. 胚細胞腫瘍（精巣腫瘍，卵巣腫瘍，性腺外腫瘍）⇒確立された標準的な他の抗悪性腫瘍剤併用 1クール 1日100mg/m² を5日間連続点滴静注し，16日間休薬
3. 他の抗悪性腫瘍剤併用：小児悪性固形腫瘍（ユーイング肉腫ファミリー腫瘍，横紋筋肉腫，神経芽腫，網膜芽腫，肝芽腫その他肝原発悪性腫瘍，腎芽腫その他腎原発悪性腫瘍等）⇒他の抗悪性腫瘍剤併用 1クール 1日量100～150mg/m² を3～5日間連続点滴静注し，3週間休薬。適宜減量
4. 腫瘍特異的T細胞輸注療法の前処置⇒再生医療等製品の用法・用量または使用方法に基づき使用

【共通】
投与時には100mgあたり250mL以上の生理食塩液等の輸液に混和し，30分以上かけて点滴静注

薬剤調製情報

基本希釈液　種類：生理食塩液が望ましい。
　　　　　　液量：使用濃度0.4mg/mL以下が望ましい。

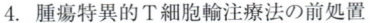

危険度　Ⅱ

製剤形状　液体製剤

製剤濃度　20mg/mL

薬剤充填量　100mg/5mL製品：目標充填量5.40mL

薬剤吸着性[1), 3)～6)] 輸液バッグ，輸液セット，インラインフィルター等への吸着はほとんど認められない。ポリ塩化ビニル製の点滴セット，カテーテル等から可塑剤であるDEHPが溶出するので避ける。

希釈後の安定性[7]

溶解法	希釈法	濃度（希釈後）	条件		残存率90%以上（時間）
			温度（℃）	光	
―	生理食塩液または5%ブドウ糖注射液	100mg/500mL	―	―	24※

※結晶が析出していない場合

使用可能な溶解・希釈液（調製後の安定性については上記および各資料参考のこと）
生理食塩液，5%ブドウ糖注射液，ラクテック注，ラクテックG輸液，リンゲル液，ポタコールR輸液，

フルクトラクト注，アクチット注，ソリタ−T1〜4号輸液，アミノレバン点滴静注，KN1〜4号輸液等（ほとんどの輸液に対して安定であるが，濃度・時間依存的に析出が起こるので注意する）

主な注意点 [1), 6)〜8)]

調製に関する注意点

・濃度依存的に析出が認められる場合があるので，使用濃度と調製後の経過時間に注意が必要である。
（例1）生理食塩液に溶解し0.2mg/mLとした場合（生理食塩液500mLに1vial溶解）
結晶析出までの時間：9時間
使用制限時間：6時間以内
（例2）生理食塩液に溶解し0.4mg/mLとした場合（生理食塩液500mLに2vial溶解）
結晶析出までの時間：4.5時間
使用制限時間：3時間以内

希釈倍率による使用制限時間 [1), 8)]

希釈倍率	輸液中の ラステット濃度 (mg/mL)	結晶析出までの 最小時間	希釈後の 使用制限時間
100	0.2 (20mg/100mL)	9時間	6時間以内
50	0.4 (40mg/100mL)	4.5時間	3時間以内
40	0.5 (50mg/100mL)	4.5時間	3時間以内
33	0.6 (60mg/100mL)	3時間	2.5時間以内
25	0.8 (80mg/100mL)	45分	30分以内
20	1.0 (100mg/100mL)	30分	20分以内

その他の注意点

・指定以上の濃度で使用した場合，①ポリウレタン製カテーテルの亀裂，②セルロース系フィルターの溶解，③アクリルまたはABS樹脂製プラスチック器具のひび割れ，④ポリカーボネート製器具のひび割れを生じることがある。また，指定以下の濃度であっても，ポリ塩化ビニル（PVC）製の点滴セットから可塑剤〔フタル酸ジ(2−エチルヘキシル)：DEHP〕を溶出させることが確認されているので，可塑剤（DEHP）を含まない投与器具（ポリエチレン製等）を用いる。

【参考文献】
1）インタビューフォーム
2）保険薬事典Plus[+] 平成31年4月版，じほう，2019.
3）メーカー提供資料
4）村岡 勲，他：注射剤中各種薬物の輸液用器材への吸着，医薬ジャーナル，32 (10)：2529-2543, 1996.
5）石田志朗：抗悪性腫瘍剤の輸液フィルターへの吸着に関する検討，静脈経腸栄養，16 (4)：71-78, 2001.
6）添付文書
7）幸保文治，他：ラステット注の配合変化，医薬ジャーナル，23 (7)：1423, 1987.
8）田中哲治，他：剤形シリーズ28；エトポシドの安定性，化学療法の領域，3 (9)：1459-1467, 1987.

100 ランダ注　10・25・50mg　日本化薬

一般名：シスプラチン，略号・治験番号等[1]：CDDP，DDP，NK-801

併売品[2]：―
後発品[2]：シスプラチン注10mg「日医工」，シスプラチン注25mg「日医工」，シスプラチン注50mg「日医工」，シスプラチン点滴静注液10mg「ファイザー」，シスプラチン点滴静注液25mg「ファイザー」，シスプラチン点滴静注液50mg「ファイザー」，シスプラチン点滴静注10mg「マルコ」，シスプラチン点滴静注25mg「マルコ」，シスプラチン点滴静注50mg「マルコ」

薬剤基本情報

【効能または効果】
1. CDDPシスプラチン通常療法：睾丸腫瘍，膀胱癌，腎盂・尿管腫瘍，前立腺癌，卵巣癌，頭頸部癌，非小細胞肺癌，食道癌，子宮頸癌，神経芽細胞腫，胃癌，小細胞肺癌，骨肉腫，胚細胞腫瘍（精巣腫瘍，卵巣腫瘍，性腺外腫瘍），悪性胸膜中皮腫，胆道癌
   他の抗悪性腫瘍剤併用：悪性骨腫瘍，子宮体癌（術後化学療法，転移・再発時化学療法），再発・難治性悪性リンパ腫，小児悪性固形腫瘍（横紋筋肉腫，神経芽腫，肝芽腫その他肝原発悪性腫瘍，髄芽腫等）
2. M-VAC療法：尿路上皮癌

【用法および用量】
1. シスプラチン通常療法：睾丸腫瘍，膀胱癌，腎盂・尿管癌，前立腺癌⇒A法（状態によりC法）　卵巣癌⇒B法（状態によりA法，C法）　頭頸部癌⇒D法（状態によりB法）　非小細胞肺癌⇒E法（状態によりF法）　食道癌⇒B法（状態によりA法）　子宮頸癌⇒A法（状態によりE法）　神経芽細胞腫，胃癌，小細胞肺癌⇒E法　骨肉腫⇒G法　胚細胞腫瘍（精巣腫瘍，卵巣腫瘍，性腺外腫瘍）⇒（確立された標準的な他の抗悪性腫瘍剤との併用）F法　悪性胸膜中皮腫⇒（ペメトレキセドと併用）H法　胆道癌⇒（GEMと併用）I法
   A法：1クール 1日1回15〜20mg/m^2，5日間連続後2週間以上休薬　B法：1クール 1日1回50〜70mg/m^2，3週間以上休薬　C法：1クール 1日1回25〜35mg/m^2，1週間以上休薬　D法：1クール 1日1回10〜20mg/m^2，5日間連続後2週間以上休薬　E法：1クール 1日1回70〜90mg/m^2，3週間以上休薬　F法：1クール 1日1回20mg/m^2，5日間連続後2週間以上休薬　G法：1クール 1日1回100mg/m^2，3週間以上休薬　A〜G法適宜増減
   H法：1クール 1日1回75mg/m^2，20日間以上休薬。適宜減量　I法：1クール 週1回25mg/m^{2}を60分かけて点滴静注。2週連続し3週目は休薬。適宜減量
   他の抗悪性腫瘍剤併用：（1）悪性骨腫瘍⇒（ADMと併用）1クール 1日1回100mg/m^2，3週間以上休薬。単剤ではG法。適宜減量　（2）子宮体癌（術後化学療法，転移・再発時化学療法）⇒（ADMと併用）1クール 1日1回50mg/m^2，3週間以上休薬。適宜減量　（3）再発・難治性悪性リンパ腫⇒（他の抗悪性腫瘍剤併用）1クール 1日量100mg/m^{2}を1日間持続静注し，20日間以上休薬。または1日量25mg/m^{2}を4日間連続持続静注し，17日間以上休薬。適宜減量　（4）小児悪性固形腫瘍（横紋筋肉腫，神経芽腫，肝芽腫その他肝原発悪性腫瘍，髄芽腫等）⇒（他の抗悪性腫瘍剤併用）1クール 1日1回60〜100mg/m^2，3週間以上休薬。または1日1回20mg/m^2，5日間連続投与後，2週間以上休薬。適宜減量
2. M-VAC療法：尿路上皮癌⇒（MTX，VBL，ADMと併用）1回70mg/m^{2}を静注 1クール MTX30mg/m^{2}を1日目に投与，2日目にVBL3mg/m^2，ADM30mg/m^2，本剤70mg/m^{2}を静注。15・22日目にMTX30mg/m^2，VBL3mg/m^{2}を静注。4週毎に繰り返す

【共通】
いずれも反復。腎毒性軽減処置を実施（添付文書参照）

薬剤調製情報

基本希釈液　種類：生理食塩液またはブドウ糖–食塩液が望ましい。
　　　　　　液量：希釈液量は500mL以上が望ましい。

危険度 Ⅰ

製剤形状 液体製剤

製剤濃度 0.5mg/mL

薬剤充填量 10mg/20mL製品：目標充填量20.6mL
25mg/50mL製品：目標充填量51.0mL
50mg/100mL製品：目標充填量102.0mL

薬剤吸着性 [3] 輸液バッグ，輸液セット，インラインフィルター等への吸着はほとんど認められない。

希釈後の安定性 [1]

溶解法	希釈法	濃度（希釈後）	条件		残存率90%以上（時間）
			温度（℃）	光	
―	生理食塩液	10mg/500mL	室温	散光	24
	ブドウ糖－食塩液		室温	散光	24

使用可能な溶解・希釈液 （調製後の安定性については上記および各資料参考のこと）
生理食塩液，デノサリン1輸液，KN1号輸液

使用不可能な溶解・希釈液 クロールイオン濃度が低い輸液（活性低下）アミノ酸輸液，乳酸ナトリウムを含有する輸液（分解）
（例）注射用水，ブドウ糖注射液，キシリトール注射液，低分子デキストラン糖注，ハルトマン液pH8，5％フルクトン注，マルトス輸液10％，マンニットールS注射液，アミカリック輸液，ハイカリック液-1～3号，アミノトリパ1・2号，ピーエヌツイン-1・2号輸液，等

主な注意点 [1], [3], [6]

調製に関する注意点

・クロールイオンを含まない薬剤との配合は不可。

・アミノ酸または乳酸ナトリウムを含む薬剤との配合不可。

・錯化合物のため，他の抗悪性腫瘍薬とは混合しない。

・調製時に加える薬液量と希釈液ボトルの予備容量を考慮して調製する（注入薬液量が多く，入りきらない場合がある）。

その他の注意点

・アルミニウムと反応して沈殿物を形成するため，アルミニウムを含む医療器具等を使用しない。

・光に対して不安定なため，直射日光を避け，長時間（24時間以上）かけて投与する場合は遮光する。

・本剤の投与時に腎毒性の軽減のため，水分負荷が必要である。

・希釈せずに投与した場合の安全性は確認されていない。

・総投与量の規制はないが，蓄積毒性があるため，神経毒性，聴器毒性に注意が必要。

・本剤の投与にあたってはG-CSF製剤，$5-HT_3$受容体拮抗剤等の適切な使用に関しても考慮する。

・パクリタキセルとの併用を行う場合には，本剤をパクリタキセルの後に投与する。

【参考文献】
1）インタビューフォーム
2）保険薬事典Plus⁺ 平成31年4月版，じほう，2019．
3）幸保文治，他：ランダ注の配合変化（第4版），医薬ジャーナル，32（3）：863，1996．
4）メーカー確認
5）Trissel LA：Handbook on InjectableDrugs, 10th ed., ASHSP, 1998.
6）添付文書

101 ランマーク皮下注 120mg 第一三共 =AMGEN

一般名：デノスマブ（遺伝子組換え），略号・治験番号等[1]：AMG 162

併売品・後発品[2]：―

薬剤基本情報

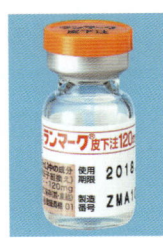

【効能または効果】
多発性骨髄腫による骨病変および固形癌骨転移による骨病変，骨巨細胞腫
【用法および用量】
4週間に1回120mgを皮下注

薬剤調製情報

基本溶解液 通常，溶解しない。

基本希釈液 通常，希釈はない。

- -

危険度 Ⅱ

製剤形状 無色～淡黄色の澄明またはわずかに乳白光を呈する液（液体製剤）

製剤濃度 120mg/1.7mL

薬剤充填量 過量充填あり

薬剤吸着性 吸着性に関するデータなし

溶解・希釈後の安定性 該当しない

主な注意点

その他の注意点

投与経路：皮下注射にのみ使用すること。
投与部位：皮下注射は，上腕，大腿または腹部に行うこと。
前処置：患者への投与前に冷蔵保存（2～8℃）下から室温に戻した後，使用すること。
投与時：1）投与の際には，27Gの注射針の使用が推奨される。
　　　　2）注射針が血管内に刺入していないことを確認すること。

・血清補正カルシウム値※が高値でない限り，毎日少なくともカルシウムとして500mg（骨巨細胞腫の場合は600mg）および天然型ビタミンDとして400IUの投与を行うこと。ただし，腎機能障害患者では，ビタミンDの活性化が障害されているため，腎機能障害の程度に応じ，ビタミンDについては活性型ビタミンDを使用するとともに，カルシウムについては投与の必要性を判断し，投与量を適宜調整する[3]。

※：低アルブミン血症の患者では，見かけ上のカルシウム値が低値になるため，血清アルブミンが4.0g/dL未満の場合，以下の式により補正した値を用いる。
　　　補正カルシウム値（mg/dL）＝血清カルシウム値（mg/dL）＋4－血清アルブミン値（g/dL）

【参考文献】
1）インタビューフォーム
2）保険薬事典Plus⁺　平成31年4月版，じほう，2019.
3）添付文書

102 リサイオ点滴静注液　100mg　大日本住友

一般名：チオテパ，略号・治験番号等[1]：DSP-1958

併売品・後発品[2]：—

薬剤基本情報

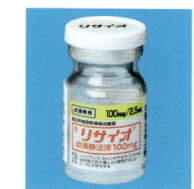

【効能または効果】
小児悪性固形腫瘍における自家造血幹細胞移植の前治療
【用法および用量】
メルファランと併用：1日1回200mg/m²を24時間かけて点滴静注。2日間連続静注後，5日間休薬。さらに同用量を2日間連続で点滴静注。適宜減量

薬剤調製情報

基本希釈液[1] 種類：生理食塩液または5%ブドウ糖注射液
　　　　　液量：体表面積あたりで計算した1日投与量（200mg/m²）を，1バイアルあたり20〜200mLの希釈液に添加し，十分に混和する。

危険度　I

製剤形状[1] 無色透明の粘性の液（液体製剤）

製剤濃度[1] 40mg/mL

希釈後濃度[1] 0.5〜4.4mg/mLの濃度において室温で26時間までの安定性が確認されている。

薬剤充填量[1] 100mg/2.5mL製品：過量充填あり

比重[1] データなし

薬剤吸着性[1] 孔径0.2μmインラインフィルター（材質：ポリエーテルスルホン，ポリスルホンまたはナイロン66）は，希釈液中のチオテパ含量に影響を与えなかった。

溶解・希釈後の安定性[1]

溶解法	希釈法	濃度（希釈後）	条件		対希釈直後含有量[1]（26時間後）
			温度（℃）	光	
—	生理食塩液	0.5mg/mL[2]	室温	散光	96.8%
				遮光	97.1%
	5%ブドウ糖注射液		室温	散光	96.6%
				遮光	96.7%
	生理食塩液	4.4mg/mL[3]	室温	散光	100.4%
				遮光	99.5%
	5%ブドウ糖注射液		室温	散光	99.0%
				遮光	98.5%

＊1：希釈直後の含量を100%としたときの相対含量（%）を示した。結果はn-3の平均値である。
＊2：本品（100mg/2.5mL製品）1.25mLを100mLの輸液で希釈した。希釈後の全容積を101.25mLと仮定したときの理論濃度。
＊3：本品（100mg/2.5mL製品）12.5mLを100mLの輸液で希釈した。希釈後の全容積を112.5mLと仮定したときの理論濃度。

使用可能な溶解・希釈液 生理食塩液または5%ブドウ糖注射液

使用不可能な溶解・希釈液 データなし

混合不可能な薬剤（例）他剤との配合不可

主な注意点

調製に関する注意点 [1]

・患者体表面積あたりで計算した1日投与量（200mg/m^2）を1バイアルあたり20〜200mLの生理食塩液または5%ブドウ糖注射液に添加し，十分に混和して使用する。なお，希釈後の薬液は0.5〜4.4mg/mLの濃度において室温で26時間までの安定性が確認されている。

・希釈調製から26時間以内に投与を終了する。

その他の注意点 [1]

・孔径0.2μmのインラインフィルターを用いて投与する。

・本剤は発がん性を有するおそれがあること，ならびに揮発性を有することから，医療関係者の曝露防止対策を行うこと。調製時には手袋，マスク，防護メガネ等を着用し，安全キャビネット内等で調製を行う。本剤の溶液が皮膚に付着した場合には石けんおよび多量の水で，粘膜，目に付着した場合には多量の流水で，直ちによく洗う。

【参考文献】
1）インタビューフォーム
2）保険薬事典Plus$^+$　平成31年4月版，じほう，2019．

103 リツキサン点滴静注 100・500mg 全薬＝中外

一般名：リツキシマブ（遺伝子組換え），略号・治験番号等[1]：IDEC-C2B8

併売品[2]：—
後発品[2]：リツキシマブBS点滴静注100mg「KHK」，リツキシマブBS点滴静注500mg「KHK」

薬剤基本情報

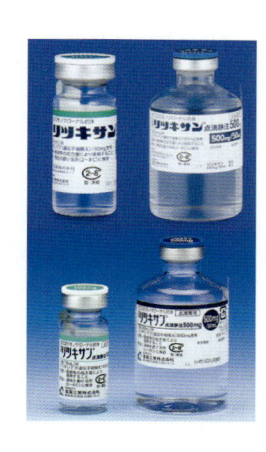

【効能または効果】
①CD20陽性のB細胞性非ホジキンリンパ腫
②CD20陽性の慢性リンパ性白血病
③免疫抑制状態下のCD20陽性のB細胞性リンパ増殖性疾患
④多発血管炎性肉芽腫症，顕微鏡的多発血管炎
⑤インジウム（^{111}In）イブリツモマブ チウキセタン（遺伝子組換え）注射液および
　イットリウム（^{90}Y）イブリツモマブ チウキセタン（遺伝子組換え）注射液投与
　の前投与

【用法および用量】
①CD20陽性のB細胞性非ホジキンリンパ腫，③免疫抑制状態下のCD20陽性のB
　細胞性リンパ増殖性疾患⇒1回量375mg/m^{2}を1週間間隔で点滴静注 **最大** 8回
②CD20陽性の慢性リンパ性白血病⇒他の抗悪性腫瘍薬と併用：初回1回量
　375mg/m^2，2回目以降1回量500mg/m^{2}を，併用薬の投与サイクルに合わせて，
　1サイクルあたり1回点滴静注。 **最大** 6回
④多発血管炎性肉芽腫症，顕微鏡的多発血管炎⇒1回量375mg/m^{2}を1週間間隔で4回点滴静注
⑤インジウム（^{111}In）イブリツモマブ チウキセタン（遺伝子組換え）注射液，イットリウム（^{90}Y）イブリツモマ
　ブ チウキセタン（遺伝子組換え）注射液投与の前投与⇒1回250mg/m^{2}を点滴静注

薬剤調製情報

基本希釈液 **種類**：生理食塩液または5％ブドウ糖注射液に限る。
　　　　　　　液量：希釈液量は投与量を10倍希釈にできる量に限る。

- -

危険度 不明

製剤形状 液体製剤

製剤濃度 10mg/mL

薬剤充填量 100mg/10mL製品：過量充填あり
　　　　　　 500mg/50mL製品：過量充填あり

比重 1.014g/cm^3

薬剤吸着性[3] 輸液バッグ，輸液セット，インラインフィルター等への吸着はほとんど認められない。

希釈後の安定性[3]

溶解法	希釈法	濃度（希釈後）	条件		残存率90％以上（時間）
			温度（℃）	光	
—	生理食塩液または5％ブドウ糖注射液	20倍希釈（0.5mg/mL）	冷所	—	24[※]
			常温	—	48[※]

※：製法変更前の製剤による安定性データ

使用可能な溶解・希釈液 （調製後の安定性については上記および各資料参考のこと）
生理食塩液，5％ブドウ糖注射液（他の輸液に関する安定性データがない）

使用不可能な溶解・希釈液 上記希釈液以外不可

混合不可能な薬剤（例） 他剤との混合不可

主な注意点 [1), 3)]

調製に関する注意点

・リツキサン投与時には，infusion reaction軽減のため，投与速度を調節する必要がある。そのため，調製時には必ず10倍に希釈調製する。また，希釈には必ず生理食塩液または5％ブドウ糖注射液を使用する。
　（例）550mg投与時……リツキサン550mg/55mL＋生食495mL

・万一10倍以外の濃度に調製した場合，重量（mg）単位での投与速度を守るよう注意する（本剤の投与速度と副作用の間に相関関係があることが知られている）。

・抗体が凝集するおそれがあるので，希釈時および希釈後に泡立つような振動を加えない。

・タンパク質溶液であるため，僅かに半透明の微粒子がみられることがあるが，これにより本剤の薬効は影響を受けない。なお，これ以外の外観上の異常を認めた場合には使用しない。

・防腐剤を含まないため，調製後は2〜8℃で冷蔵保存する。

その他の注意点

・リツキサン投与30分前にinfusion reaction軽減のため，解熱鎮痛薬（アセトアミノフェン，イブプロフェン等）および抗ヒスタミン薬（ジフェンヒドラミン塩酸塩，*d*−マレイン酸クロルフェニラミン等）等の投与を行う。また副腎皮質ホルモン薬と併用しない場合は，副腎皮質ホルモン薬の投与を考慮する。

・初回投与時は，最初の30分は50mg/時の速度で点滴静注を開始し，患者の状態を十分観察しながら，その後注入速度を30分毎に50mg/時ずつ上げて，最大400mg/時まで速度を上げることができる。また，2回目以降の注入開始速度は，初回投与時に発現した副作用が軽微であった場合，100mg/時まで上げて開始し，その後30分毎に100mg/時ずつ上げて，最大400mg/時まで上げることができる

・静脈内大量投与および急速静注は行わない。

【参考文献】
1）インタビューフォーム
2）保険薬事典Plus⁺　平成31年4月版，じほう，2019.
3）メーカー確認
4）添付文書

104 注射用レザフィリン 100mg Meiji Seika

一般名：タラポルフィンナトリウム，略号・治験番号等[1]：ME2906，NPe6

併売品・後発品[2]：—

薬剤基本情報

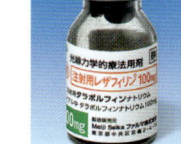

【効能または効果】
1. 外科的切除等の他の根治的治療が不可能な場合，あるいは，肺機能温存が必要な患者に他の治療法が使用できない場合で，かつ，内視鏡的に病巣全容が観察でき，レーザ光照射が可能な早期肺癌（病期0期またはⅠ期肺癌），化学放射線療法または放射線療法後の局所遺残再発食道癌
2. 原発性悪性脳腫瘍（腫瘍摘出手術を施行する場合に限る）

【用法および用量】
1. 早期肺癌（病期0期またはⅠ期肺癌），局所遺残再発食道癌⇒$40mg/m^2$を1回静注し，4〜6時間後にレーザ光を病巣部位に照射
2. 原発性悪性脳腫瘍（腫瘍摘出手術を施行する場合に限る）⇒$40mg/m^2$を1回静注し，22〜26時間後にレーザ光を病巣部位に照射

薬剤調製情報

基本溶解液 種類：生理食塩液
　　　　　　　　液量：溶解液量は1バイアルあたり4mLを加え，よく攪拌して溶解する。

基本希釈液 種類：通常，点滴ボトルへの希釈は行わない。

- -

危険度 Ⅲ　**製剤形状** 暗青緑色の粉末である（凍結乾燥製剤）　**溶解後製剤濃度** 25mg/mL

薬剤充填量 100mg/vial製品：過量充填なし

薬剤吸着性 輸液バッグ，輸液セット，インラインフィルター等への吸着性データなし

溶解・希釈後の安定性

溶解法	希釈法	濃度（溶解後）	条件		残存率90%以上（時間）
			温度（℃）	光	
10mg/vial/25mL 生理食塩液	—	4mg/mL	25℃	暗所	48

※なお，本剤を水に溶解させ，1mg/mL，25℃，気密容器，光照射（照度2,000ルクス）の条件で保存して残存率をHPLC法により測定した結果，6時間後には約53%，24時間後には約3%。

使用可能な溶解・希釈液 生理食塩液

混合不可能な薬剤（例） 希釈液以外不可（他剤との配合変化についてのデータなし）

主な注意点 [1], [3]

調製に関する注意点
・他剤との混注は避ける。
・本剤は防腐剤を含まず光に不安定なので，溶解後は遮光し速やかに使用する。

その他の注意点
・本療法は局所的な治療法であり，レーザ光照射部位以外には効果がない。

【参考文献】
1）インタビューフォーム
2）保険薬事典Plus⁺　平成31年4月版，じほう，2019.
3）添付文書

105 ロイスタチン注 8mg ヤンセン

一般名：クラドリビン，略号・治験番号等[1]：2-CdA，JK6251

併売品・後発品[2]：—

薬剤基本情報

【効能または効果】
ヘアリーセル白血病
再発・再燃または治療抵抗性の低悪性度またはろ胞性B細胞性非ホジキンリンパ腫，マントル細胞リンパ腫
【用法および用量】
1. ヘアリーセル白血病⇒ 1コース 1日0.09mg/kgを7日間持続点滴静注
2. 再発・再燃または治療抵抗性の低悪性度またはろ胞性B細胞性非ホジキンリンパ腫，マントル細胞リンパ腫⇒(1) 1コース 1日0.09mg/kgを7日間持続点滴静注し，3〜5週間休薬（反復） (2) 1コース 1日1回0.12mg/kgを2時間かけて点滴静注，これを5日間連日，23日間以上休薬（反復）

薬剤調製情報

基本希釈液 種類：生理食塩液に限る。
　　　　　　液量：溶解液量は500〜1,000mLで希釈する。

危険度 Ⅰ

製剤形状 液体製剤

製剤濃度 1mg/mL

薬剤充填量 メーカーに要問い合わせ

比重 1.00676g/cm^3

薬剤吸着性 一部の輸液バッグ，輸液セット，インラインフィルター等への吸着はほとんど認められないとのデータあり。

希釈後の安定性 [1]

溶解法	希釈法	濃度（希釈後）	条件		残存率90%以上（時間）
			温度（℃）	光	
—	生理食塩液	7mg/500mL	室温	散光	48
			5℃	散光	48

使用可能な溶解・希釈液 （調製後の安定性については上記および各資料参考のこと）
生理食塩液（限定）

使用不可能な溶解・希釈液 生理食塩液以外不可。5%ブドウ糖注射液希釈時に含量の低下および分解物の増加を認めた。

混合不可能な薬剤（例） 他剤との混合不可（他剤との配合変化についてのデータなし）。

主な注意点 ^{1), 3)}

調製に関する注意点

・生理食塩液以外での安定性は確認されていないため，必ず生理食塩液にて希釈する（5％ブドウ糖注射液では含量の低下および分解物の増加が確認されている，溶解時 pH の低下に伴い安定性が低下する）。

・希釈液量は 500 ～ 1,000mL とする。

・低温では沈澱が生じることがあるが，その場合は，加熱を避け用液を自然に室温に戻し，激しく振とうして再溶解する。

その他の注意点

・静脈内投与のみ。

・他剤と同じ静注ラインでの同時注入は避けること。

【参考文献】
1）インタビューフォーム
2）保険薬事典 Plus⁺　平成 31 年 4 月版，じほう，2019.
3）添付文書

106 ロイナーゼ注用　5,000・10,000K.U.　協和キリン

一般名：L-アスパラギナーゼ，略号・治験番号等[1), 3)]：L-ASP，ASP

併売品・後発品[2)]：—

薬剤基本情報

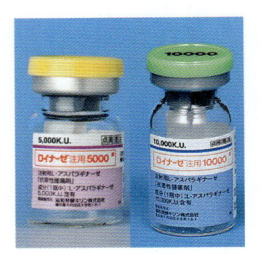

【効能または効果】
急性白血病（慢性白血病の急性転化例を含む），悪性リンパ腫

【用法および用量】
1. 点滴静注：1日50〜200K.U./kgを連日または隔日。適宜増減
2. 筋注：1日1回10,000K.U./m²を週3回または1日1回25,000K.U./m²を週1回，適宜減量

薬剤調製情報

基本溶解液 種類：注射用水が望ましい。
　　　　　　 液量：溶解液量は1バイアルあたり2〜5mL程度が望ましい。
基本希釈液 種類：生理食塩液または5%ブドウ糖注射液が望ましい。
　　　　　　 液量：希釈液量は200〜500mL程度が望ましい。

- -

危険度 Ⅱ

製剤形状 凍結乾燥製剤

薬剤充填量 5,000K.U.製品：実充填量約5,400K.U.（約8%過量充填）
　　　　　　 10,000K.U.製品：実充填量約10,800K.U.（約8%過量充填）

薬剤吸着性 [3), 4)] 輸液バッグ，輸液セット，インラインフィルター等への吸着はほとんど認められない。

溶解・希釈後の安定性 [1)]

溶解法	希釈法	濃度（溶解・希釈後）	条件		残存率90%以上（時間）
			温度（℃）	光	
10,000K.U./vial/3mL 注射用水	生理食塩液	10,000K.U./250mL	室温	—	24
	5%ブドウ糖注射液		室温	—	24[※]
10,000K.U./vial/3mL 生理食塩液	生理食塩液		室温	—	24[※]
10,000K.U./vial/3mL 5%ブドウ糖注射液	5%ブドウ糖注射液		室温	—	24[※]

※：3時間経過時に浮遊物を僅かに認める。
注：溶解後は速やかに使用する。（白色繊維状の微粒子の浮遊）会合・凝集の可能性あり。直前に混合すること。

使用可能な溶解・希釈液（調製後の安定性については上記および各資料参考のこと）
注射用水，生理食塩液（希釈液としてのみ），5%ブドウ糖注射液

使用注意の溶解・希釈液 生理食塩液（1〜3時間で浮遊物，沈殿物が発現することがあるため，溶解液としては使用不可，希釈液としては使用可）

主な注意点 [1), 3), 7), 8)]

調製に関する注意点

・溶解には注射用水または5%ブドウ糖注射液を使用する。また，希釈には生理食塩液または5%ブドウ糖注射液を使用する。生理食塩液で直接溶解を行うと，塩析のため白濁することがあるので注意する。

その他の注意点

・使用前に皮内反応試験の実施が望ましい。

・3時間以上経過時に僅かに浮遊物を認めるため，溶解後は速やかに使用する。

・以下の方法で皮内反応試験を実施することが望ましい。
 1. 本剤5,000K.U.を注射用水2mLで溶解後，生理食塩液にて全量5mLとする。
 2. このうち0.1mLを注射筒で分取し，生理食塩液で全量1mLとした後，この0.1mLを皮内注射する（投与量：10K.U.）。
 3. 皮内注射後15〜30分間異常がないことを確認する。

【参考文献】
 1) インタビューフォーム
 2) 保険薬事典Plus⁺ 平成31年4月版，じほう，2019.
 3) メーカー提供資料
 4) 村岡 勲，他：注射剤中各種薬物の輸液用器材への吸着．医薬ジャーナル，32 (10)：2529-2543, 1996.
 5) 協和発酵株式会社 溶解後の安定性データ
 6) 協和発酵株式会社 社内資料「ロイナーゼ注の溶解後の安定性」
 7) メーカー確認
 8) 添付文書

107 ワンタキソテール点滴静注　20mg/1mL・80mg/4mL　サノフィ

一般名：ドセタキセル水和物，略号・治験番号等[1]：XRP6976，RP56976，NSC628503

併売品[2]：—

後発品[2]：ドセタキセル点滴静注液20mg/1mL「サワイ」，ドセタキセル点滴静注液80mg/4mL「サワイ」，ドセタキセル点滴静注液20mg/2mL「ホスピーラ」，ドセタキセル点滴静注液80mg/8mL「ホスピーラ」，ドセタキセル点滴静注液120mg/12mL「ホスピーラ」，ドセタキセル点滴静注20mg/1mL「ケミファ」，ドセタキセル点滴静注80mg/4mL「ケミファ」，ドセタキセル点滴静注20mg/1mL「テバ」，ドセタキセル点滴静注80mg/4mL「テバ」，ドセタキセル点滴静注20mg/1mL「トーワ」，ドセタキセル点滴静注80mg/4mL「トーワ」，ドセタキセル点滴静注20mg/1mL「ニプロ」[※]，ドセタキセル点滴静注80mg/4mL「ニプロ」[※]，ドセタキセル点滴静注20mg/1mL「ヤクルト」[※]，ドセタキセル点滴静注80mg/4mL「ヤクルト」[※]，ドセタキセル点滴静注20mg/1mL「EE」[※]，ドセタキセル点滴静注80mg/4mL「EE」[※]，ドセタキセル点滴静注20mg/1mL「HK」[※]，ドセタキセル点滴静注80mg/4mL「HK」[※]，ドセタキセル点滴静注液20mg/1mL「NK」，ドセタキセル点滴静注液80mg/4mL「NK」，ドセタキセル点滴静注液20mg/2mL「サンド」，ドセタキセル点滴静注液80mg/8mL「サンド」

※：エタノール非含有

薬剤基本情報

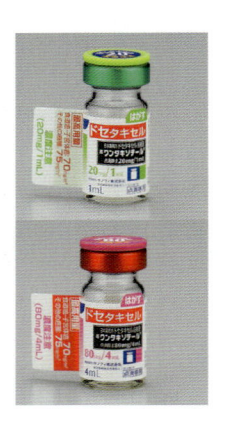

【効能または効果】
乳癌，非小細胞肺癌，胃癌，頭頸部癌，卵巣癌，食道癌，子宮体癌，前立腺癌

【用法および用量】
1. 乳癌，非小細胞肺癌，胃癌，頭頸部癌⇒1日1回60mg/m^{2}を1時間以上かけて点滴静注，3〜4週間隔。適宜増減 1回最高 75mg/m^2
2. 卵巣癌，食道癌，子宮体癌⇒1日1回70mg/m^{2}を1時間以上かけて点滴静注，3〜4週間隔。適宜減量（卵巣癌は適宜増減）1回最高（卵巣癌のみ）75mg/m^2
3. 前立腺癌⇒1日1回75mg/m^{2}を1時間以上かけて点滴静注，3週間間隔。適宜減量

薬剤調製情報

基本希釈液　種類：生理食塩液または5％ブドウ糖注射液に限る。
　　　　　　液量：希釈液量は250または500mLに限る。

危険度　Ⅰ

製剤形状　液体製剤（粘稠性）

溶解後製剤濃度　20mg/mL

薬剤充填量　20mg/1mL製品：充填目標量1.3mL
　　　　　　80mg/4mL製品：充填目標量4.3mL

薬剤吸着性 [3], [4] 輸液バッグ，輸液セット，インラインフィルター等への吸着はほとんど認められない。

溶解・希釈後の安定性 [1]

溶解法	希釈法	濃度（希釈後）	条件		残存率90%以上（時間）
			温度（℃）	光	
—	生理食塩液または5%ブドウ糖注射液	80mg/254mL,200mg/260mL	30	—	5

使用可能な溶解・希釈液 生理食塩液，5%ブドウ糖注射液

添加物 無水エタノール：0.395g（1mL中）

主な注意点

調製に関する注意点

・必要量の抜き取りには21G針が推奨される
（19G以上の太い注射針を使用した場合にゴム栓のコアリングの報告がある）。

・溶液1mL中に20mgのドセタキセルを含有する。

・タキソテール点滴静注用20mg，80mgのプレミックス液とはドセタキセル濃度，およびエタノールの含有量が異なるため注意し，同時に使用しない。

・輸液（生理食塩液または5%ブドウ糖注射液）と混和した後は速やかに使用する。

・他剤との配合は不可。

その他の注意点

・溶剤として無水エタノールを含有するため，アルコールの中枢神経系への影響が強くあらわれるおそれがあるので，アルコールに過敏な患者に投与する場合には問診により適切かどうか判断すること。

・注射針の複数回の使用は避ける（主薬の結晶析出の促進，コアリングの発生）。

・点滴静脈内投与のみとする。

・一部後発品はエタノールを含有しない。

【参考文献】
1）インタビューフォーム
2）保険薬事典Plus⁺ 平成31年4月版，じほう，2019.
3）メーカー確認
4）添付文書

付録

抗がん薬の取扱い基準

付録1

抗がん薬を取扱う際の危険因子および毒性一覧

付録2

抗がん薬の分解・処理方法

付録3

抗がん薬調製チェックシート

付録4

抗がん薬調製用資材一覧表

資料

厚生労働省事務連絡：平成29年度
厚生労働行政推進調査事業費補助金（厚生労働科学特別研究事業）
「注射用抗がん剤等の適正使用と残液の取扱いに関する
ガイドライン作成のための研究」結果について（情報提供）

抗がん薬の取扱い基準

　添付文書，インタビューフォームならびにメーカー提供情報等に基づき，わが国で市販されている抗がん薬について，一般名，商品名，メーカー，剤形，取り扱いに注意する事項および毒性（変異原性，催奇形性・胎児毒性・母体毒性・生殖毒性，発がん性）をまとめ，以下の判定基準により，危険度を分類した。

危険度	判定基準
Ⅰ	①毒薬指定となっているもの ②ヒトで催奇形性または発がん性が報告されているもの ③ヒトで催奇形性または発がん性が疑われるもの 上記のいずれかに該当するもの
Ⅱ	①動物実験において催奇形性，胎児毒性，母体毒性，生殖毒性，または発がん性が報告されているもの ②動物において変異原性（*in vivo* あるいは *in vitro*）が報告されているもの 上記のいずれかに該当し，Ⅰに該当しないもの
Ⅲ	変異原性，催奇形性，胎児毒性または発がん性が極めて低いか，認められていないもの
不明	不明（変異原性試験，催奇形性試験または発がん性試験が実施されていないか，結果が示されていないもの）

付録1 抗がん薬を取扱う際の危険因子および毒性一覧表

分類		一般名 商品名 （会社名） 剤形	作用機序による要因 危険性 （細胞毒性）	皮膚の吸収性 または刺激性の程度	眼粘膜 刺激性の 程度	曝露対策関連の記載 （添付文書，インタビュー フォーム，その他の メーカー提供情報）	
アルキル化薬	（ナイトロジェンマスタード系）	イホスファミド					
		イホマイド （塩野義） 注射用	データなし	ウサギの耳静脈内にイホスファミドの1%または5%溶液を1mL/kg/日の割合で1回または5回投与したが，注射部位に刺激性を示す所見は全く認められなかった。また，背部僧帽筋および大腿二頭筋内に投与すると，1%溶液では，溶媒投与時の刺激性と差がみられなかったが，5%溶液では，注射部位に出血斑，筋腫脹が認められた。	データなし	特になし	
		シクロホスファミド水和物					
		エンドキサン （塩野義） 注射用　錠 経口用原末	あり	データなし	データなし	【経口用原末】本剤は，細胞毒性を有するため，調製時には手袋等を着用し，安全キャビネット内で実施することが望ましい。皮膚および粘膜に薬液が付着した場合には，直ちに多量の流水でよく洗い流すこと。	
		ブスルファン					
		アルキルスルホネート系 ブスルフェクス（大塚） 注	あり	吸収性：データなし 刺激性：なし 《IF：局所刺激性試験41），p40》	データなし	本剤は細胞毒性を有するため，調製時には手袋，マスク，防護メガネ等を着用し，十分に注意すること。皮膚，粘膜，眼等に本溶液が付着した場合には，直ちに多量の流水でよく洗うこと。 《IF：薬局での取扱い上の留意点について，p41》	

添付文書またはインタビューフォーム（IF）等の情報			指定	危険度
変異原性	催奇形性・胎児毒性・母体毒性・生殖毒性	発がん性		
データなし	動物等で報告あり	ヒトで報告あり	劇	I
	妊娠前および妊娠初期投与試験（ラット）では2.5mg/kg/日以上の投与群で胎児の発育抑制と胎児死亡の増加がみられたが，胎児への催奇形性はみられなかった。《基礎と臨床，16(2)：508，1982.》胎児の器官形成期投与試験（ラット）では，胎児の発育抑制がみられ，5mg/kg/日投与群では胎児死亡や催奇形性が認められた。《基礎と臨床，16(2)：517，1982.》器官形成期（ウサギ）では，20mg/kg/日投与群において催奇形性が認められた。《基礎と臨床，16(2)：542，1982.》	他の抗がん薬を併用した患者に，二次発がん〔急性白血病，骨髄異形成症候群（MDS）等〕が発生したとの報告がある。マウスに腹腔内投与した場合，肺腫瘍数を有意に増加させた。《Stoner GD, et al：Cancer Res, 33：3069-3085, 1973.》		
データなし	ヒトで報告あり	ヒトで報告あり	劇	I
	催奇形性を疑う症例報告あり。妊娠初期投与試験（ラット）では胎児の発育抑制と胎児死亡の増加がみられたが，胎児への催奇形性はみられなかった。《基礎と臨床，16(2)：508，1982.》器官形成期投与試験（ラット）では，胎児の発育抑制がみられ，5mg/kg/日投与群では胎児死亡や催奇形性が明らかに認められた。《基礎と臨床，16(2)：517，1982.》	二次発がん（急性白血病，MDS，悪性リンパ腫，膀胱腫瘍，腎盂・尿管腫瘍等）が発生したとの報告がある。		
動物等で報告あり	動物等で報告あり	ヒトで報告あり	劇	I
in vitro および in vivo 遺伝子突然変異試験で，遺伝子突然変異の誘発作用を有することが確認された。また，in vitro および in vivo 染色体異常試験で染色体異常誘発能が認められた。in vivo 小核試験でも小核誘発能が認められた。遺伝毒性に関するこれらの3種類の試験結果より，遺伝毒性が報告されている。添加剤であるDMAおよびPEG 400に遺伝毒性は認められていない。《IF：遺伝毒性34），43），54，p40》	動物実験（マウス，ラット，ウサギ）で胎児あるいは出生児において筋骨格系の異常，性腺の発育障害，体重・体長の減少および生殖機能への影響が認められたとの報告がある。ラットでのDMA（添加物であるN,N-ジメチルアセトアミド）2g/kgの単回腹腔内投与，1g/kgの経皮投与において胎児への催奇形性が認められたとの報告がある。添加剤であるPEG400には生殖発生毒性に関する影響は認められていない。《IF：妊産婦・授乳婦への投与34），p35，その他の注意(2)39），p37，生殖発生毒性試験47）～53），p39》	国際がん研究機関（IARC）で，ヒトに発がん性を有する薬剤に分類されている。動物実験（マウス，ラット）においてがん原性が示唆されたとの報告がある。また，ブスルファンを投与した患者に二次発がんが認められたとの報告がある。添加剤であるDMAおよびPEG400にがん原性が認められるとの報告はない。《IF：p38 その他の注意(4)40），p37，がん原性試験39），54）～57），p40》		

分類	一般名 / 商品名（会社名）/ 剤形	作用機序による要因危険性（細胞毒性）	皮膚の吸収性または刺激性の程度	眼粘膜刺激性の程度	曝露対策関連の記載（添付文書，インタビューフォーム，その他のメーカー提供情報）	
アルキル化薬（ナイトロジェンマスタード系）	アルキルスルホネート系 マブリン（大原）散	あり《Morley A：Blood, 44：49（1974），Von Sallmann L：Amer J Ophthalmol, 44：159（1957），Kandori F：Acta Pathol Jap, 10：35（1960），Jackson H, et al：Nature, 194：1184（1962）》	データなし	データなし	微粉末を吸入しないよう注意すること。《添付文書：注意》	
	メルファラン					
	アルケラン（アスペン）注射用 錠	あり	データなし	データなし	本剤の溶液に触れると皮膚反応が起こることがあるので，取扱い時には手袋，マスク，防護メガネ等を着用し，十分に注意すること。皮膚に本溶液が付着した場合には，直ちに石鹸で洗い，水で完全に洗い落とすこと。	
アルキル化薬（ニトロソウレア系）	カルムスチン					
	ギリアデル（エーザイ）外用	あり《Chabner BA：Goodman&Gilman's The pharmacological basis of therapeutics. 11th ed., 1324, 2006.》《Pratt WB, et al：The Anticancer Drugs(2nd Edition) New York Oxford University Press, 128-131, 1994.》	吸収性：データなし 刺激性：3.85％カルムスチン含有脳内留置用製剤の5種類のロットにつき，ウサギの傍脊椎筋の左右に埋植して，埋植部位を8日間観察し，肉眼観察および病理組織学的検査を行った結果，埋植したすべての部位で肉芽組織による被包化が認められ，筋線維の変化／壊死，炎症性細胞の浸潤，線維症／被包化，筋線維の再生像が認められた。《IF：p56》，《エーザイ社内資料：GLI-0043》	データなし	本剤が皮膚に接触すると，重度の熱傷と色素沈着をきたすおそれがあるので，手術用手袋を二重に着用するなど，本剤の取扱い時には十分注意すること。《添付文書》	
	ストレプトゾシン					
	ザノサー（ノーベル）注射用	あり	吸収性：データなし 刺激性：重篤な組織障害や壊死を発現させるおそれがあるので，投与部位への影響を軽減するため，投与方法は点滴静脈注に限定。その他の部位（皮下，皮内，筋肉内等）への投与は禁止。	データなし	調製時には長袖の作業衣，防護マスク・メガネ，手袋を着用することが望ましい。調製した薬液が粘膜に付着した場合，直ちに流水で洗い流す。皮膚，被服等に付着した場合，直ちに石鹸および流水で洗い流す。	

変異原性	催奇形性・胎児毒性・母体毒性・生殖毒性	発がん性	指定	危険度
データなし	動物等で報告あり	ヒトで報告あり	劇	I
	ラットの器官形成期に経口投与したとき，骨格異常が認められている。	急性白血病，骨髄異形成症候群（MDS），固形がん等の二次発がんが発生することがあるので，十分注意すること。		
動物等で報告あり	動物等で報告あり	動物等で報告あり	毒	I
動物実験（ラット，マウス）において遺伝毒性が認められている。投与した患者において染色体異常が認められている。《アルケラン静注用50mg：申請資料概要P133，2001年4月》	動物実験〔大量（1.0mg/kg以上）をラットに投与〕で，催奇形性が報告されており，また他のアルキル化剤（シクロホスファミド）で催奇形性を疑う症例報告がある。《アルケラン静注用50mg：新薬承認情報集，pp117-119, 2001年4月》，《Jackson H, et al：Br J Pharmacol, 14(2)：149-157, 1959.》	動物実験でマウスに0.75〜1.5mg/kg/回，週3回，6カ月間腹腔内投与で雌雄共に肺腫瘍，雄にはリンパ肉腫も発生し，ラットでは0.9〜1.8mg/kg/回，週3回，6カ月間腹腔内投与で雌雄共に腹膜肉腫が発生した。《Weisburger JH, et al：Recent Results Cancer Res, 52：1-16, 1975.》		
動物等で報告あり	動物等で報告あり	動物等で報告あり	劇	II
本剤は細菌を用いる復帰突然変異試験，肺線維芽細胞を用いる染色体異常試験，マウス骨髄細胞を用いる in vivo 染色体異常試験およびマウス小核試験において，いずれも陽性を示した。これらの作用はアルキル化剤に共通の遺伝毒性と考えられた。《IF：p56》，《Suling WJ, et al：J Natl Cancer Inst, 70(4)：767-769, 1983.》，《Tates AD, et al：Mut Res, 44(1)：87-95, 1977.》	本剤の生殖発生毒性試験（ip, iv）では，0.25〜1mg/kg以上より着床数の減少，吸収胚の増加，胎児体重の低値および奇形（胸腹部の閉鎖不全，眼および中枢神経系の異常，大動脈弓の異常，骨格の癒合・化骨不全等）の他，雄ラットの受胎能への影響も認められた。《IF：p55》，《Thompson DJ, et al：Toxicol Appl Pharmacol, 30(3)：422-439, 1971.》	本剤は遺伝毒性物質として知られ，マウスで肺腫瘍およびリンパ肉腫等が，ラットでは胸部，肺および皮下組織の腫瘍が認められており，本剤のがん原性は明らかにされている。わが国のガイドラインにおいて，進行性がんの治療を目的とした抗がん薬等では，通常がん原性試験を必要としないとされていることから，がん原性試験を実施しなかった。《IF：p56》		
動物等で報告あり	動物等で報告あり	動物等で報告あり	劇	I
復帰突然変異試験（細菌），突然変異試験（哺乳類細胞），in vitro での染色体異常試験・姉妹染色分体交換試験，小核試験，遺伝毒性試験（in vivo）等で，既に多数の遺伝毒性を示す報告がある。本剤によるDNA鎖損傷は染色体異常，姉妹染色分体交換，小核を発現し，重度損傷では細胞死を招く。	動物試験（ウサギ，ラット）で流産促進作用や催奇形性が，雌雄ラットに投与した場合，生殖機能への影響が認められたとの報告がある。外国では妊娠カテゴリーDに分類されている。《FDA pregnancy category：D》	本剤は細菌，植物，哺乳動物細胞に対して変異原性がある。動物実験（ラット，マウス，ハムスター）において，発がん性が報告されている。		

分類	一般名 商品名 （会社名） 剤形	作用機序に よる要因 危険性 （細胞毒性）	皮膚の吸収性 または刺激性の程度	眼粘膜 刺激性の 程度	曝露対策関連の記載 （添付文書，インタビュー フォーム，その他の メーカー提供情報）	
アルキル化薬	**ニムスチン塩酸塩**					
	ニドラン （第一三共） 注射用	あり	データなし	データなし	記載なし	
	ラニムスチン					
	サイメリン （ニプロ ES） 注射用	あり	吸収性：データなし 刺激性：ウサギの皮膚に塗布（1，10，30％）影響なし 《IF》 《社内資料》	ウサギに点眼した場合，0.1，1％で粘膜上に分泌物，10％で眼瞼周囲が充血 《IF》 《社内資料》	眼には接触させないこと。眼に入った場合は，直ちに水で洗浄すること。 《添付文書》 《IF》	
	ダカルバジン					
	ダカルバジン （協和キリン＝アスペン） 注射用	あり	データなし	ウサギに点眼した場合，刺激作用なし	細胞障害性のある抗がん薬であり，直接の接触により粘膜の刺激作用，潰瘍，組織の壊死等を起こす可能性があるので，取扱いにあたっては十分な注意が必要である。	
	チオテパ					
	リサイオ （大日本住友） 注	あり	皮膚剥離等の皮膚障害が現れることがあるので，本剤投与中は皮膚の保清・保湿または皮膚刺激の低減等を行うこと。	データなし	発がん性を有するおそれがあること，ならびに揮発性を有することから，医療関係者の曝露防止対策を行うこと。調製時には手袋，マスク，防護メガネ等を着用し，安全キャビネット内等で調製を行うこと。本剤の溶液が皮膚に付着した場合には石鹸および多量の水で，よく洗うこと。粘膜，眼に付着した場合には多量の流水で，直ちによく洗うこと。	

（ニトロソウレア系）

（その他）

添付文書またはインタビューフォーム（IF）等の情報			指定	危険度
変異原性	催奇形性・胎児毒性・母体毒性・生殖毒性	発がん性		
データなし	動物等で報告あり	ヒトで報告あり	劇	I
	妊娠7〜17日目のラットに投与した実験（0.1/0.5mg/kg/日）で，多趾症等の催奇形性が認められている。	長期投与した患者にMDS，急性白血病等の二次発がんが発生したとの報告がある。		
動物等で報告あり	動物等で報告あり	ヒトで報告あり	劇	I
in vitro（E. Coli WP2B/r 株，S. typhimurium TA98，TA100株復帰変異試験）で自然復帰変異菌数の増加を認め，結果は陽性であった。《IF》《社内資料》	ラットを用いた器官形成期投与試験（妊娠7〜11日）で，ラニムスチン5.0mg/kgの投与により外形異常（頭頂部水疱形成，水頭症，全身性浮腫等）が，10.0mg/kgの投与により骨格異常（脊椎骨の癒着，肋骨の癒着等）が報告されている。《添付文書》《IF》《社内資料》	二次発がんとしてMDS，急性白血病，骨髄線維症，慢性骨髄性白血病を起こすことがある。《添付文書》《IF》《使用上の注意改訂のお知らせ，2004年6月》動物試験（マウス）で2mg/kg以上で白血病の発生を認めた。また，胃・小腸および卵巣の腫瘍を少数認めた。《IF》《社内資料》		
動物等で報告あり	動物等で報告あり	ヒトで報告あり	劇	I
マウスのリンホーマ細胞を用いた試験で変異原性が認められている。	動物実験（ラット，ウサギ）の腹腔内投与で内臓奇形，化骨不全等の催奇形性が報告されている。	長期投与した患者に急性白血病（前白血病相を伴う場合もある），MDSが発生したとの報告がある。マウス，ラットに腹腔内投与した実験およびラットに経口投与した実験で腫瘍が発生したとの報告がある。外国において化学療法，放射線療法による治療を受けたホジキン病（ホジキンリンパ腫）患者の長期生存例に，固形がんが発生したとの報告がある。		
動物等で報告あり	動物等で報告あり	ヒトで報告あり	劇	I
細菌，細胞または実験動物等を用いた遺伝子突然変異試験，染色体異常試験，骨髄小核試験などを含む各種の試験が実施されており，いずれも陽性であった	マウスおよびラットにおいて，精子形成障害に伴う授胎能の低下，催奇形性，胚・胎児致死作用，ならびに出生児の発育および生存性への影響があると考えられた。	肺腫瘍，造血器系腫瘍および扁平上皮がんに加え，腺がんを含む多臓器でがんの発生率を上昇させると考えられた。なお，国際がん研究機関（IARC：International Agency for Research on Cancer）の発がん分類では，チオテパはグループ1（ヒトに対する発がん性に関する十分な証拠がある物質群）に分類されている。造血幹細胞移植の前治療として本剤を含むアルキル化薬を投与して二次性悪性腫瘍を発現したとの報告がある。また，膀胱がん摘出後（承認外効能・効果）に長期投与した患者で急性骨髄性白血病が発症したとの報告がある。		

分類		一般名 商品名 （会社名） 剤形	作用機序に よる要因 危険性 （細胞毒性）	皮膚の吸収性 または刺激性の程度	眼粘膜 刺激性の 程度	曝露対策関連の記載 （添付文書，インタビュー フォーム，その他の メーカー提供情報）	
アルキル化薬	（その他）	テモゾロミド					
		テモダール （MSD） カ 注射用	あり	カ データなし 注射用 ラット注射部位疼痛試験では投与後に一過性のごく軽度の疼痛反応が，皮下投与刺激性試験では本剤による刺激性がみられた。ウサギにおける一連の局所刺激性試験では，プラセボおよびテモゾロミド注射剤による刺激性がみられた。また，筋肉内投与により投与後に刺激性変化がみられた。これらの刺激性は比較対照として用いたセフォキシチンと同程度であった。	データなし	カ カプセルは開けず，また，かみ砕かずに十分量の水と共に服用させること。カプセルの内容物に曝露した場合，曝露部分は速やかに洗浄すること。 注射用 本剤を調製する際，手袋を使用すること。本剤が皮膚または粘膜に接触した場合，直ちに水および石鹸で洗うこと。また本剤はクローズドシステムにおいて調製されることが望まれるが，このような設備を有さない施設では，手袋の使用に加え，ディスポーザブルのガウン，マスク，キャップ，ゴーグルを着用し調製すること。	
		プロカルバジン塩酸塩					
		塩酸プロカルバジン （太陽ファルマ） カ	あり	データなし	データなし	記載なし	

添付文書またはインタビューフォーム（IF）等の情報			指定	危険度
変異原性	催奇形性・胎児毒性・母体毒性・生殖毒性	発がん性		
動物等で報告あり	動物等で報告あり	動物等で報告あり	毒	I
細菌を用いた復帰突然変異試験，ヒト末梢血リンパ球を用いた染色体異常試験およびマウス小核試験でいずれも陽性を示し，遺伝毒性が認められた。	ラットの受胎能および着床までの初期胚発生に関する試験では，着床後の胚死亡が観察された。ラットおよびウサギの胚・胎児発生に関する試験では，ラットおよびウサギとも胎児では50mg/m^{2}から体重増加抑制あるいは胚・胎児死亡および奇形（横隔膜ヘルニア，小眼球，脳の異常，頭部，中軸骨格，尾および四肢の多様な骨格異常等）がみられた。ラットの出生前および出生後の発生ならびに母体の機能に関する試験では，出生児では75mg/m^{2}から生存率低下，体重の減少または増加抑制，発育遅延および奇形がみられた。	ラット3および6クール投与試験では高頻度に乳がんがみられ，特に雌で多く認められた。その他，6クール投与試験（125mg/m^2）では，皮膚の角化棘細胞腫，基底細胞腺腫，少数例で間葉系腫瘍の線維肉腫，悪性シュワン細胞腫，子宮内膜間質肉腫，肉腫，血管肉腫，線維腫がみられた。これらの腫瘍の多くについては自然発生することや他のアルキル化薬を含む抗がん薬で報告されている。テモゾロミドやダカルバジンでのDNAのメチル化（アルキル化）におけるグアニンのO6位のメチル化は，抗腫瘍作用に関連するとともに，遺伝毒性および発がん性に関係すると考えられている。しかし，O6-メチルグアニンはO6-メチルグアニンDNAメチルトランスフェラーゼ（MGMT）によって修復される。ラットはMGMT活性が相対的に低いことに加えて，特にテモゾロミドの反復投与試験の投与開始時期に相当する50日齢付近の雌の乳腺では，MGMT活性が低く影響を受けやすい時期であったため，腫瘍が高頻度に誘発されたと考えられた。		
データなし	動物等で報告あり	ヒトで報告あり	劇	I
	動物実験で催奇形性が報告されているので，妊婦または妊娠している可能性のある婦人には投与しないことが望ましい。ラット，マウスにおいて，胎児の外形，骨格，内臓異常（20，60mg/kg/日）が，また，胎児致死の増加，発育抑制が報告されている。育成児においては，脳の発達異常（ラット20mg/kg/日，マウス6.5，20mg/kg/日）が報告されている。	他の抗がん薬を併用した患者に，急性白血病（前白血病相を伴う場合もある），骨髄異型性症候群，肺がん等の二次性悪性腫瘍が発生したとの報告がある。ラットに経口投与した実験で乳腺腫瘍が，マウスに経口，腹腔内投与した実験で肺腫瘍および白血病が，サルに経口，皮下，腹腔内投与した実験で白血病が発生したとの報告がある。		

分類		一般名 商品名 （会社名） 剤形	作用機序に よる要因 危険性 （細胞毒性）	皮膚の吸収性 または刺激性の程度	眼粘膜 刺激性の 程度	曝露対策関連の記載 （添付文書，インタビュー フォーム，その他の メーカー提供情報）	
アルキル化薬	（その他）	ベンダムスチン塩酸塩					
		トレアキシン （シンバイオ ＝エーザイ） 注射用	あり 《Leoni LM, et al：Clin Cancer Res, 14：309- 317, 2008.》	吸収性：データなし 刺激性：ウサギ耳介血管の 静脈周囲または動脈内に単 回投与する局所刺激試験で， 刺激性が認められた。 《社内資料：海外非臨床試験(0640.00. C14.01 試験)》	データなし	包装開封後もバイアルを箱 に入れて保存すること。調 製時には，手袋を着用する ことが望ましい。	
代謝拮抗薬	（ピリミジン代謝拮抗薬）	アザシチジン					
		ビダーザ （日本新薬） 注射用	あり 《Cortvrindt R, et al：Br J Cancer, 56： 261-265, 1987.》 《Kimura S, et al： Anticancer Res, 32： 795-798, 2012.》	吸収性：データなし 刺激性：ウサギの皮膚に0， 1，3および9％のアザシチ ジンを24時間塗布した結果， 9％の塗布群で軽度の皮膚刺 激性が認められた。 《社内資料：毒性試験》	データなし	取扱い時にはゴム手袋，防 護メガネ等の着用が望まし い。眼や皮膚に薬液が付着 した場合は直ちに多量の水 で十分洗浄し，医師の診断 を受けるなど，適切な処置 を行うこと。《適応上の注意》	

	添付文書またはインタビューフォーム（IF）等の情報			指定	危険度
	変異原性	催奇形性・胎児毒性・母体毒性・生殖毒性	発がん性		
	動物等で報告あり	動物等で報告あり	動物等で報告あり	劇	II
	細菌を用いた復帰突然変異試験，ヒト末梢血リンパ球を用いた染色体異常試験，ラット骨髄を対象とした*in vivo*小核試験でいずれも陽性であった。《社内資料：海外非臨床試験(DS-2007-011試験，0640.00.C4.01試験，0640.00.C4.02試験)》	動物実験（マウス，ラット）で器官形成期の日を選択して単回腹腔内投与したところ，吸収胚数の増加が認められ，胚致死作用が示唆された。内臓および骨格奇形の増加も認められた。《Heinecke H, et al：Zbl Pharm 110：1067-1086, 1971.》《Heinecke H, et al：Arzneim-Forsch, 22：122-125, 1972.》《Wendler D, et al：Anat Anz Bd, 139：100-114, 1976.》	動物実験（マウス）で，62.5mg/kg/日を4日間連日反復投与したところ，肺腺腫，細網肉腫，乳がんの増加が認められらた。《Guttner J, et al：Arch Geschwulstforsch, 43：16-21, 1974.》		
	動物等で報告あり	動物等で報告あり	動物等で報告あり	劇	II
	非哺乳動物細胞系における*in vitro*試験で，ネズミチフス菌株，大腸菌株で遺伝子突然変異の誘発が報告されている。一方，哺乳動物細胞系における*in vitro*試験で，ヒトリンパ芽球細胞株，マウスリンパ腫細胞株で遺伝子突然変異の誘発が報告されている。マウスリンパ腫細胞株，Syrianハムスター胚由来線維芽細胞株で，小核を誘発し，DNAへの取り込みを通じて染色体異常を誘発することが示されている。マウス白血病細胞株でDNA合成阻害および細胞分裂阻害作用を示し，染色体異常を誘発した。《Marquardt H：Cancer, 40：1930-1934, 1977.》《Podger DM：Mutat Res, 12：1-6, 1983.》《Call KM：Mutat Res, 160：249-257, 1986.》《Fučik V：Collection Czechoslov Chem Commun, 30：2883-2886, 1965.》《Ohta T：Mutagenesis, 15：317-323, 2000.》《Watanabe M：Mutat Res, 314：39-49, 1994.》《Amacher DE：Mutat Res, 176：123-131, 1987.》《Stopper H：Mutat Res, 283：21-28, 1992.》《Stopper H：Mutat Res, 300：165-177, 1993.》《Li LH：Cancer Res, 30：2770-2775, 1970.》	アザシチジンは胚，胎児および精巣に重大な影響を及ぼすことが確認されている。マウスおよびラットを用いた動物実験において，アザシチジンを投与した雄と交配させた雌の妊娠率の低下，異常胚の増加および胚死亡の増加が認められた。《Seifertová M：Neoplasma, 23：53-60, 1976.》《Doerksen T：Biol Reprod, 55：1155-1162, 1996.》《Doerksen T：Endocrinology, 141：3235-3244, 2000.》	マウスを用いたがん原性試験では，造血器系，リンパ系器官，肺，乳腺および皮膚等複数の組織に腫瘍発生率の増加が認められた。また，ラットを用いたがん原性試験では，骨髄，脾臓，肝臓，腎臓，肺，精巣，皮膚（投与部位周囲）に対する発がん作用が認められた。一方，哺乳動物細胞系を用いた形質転換試験では形質転換を誘発した。《Cavaliere A：Cancer Lett, 37：51-58, 1987.》《Carr BI：Carcinogenesis, 5：1583-1590, 1984.》《Benedict WF：Cancer Res, 37：2202-2208, 1977.》		

分類		一般名 商品名 （会社名） 剤形	作用機序に よる要因 危険性 （細胞毒性）	皮膚の吸収性 または刺激性の程度	眼粘膜 刺激性の 程度	曝露対策関連の記載 （添付文書，インタビュー フォーム，その他の メーカー提供情報）	
代謝拮抗薬	〈ピリミジン代謝拮抗薬〉	**エノシタビン**					
		サンラビン （旭化成 ファーマ） 注射用	あり	吸収性：データなし 刺激性：マウス，ウサギを 用いた局所刺激性試験では 特に作用は認められず。	データなし	記載なし	
		カペシタビン					
		ゼローダ （中外） 錠	あり	データなし	データなし	記載なし	
		ゲムシタビン塩酸塩					
		ジェムザール （リリー） 注射用	あり 《Purine and Pyrimidine Metabolism in Man VII, Part A, 57, 1991.》 《Ban J, et al : Biochem Biophys Res Commun, 184(2) : 551, 1992.》	データなし	データなし	皮膚に薬液が付着した場合 は直ちに石鹸でよく洗浄 し，粘膜に付着した場合は 直ちに多量の流水でよく洗 い流すこと。	
		シタラビン					
		キロサイド **キロサイドN** （日本新薬） 注	あり 《Momparler RL : Cancer Res, 34 : 1775, 1974.》	データなし	データなし	本剤は細胞毒性を有するた め，調製時には手袋を着用 することが望ましい。皮膚 に薬液が付着した場合は， 直ちに多量の流水でよく洗 い流すこと。	

添付文書またはインタビューフォーム（IF）等の情報			指定	危険度
変異原性	催奇形性・胎児毒性・母体毒性・生殖毒性	発がん性		
動物等で報告あり	動物等で報告あり	ヒトで報告あり	劇	I
in vivo（マウスに静脈内投与した小核試験）において，変異原性が認められている。	動物実験（ラット，ウサギ）で催奇形性（胎児の骨格異常・外形異常）が報告されている。	他の抗がん薬を併用した患者に，急性白血病（前白血病相を伴う場合もある），MDSが発生したとの報告あり。		
何らかの報告あり	動物等で報告あり	示唆する報告なし	劇	II
細菌を用いた復帰突然変異試験，マウス小核試験および哺乳類培養細胞を用いた遺伝子突然変異試験においては陰性。ヒトリンパ球を用いた染色体異常試験では，代謝活性化系非存在下の細胞毒性を有する濃度（250μg/mL以上）で長時間処理した時，染色体異常を有する細胞数の増加が認められた。	動物実験（マウス，サル）で胚致死作用および催奇形性が報告されている。マウスにおいて，早期胚死亡，脳室拡張，骨格変異の増加，化骨遅延（198mg/kg/日以上，反復投与），サルにおいて，流産，胚死亡（90mg/kg/日以上，反復投与）が報告されている。マウス，サルで行われた生殖能，胚・胎児発生，周産期・授乳期における生殖発生毒性試験において，胎児における流産，胚致死作用，催奇形性作用が認められ，親においては，雌親の生殖能低下，性周期異常，交尾受胎能低下，雄親の精子数減少，生殖器の病理学的変化が認められた。	マウスを用いた24ヵ月間混餌経口投与がん原性試験において，がん原性は認められなかった。		
動物等で報告あり	動物等で報告あり	データなし	劇	II
変異原性試験のうち，マウスリンフォーマ細胞を用いた*in vitro*遺伝子突然変異試験およびマウスを用いた*in vivo*（小核試験）において，いずれも陽性の結果が報告されている。《IF》	動物実験（マウス，ウサギ）で催奇形性が報告されている。《IF》			
動物等で報告あり	動物等で報告あり	ヒトで報告あり	劇	I
染色分体の切断を含む重度の染色体異常およびげっ歯類の培養細胞の悪性形質転換が報告されている。《Benedict WF, et al：Science, 171：680, 1971.》《Kouri RE, et al：Cancer Res, 35：2413, 1975.》	妊娠マウスおよび妊娠ラットの尾静脈内への投与により胚致死，胎児胎内発育の遅延，奇形の誘発，新生児の体重増加の抑制が見られた。マウス腹腔内への投与により新生児の小頭症形成が観察された。また，新生児マウスへの投与により小脳の形成が阻害された。《野村彰, 他：現代の臨床, 3(12)：758, 1969.》《粕淵康郎, 他：先天異常, 13(3)：171, 1973.》《島田司己, 他：先天異常, 12(4)：263, 1972.》	他の抗がん薬を併用した患者に，白血病，肺腺がん等の二次発がんが発生したとの報告がある。		

分類		一般名 商品名（会社名）剤形	作用機序による要因危険性（細胞毒性）	皮膚の吸収性または刺激性の程度	眼粘膜刺激性の程度	曝露対策関連の記載（添付文書，インタビューフォーム，その他のメーカー提供情報）	
代謝拮抗薬	（ピリミジン代謝拮抗薬）	シタラビン　オクホスファート水和物					
		スタラシド（日本化薬）カ	あり	データなし	スタラシドの眼粘膜刺激性はDraize法による評価基準で中等度と判定。スタラシドの溶液を用いた試験でも軽度～中等度。	記載なし	
		テガフール					
		フトラフール（大鵬薬品）注　注射用　カ　腸溶顆　坐	あり	データなし	動物試験（ウサギ雄）：テガフール（4％溶液）を点眼した結果，影響は及ぼさなかった。《藪内洋一　他：応用薬理, 5(4)：569-584, 1971》	刺激性等は確認されていないが，内容物を取り扱う場合は手袋等を着用することが望ましい。《カプセル, 腸溶顆粒, 坐剤IF：薬剤取扱い上の注意点(1)》	
		テガフール・ウラシル					
		ユーエフティ（大鵬薬品）カ　ユーエフティE（大鵬薬品）顆	あり	吸収性：データなし刺激性：データなし	データなし	刺激性等は確認されていないが，内容物を取扱う場合は手袋等を着用することが望ましい。《IF：薬剤取扱い上の注意点(1)》	

添付文書またはインタビューフォーム (IF) 等の情報			指定	危険度
変異原性	催奇形性・胎児毒性・母体毒性・生殖毒性	発がん性		
何らかの報告あり	動物等で報告あり	データなし	劇	II
細菌を用いた復帰変異試験では，突然変異誘発性は陰性であったが，培養ヒトリンパ球を用いた染色体異常試験およびマウスを用いた小核試験では，染色体異常誘発能を有することが報告されている。	動物実験（ラット，ウサギ）で催奇形性が報告されている。			
動物等で報告あり	ヒトで報告あり	ヒトで報告あり	劇	I
復帰変異誘発能試験（細菌）：陰性 染色体異常誘発能試験〔チャイニーズハムスター肺由来線維芽 (CHL) 細胞〕：陽性 《Yajima N et al.：Mutat Res, 88：241-254,1981》	テガフール・ウラシルを投与された婦人において奇形を有する児を出産したとの報告がある。 《寺浦康子 他：産科と婦人科, 69(4)：483-488, 2002》 動物実験（マウスおよびラット，静注）：母動物では影響なし。胎児では発育抑制傾向が認められた。マウス胎児では第14肋骨の出現率増加，ラットでは肋骨痕の出現増加が認められた。 動物実験（ラットおよびウサギ，経口投与）：母動物および胎児で著変は認められなかった。 《森田健一 他：応用薬理, 5(4)：555-568, 1971》 《淺野間光治 他：応用薬理, 22(1)：85-107, 1981》 《淺野間光治 他：応用薬理, 20(6)：1001-1007, 1980》	本剤を投与された患者に，急性白血病（前白血病相を伴う場合もある），骨髄異形成症候群 (MDS) が発生したとの報告がある。		
動物等で報告あり	ヒトで報告あり	ヒトで報告あり	劇	I
復帰変異誘発能試験（細菌）において，UFT，テガフール (FT)，ウラシルではいずれも陰性であった。 染色体異常誘発能試験〔チャイニーズハムスター肺由来線維芽 (CHL) 細胞〕において，UFT，FTではいずれも陽性であり，ウラシルは陰性であった。 《Yajima N. et al.：Mutat.Res., 88：241-254, 1981》	本剤を投与された婦人において奇形を有する児を出産したとの報告がある。 《寺浦康子 他：産科と婦人科, 69(4)：483-488, 2002》 動物実験（ラット）：81mg/kgで母体の体重増加抑制，摂餌量減少等，胎児の骨格変異，化骨遅延等の催奇形性の報告がある。 《淺野間光治 他：応用薬理, 22(1)：85-107, 1981》 動物実験（ウサギ，経口投与）：母体および胎児ともに著変は認められなかった。 《淺野間光治 他：応用薬理, 20(6)：1001-1007, 1980》	本剤を投与された患者に，急性白血病（前白血病相を伴う場合もある），骨髄異形成症候群 (MDS) が発生したとの報告がある。		

分類	一般名 商品名 （会社名） 剤形	作用機序に よる要因 危険性 （細胞毒性）	皮膚の吸収性 または刺激性の程度	眼粘膜 刺激性の 程度	曝露対策関連の記載 （添付文書, インタビュー フォーム, その他の メーカー提供情報）	
代謝拮抗薬	（ピリミジン代謝拮抗薬）	テガフール・ギメラシル・オテラシルカリウム				
	ティーエスワン （大鵬薬品） カ 顆 OD錠	あり	吸収性：データなし 刺激性：データなし	データなし	刺激性等は確認されていないが, 内容物を取扱う場合は手袋等を着用することが望ましい。 《IF：薬剤取扱い上の注意点(1)》	
	ドキシフルリジン					
	フルツロン （太陽ファルマ） カ	あり	データなし	データなし	記載なし	
	フルオロウラシル					
	5-FU （協和キリン） 注 錠 軟膏	あり	データなし	なし ウサギに10, 100, 1,000 μg （1日1回7日間）角膜混濁, 結膜・瞬膜等の充血, 浮腫等を認めない。ただし, 眼圧上昇あり(1,000 μg, 点眼中止後7日間には回復)。	細胞障害性のある抗がん薬であり, 直接の接触により粘膜の刺激作用, 潰瘍, 組織の壊死等を起こす可能性があるので, 取扱いにあたっては十分な注意が必要である。他の注射剤との混合調剤時に, 薬液が皮膚や手指等に付着しないように注意する。薬液が付着したら, すぐに石鹸を用いて, 水で洗い流す。眼に入ったら直ちに流水でよく洗眼する。	

添付文書またはインタビューフォーム (IF) 等の情報			指定	危険度
変異原性	催奇形性・胎児毒性・母体毒性・生殖毒性	発がん性		
動物等で報告あり	ヒトで報告あり	ヒトで報告あり	劇	I
復帰突然変異試験（細菌）：TS-1，ギメラシル（CDHP）およびオテラシルカリウム（Oxo）ではいずれも陰性。染色体異常試験（チャイニーズハムスター肺線維芽（CHL）細胞）：TS-1およびOxoでは陽性。《大内田昭信 他：J.Toxicol.Sci.,21(Suppl.Ⅲ)：675-689, 1996》小核試験（マウス）：TS-1では弱い小核誘発作用が認められたが，OxoおよびCDHPは陰性。《社内資料：小核試験》TS-1の薬効成分であるテガフール（FT）は復帰突然変異誘発能を示さないが，染色体異常誘発能および小核誘発能を有する。《Yajima N et al.：Mutat.Res., 88：241-254, 1981》	テガフール・ウラシルを投与された婦人において奇形を有する児を出産したとの報告がある。《寺浦康子 他：産科と婦人科, 69(4)：483-488, 2002》動物実験（ラット）：7mg/kg（FT相当量）において母動物の体重増加抑制及び摂餌量の減少並びに胎児の内臓異常（水頭症）及び骨格変異の増加が認められた。《柚木山史郎 他：J.Toxicol.Sci.21(SupplⅢ)：603-618, 1996》動物試験（ウサギ）：1.5mg/kg（FT相当量）において母動物の死亡，胎児の骨格異常（肋軟骨癒合）が認められた。《四宮充普 他：J.Toxicol.Sci.21(SupplⅢ)：619-641, 1996》	本剤を投与された患者で急性白血病（前白血病相を伴う場合もある），骨髄異形成症候群（MDS）が発生したとの報告ある。がん原性試験（マウスおよびラット）においてTS-1にがん原性は認められなかった。《社内資料：がん原性試験》		
何らかの報告あり	動物等で報告あり	ヒトで報告あり	劇	I
細菌を用いた復帰変異試験および修復変異試験，酵母を用いた有糸分裂組み換え遺伝子変換および復帰突然変異試験，細菌を用いた突然変異誘発頻度試験，マウスを用いた小核試験，チャイニーズハムスター由来CHL細胞による染色体異常試験において，染色体異常試験および小核試験で高用量群に染色分体切断および小核を有する多染性赤血球数の増加が認められた他は，いずれも陽性対照で明らかな変異原性を示す条件下において，変異原性は認められなかった。	動物実験（ラット）で，胎児に骨格変異，化骨遅延等（50mg/kg/日以上）が報告されている。ラット，ウサギにおいて，妊娠前・妊娠初期投与，器官形成期投与，授乳期投与において行われた生殖発生毒性試験において，胎児に生存率低下および吸収胚数の増加，骨格変異，化骨遅延，外形異常が認められた。親においては，死亡例および体重増加抑制が認められた。	フルオロウラシル系薬剤と他の抗がん薬を併用した患者に，急性白血病（前白血病相を伴う場合もある），MDSが発生したとの報告がある。		
動物等で報告あり	動物等で報告あり	ヒトで報告あり	劇	I
5-FUは細菌に対して変異原性はなく，DNA修復を起こさなかったが，酵母に対してはプチット突然変異を起こした。高濃度では，in vitroにおいてCHO細胞に染色体損傷が見られた。また，in vitroでマウスの骨髄細胞に小核を起こした。細胞毒性を示す濃度でC3H/10T1/2細胞にトランスフォーメーションを起こし，代謝物のFdUMPも本細胞をトランスフォームさせた。また，免疫抑制した同系のマウスに注射すると，腫瘍を形成した。5-FUで治療した固形腫瘍の患者の末梢血リンパ球で，染色体異常の発生率がわずかに上昇していた。	動物実験（ラット，マウス）で多指症，口蓋裂等の催奇形性が報告されている。	フルオロウラシル系薬剤と他の抗がん薬を併用した患者に，急性白血病（前白血病相を伴う場合もある），MDSが発生したとの報告がある。動物実験（マウス，腹腔内投与）で肺腫瘍の発生が有意に増加した。		

分類		一般名 商品名 （会社名） 剤形	作用機序に よる要因 危険性 （細胞毒性）	皮膚の吸収性 または刺激性の程度	眼粘膜 刺激性の 程度	曝露対策関連の記載 （添付文書，インタビュー フォーム，その他の メーカー提供情報）	
代謝拮抗薬	（プリン代謝拮抗薬）	クラドリビン					
		ロイスタチン （ヤンセン） 注	あり	吸収性：データなし 刺激性：ウサギにクラドリビン臨床製剤（1.0mg/mL）を0.1mg/kgの用量で耳介静脈内および静脈傍へ単回投与したところ，軽微から軽度の刺激性を認める。	データなし	記載なし	
		クロファラビン					
		エボルトラ （サノフィ） 注	あり	吸収性：データなし 刺激性：原末および製剤についてウサギを用いて検討した結果，原末では皮膚刺激性は認められなかったが，製剤は軽微な刺激性を有すると考えられた。 《IF》	原末および製剤についてウサギを用いて検討した結果，原末は軽度の刺激性，製剤は軽微な刺激性を有すると考えられた。 《IF》	本剤は細胞毒性を有するため，調製時には手袋を着用することが望ましい。皮膚，眼，粘膜に薬液が付着した場合には，直ちに多量の流水でよく洗い流すこと。	
		ネララビン					
		アラノンジー （ノバルティス） 注	あり	吸収性：データなし 局所刺激性：なし	データなし	本剤は細胞毒性を有するため，調製時には手袋を着用することが望ましい。 皮膚，眼，粘膜に薬液が付着した場合には，直ちに多量の流水でよく洗い流すこと。	

添付文書またはインタビューフォーム（IF）等の情報			指定	危険度
変異原性	催奇形性・胎児毒性・母体毒性・生殖毒性	発がん性		
動物等で報告あり	動物等で報告あり	ヒトで報告あり	劇	I
in vitro（チャイニーズハムスター卵巣由来細胞株を用いた染色体異常試験）および *in vivo*（マウスを用いた小核試験）において，いずれも陽性の結果が報告されている。	動物実験（マウス，ウサギ）で出生児において外表および骨格変異増加が認められている。	アルキル化薬を含む併用化学療法による前治療歴を有する患者で，クラドリビンによる治療後，二次発がん（急性骨髄性白血病，MDS）が発生したとの報告がある。動物実験（マウス）で良性ハーダー腺腫の発生率上昇を認めたものの，ヒトはハーダー腺に相当する臓器を有さないことより，本腫瘍の発生は臨床的に問題ないと考えられている。		
動物等で報告あり	動物等で報告あり	データなし	劇	II
チャイニーズハムスター卵巣細胞（CHO細胞）を用いた *in vitro* 染色体異常試験およびラットを用いた *in vivo* 小核試験において染色体異常誘発作用を示した。細菌を用いた復帰突然変異試験においては変異原性を示さなかった。《社内資料》	ラットを用いて検討した結果，9.0mg/kg／日投与群（静脈内投与）で生殖発生毒性（胎児体重の減少および着床後胚損失数の増加）および奇形・変異（外表，軟組織および骨格異常ならびに骨化遅延）の発生率上昇がみられた。《社内資料》ウサギを用いて検討した結果，1.0mg/kg／日投与群（静脈内投与）で生殖発生毒性（胎児体重の減少および着床後胚損失率の上昇）および奇形・変異（外表，軟組織および骨格異常ならびに骨化遅延）の発生率上昇がみられた。《社内資料》	遺伝毒性が明らかで動物種を超えたがん原性物質であるとみなされるため，がん原性試験は実施していない。		
動物等で報告あり	動物等で報告あり	何らかの報告あり	劇	II
マウスリンフォーマTK試験でネララビンは陽性を示し，DNA合成抑制作用を有することから，遺伝毒性を有すると推察される。《アラノンジー静注用250mg：申請資料概要2.6.6.p10-11, 2.6.7., p29-30》	動物実験において，妊娠7〜19日のウサギに本剤を8時間静脈内持続投与した結果，354mg/m²／日（成人用量の約24%）以上の投与量において，胆嚢無発生，肺分葉異常，胸骨分節の癒合または過剰および骨化遅延などの胎児の奇形および変異の発現が対照群に比べて高い頻度で観察された。また，1,180mg/m²／日以上（成人用量の約79%）の投与量においては欠指（第1指），3,540mg/m²／日（成人用量の約2倍）の投与量においては口蓋裂，母動物の体重増加量減少および胎児体重の低値がみられた。《アラノンジー静注用250mg申請資料概要2.6.6.p.11-12, 2.6.6.p.28, 2.6.7.p.33-36》	本剤のがん原性試験は実施していないが，L5178Y/TKマウスリンパ腫細胞を用いた検討において，代謝活性化の有無にかかわらず，遺伝子突然変異誘発作用を示すことが報告されている。また，類薬において二次発がんが発生したとの報告がある。		

分類	一般名 商品名 (会社名) 剤形	作用機序による要因危険性 (細胞毒性)	皮膚の吸収性または刺激性の程度	眼粘膜刺激性の程度	曝露対策関連の記載 (添付文書, インタビューフォーム, その他のメーカー提供情報)	
代謝拮抗薬 (プリン拮抗薬)						
	フォロデシン塩酸塩					
	ムンデシン (ムンディファーマ) カ	あり	データなし	データなし	記載なし	
	フルダラビンリン酸エステル					
	フルダラ (サノフィ) 注射用 錠	あり	吸収性：データなし 刺激性：ウサギを用いて検討した結果, 刺激性は認められなかった。 《IF》	データなし	注射用 本剤が皮膚または粘膜に触れた場合には, 直ちに石鹸でよく洗うこと。	
	メルカプトプリン水和物					
	ロイケリン (大原) 散	あり 《Vishniakov YA: Arkh Anat, 57：37, 1969., Frohberg H: Naunyn-Schmiediberg's Arch Pharmakol Exp Pathol, 263：210, 1969., Tuchmann-duplessis H, et al: Bull Inst Nat Sante, 22：443, 1967., Karnofsky DA: Trans Ass Amer Phys, 73：334, 1960.》	データなし	データなし	微粉末を吸入しないよう注意すること。 《添付文書：注意》	

添付文書またはインタビューフォーム（IF）等の情報			指定	危険度
変異原性	催奇形性・胎児毒性・母体毒性・生殖毒性	発がん性		
示唆するデータなし	示唆するデータなし	ヒトで報告あり	劇	I
復帰突然変異試験（*in vitro*）では遺伝毒性を示さなかった。ヒトPBLを用いた染色体異常試験（*in vitro*）では染色体異常誘発性が認められたが，本薬のアポトーシス誘導に関連するものであり，遺伝性ではない（致死的であり，娘細胞に遺伝しない）と考えられた。CHO細胞を用いた染色体異常試験では染色体異常誘発性は認められなかった。小核試験（ラット）で小核を有する多染性赤血球の発現頻度の有意な上昇は認められなかった。	催奇形性作用は認められず，子宮内検査および胎児パラメーターに投薬の影響は認められなかった。ラットおよびウサギにおいて骨化遅延が観察されたが，母動物毒性のみられる用量に限られた。	再発または難治性末梢性T細胞リンパ腫患者を対象とした国内第I/II相臨床試験でエプスタイン・バーウイルス関連リンパ腫（8.3%）が認められた。		
動物等で報告あり	ヒトで報告あり	ヒトで報告あり	劇	I
細菌を用いた復帰突然変異試験，哺乳類細胞を用いた染色体異常試験，姉妹染色分体交換試験，HGPRT突然変異試験を実施した結果，染色体異常誘発，遺伝子突然変異誘発が認められた。マウスを用いた優性致死試験では陰性，小核試験では陽性の結果であった。《社内資料》	ラットへの10および30mg/kgの静脈内投与で，胎児またはF1出生児で，骨格変異の認められたリッター数の増加が認められ，40mg/kgの静脈内投与で，F1出生児では化骨進行度の遅延，胸椎体分離の増加，4日生存率，離乳率の低下，体重増加抑制が認められた。《社内資料》動物実験（ラット，イヌ）において精巣毒性が認められ，休薬（4週間）では回復性は確認されていない。また，男性において，本剤による治療中，精子のDNA損傷が認められたという報告がある。《添付文書》	がん原性試験は実施されていないが，本剤は*in vitro*および*in vivo*遺伝毒性試験で変異原性を有することが確認されており，かつ，本剤のように細胞毒性を有するいくつかの抗がん薬ではがん原性を有することが報告されていることから，本剤もがん原性を有する可能性があるものと考えられる。本剤と他の抗がん薬で治療された患者に，骨髄異形成症候群，急性白血病，エプスタイン・バーウイルス関連リンパ増殖性疾患が発生したとの報告がある。		
データなし	動物等で報告あり	ヒトで報告あり	劇	I
	動物実験（ラット，マウス，ウサギ，ニワトリ）で胎児の発育不全，吸収胎児数の増加，奇形等が認められている。	本剤と他の抗悪性腫瘍薬を併用した患者に，急性白血病，骨髄異形成症候群（MDS）などの二次発がんが発生したとの報告がある。		

分類	一般名 商品名 （会社名） 剤形	作用機序による要因 危険性 （細胞毒性）	皮膚の吸収性 または刺激性の程度	眼粘膜 刺激性の 程度	曝露対策関連の記載 （添付文書，インタビュー フォーム，その他の メーカー提供情報）	
代謝拮抗薬 （葉酸代謝拮抗薬）	**プララトレキサート**					
	ジフォルタ （ムンディ ファーマ） 注	あり	SDラットにおける本剤40mg/kgの静脈周囲投与は，投与部位の局所刺激性を認めなかった。また，SDラットにおける本剤20mg/kgの皮内投与は，軽微〜軽度の刺激性を引き起こした。ラットおよびイヌにおけるそれぞれ6カ月間および9カ月間までの反復投与毒性試験において，投与部位に異常所見は認められなかった。	データなし	投与前の調製および投与の際は手袋を使用する等，注意する。皮膚に接触した場合は直ちに石鹸および水で完全に洗い流す。また，粘膜に接触した場合，水でしっかりと洗い流す。	
	ペメトレキセドナトリウム水和物					
	アリムタ （リリー） 注射用	あり 《Proc Amer Assoc Cancer Res. 47: 1278, 2006.》	データなし	データなし	本剤は細胞毒性を有するため，調製時には手袋を着用することが望ましい。皮膚に薬液が付着した場合は直ちに石鹸でよく洗浄し，粘膜に付着した場合は直ちに多量の流水でよく洗い流すこと。	
	メトトレキサート					
	メソトレキセート （ファイザー） 錠 注 注射用	あり	データなし	データなし	皮膚，粘膜，目に接触しないように注意する。接触した場合には石鹸水で洗い，直ちに多量の流水で洗い流すこと。	
代謝拮抗薬 （その他）	**トリフルリジン・チピラシル塩酸塩**					
	ロンサーフ （大鵬薬品） 錠	あり	吸収性：データなし 刺激性：データなし	データなし	記載なし	
	ヒドロキシカルバミド					
	ハイドレア （BMS） カ	あり	吸収性：データなし 刺激性：ウサギおよびモルモットを用いて，皮下投与または筋肉内投与したところいずれも刺激性は認められなかった。	データなし	記載なし	

添付文書またはインタビューフォーム（IF）等の情報			指定	危険度
変異原性	催奇形性・胎児毒性・母体毒性・生殖毒性	発がん性		
動物等で報告あり 復帰突然変異試験（細菌）および*in vitro*染色体異常試験（チャイニーズハムスター卵巣細胞）では遺伝毒性を示さなかった。小核試験の用量設定試験（ラット）では，200mg/kg/日までの2日間連日静脈内投与により，試験実施施設の背景値と比較して多染色赤血球 の発現頻度上昇が認められた。	動物等で報告あり ラットおよびウサギにおいて胎児毒性（胚・胎児死亡および着床後胚損失率の高値）が観察された。催奇形性は認められなかった。	データなし 重篤かつ生命を脅かすがんの患者の治療を目的としているため，がん原性試験は実施していない。	劇	II
動物等で報告あり 遺伝毒性試験のうち，マウス小核試験において，陽性の結果が報告されている。 《IF》	動物等で報告あり 動物実験（マウス）で催奇形性が報告されている。 《IF》	データなし	劇	II
示唆する報告なし 交配前の雄マウスに0.1mg/kgを5日間腹腔内投与し，無処理の雌と交配しても，特異的な優性致死誘導や，着床受精卵減少は認められず，精子形成期に及ぼす影響は認められなかった。	動物等で報告あり 動物実験（マウス，ラットおよびウサギ）で死亡胎児の増加や催奇形性が報告されている。	ヒトで報告あり 長期使用した患者あるいは他の抗がん薬を併用した患者に，悪性リンパ腫，急性白血病，MDS等の二次発がんが発生したとの報告がある。	劇	I
動物等で報告あり 復帰突然変異試験（細菌），染色体異常試験（チャイニーズハムスター肺由来（CHL）細胞，小核試験（マウス）において陽性の結果が報告されている。 《社内資料：1)復帰突然変異試験, 2)染色体異常試験, 3)小核試験》	動物等で報告あり 動物試験（ラット）：150mg/kg/日で母動物の摂餌量の減少，着床後の死亡率の増加，外表異常，内臓異常または骨格異常を有する胎児の発現率の増加が認められた。 《社内資料：1)生殖および初期胚発生着床試験(雄ラット), 2)生殖および初期胚発生着床試験(雌ラット), 3)胚, 胎児発生に関する試験(妊娠ラット)》	データなし がん原性試験は実施していない。	劇	II
動物等で報告あり ラットの胎児においてのみ小核誘発が認められ，変異原性が示唆された。	動物等で報告あり 動物実験（ラット）で吸収胚の増加，外形異常や内臓異常，骨格異常等の催奇形性が報告されている。	ヒトで報告あり 長期維持療法で皮膚がんが発生したとの報告がある。真性赤血球増加症や血小板血症等の骨髄増殖性疾患で長期投与を受けている患者で二次性の白血病が報告されている。	劇	I

分類		一般名 商品名 （会社名） 剤形	作用機序に よる要因 危険性 （細胞毒性）	皮膚の吸収性 または刺激性の程度	眼粘膜 刺激性の 程度	曝露対策関連の記載 （添付文書，インタビュー フォーム，その他の メーカー提供情報）	
抗腫瘍性抗生物質	（アントラサイクリン系）	アクラルビシン塩酸塩					
		アクラシノン （マイクロバイオ＝アステラス） 注射用	あり	吸収性：データなし 刺激性：ウサギの皮内およびモルモットの皮下，筋肉内に対する局所刺激作用を検討した結果，0.1mg/mLでは局所刺激作用はほとんど無いと推定されたが，1mg/mLでは，筋肉内投与で中等度，皮下および皮内で軽微な作用を示すと推察された。	ウサギの眼粘膜に対する局所刺激作用を検討した結果，0.1mg/mLでは局所刺激作用はほとんどないと推定されたが，1mg/mLでは，軽微な作用を示すと推察された。	記載なし	
		アムルビシン塩酸塩					
		カルセド （大日本住友＝日本化薬） 注射用	あり	データなし	データなし	薬剤を取扱う際には，直接皮膚に触れないように注意すること。皮膚に薬剤が付着した場合は直ちに流水で十分に洗い流すこと。 眼に薬液が入った場合は，直ちに流水で十分に洗い流し，必要に応じて眼科を受診すること。	
		イダルビシン塩酸塩					
		イダマイシン （ファイザー） 注射用	あり	吸収性：データなし 刺激性：ウサギに0.2，1.0，2.0mg/mLを連日8日間静脈内および皮下に単回投与した結果，刺激性が認められた。	データなし	本剤が眼や皮膚に付着した場合には直ちに水で洗浄し，適切な処置を行うこと。	
		エピルビシン塩酸塩					
		ファルモルビシン （ファイザー） 注射用 ファルモルビシンRTU （ファイザー） 注	あり	データなし	データなし	本剤が眼や皮膚に付着した場合には直ちに水で洗浄し，適切な処置を行うこと。	

添付文書またはインタビューフォーム（IF）等の情報			指定	危険度
変異原性	催奇形性・胎児毒性・母体毒性・生殖毒性	発がん性		
示唆する報告なし 突然変異原性試験の結果，変異原性は認められなかった。	動物等で報告あり 受胎能および着床までの初期胚発生に関する試験（ラット）で，生殖能力に影響を認めなかった。 出生前・出生後の発生ならびに母体機能に関する試験（ラット，ウサギ）で，母体重の増加抑制を認めた。 胚・胎仔発生に関する試験で，ラットでは胎仔の発育抑制，化骨の遅延，第14助骨および第7腰椎の発現率の増加を認め，ウサギでは吸収胚数の増加や胎仔の化骨化の遅延，第13助骨の発現の増加を認めた。催奇形成作用は非常に低く，次世代に対しても影響をおよぼさないことが認められた。	データなし	劇	II
動物等で報告あり 復帰突然変異試験を実施した結果，ネズミチフス菌において，薬物代謝酵素系S9mix存在の有無にかかわらず復帰変異コロニー数の増加が認められ，変異原性陽性であった。哺乳類の培養細胞を用いた *in vitro* 染色体異常試験，マウス小核試験においても，いずれも陽性であった。	動物等で報告あり 動物実験で，胎児への移行（妊娠ラット）および催奇形性（ラット，ウサギ）が認められている。	動物等で報告あり 動物実験（ラットに6カ月間静脈内投与した実験）で，0.5mg/kg投与群の皮膚，皮下および外耳道に悪性腫瘍が発生したとの報告がある。	劇	II
動物等で報告あり サルモネラ菌を用いる復帰突然変異試験を行った結果，変異原性が認められた。チャイニーズハムスターを用いる染色体異常試験では変異原性は認められず。また，マウス線維芽細胞を用いる染色体異常試験では形質転換性を欠いていた。	動物等で報告あり 動物実験で催奇形性（ラット：腰肋，頚肋，椎骨弓の癒合・形成不全・欠損），胎児毒性（体重増加抑制，初期死亡胎児数の増加等）が報告されている。	ヒトで報告あり 他の抗がん薬を併用した患者に，二次性白血病，MDSが発生することがある。 動物実験（ラットに静脈内投与）で，乳腺腫瘍が発生したとの報告がある。	毒	I
動物等で報告あり サルモネラ菌を用いた復帰突然変異性試験，ヒトリンパ球染色体異常試験およびマウス小核試験においてドキソルビシン塩酸塩と同様の変異原性を示した。	動物等で報告あり 動物実験（ラット）で胎児毒性が報告されており，またアントラサイクリン系の他の抗がん薬では，動物実験で催奇形性が報告されている。	ヒトで報告あり 他の抗がん薬を併用した患者に，二次性白血病，MDSが発生することがある。ラットの新生児に皮下投与した実験で，発がん性がみられたとの報告がある。	劇	I

分類		一般名 商品名 （会社名） 剤形	作用機序に よる要因 危険性 （細胞毒性）	皮膚の吸収性 または刺激性の程度	眼粘膜 刺激性の 程度	曝露対策関連の記載 （添付文書，インタビュー フォーム，その他の メーカー提供情報）	
抗腫瘍性抗生物質	（アントラサイクリン系）	ダウノルビシン塩酸塩					
		ダウノマイシン （Meiji Seika） 注射用	あり	吸収性：データなし 刺激性：皮内投与では0.02％ 濃度で軽度，0.2％および1％ 濃度でかなりの発赤を認め， 5日間持続。 剖検では0.02％濃度では異 常は認められず，0.2％およ び1％濃度で壊死を認める。	データなし	記載なし	
		ドキソルビシン塩酸塩					
		アドリアシン （アスペン） 注射用	あり	データなし	データなし	細胞障害性のある抗がん薬 であり，直接の接触により 粘膜の刺激作用，潰瘍，組 織の壊死等を起こす可能性 があるので，取扱いに当 たっては十分な注意が必 要。	
		ドキシル （ヤンセン＝ 持田） 注	あり	吸収性：データなし 刺激性：ウサギへの静脈内 投与では，投与部位に極め て軽微な紅斑が認められた が，病理組織学的検査では 被験物質に起因する所見は 認められなかった。 ウサギへの皮下投与では投 与部位における，肉眼観察 で紅斑，腫脹，痂皮形成が， 病理組織学的検査では，試 験15，29日に浮腫，骨格筋 変性，線維化，慢性活動性 炎症が認められたが，試験 29日には回復傾向が認めら れた。	データなし	本剤の取扱いおよび調製に あたっては，手袋を使用す るなど慎重に行うこと。本 剤が皮膚または粘膜に触れ た場合には，直ちに石鹸で よく洗うこと。	
		ピラルビシン塩酸塩					
		テラルビシン （Meiji Seika） 注射用 ピノルビン （マイクロバイ オ＝日本化薬） 注射用	あり	吸収性：データなし 刺激性：皮内投与では0.1％ 以上で刺激性あり。	0.5％で刺激性 あり。眼にお ける変化は洗 眼により軽減。	皮膚に付着した場合は直ち に石鹸でよく洗うこと。眼 に入った場合は流水で十分 に洗眼すること。	

	添付文書またはインタビューフォーム（IF）等の情報			指定	危険度
	---	---	---	---	---
	変異原性	催奇形性・胎児毒性・母体毒性・生殖毒性	発がん性		
	データなし	動物等で報告あり	ヒトで報告あり	劇	I
		動物実験（マウス）で催奇形性が報告されている。	他の抗がん薬を併用した患者に，急性白血病（前白血病相を伴う場合もある），MDSが発生したとの報告がある。ラットに静脈内投与した実験で，乳腺腫瘍，腎腫瘍が，マウスに皮下投与した実験で局所の腫瘍が発生したとの報告がある。		
	データなし	動物等で報告あり	ヒトで報告あり	劇	I
		動物実験（ラット）で，消化器系，泌尿器系および心臓血管系に催奇形性が報告されている。	他の抗がん薬を併用した患者に，二次性白血病，MDSが発生することがある。ラットに静脈内投与した実験で乳腺腫瘍が発生したとの報告がある。		
	動物等で報告あり	動物等で報告あり	動物等で報告あり	劇	II
	動物でドキソルビシン塩酸塩および関連化合物は遺伝毒性を有することが示されている。	動物実験（ラット，ウサギ）で胎児毒性および流産誘発作用が報告されている。	動物でドキソルビシン塩酸塩および関連化合物は発がん性を有することが示されている。		
	報告あり	動物等で報告あり	ヒトで報告あり	劇	I
	復帰変異試験，染色体異常試験等で変異原性を認める。	動物実験（ラット）で胎児に対する毒性的影響（体重抑制，腰椎過剰，前肢指化骨数の減少）が報告され，アントラサイクリン系の他の抗がん薬の動物実験では催奇形性が報告されている。	他の抗がん薬を併用した患者に，急性白血病（前白血病相を伴う場合もある），MDSが発生したとの報告がある。ラットに腹腔内投与した実験で，発がん性がみられたとの報告がある。		

分類		一般名 商品名 （会社名） 剤形	作用機序に よる要因 危険性 （細胞毒性）	皮膚の吸収性 または刺激性の程度	眼粘膜 刺激性の 程度	曝露対策関連の記載 （添付文書，インタビュー フォーム，その他の メーカー提供情報）	
抗腫瘍性抗生物質	（アントラキノン系）	ミトキサントロン塩酸塩					
		ノバントロン （あすか-武田 ＝日本製薬） 注	あり	データなし	データなし	目や皮膚に付着した場合には直ちに流水で洗い流すこと。	
	（ブレオマイシン類）	ブレオマイシン塩酸塩					
		ブレオ （日本化薬） 注射用	あり	データなし	データなし	記載なし	
		ブレオマイシン硫酸塩					
		ブレオS （日本化薬） 軟膏	あり	吸収性：データなし 刺激性：1日1回500mg 6日間連続塗布による発赤，温感，浮腫，痂皮形成の諸点から判定したが，ウサギ健常皮膚においては刺激性はほとんどみられなかった。	1%ブレオ軟膏の1回点眼（ウサギ）で急性刺激症状は結膜，瞬膜共に一過性に認められたが，その後回復した。60回点眼：点眼初期に結膜の血管拡張（その後回復）。	眼には接触させないこと。粘膜周辺に使用する場合には慎重に行うこと。手で塗布する場合には塗布後直ちに手を洗うこと。	
		ペプロマイシン硫酸塩					
		ペプレオ （日本化薬） 注射用	あり	吸収性：データなし 刺激性：ラット足蹠注入によって，足容積は有意に増大（大量投与で軽度の起炎作用あり）。	ウサギを用いた試験（100mg/mL，0.1mL1回点眼）で，いずれも2日間以内に回復または中等度の血管拡張，眼脂等。病理組織的にも著しい変化を認めず。	記載なし	

添付文書またはインタビューフォーム (IF) 等の情報			指定	危険度
変異原性	催奇形性・胎児毒性・母体毒性・生殖毒性	発がん性		
何らかの報告あり	動物等で報告あり	動物等で報告あり	毒	I
細菌を用いた Ames 試験では陽性であるが, ラットを用いた優性致死試験では陰性である。	ミトキサントロンを雌雄ラットの交配前〜妊娠初期 (3.3, 10, 30 μg/kg/日), 妊娠ラットの胎児器官形成期 (50, 100, 200 μg/kg/日), 周産期〜授乳期 (25, 50, 100 μg/kg/日) に静脈内投与した試験では, 器官形成期投与の大量群で胎児体重および出生児体重の低下, 周産期〜授乳期の大量群で出生児体重の低下がみられているが, その他の所見 (受胎能, 妊娠の維持, 分娩, 哺育, 胎児の催奇形性, 児獣の行動・生殖能力) では特記すべき異常はみられていない。	マウス, ラットに対して, 3週ごとに1回, 25カ月にわたって静脈内投与した試験で, マウスには発がん性は認められていないが, ラットでは WHO の判定基準で軽度の発がん性の可能性が示唆されている。		
データなし	動物等で報告あり	動物等で報告あり	劇	II
	動物実験 (マウス, ラット) で催奇形性が報告されている。	動物実験 (ラット) の皮下投与において線維肉腫・腎がんが認められた。		
データなし	動物等で報告あり	データなし	劇	II
	動物実験 (マウス, ラット) で催奇形性が報告されている。			
示唆する報告なし	動物等で報告あり	動物等で報告あり	劇	II
サルモネラ菌 (*Salmonella typhi-murium*) TA100 および TA98 に対する変異原性は, S-9Mix の有無にかかわらず認められない。	動物実験 (ラット, ウサギ) で催奇形性が報告されている。	動物実験 (ラット) の皮下投与において, 線維肉腫・腎がんが認められた。		

分類	一般名 商品名（会社名）剤形	作用機序による要因危険性（細胞毒性）	皮膚の吸収性または刺激性の程度	眼粘膜刺激性の程度	曝露対策関連の記載（添付文書，インタビューフォーム，その他のメーカー提供情報）	
抗腫瘍性抗生物質（その他）	**アクチノマイシンD**					
	コスメゲン（ノーベル）注射用	あり	データなし	データなし	非経口用剤の調製や希釈時に垂直式層流装置のあるフードの使用と使い捨ての手術用手袋とマスクを着用することが望ましい。	
	マイトマイシンC					
	マイトマイシン（協和キリン）注射用	あり	吸収性：データなし 刺激性：皮下注(0.4mg/mL)で，強い刺激性と広範な皮下の充出血，浮腫	データなし	本剤は細胞障害性があり，直接の接触により粘膜の刺激作用，潰瘍，組織の壊死等を起こす可能性がある。調製時に薬液が皮膚や手指に付着しないように注意する。薬液が付着したら，すぐに石鹸と水で洗い流す。洗浄後に刺激または疼痛が続く場合は，医師の診察を受ける。眼に入ったら，直ちに流水でよく洗眼する。洗眼後，刺激，疼痛，腫脹，流涙または羞明が続く場合は，眼科を受診する。	
DNAトポイソメラーゼ阻害薬	**イリノテカン塩酸塩水和物**					
	カンプト（ヤクルト）注 トポテシン（第一三共）注	あり	吸収性：データなし 刺激性：あり 局所刺激性試験（筋肉障害性）	データなし	細胞毒性を有するため，調製時には手袋を着用することが望ましい。皮膚，眼，粘膜に薬液が付着した場合には，直ちに多量の流水でよく洗い流すこと。	
	エトポシド					
	ベプシド（BMS）カ注 ラステット（日本化薬）注 ラステットS（日本化薬）カ	あり	吸収性：データなし 局所刺激性：認めず	著名な刺激性をもたない。《榊原常泰, 他：基礎と臨床, 19(8)：3869-3883, 1985.》	注 本剤は細胞毒性を有するため，調製時には手袋を着用することが望ましい。皮膚に薬液が付着した場合には，直ちに多量の流水でよく洗い流すこと。	

	添付文書またはインタビューフォーム（IF）等の情報			指定	危険度
変異原性	催奇形性・胎児毒性・母体毒性・生殖毒性		発がん性		
データなし	動物等で報告あり		ヒトで報告あり	劇	I
	動物実験において，妊娠9日目ラットにアクチノマイシンD150，200 μg/kgを1回腹腔内投与した試験において，胎児に脳水腫を主とする神経系の異常がみられており，胎児死亡率も対照群に比べて有意に高いことが示されている。		他の抗がん薬・放射線照射を併用した患者に，二次発がん（白血病を含む）が現れることがある。動物実験（ラット腹腔内投与）で，腹腔に間葉性腫瘍が発生したとの報告がある。		
動物等で報告あり	動物等で報告あり		ヒトで報告あり	劇	I
Ames試験，染色体異常誘発試験，小核試験，優勢致死試験において変異原性を認める。	動物実験（マウス）で発育抑制，口蓋裂，矮小尾，小顎症，欠趾症等の催奇形性が認められている。		他の抗がん薬を併用した患者に，急性白血病，MDSが発生することがある。マウスに皮下投与した実験およびラットに腹腔内，静脈内投与した実験で各種の腫瘍が発生した。		
動物等で報告あり	動物等で報告あり		示唆する報告なし	劇	II
チャイニーズハムスター培養細胞に対して染色体異常誘発作用が認められた。また，小核誘発作用を示し，*in vivo*における染色体異常誘発の可能性が示唆された。《島田弘康，他：基礎と臨床，24：7357-7366，1990。》	動物実験（ラット，ウサギ）で催奇形性が報告されている。《板橋正文，他：CPT-11の生殖・発生毒性試験第1報〜第4報），基礎と臨床，24(14)：7263-7274，7275-7304，7305-7323，7324-7336，1990。》		ラットにおけるがん原性試験では陰性と評価された。		
動物等で報告あり	動物等で報告あり		データなし	劇	II
Ames試験，修復試験，小核試験により変異原性が報告されている。	動物実験（ラット，ウサギ）で催奇形性，胎児毒性が報告されている。				

分類	一般名 商品名 (会社名) 剤形	作用機序に よる要因 危険性 (細胞毒性)	皮膚の吸収性 または刺激性の程度	眼粘膜 刺激性の 程度	曝露対策関連の記載 (添付文書, インタビュー フォーム, その他の メーカー提供情報)	
DNAトポイソメラーゼ阻害薬	ソブゾキサン					
	ペラゾリン (全薬) 細	あり 《Narita T. et al: Cancer Chemother Pharmacol. 28(4): 235-240. 1991.》	データなし	データなし	記載なし	
	ノギテカン塩酸塩					
	ハイカムチン (日本化薬) 注射用	あり	吸収性:データなし 刺激性:局所刺激性試験 (イヌに10倍希釈液を静脈 内単回投与)において局所刺 激性は生理食塩液と同程度	データなし	本剤は細胞毒性を有するた め, 調製時には防護具(眼 鏡, 手袋, マスク等)を着 用すること。薬液が皮膚に 付着した場合には, 直ちに 石鹸および多量の流水で洗 い流すこと。また, 粘膜に 付着した場合には多量の流 水で洗い流すこと。	
白金系	オキサリプラチン					
	エルプラット (ヤクルト) 注	あり	吸収性:データなし 刺激性:ほとんどなしと推 察された。 《社内資料:ラット4週間反復静脈内投与 毒性試験, ラット13週間反復静脈内投与 毒性試験, サル2週間静脈内投与毒性 試験, サル4週間反復静脈内投与毒性 試験, サル13週間反復静脈内投与毒性 試験》	データなし	本剤は細胞毒性を有するた め, 調製時には手袋を着用 することが望ましい。皮 膚, 眼, 粘膜に薬液が付着 した場合には, 直ちに多量 の流水でよく洗い流すこ と。	
	カルボプラチン					
	パラプラチン (BMS) 注	あり	データなし	データなし	本剤は細胞毒性を有するた め, 調製時には手袋を着用 することが望ましい。皮膚 に薬液が付着した場合は, 直ちに多量の流水で洗い流 すこと。	

添付文書またはインタビューフォーム（IF）等の情報			指定	危険度
変異原性	催奇形性・胎児毒性・母体毒性・生殖毒性	発がん性		
動物等で報告あり 細菌を用いた復帰変異試験では突然変異誘発性は陰性であったが，チャイニーズハムスター肺由来細胞株を用いた染色体異常試験およびマウスを用いた小核試験では陽性であった。 《社内資料(須藤鐵世，他：MST-16の変異原性試験，)，(須藤鐵世，他：MST-16のマウスを用いた小核試験，)》	動物等で報告あり 動物実験（ラット）で胎児毒性（胎児吸収，発育遅延，骨化遅延）が報告されている。 《加藤育雄，他：医薬品研究，22(4)：644-665，1991.》	ヒトで報告あり 他の抗がん薬を併用した患者に，急性白血病，MDSが発生した。 《Okamoto T, et al：Int J Hematol, 75(1)：107-108, 2002.》 マウスおよびラットを用いたがん原性試験では，発がん性を示唆する所見を認めなかったが，ラットの52週間慢性毒性試験において，最高用量で慢性腎症の進行に伴い腎臓に前がん病変がみられた。 《清水康資，他：医薬品研究，22(3)：483-495，1991.》	劇	I
報告あり 染色体異常試験，遺伝子突然変異試験および小核試験の遺伝毒性試験において，いずれも陽性の結果が報告されている。	動物等で報告あり 動物実験（ラット，ウサギ）で胚・胎児毒性および催奇形性が報告されている。	報告あり 変異原性の結果より，がん原性を有する可能性がある。	劇	II
動物等で報告あり 細菌を用いた復帰突然変異試験，哺乳類培養細胞を用いた染色体異常試験およびマウス骨髄細胞を用いた小核試験において，いずれも陽性の結果が報告されている。 《社内資料：1)復帰突然変異試験，2)染色体異常試験，3)小核試験》	動物等で報告あり 動物実験（ラット）において着床期胚に対する致死作用および胎児の発育遅滞が報告されている。 《社内資料：1)ラット受胎能および着床までの初期発生に関する生殖毒性試験，2)ラット胎児器官形成期投与生殖毒性試験，3)ラット出生前および出生後の発生ならびに母動物の機能に関する試験，4)ウサギ胎児器官形成期投与生殖毒性試験》	データなし	毒	I
動物等で報告あり 細菌およびヒトリンパ芽球細胞に対し変異原性が認められており，また，ハムスターに対する染色体異常誘起性が認められている。	動物等で報告あり 動物実験（ラット）において催奇形性，胎児致死作用が報告されている。	ヒトで報告あり 他の抗がん薬の併用により，急性白血病（前白血病相を伴う場合もある），MDSが発生した。ラットの慢性毒性試験（静脈内投与）により耳下腺および乳腺の腺がん，前立腺の前がん病変が発生した。	毒	I

分類	一般名 商品名 （会社名） 剤形	作用機序による要因危険性（細胞毒性）	皮膚の吸収性または刺激性の程度	眼粘膜刺激性の程度	曝露対策関連の記載（添付文書，インタビューフォーム，その他のメーカー提供情報）	
白金系	**シスプラチン**					
	アイエーコール （日本化薬） 注射用 ランダ （日本化薬） 注	あり	データなし	ウサギによる眼粘膜刺激性試験にて結膜および瞬膜に軽度から中等度の充血，軽度の眼脂	薬剤を取り扱う時は，直接皮膚に触れないよう注意すること（防護手袋，保護メガネ，マスク等）。もし，薬剤が触れた場合は流水でよく洗い流すこと。万一，眼に入った場合，水または生理食塩液で洗浄すること。	
	ネダプラチン					
	アクプラ （日医工） 注射用	あり	吸収性：データなし 刺激性：ウサギの耳介静脈内に本薬0.01％，0.03％溶液を1日1回3.3mL/kg，5日間投与したところ，量濃度で投与局所に発赤，硬結が観察され，0.03％溶液では血栓も形成された。本薬の0.01％溶液の血管局所刺激性は，生理食塩液，5％キシリトール注射液あるいは0.01％CDDP溶液と同程度。	データなし	記載なし	
	ミリプラチン水和物					
	ミリプラ （大日本住友） 注射用	あり	データなし	データなし	記載なし	
微小管作用薬	（タキソイド系抗悪性腫瘍薬）	**カバジタキセル　アセトン付加物**				
		ジェブタナ （サノフィ） 注	あり	吸収性：データなし 刺激性：雄ウサギの耳にポリソルベート80およびエタノールを含む5％グルコース水溶液を用いた本剤溶液を1.0または2.0mg/mL の濃度で静脈内または動脈内投与したとき，刺激性は認められなかった。しかしながら，本剤溶液の静脈周囲投与により皮膚刺激性の病理組織学的エビデンスが認められた。これは溶媒に関連するものと考えられるが，本剤により悪化した可能性がある。なお，これらの濃度は，ヒトに投与される濃度（臨床濃度範囲：0.10〜0.26mg/mL）より高いものである。《IFp.69》	データなし	調製時には手袋を着用することが望ましい。本剤が皮膚に付着した場合には，直ちに石鹸および多量の流水で洗い流すこと。また，粘膜に付着した場合には，直ちに多量の流水で洗い流すこと。《添付文書：適用上の注意》

添付文書またはインタビューフォーム（IF）等の情報			指定	危険度
変異原性	催奇形性・胎児毒性・母体毒性・生殖毒性	発がん性		
動物等で報告あり	動物等で報告あり	動物等で報告あり	毒	I
サルモネラ菌（*Salmonella typhimurium*）TA100 および TA98 に対する変異原性が，S-9Mix の有無にかかわらず認められた。また，シスプラチンを投与したラット尿においても変異原性が認められた。	ラットにおいて催奇形性，胎児致死率の増加。マウスにおいて催奇形性，胎児致死作用が報告されている。	マウスで認められている。		
動物等で報告あり	動物等で報告あり	動物等で報告あり	毒	I
細菌を用いる復帰突然変異試験およびヒトリンパ球培養細胞・マウス骨髄細胞を用いる染色体異常試験において，いずれも陽性。《医薬品研究，22（5）：812，1991》《医薬品研究，22（5）：821，1991.》	ラットにおいて催奇形性および胎児致死作用が，ウサギにおいて胎児致死作用が報告されている。《医薬品研究，22(4)：714，1991.》《医薬品研究，21(6)：1215，1990.》	雌ラットの慢性毒性試験（週1回6カ月間間欠静脈内投与）で雌に乳腺がんの発生が報告されている。《医薬品研究，22(6)：1038，1991.》		
動物等で報告あり	動物等で報告あり	データなし	劇	II
細菌に対する遺伝子突然変異誘発能が認められている。また，活性体であるジクロロ1,2-ジアミノシクロヘキサン白金は，マウス小核試験で遺伝毒性を示した。	ラットおよびウサギにおいて催奇形作用および胚・児致死作用はなく，胎児の発育にも影響は認められなかった。			
動物等で報告あり	動物等で報告あり	データなし	毒	I
カバジタキセルは，細菌を用いる復帰突然変異試験（Ames 試験）において陰性であった。ヒトリンパ球を用いた *in vitro* 染色体異常試験で，倍数体細胞数の増加がみられたが染色体の構造異常はみられなかった。また，*in vivo* ラット骨髄小核試験で0.5mg/kg 以上の用量で有小核細胞の増加がみられた。《IF .p69》	動物実験（マウス，ラット，イヌ）において精巣毒性が認められている。雌ラットに交配前15日〜妊娠6日まで，本剤を1日1回0.2mg/kg/日静脈内投与で黄体数・着床数の有意な減少，着床前死亡率増加，総生存胎児数の有意な減少がみられた。また，妊娠6日〜17日まで1日1回0.16mg/kg/日12時間静脈内投与で，母動物の死亡と平均体重増加量・摂餌量減少がみられ，それに伴う胎児毒性として死亡（着床後死亡率増加），平均胎児体重減少，骨化遅延・骨格異変の発現頻度が軽度に増加。《IFp.68》	進行性前立腺がん患者の治療を目的とした抗悪性腫瘍薬であることから，がん原性試験は実施していない。		

分類		一般名 商品名 （会社名） 剤形	作用機序に よる要因 危険性 （細胞毒性）	皮膚の吸収性 または刺激性の程度	眼粘膜 刺激性の 程度	曝露対策関連の記載 （添付文書，インタビュー フォーム，その他の メーカー提供情報）	
微小管作用薬	（タキソイド系抗悪性腫瘍薬）	ドセタキセル水和物					
		タキソテール （サノフィ） 注 ワンタキソ テール （サノフィ） 注	あり	吸収性：データなし 刺激性：ウサギを用いた静脈内投与および静脈周囲投与による局所刺激試験において，軽微な紅斑または血腫等の投与時の機械的損傷による反応が観察されたが，投与部位の忍容性は良好であった。《IF》	データなし	本剤が皮膚に付着した場合には，直ちに石鹸および多量の流水で洗い流すこと。また，粘膜に付着した場合には，直ちに多量の流水で洗い流すこと。	
		パクリタキセル					
		タキソール （BMS） 注	あり	吸収性：データなし 刺激性：ウサギで耳介静脈内1時間持続単回投与では軽度な局所刺激性があり，耳介静脈の周囲単回で一過性の軽度な局所刺激性があった。	データなし	本剤は細胞毒性を有するため，調製時には手袋を着用することが望ましい。皮膚に薬液が付着した場合は，直ちに多量の流水でよく洗い流すこと。	
		パクリタキセル（アルブミン懸濁型）					
		アブラキサン （大鵬薬品 ＝ Abraxis BioScience） 注射用	あり	吸収性：データなし 刺激性：ニュージーランド白色ウサギを用いた静脈内投与，静脈周囲投与，動脈内投与および皮下投与による局所刺激性試験において，アブラキサンと生理食塩液の影響は同等であった。《IF：毒性試験(4)》	データなし	本剤は細胞毒性を有するため，調製時には手袋を着用することが望ましい。皮膚に本剤または懸濁液が付着した場合は，直ちに多量の流水および石鹸でよく洗い流すこと。《添付文書（適用上の注意(1)調製時2）》	
	（ビンカアルカロイド系抗悪性腫瘍薬）	ビノレルビン酒石酸塩					
		ナベルビン （ピエールファーブルメディカメン-協和キリン＝ピエールファーブルメディカメンCNRS） 注	あり	吸収性：データなし 刺激性：筋肉内投与での局所刺激性試験では刺激性が強い。	データなし	細胞障害性があり，直接の接触により粘膜の刺激作用，潰瘍，組織の壊死等を起こす可能性があるので，取扱いに当たっては十分な注意が必要。皮膚に付着した場合には，直ちに石鹸および多量の流水で洗い流すこと。また，粘膜に付着した場合には，直ちに多量の流水で洗い流すこと。 眼には接触させないこと。眼に入った場合は，直ちに水で洗浄すること。眼に入った場合，激しい刺激や角膜潰瘍が起こることがある。	

添付文書またはインタビューフォーム (IF) 等の情報			指定	危険度
変異原性	催奇形性・胎児毒性・母体毒性・生殖毒性	発がん性		
動物等で報告あり	動物等で報告あり	ヒトで報告あり	毒	I
変異原性試験のうち，チャイニーズハムスターの卵巣由来培養細胞 (CHO－K1) を用いる染色体異常試験およびマウスを用いる小核試験において，いずれも陽性の結果が報告されている。	動物実験 (ラット) では，胚・胎児毒性 (胚吸収・胎児死亡，発育遅延等) が認められ，催奇形性を示唆する所見も認められている。	他の抗がん薬や放射線療法を併用した患者で，急性白血病，MDS が発生したとの報告がある。		
動物等で報告あり	動物等で報告あり	ヒトで報告あり	毒	I
復帰突然変異試験 (サルモネラ菌，大腸菌) において陰性であったが，*in vitro* 染色体異常試験 (培養ヒト末梢血リンパ球) および小核試験 (マウス) において陽性。	動物実験 (ラット) で催奇形性が報告されている。	他の抗がん薬や放射線療法を併用した患者で，急性白血病，MDS が発生したとの報告がある。		
報告あり	動物等で報告あり	報告あり	毒 特生物	I
本剤の変異原性試験は実施していない。 他のパクリタキセル製剤の染色体異常試験，小核試験において遺伝毒性が報告されている。	動物実験 (ラット)：4mg/kg/日以上で母動物の死亡，胚・胎児死亡が認められた。1mg/kg/日以上で催奇形性作用が認められた。	がん原性試験は実施していない。他のパクリタキセル製剤において他の抗がん薬や放射線療法を併用した患者で，急性白血病，骨髄異形成症候群 (MDS) が発生したとの報告がある。		
動物等で報告あり	動物等で報告あり	何らかの報告あり	毒	I
CHL 細胞を用いた染色体異常試験では染色体の数的異常が誘発されたが，構造異常は惹起されなかった。マウスを用いた小核試験では小核を有する多染性赤血球出現 (染色体異常) の頻度が増加が報告されている。	動物実験で催奇形性 (ラット：頸椎椎弓の癒合，頸椎配列異常等の骨格変異，ウサギ：耳介低形成，側脳室拡張，腰肋等の骨格変異) が報告されている。	マウスで肝細胞腫，ハーダー氏腺腫瘍の発生が増加したが，腫瘍の自然発生頻度の上限を超えず，ラットでも有意な腫瘍発生頻度の増加を認めていない。		

分類		一般名 商品名 （会社名） 剤形	作用機序による要因 危険性 （細胞毒性）	皮膚の吸収性 または刺激性の程度	眼粘膜 刺激性の 程度	曝露対策関連の記載 （添付文書，インタビュー フォーム，その他の メーカー提供情報）	
微小管作用薬	（ビンカアルカロイド系抗悪性腫瘍薬）	ビンクリスチン硫酸塩					
		オンコビン （日本化薬） 注射用	あり	吸収性：データなし 刺激性：マウスに0.05mg，0.1mgを皮下注射し，24時間目をピークとして強い皮膚の浮腫，血管拡張，部分的な脂肪組織の壊死，毛球の変性が認められた。	データなし	眼には接触させないこと。眼に入った場合は直ちに水で洗うこと（眼に入った場合，重篤な刺激や角膜潰瘍が起こることがある）。	
		ビンデシン硫酸塩					
		フィルデシン （塩野義＝日医工） 注射用	あり	吸収性：データなし 刺激性：ウサギの耳介後動脈の内側絵枝に0.1％溶液を1回投与（1mL/kg）すると，注射部位に軽度の皮下出血。ウサギ背部に0.1％溶液を1回皮下投与（1mL/kg）すると注射部位にときに出血を伴う充血がみられたが，浮腫の徴候は認められなかった。《社内資料》	ウサギに0.1％溶液を投与すると，結膜炎と虹彩炎が認められた。《社内資料》	眼には接触させないこと。眼に入った場合は，直ちに水で洗浄すること（眼に入った場合，激しい刺激や角膜潰瘍が起こることがある）。	
		ビンブラスチン硫酸塩					
		エクザール （日本化薬） 注射用	あり	吸収性：データなし 刺激性：マウスに0.05mg，0.1mgを皮下注射し，2日目から5日目をピークとして強い皮膚の潰瘍，毛球の変性ならびに壊死が認められた。	データなし	眼には接触させないこと。眼に入った場合は直ちに水で洗うこと（眼に入った場合，重篤な刺激や角膜潰瘍が起こることがある）。	
	（その他）	エリブリンメシル酸塩					
		ハラヴェン （エーザイ） 注	あり 《Towle MJ, et al：Cancer Res, 61：1013, 2001.》	吸収性：データなし 刺激性：局所刺激性試験は実施していないが，ラットおよびイヌの反復投与毒性試験の投与部位の剖検所見および組織所見から局所刺激性を示唆する所見はみられなかった。《メーカー確認》	データなし	調製時には手袋，ゴーグルおよび保護衣の着用が望ましい。本剤が皮膚に付着した場合には，直ちに石鹸および多量の流水で洗い流すこと。また，粘膜に付着した場合には，直ちに多量の流水で洗い流すこと。《添付文書》	
分子標的治療薬	（モノクローナル抗体／ヒト型）	オファツムマブ（遺伝子組換え）					
		アーゼラ （ノバルティス） 注	あり	吸収性：データなし 刺激性：なし サルでの本薬20および100mg/kgを週1回または月1回30分間持続投与した4週間および7カ月間間欠静脈内投与試験の剖検および病理組織学的検査では，投与部位に局所刺激性を示す所見はなかった。	データなし	記載なし	

添付文書またはインタビューフォーム（IF）等の情報			指定	危険度
変異原性	催奇形性・胎児毒性・母体毒性・生殖毒性	発がん性		
データなし	動物等で報告あり	ヒトで報告あり	劇	I
	動物実験（ラット，マウス，ハムスター）で催奇形性が報告されている。	他の抗がん薬を併用した患者に，二次発がん（白血病，MDS等）が発生したとの報告がある。		
示唆する報告なし	動物等で報告あり	ヒトで報告あり	劇	I
大腸菌およびサルモネラ菌を用いた試験で，変異原性は認められなかった。また，ハムスターを用いた染色体異常発生試験において染色体異常は認められなかった。《社内資料》	動物試験（ラット）で催奇形性が報告されている。《社内資料》	他の抗がん薬や放射線療法を併用した患者に，二次発がん（急性白血病，MDS等）が発生したとの報告がある。		
データなし	動物等で報告あり	ヒトで報告あり	劇	I
	動物実験（ラット，マウス，ハムスター）で催奇形性が報告されている。	本剤と他の抗がん薬および放射線療法を併用した患者に，二次発がん（白血病，MDS等）が発生したとの報告がある。		
動物等で報告あり	動物等で報告あり	データなし	毒	I
細菌を用いた復帰突然変異試験では陰性だったが，マウスリンフォーマtk試験では弱陽性，ラット小核試験では陽性だった。《社内資料：エリブリンメシル酸塩の遺伝毒性試験（HAL-0073）》	動物実験（ラット）で，胚・胎児毒性（全胚吸収，無顎症，小口症など）が認められ，催奇形性が示唆された。《社内資料：エリブリンメシル酸塩の生殖発生毒性試験（HAL-0072）》			
データなし	何らかの報告あり	データなし	劇 生物	III
抗体医薬品であり，DNAおよびほかの染色体成分に直接相互作用しないと考えられることから，遺伝毒性試験は実施しなかった。	サルに本剤20および100mg/kgを妊娠20〜48日に週1回間欠静脈内投与した胚・胎児発生に関する試験では，100mg/kg群の胎児でB細胞数の低値とともに脾臓重量の低値がみられたが，関連する病理組織学的所見は認められなかった。また，胎盤通過性が確認された。《アーゼ点滴静注液：申請資料概要2.6.6 p.2, 2.6.7 p.25-26》	げっ歯類に対し薬理学的活性を示さず，標準的ながん原性試験の実施は不適切であると考えられたことから，がん原性試験は実施しなかった。		

分類		一般名 商品名 （会社名） 剤形	作用機序に よる要因 危険性 （細胞毒性）	皮膚の吸収性 または刺激性の程度	眼粘膜 刺激性の 程度	曝露対策関連の記載 （添付文書，インタビュー フォーム，その他の メーカー提供情報）	
分子標的治療薬	（モノクローナル抗体／ヒト型）	ダラツムマブ（遺伝子組換え）					
		ダラザレック ス （ヤンセン） 注	なし	吸収性：データなし 刺激性：チンパンジー6週 間反復投与試験において， 静脈内持続投与後に認めら れた注射部位反応は静脈穿 刺に伴って通常みられる変 化であった。	データなし	記載なし	
		デノスマブ（遺伝子組換え）					
		ランマーク （第一三共 = AMGEN） 注	データなし	データなし	データなし	記載なし	
		パニツムマブ（遺伝子組換え）					
		ベクティビッ クス （武田） 注射用	データなし	吸収性：データなし 刺激性：局所刺激性試験は 実施していないが，全ての 一般毒性試験で注射部位を 評価した。本剤を投与した 動物を対照動物と比較した ところ，本剤の薬理作用に 関連する皮膚変化以外には 注射部位変化は認められな かった。	データなし	記載なし	

| 添付文書またはインタビューフォーム（IF）等の情報 | | | 指定 | 危険度 |
変異原性	催奇形性・胎児毒性・母体毒性・生殖毒性	発がん性		
動物等で報告あり 6週間反復投与試験（チンパンジー）の末梢血とリンパ節のフローサイトメトリーにおいて，25mg/kg投与群で単核球サブセットの細胞数の変化が最も高頻度に観察された。末梢血のダラツムマブ陽性ヘルパーT細胞（投与期間および休薬期間），NK細胞（休薬期間）およびB細胞（投与期間：一過性変化）の減少が認められた。リンパ節のヘルパーTリンパ球，細胞傷害性／サプレッサーTリンパ球，NK細胞および白血球において，細胞サブセットの構成比にダラツムマブ投与による変化が認められ，本剤と結合する細胞と一致した。一方で，骨髄のフローサイトメトリーにおいてはほとんどの変化に明らかな用量相関性は認められなかった。	示唆する報告あり 妊娠時のリスク評価のデータはヒト動物ともにない。IgG1モノクローナル抗体は妊娠初期以後に胎盤を通過することが報告されている。海外添付文書では，妊娠可能な女性は，本剤最終投与より3カ月間は避妊するよう記載されている。本剤血清中濃度の推定半減期（約18日，単剤療法）に基づいて設定され，理論上，本剤が半減期の約5倍の期間（90日間）で体内から排泄されるとの予想を考慮した。 男性の受胎能に対する影響は検討されておらず不明。 本剤では検討されていないが，ヒトIgGは乳汁中に移行するので，本剤も移行する可能性がある。	データなし	劇	不明
データなし	動物等で報告あり 受胎能および着床までの初期胚発生に関する試験（サル）で，月経周期，ホルモン濃度，または受胎能に影響を及ぼさなかった。 胚・胎児発生に関する試験（サル）で，母体毒性はみられず，生存胎児についても，本剤投与に関連した変化は見られなかった。 拡充型出生前および出生後の発生毒性試験（サル）で母動物でごくまれに分娩異常が認められた。また，死産，出生児死亡の増加，出生児の骨への作用，出生児の末梢リンパ節の欠損が認められた。	データなし	劇 生物	II
データなし	動物等で報告あり サルの胚・胎児発生への影響に関する試験において，明らかな催奇形性作用は認めなかったが，胎児流産または胎児死亡が発生している。また，一部の胎児血清検体にサル抗ヒト抗体が検出されたことから，本剤が胎盤を通過することが示唆された。	データなし	劇 生物	III

分類		一般名 商品名 （会社名） 剤形	作用機序に よる要因 危険性 （細胞毒性）	皮膚の吸収性 または刺激性の程度	眼粘膜 刺激性の 程度	曝露対策関連の記載 （添付文書，インタビュー フォーム，その他の メーカー提供情報）	
分子標的治療薬	（モノクローナル抗体／ヒト型）	ラムシルマブ（遺伝子組換え）					
		サイラムザ （リリー） 注		吸収性：データなし 刺激性：なし	データなし	記載なし	
	（モノクローナル抗体／ヒト化）	アレムツズマブ（遺伝子組換え）					
		マブキャンパ ス （サノフィ） 注	データなし	吸収性：データなし 刺激性：データなし 非臨床局所刺激性試験は実施していない。注射部位に重篤な反応を誘発すると考えられる濃度の刺激物または腐食性の成分は製剤設計上添加していない。	データなし	本剤の取扱いおよび調製にあたっては，手袋，防護メガネを使用するなど慎重に行うこと。本剤が皮膚または粘膜に触れた場合には，直ちに石鹸でよく洗うこと。	
		イノツズマブ　オゾガマイシン（遺伝子組換え）					
		ベスポンサ （ファイザー） 注射用	あり	データなし	データなし	記載なし	

添付文書またはインタビューフォーム（IF）等の情報			指定	危険度
変異原性	催奇形性・胎児毒性・母体毒性・生殖毒性	発がん性		
データなし	動物等で報告あり	データなし	劇生物	II
	胚・胎児発生毒性試験は実施していないが，VEGF/VEGFR シグナル伝達及び血管新生の阻害により，動物において胚・胎児発生に必須な組織の発生及び機能が障害を受け，胚・胎児死亡又は催奇形性に至ることが明らかにされている。本剤で検討されていないが，ヒト IgG はヒト乳汁中に移行することが報告されている。			
データなし	動物等で報告あり	データなし	劇生物	II
抗体医薬品であり，遺伝毒性についての懸念は低いことから，遺伝毒性試験は実施していない。	動物実験（トランスジェニックマウス）において，受胎能の低下および胚・胎児毒性が認められている。また，妊娠動物（トランスジェニックマウス）に投与した試験で，本剤の胎児への移行および胎児の B 細胞リンパ球減少が認められている。	がん原性試験に汎用されるげっ歯類の CD52 に対して交差反応性を示さないと考えられることから，がん原性試験は実施していない。		
動物等で報告あり	動物等で報告あり	動物等で報告あり	毒生物	I
マウスを用いた小核試験において本剤は染色体異常を誘発した。また，本剤から遊離する細胞毒性物質である N-Ac-γ-カリケアマイシン ジメチルヒドラジド（DMH）は細菌を用いる復帰突然変異試験において変異原性を示した。	ラットを用いた反復投与毒性試験において，臨床曝露量の0.2倍以上の曝露量で精子減少ならびに前立腺および精嚢の萎縮を伴う精巣変性が認められた。また，ラットおよびサルを用いた反復投与毒性試験において卵巣，子宮，腟または乳腺の萎縮が認められた。	本剤のがん原性試験は実施していないが，ラットを用いた反復投与毒性試験において，臨床曝露量の0.2倍以上の曝露量で肝臓にオーバル細胞の過形成，変異細胞巣および肝細胞腺腫が認められた。また，サルを用いた反復投与毒性試験において，臨床曝露量の2.9倍の曝露量で1例に変異肝細胞巣が認められた。		

分類	一般名 商品名 （会社名） 剤形	作用機序による要因 危険性 （細胞毒性）	皮膚の吸収性 または刺激性の程度	眼粘膜 刺激性の 程度	曝露対策関連の記載 （添付文書，インタビュー フォーム，その他の メーカー提供情報）	
分子標的治療薬 （モノクローナル抗体／ヒト化）	**エロツズマブ（遺伝子組換え）**					
	エムプリシティ （BMS） 注射用	データなし	吸収性：データなし 刺激性：ウサギの右耳介辺縁静脈に1mL（5mg/mL）を1mL／分で単回投与。臨床推奨投与（最高濃度6.6mg/mL，投与速度2mL／分未満）と同様の条件での単回静脈内投与において，投与部位の炎症および局所刺激性は認められなかった。	データなし	記載なし	
	オビヌツズマブ（遺伝子組換え）					
	ガザイバ （中外） 注		吸収性：データなし 刺激性：カニクイザルの13および26週間静脈内投与（25mg/mLまで）または4週間皮下投与（10mg/mL）の反復投与毒性試験において局所刺激性は認められなかった。	データなし	記載なし	
	ゲムツズマブ オゾガマイシン（遺伝子組換え）					
	マイロターグ （ファイザー） 注射用	あり	データなし	データなし	本剤の調製は安全キャビネット内で行うことが望ましい。調製にあたっては，マスク，ラテックス製手袋等の着用が望ましい。	
	トラスツズマブ（遺伝子組換え）					
	ハーセプチン （中外） 注射用	あり	吸収：データなし 刺激性：ウサギを用いた皮下投与試験を実施したところ，局所刺激作用は認められなかった。	データなし	記載なし	

添付文書またはインタビューフォーム (IF) 等の情報			指定	危険度
変異原性	催奇形性・胎児毒性・母体毒性・生殖毒性	発がん性		
示唆する報告あり 本剤に対する抗体の産生と本剤投与時のPK，有効性および安全性に明らかな関連は認められなかったが，海外および国内の臨床試験において本剤に対する抗体の産生が報告されている。	データなし	データなし	劇	不明
データなし ICH S6(R1) および ICH S9 ガイドラインに従い，本薬の遺伝毒性試験は実施していない。	示唆する報告なし 26 週間静脈内反復投与毒性試験で雌雄の受胎能への影響は認められなかった。拡充型出生前および出生後の発生 (ePPND) 毒性試験の結果，胚・胎児発生，出産，出生後の生存，出生児の成長および発達に影響を及ぼさなかった。	データなし ICH S6 (R1) および ICH S9 ガイドラインに従い，本薬のがん原性試験は実施していない。	劇 生物	不明
動物等で報告あり 雌雄ICRマウスに0，21.3，42.6または85.2mg/m²（カリケアマイシン誘導体Bとして0，225，450または900 μg/kg）を単回静脈内投与したとき，雌雄のマウスとも小核を有する多染性赤血球の出現率は陰性対象と比較して有意に増加し，また，全赤血球に対する多染性赤血球の割合は全ての投与量で雌雄ともに減少した。マウス小核試験：陽性→染色体異常誘発性あり。	動物等で報告あり 動物実験（ラット）で胎児の外表・内臓・骨格異常，胎児毒性（体重増加抑制，初期死亡胎児数の増加等）および母体毒性（体重減少，摂餌量の低下）が報告されている。したがって，妊婦に投与すると胎児に障害が生じるおそれがある。	報告あり がん原性試験は実施していないが，in vivoのマウス骨髄小核試験の遺伝毒性試験において陽性の結果が報告されている。	毒 生物	I
示唆する報告なし 細菌を用いた復帰突然変異試験，ヒトリンパ球を用いた染色体異常試験，マウスを用いた小核試験の結果は，いずれも陰性であった。	ヒトで報告あり 本剤を投与した妊婦に羊水過少が起きたとの報告がある。また，羊水過少を発現した症例で，胎児・新生児の腎不全，胎児発育遅延，新生児呼吸窮迫症候群，胎児の肺形成不全等が認められ死亡に至った例も報告されている。 動物実験（サル）において，胎盤通過（1，5，25mg/kg反復投与）が報告されている。	ヒトで報告あり 他の抗がん薬を併用した患者に，急性白血病，MDSが発生したとの報告がある。がん原性試験は実施されていない。	生物	I

分類		一般名 商品名 （会社名） 剤形	作用機序による要因 危険性 （細胞毒性）	皮膚の吸収性 または刺激性の程度	眼粘膜 刺激性の 程度	曝露対策関連の記載 （添付文書，インタビュー フォーム，その他の メーカー提供情報）	
分子標的治療薬	（モノクローナル抗体／ヒト化）	トラスツズマブ　エムタンシン（遺伝子組換え）					
		カドサイラ （中外） 注射用	あり	吸収：データなし 刺激性：局所刺激性試験は別途実施せず，本剤のラットおよびカニクイザルにおける単回および反復静脈内投与試験において評価したが，投与された最高用量まで投与部位の忍容性は良好であった。	データなし	記載なし	
		ベバシズマブ（遺伝子組換え）					
		アバスチン （中外） 注	あり	データなし	データなし	記載なし	
		ペルツズマブ（遺伝子組換え）					
		パージェタ （中外） 注	あり	吸収：データなし 刺激性：本剤の局所刺激性は，本剤を静脈内および皮下投与したカニクイザルの反復投与毒性試験により評価したが，投与部位に薬物に関連した肉眼的（静脈内および皮下）および病理組織学的（静脈内）変化は認められなかった。	データなし	記載なし	
		モガムリズマブ（遺伝子組換え）					
		ポテリジオ （協和キリン） 注	あり	吸収性：データなし 刺激性：サルを用いた動物実験（単回・反復静脈内投与毒性試験など）において，局所刺激性を示唆する変化は認められなかった。	データなし	記載なし	

添付文書またはインタビューフォーム（IF）等の情報			指定	危険度
変異原性	催奇形性・胎児毒性・母体毒性・生殖毒性	発がん性		
動物等で報告あり	ヒト等で報告あり	データなし	劇生物	I
エムタンシンの AMES 試験およびラット小核試験，ならびに本剤のカニクイザル小核試験を行った。エムタンシンの AMES 試験では代謝活性化系存在下および非存在下のいずれにおいても陰性であった。エムタンシンのラット小核試験では，用量依存的な小核形成の増加がみられた。本剤のカニクイザル小核試験では小核の誘発はみられなかった。	本剤は催奇形物質と考えられ，また抗がん薬の承認申請に必須ではないため胚・胎児発生に関する試験は実施しなかった。エムタンシンはチューブリン重合阻害剤で，ラットの小核試験では用量依存的な小核出現頻度の増加を誘発し，染色体異常誘発性が示された。また，類縁化合物メイタンシンのマウス生殖発生毒性試験では胚・胎児死亡の増加，胎児体重の減少および胎児の異常が高頻度に観察された。トラスツズマブは市販後，妊娠中の投与で，羊水過少症による胎児の致死的な腎不全・肺形成不全との関連が報告されている。			
データなし	ヒト等で報告あり	データなし	劇生物	I
	本剤を投与された患者で奇形を有する児の出産が報告されている。また，本剤をウサギ（器官形成期）に投与したところ，胚・胎児毒性および催奇形性が認められた。			
データなし	動物等で報告あり	データなし	劇生物	II
	26 週間の反復投与試験（カニクイザル）では雌雄生殖器の変化は認められなかった。胚・胎児発生に関する試験（カニクイザル）では，流産および胚・胎児死亡が全投薬群で用量依存的に認められた。本試験でみられた胚・胎児死亡および胎児の異常は，胎児腎臓の形成不全による羊水過少症であると考えられた。出生前・出生後の発生および母体の機能に関する試験は，本剤が抗体医薬品で，適応症は転移・再発乳がんであることから実施しなかった。			
データなし	動物等で報告あり	データなし	劇生物	III
ヒトモノクローナル抗体であり，一般的に遺伝毒性を惹起する懸念は低いと考えられる為，遺伝毒性試験は実施していない。	動物実験（サル）において，妊娠期間中に本剤を投与した場合の妊娠動物および胚・胎児発生に及ぼす影響等は認められなかったが，胎児へ移行することが報告されている。	がん原性試験に汎用されるマウスおよびラットの末梢血リンパ球への特異的結合性を示さない為，がん原性試験は実施していない。		

分類	一般名 商品名 (会社名) 剤形	作用機序による要因 危険性 (細胞毒性)	皮膚の吸収性 また は刺激性の程度	眼粘膜 刺激性の 程度	曝露対策関連の記載 (添付文書, インタビュー フォーム, その他の メーカー提供情報)
分子標的治療薬（モノクローナル抗体／キメラ型）	**セツキシマブ（遺伝子組換え）**				
	アービタックス （メルクバイオファーマ） 注	該当資料なし	吸収性：該当資料なし 刺激性：局所刺激性試験（ウサギ）で局所刺激性試験（静脈内投与, 動脈内投与, 血管周囲投与, 筋肉内投与および皮下投与）で意義のある変化は認められなかった。《IF》	該当資料なし	該当資料なし
	ブレンツキシマブ ベドチン（遺伝子組換え）				
	アドセトリス （武田） 注射用	あり	データなし	データなし	記載なし
	リツキシマブ（遺伝子組換え）				
	リツキサン （全薬＝中外） 注	あり	吸収性：データなし 刺激性：サルを用いた週1回8回反復静脈内投与毒性試験において, 投与部位に本剤の局所刺激（血管刺激性）を示唆する病理学的検査所見は認めない。	データなし	記載なし

添付文書またはインタビューフォーム（IF）等の情報			指定	危険度
変異原性	催奇形性・胎児毒性・母体毒性・生殖毒性	発がん性		
示唆する報告なし	動物等で報告あり	データなし	劇生物	Ⅱ
細菌を用いた復帰突然変異試験，ラットを用いた小核試験において遺伝毒性は認められなかった。《IF》	サルの胚・胎児発生への影響に関する試験において，流産および胎児死亡の発現頻度の上昇がみられている。《IF》			
動物等で報告あり	動物等で報告あり	データなし	劇生物	Ⅱ
本剤には遺伝毒性がみられ，これはMMAEの微小管阻害作用（異数性誘発性）に起因すると考えられた。本剤のリンカー部分については下記の通り。・マレイミド：細菌を用いた復帰突然変異試験（Ames 試験）とマウスリンパ腫細胞を用いた突然変異試験において変異原性が認められた。・カプロン酸：細菌を用いた復帰突然変異試験で陰性であった。・バリン，シトルリンおよびp-アミノベンジルオキシカルボニル基：*in silico* 解析で変異原性を示唆する構造は認められなかった。	ラットにおける胚・胎児発生に関する試験の結果から，本剤は早期胚吸収および着床後胚死亡の増加を伴った胚・胎児死亡の増加と胎児生存率の低下を引き起こすことが確認された。このような胚・胎児発生に対する影響は，本剤に由来するMMAEの微小管阻害作用に起因すると考えられた。本剤を反復投与（7日間隔で2回）したときの胚・胎児発生に対する無毒性量は，1mg/kgと推定された。			
データなし	何らかの報告あり	データなし	生物	不明
蛋白製剤であり，細胞膜を通過しDNAまたは他の染色体成分に直接作用しないと考えられ変異原性試験は実施されていない。	本剤を用いた動物での生殖・催奇形性試験は実施されていないが，ヒトIgGは胎盤関門を通過することが知られている。	化学構造および薬理作用から，がん原性は予測されず，がん原性試験は実施されていない。		

分類	一般名 / 商品名（会社名） / 剤形	作用機序による要因 危険性（細胞毒性）（遺伝子組換え）	皮膚の吸収性 または刺激性の程度	眼粘膜刺激性の程度	曝露対策関連の記載（添付文書、インタビューフォーム、その他の提供情報）（メーカー提供情報）
（モノクローナル抗体／マウス型）	**ブリナツモマブ** ビーリンサイト （アステラス・アムジェン・バイオファーマ）（アステラス） 注射用	あり ブリナツモマブは非悪性B細胞も傷害することから、正常なB細胞が減少するため可能性を有する。また、本剤のT細胞によるサイトカインの遊離および内皮細胞の活性化には、サイトカインの遊離および内皮細胞の活性化を誘導する可能性があり、標的細胞の傷害以外にも他の器官に影響を及ぼすおそれがある。	吸収性：データなし 刺激性：動物実験（ウサギ）において、ブリナツモマブの局所刺激性を静脈内投与、筋肉内投与及び皮下投与、いずれの投与経路においてもブリナツモマブは局所刺激性を示さなかった。	データなし	特になし
分子標的治療薬 （チロシンキナーゼ阻害薬）	**アキシチニブ** インライタ （ファイザー） 錠	あり	データなし	データなし	記載なし
	アファチニブマレイン酸塩 ジオトリフ （日本ベーリンガー） 錠	データなし	皮膚刺激性なし	眼刺激性あり	記載なし

添付文書またはインタビューフォーム（IF）等の情報			指定	危険度
変異原性	催奇形性・胎児毒性・母体毒性・生殖毒性	発がん性		
示唆する報告なし マウス代替抗体を使用したマウス胚・胎児発生毒性試験では，胚・胎児の発生に影響はなかった。	示唆する報告なし 動物実験（ラット）において，母動物の一般状態，妊娠維持及び胚・胎児発生に毒性は認められなかった。母動物における血液検査での変化はブリナツモマブの薬理作用と一致しており，総白血球数並びにBおよびT細胞数の減少が認められた。	データなし がん原性試験は実施されていない。	劇 生物	Ⅲ
動物等で報告あり in vitro遺伝毒性試験では，代謝活性化の非存在下および存在下のいずれにおいても，細菌における変異原性およびヒト末梢血リンパ球における染色体構造異常誘発能は認められなかった。ヒト末梢血リンパ球においてはin vitroで倍数性が認められた。マウスにおけるin vivo小核試験では，異数性誘発メカニズムによる小核形成が示唆された。	動物等で報告あり 動物実験（マウス）において，雄では精巣の絶対重量および相対重量の統計学的に有意な減少を示した。雌では胚損失による二次的な変化と考えられる対照と比較した母動物の体重増加量の減少傾向または有意な減少が認められた。	データなし	劇	Ⅱ
示唆する報告なし 代謝活性化系存在下および非存在下で行われた復帰突然変異試験（Ames試験）で，弱い陽性反応が認められた。しかし，ヒトリンパ球を用いた染色体異常試験において変異原性が認められず，3種類のin vivo試験（遺伝子突然変異試験，骨髄小核試験，コメットアッセイ）において遺伝毒性が示されなかったことから，本剤に生物学的な遺伝毒性はないと結論された。	動物等で報告あり 雌性生殖機能検査では黄体数，着床数，生存胎児数の減少，着床後胚損失の軽度増加が認められ（ラット），胚・胎児発生には，胎児体重の減少，矮小児，四肢の湾曲，大動脈弓，右または左頸動脈における過剰血管，矮小精巣等の変化が認められた（ウサギ）。^{14}C-アファチニブのラットへの単回投与で，投与後48時間までの乳汁中放射能濃度は，血漿中放射能濃度と比して高く推移し，乳汁中には投与量の2.4〜5.0％が排泄された。	動物等で報告あり マウスを用いてがん原性の用量設定試験のみを行った結果，ラットおよびミニブタを用いた毒性試験で観察された所見に匹敵する一連の毒性が同様に認められた。	劇	Ⅱ

付録 1

分類	一般名 商品名（会社名）剤形	作用機序による要因危険性（細胞毒性）	皮膚の吸収性または刺激性の程度	眼粘膜刺激性の程度	曝露対策関連の記載（添付文書，インタビューフォーム，その他のメーカー提供情報）	
分子標的治療薬	アレクチニブ塩酸塩					
	アレセンサ（中外）カ	あり《IF：薬効を裏付ける試験成績，副次的薬理試験》	データなし	繊維芽細胞株を用いた*in vitoro*光安全性試験において本薬は陽性を示した。またラットの定量的全身オートラジオグラフィーにおいて皮膚および眼に放射能分布が示されたことから，光毒性を示す可能性があると考えられた。	記載なし	
	イブルチニブ					
	イムブルビカ（ヤンセン）カ	あり《IF：薬効を裏付ける試験成績》	データなし	データなし	記載なし	
	イマチニブメシル酸塩					
	グリベック（ノバルティス）錠	あり	データなし	データなし	記載なし	

348

添付文書またはインタビューフォーム (IF) 等の情報			指定	危険度
変異原性	催奇形性・胎児毒性・母体毒性・生殖毒性	発がん性		
報告あり 小核試験において小核の誘発，染色体異常試験において倍数性細胞の増加が認められた。遺伝子突然変異または染色体構造異常の誘発は認められなかった。	報告あり 生殖発生毒性試験として，妊娠ラットおよびウサギを用いた胚・胎児発生に関する用量設定試験を行った結果，本薬はラットおよびウサギの胚・胎児発生に対する毒性が認められた。なお，雌雄の生殖器に対する影響は，ラットおよびカニクイザルの反復経口投与毒性試験の結果，薬剤に直接起因した病理組織学的異常はみられなかった。	データなし	劇	Ⅱ
示唆する報告なし ラット13週間反復投与試験〔0，30，175（雌）/300（雄）mg/kg/日〕において，イムノフェノタイピングを実施して免疫毒性を評価した。30mg/kg/日投与群ではB細胞の絶対数減少，175（雌）/300（雄）mg/kg/日投与群では，B細胞比率減少に伴うT細胞比率およびNK細胞比率の増加が認められた。これらの変化について，本試験で認められたリンパ節および脾臓のリンパ球枯渇に関連した変化であると判断された。	動物等で報告あり 妊娠ラットに経口投与し，胎児の胚発生に対する影響を検討した結果，着床後死亡ならびに心臓および主要血管の内臓奇形の増加への関与が示唆された。また，妊娠ウサギに経口投与し，胎児の胚発生に対する影響を検討した結果，体重増加量，摂餌量および糞排泄量の減少，ならびに吸収胚数および着床後胚損失率の増加が認められた。	データなし	劇	Ⅱ
示唆する報告なし 細菌（ネズミチフス菌，大腸菌）を用いた復帰突然変異試験および哺乳類培養細胞（チャイニーズハムスター肺由来細胞株，マウスリンパ腫細胞株）を用いた遺伝子突然変異試験，哺乳類の培養細胞（チャイニーズハムスター卵巣由来細胞株）を用いた染色体異常試験およびラットを用いた小核試験において，遺伝毒性を示唆する結果は認められていない。 《IF》	ヒト等で報告あり 外国においてヒトでの流産や奇形を有する児の出産が報告されている。また，動物実験（妊娠ラット）では，ヒトでの最高臨床用量800mg/日にほぼ相当する（体表面積換算）100mg/kg/日を妊娠6～15日に投与することにより，着床後死亡率の増加および胎児体重の低下等の初期胚発生への影響がみられ，さらに外脳，脳瘤および頭蓋骨欠損等が発現し催奇形性が認められたことが報告されている。 《添付文書》《IF》	動物等で報告あり ラットを用いた2年間のがん原性試験で，腎臓の腺腫／腺がん・尿路（腎盂，膀胱および尿道）の乳頭腫・小腸の腺がん・上皮小体の腺腫・副腎の良性および悪性の髄質腫瘍・前胃の乳頭腫／扁平上皮がん・陰核腺の乳頭腫・包皮腺の扁平上皮がん（60mg/kg/日投与），包皮腺の乳頭腫（30および60mg/kg/日投与）の発現頻度の増加がみられたとの報告がある。また，非腫瘍性病変として，心臓の肥大および拡張の発現頻度の増加がみられたとの報告がある。	劇	Ⅰ

分類		一般名 商品名 （会社名） 剤形	作用機序に よる要因 危険性 （細胞毒性）	皮膚の吸収性 または刺激性の程度	眼粘膜 刺激性の 程度	曝露対策関連の記載 （添付文書，インタビュー フォーム，その他の メーカー提供情報）	
分子標的治療薬	（チロシンキナーゼ阻害薬）	エルロチニブ塩酸塩					
		タルセバ （中外） 錠	あり	吸収性：データなし 刺激性：皮膚刺激性をごく 軽度認める（ウサギ）。	ごく軽度の刺 激性を認める （ウサギ）。	記載なし	
		オシメルチニブメシル酸塩					
		タグリッソ （ブアストラ ゼネカ） 錠	データなし	データなし	データなし	記載なし	
		ギルテリチニブフマル酸塩					
		ゾスパタ （アステラス） 錠	データなし	データなし	イヌ反復経口 投与毒性試験 において，臨 床曝露量未満 に相当する用 量で眼への影 響（眼底色調 異常，ならび に網膜におけ る光干渉断層 計検査による 高反射性変 化，局所的菲 薄化および病 理組織学的な 空胞化）が認 められている。	記載なし	

添付文書またはインタビューフォーム（IF）等の情報			指定	危険度
変異原性	催奇形性・胎児毒性・母体毒性・生殖毒性	発がん性		
示唆する報告なし	動物等で報告あり	データなし	劇	II
代謝活性化系存在下および非存在下で行われたin vitro試験において，細菌を用いた復帰突然変異試験（Ames試験）で変異原性を有さず，ヒトリンパ球の染色体異常も引き起こさなかった。また，哺乳類培養細胞を用いた遺伝突然変異試験においても生物学的に有意な用量相関性のある突然変異の増加を引き起こさなかった。雌雄のCD-1マウスに最高1,000mg/kgまで連続3日間経口投与したが，マウス骨髄における小核の増加はなく，染色体異常誘発性は認められていない。	動物実験では，流産（ウサギ），胚致死および生存胎児数減少（ウサギ，ラット）が報告されている。また，胎児中（ラット）に移行することが報告されている。			
示唆する報告なし	動物等で報告あり	データなし	劇	III
細菌，哺乳類細胞系を用いた各種in vitro試験で変異原性を示唆する所見は認められなかった。	動物実験（ラット）で胎児重量の減少，出生児生存率低下が認められる。			
報告あり	報告あり	データなし	劇	II
細菌に用いる復帰突然変異試験において，代謝活性化系の存在下および非存在下のいずれの条件においても遺伝子突然変異誘発性は認められなかった。マウスを用いた小核試験において，65mg/kg/日以上の群で小核を有する多染性赤血球の数が増加したことから，生体内で染色体異常誘発性を示すと考えられた。	動物実験（ラット）において，臨床曝露量未満に相当する用量で胎児発育抑制，胚・胎児死亡および催奇形性が認められている。またマウスにおいて遺伝毒性が認められている。	本剤は進行がん患者の治療を目的としているため，がん原性試験は実施しなかった。		

351

分類		一般名 商品名 (会社名) 剤形	作用機序による要因危険性（細胞毒性）	皮膚の吸収性または刺激性の程度	眼粘膜刺激性の程度	曝露対策関連の記載 （添付文書，インタビューフォーム，その他のメーカー提供情報）	
分子標的治療薬	（チロシンキナーゼ阻害薬）	クリゾチニブ					
		ザーコリ （ファイザー＝メルクバイオファーマ） カ	あり	データなし	データなし	記載なし	
		ゲフィチニブ					
		イレッサ （アストラゼネカ） 錠	データなし	データなし	データなし	記載なし	
		セリチニブ					
		ジカディア （ノバルティス） カ	データなし	データなし	データなし	特になし	

添付文書またはインタビューフォーム (IF) 等の情報			指定	危険度
変異原性	催奇形性・胎児毒性・母体毒性・生殖毒性	発がん性		
何らかの報告あり	何らかの報告あり	データなし	劇	Ⅲ
細菌を用いた復帰突然変異試験において変異原性を示さなかったことから，DNAには直接作用しないと考えられた。in vitro染色体異常試験では，代謝活性化の有無にかかわらず，3時間処理によって染色体の構造的異常の軽微な増加が認められたが，ほとんどの異数性誘発性物質がエンドヌクレアーゼの活性化によって倍数体と軽微な染色体構造異常を誘発するとの報告もあることから，異数性誘発性による二次的変化と考えられた。	受胎能および着床までの初期胚発生に関する試験を実施していない。ラットにおける1カ月間投与毒性試験で精巣のパキテン期精母細胞に軽微な変性が認められたが精子細胞，精子には変化がみられていない。妊娠ラットへ強制経口投与したところ立毛および着色鼻汁がみられ，体重と摂餌量の減少が認められた。			
示唆する報告なし	動物等で報告あり	動物等で報告あり	劇	Ⅱ
細菌，哺乳類細胞系を用いた各種in vitro試験，ラットを用いたin vivo試験で変異原性を示唆する所見は認められなかった。ヒトリンパ球を用いた染色体異常試験においてのみ染色体異常細胞数の増加が認められたが再試験時には有意な増加認めず。	動物実験で胎児重量の減少（ウサギ），生存出生児数の減少（ラット）および出生児の早期死亡が認められる。	動物実験で，肝細胞腺腫（ラット，マウス）と腸間膜リンパ節血管肉腫（マウス）の増加が認められる。		
データなし	示唆する報告なし	データなし	劇	Ⅲ
	ラットおよびウサギを用いた胚・胎児発生に関する試験で骨格変異の発現増加が認められた。本剤との関連は低い考えられているが，ヒトでのデータはなく，母体や胎児へのリスクを完全に否定できない。ラット，ウサギの生殖発生毒性試験において，生殖発生への影響は認められておらず，催奇形性も認められていない。	がん原性試験は実施されていない。		

分類		一般名 商品名 （会社名） 剤形	作用機序に よる要因 危険性 （細胞毒性）	皮膚の吸収性 または刺激性の程度	眼粘膜 刺激性の 程度	曝露対策関連の記載 （添付文書，インタビュー フォーム，その他の メーカー提供情報）	
分子標的治療薬	（チロシンキナーゼ阻害薬）	ダコミチニブ水和物					
		ビジンプロ （ファイザー） 錠	あり 《IF：薬効を裏付ける 試験成績》	吸収性：データなし 刺激性：New Zealand White ウサギ（雌4例／群）の耳介 静脈内に0.2mg（投与容量： 1mL）または血管周囲に 0.1mg（投与容量：0.1mL） を単回投与した結果，一般 状態観察および病理組織学 的検査のいずれも毒性学的 所見はみられず，局所刺激 性は認められなかった。	データなし	特になし	
		ダサチニブ水和物					
		スプリセル （BMS） 錠	データなし	データなし	データなし	記載なし	
		ニロチニブ塩酸塩水和物					
		タシグナ （ノバルティ ス） カ	あり	吸収性：データなし 刺激性：ウサギを用いた， 静脈周囲，動脈内および静 脈内投与による局所刺激性 試験の結果，静脈内投与に おいて刺激性は認められな かったものの，静脈周囲お よび動脈内投与では軽度の 刺激性を示した。	データなし	記載なし	

添付文書またはインタビューフォーム（IF）等の情報			指定	危険度
変異原性	催奇形性・胎児毒性・母体毒性・生殖毒性	発がん性		
示唆する報告なし	報告あり	データなし	劇	II
ヒト末梢血リンパ球を用いた in vitro 染色体異常試験では，3時間処理の条件で染色体構造異常誘発性が認められた。細菌を用いる復帰突然変異試験では塩基対置換型またはフレームシフト型の変異原性を示さなかった。ラットを用いた in vivo 小核試験において染色体損傷は認められなかった。	妊娠ラットおよび妊娠ウサギを用いた非臨床試験において，本剤の胚・胎児発生への影響を評価した。妊娠ラットに5mg/kg/日（AUCに基づく用量比較で臨床曝露量の約2.5倍）の投与で胎児体重の低値が認められ，胚・胎児発生に対する無毒性量は1mg/kg/日であった。ウサギにおける胚・胎児発生に対する無毒性量は4mg/kg/日であった。ラット・ウサギでの検討では催奇形性は認められていないが，妊娠中の女性への投与に関する安全性は確立していない。			
示唆する報告なし	ヒト等で報告あり	動物等で報告あり	劇	I
細菌を用いる復帰突然変異試験（ネズミチフス菌，大腸菌）で変異原性を示さなかった。チャイニーズハムスター卵巣（CHO）細胞を用いる in vitro 染色体異常試験において，代謝活性化系の有無にかかわらず本剤は分裂中のCHO細胞で染色体異常を誘発したが，染色体異常を誘発しなかった。ラットの経口投与小核試験で遺伝毒性を示さなかった。	外国において，妊娠中に本剤を服用した患者で，児の奇形および胎児水腫等の胎児毒性が報告されている（2015年9月追記）。非臨床試験において，本剤のヒトでの臨床用量で得られる曝露により，妊娠ラットおよびウサギで重篤な胎児障害がみられる。また，ラットでは胚致死作用がみられた。動物実験（ラット）で乳汁中に移行することが報告されている。	Harlan SDラットを用いた2年間経口投与がん原性試験で雄動物の低用量群（0.3mg/kg）において，前立腺の腺腫と腺がんを合わせた発生頻度が有意な増加を示し，中用量および高用量群（1および3mg/kg）では有意差は認められなかった。また，雌動物の高用量群（3mg/kg）において，子宮の乳頭腫および扁平上皮がんを合わせた発生頻度で有意な増加が認められた。		
示唆する報告なし	動物等で報告あり	データなし	劇	II
細菌（ネズミチフス菌）を用いた復帰突然変異試験（in vitro），ほ乳類培養細胞（マウスリンパ腫細胞）を用いたコメットアッセイ（in vitro），ヒト末梢血リンパ球を用いた染色体異常試験（in vitro）において，遺伝毒性は認められなかった。ラットを用いた小核試験において，遺伝毒性は認められなかった。	胚および胎児では，30mg/kg/日以上の投与群（ラット）で着床後死亡率，ならびに早期および総吸収胚数の増加，腎乳頭小型化の発生頻度の増加，浮腫，前頭骨の骨化不全，胸骨分節の変形が，100mg/kg/日投与群で平均生存胎児数の減少，口蓋裂，皮膚白色化，尿管拡張，前肢および後肢の指骨の未骨化，胸骨分節融合，胸骨分節の二分骨化および頸椎骨化不全が認められた。胚および胎児では，300mg/kg/日投与群（ウサギ）で総吸収胚数の増加，骨格変異（舌骨不完全骨化，舌骨弯曲，過剰肋骨，余剰骨化片等）の発現増加が認められた。《IF》			

分類		一般名 商品名 （会社名） 剤形	作用機序に よる要因 危険性 （細胞毒性）	皮膚の吸収性 または刺激性の程度	眼粘膜 刺激性の 程度	曝露対策関連の記載 （添付文書，インタビュー フォーム，その他の メーカー提供情報）	
分子標的的治療薬	（チロシンキナーゼ阻害薬）	ボスチニブ水和物					
		ボシュリフ （ファイザー） 錠	データなし	データなし	データなし	記載なし	
		ポナチニブ塩酸塩					
		アイクルシグ （大塚） 錠	あり 《IF：薬効を裏付ける 試験成績》	吸収性：データなし 刺激性：雌の有色ラットに 単回経口投与した後，擬似 太陽光紫外線を一回照射し ても皮膚の光毒性は認めら れなかった。	動物実験（ラッ ト）において， びまん性の表 在性角膜浮腫 が観察され， 一部の動物に 角膜瘢痕が認 められたこと から，軽度の 光毒性が示唆 された。	記載なし	
		ラパチニブトシル酸塩水和物					
		タイケルブ （ノバルティ ス） 錠	データなし	データなし	データなし	記載なし	
		ルキソリチニブリン酸塩					
		ジャカビ （ノバルティ ス） 錠	あり 《IF：薬効を裏付ける 試験成績》	吸収性：データなし 刺激性：マウスを用いた局 所リンパ節測定法による皮 膚感作性試験の結果，皮膚 感作性を示唆する変化は認 められなかった。ヘアレス モルモットを用いた皮膚光 感作性試験の結果，皮膚光 感作性を示唆する変化は認 められなかった。	データなし	記載なし	

添付文書またはインタビューフォーム (IF) 等の情報			指定	危険度
変異原性	催奇形性・胎児毒性・母体毒性・生殖毒性	発がん性		
示唆する報告なし	動物等で報告あり	示唆する報告なし	劇	II
細菌(*S.typhimurium* および *E.coli*)を用いた復帰突然変異試験(*in vitro*),ヒト末梢血リンパ球を用いた染色体異常試験(in vitro),CD-1マウス(n=12またはn=14/群)にボスチニブを0,500,1000,2000mg/kg単回経口投与し,骨髄における小核を有する多染性赤血球(PCE)の誘導能を検討したマウス小核試験(*in vivo*)において,遺伝毒性を示さなかった。	動物試験(ラット,ウサギ)において臨床曝露量と同等以下の曝露量で生存胎児数の減少,催奇形性等が認められた。	ラットにおいて,雄(n=60/群)0,2.5,7.5または25mg/kg/日を91週間,雌(n=60/群)0,1.5,5または15mg/kg/日を100週間経口投与したところ,関連した腫瘍性病変の発現率の増加は認められなかった。		
示唆する報告なし	動物等で報告あり	動物等で報告あり	劇	II
細菌を用いた復帰突然変異試験,マウスを用いた小核試験,哺乳類の培養細胞を用いた染色体異常試験において,遺伝毒性を疑わせる所見は認められなかった。	動物実験(ラットおよびサル)において,催奇形性,子宮内膜萎縮を伴う卵胞への影響,精巣への影響(生殖細胞の変性)等の生殖毒性が認められた。	ラットを用いた2年間がん原性試験において,臨床曝露量と同等以下の用量で,卵巣の性索間質性過形成および混合型性索間質性良性腫瘍ならびに陰核腺の扁平上皮がんが認められた		
示唆する報告なし	動物等で報告あり	示唆する報告なし	劇	II
細菌を用いる復帰突然変異試験,培養哺乳類細胞を用いる染色体異常試験およびラットを用いる染色体異常試験において陰性であったことから,ヒトに対して遺伝子突然変異および染色体異常誘発作用を示す可能性はないものと考えられた。	動物実験では,ラットで生後21までに出生児生存率の低値(60mg/kg/日以上),母動物毒性および軽度な胎児異常(骨化促進)(120mg/kg/日)が認められた。また,ウサギで母動物毒性,胎児体重の低値および軽度な骨格変異(60mg/kg/日以上),流産(120mg/kg/日)が認められた。動物実験(ラット)で乳動物に投与したとき,乳児への移行が認められている。(オーストラリアの分類:C)	マウスおよびラットを用いた104週間経口投与によるがん原性試験を実施した結果,本剤に関連すると考えられる腫瘍の増加はみられず,がん原性は認められなかった。		
示唆する報告なし	動物等で報告あり	ヒト等で報告あり	劇	I
雌雄SD系ラットを用いた骨髄小核試験において,遺伝毒性は認められなかった。	動物実験(ラット)において,胚・胎児毒性(着床後死亡の増加,胎児重量の減少)が認められたとの報告がある。動物実験(ラット)において,本剤および本剤の代謝物が乳汁中に移行し,母体血漿中濃度の13倍であったとの報告がある。	イヌを用いた26および52週間反復投与毒性試験において,ウイルス誘発性の良性腫瘍である皮膚乳頭腫の発現が認められた。本剤との因果関係は確立していないものの,臨床試験で本剤が投与された患者で本剤投与後に非黒色腫皮膚がん(基底細胞がん,扁平上皮がん,メルケル細胞がんを含む)等の悪性腫瘍(二次発がん)の発現が報告されている。		

分類	一般名 商品名 （会社名） 剤形	作用機序による要因 危険性 （細胞毒性）	皮膚の吸収性 また（は刺激性の程度	眼粘膜 刺激性の程度	曝露対策関連の記載 （添付文書、インタビュー フォーム、その他の メーカー提供情報）
分子標的治療薬 （チロシンキナーゼ阻害薬）	**ロルラチニブ** ローブレナ （ファイザー） 錠	あり 《IF：薬効を裏付ける 試験成績》	吸収性：データなし 刺激性：雌ラットに3日間 経口投与後に紫外線照射 した結果、皮膚への光毒 性を誘発することはなかった。	雌ラットに3日 間経口投与後 に紫外線照射 し、眼への光 毒性を検討し た結果、に光 毒性を誘発す ることはな かった。	記載なし
（マルチキナーゼ阻害薬）	**スニチニブリンゴ酸塩** スーテント （ファイザー） カ	あり	吸収性：データなし 刺激性：認められていない。	刺激性：あり	記載なし
	ソラフェニブトシル酸塩 ネクサバール （バイエル） 錠	あり	吸収性：データなし 皮膚刺激性：認められてい ない（ウサギ）。 《社内資料：局所刺激性試験》	眼刺激性：認 められていな い（ウサギ）。 《社内資料：局所刺 激性試験》	記載なし

添付文書またはインタビューフォーム（IF）等の情報			指定	危険度
変異原性	催奇形性・胎児毒性・母体毒性・生殖毒性	発がん性		
示唆する報告なし	動物等で報告あり	データなし	劇	II
細菌を用いた復帰突然変異試験において，代謝活性化の有無にかかわらず，*Salmonella typhimurium* TA98，TA100，TA1535，TA1537 株および *Escherichia coli* WP2 uvrA pKM101 株の平均復帰突然変異コロニー数の増加は認められなかった。 ラットを用いた小核試験において，小核誘発能が陽性であると考えられた。	ラットおよびウサギを用いた動物試験において，臨床曝露量の1.2倍（ラット）または下回る曝露量（ウサギ）から早期および後期胚吸収，着床後死亡の増加および胎児生存率の低下からなる胚・胎児死亡率の増加，ならびに胎児体重減少（ラットのみ）および奇形（腹壁破裂，脳室の拡張等からなる複合奇形を含む）が認められ，4.6倍（ラット）および3.4倍（ウサギ）以上の曝露量では全胎児死亡または流産が認められた。			
示唆する報告なし	動物等で報告あり	動物等で報告あり	劇	II
ヒト末梢血リンパ球を用いた*in vitro*染色体性異常試験では，染色体構造異常の発生頻度は増加しなかったが，数的以上の増加が認められた。しかし，小核試験は陰性であり遺伝毒性を有さないと考えられている。	動物実験（ラットおよびウサギ）で，胚・胎児死亡および奇形の発生が報告されている。 反復投与毒性試験（ラットおよびサル）において雌雄の生殖器官んへの影響が認められた。	6カ月がん原性試験（ヘミ接合体rasH2トランスジェニックマウス）において，胃粘膜上皮細胞の過形成（25mg/kg/日以上投与群），胃・十二指腸のがん（50mg/kg/日投与群）が認められた。また，脾臓および子宮の血管肉腫の発生頻度の増加が認められた（雌25mg/kg/日以上投与群）。2年間がん原性試験（SD系ラット）において，副腎髄質の褐色細胞腫および過形成の発生頻度の増加が認められた（雄3mg/kg/日投与群，1年間以上投与後）。また，十二指腸のブルンネル腺がん（雌1mg/kg/日以上投与群と雄3mg/kg/日投与群）および腺胃の粘液細胞の過形成（雄3mg/kg/日投与群）が認められた。		
何らかの報告あり	動物等で報告あり	ヒトで報告あり	劇	I
細菌を用いた復帰突然変異試験では，復帰変異コロニー数が増加しなかった。培養細胞を用いた染色体異常試験では，活性化法では明らかな細胞毒性を示す高濃度のみで陽性であったが，直接法では陰性であった。マウス小核試験においては陰性であった。 以上より，*in vivo*で遺伝毒性を誘発する可能性は低いと考えられた。 《社内資料：遺伝毒性試験》	動物実験（ラット，ウサギ）でヒトの臨床用量を下回る用量で胚・胎児毒性および催奇形性が報告されている。 《社内資料：ウサギ胚・胎児発生に関する試験；生殖発生毒性試験》	がん原性試験は実施されていない。臨床試験等において，本剤投与後のケラトアカントーマ，皮膚扁平上皮がんの発現が報告されている。 《添付文書》，《IF：Ⅷ．安全性（使用上の注意等）に関する項目》，《適正使用ガイド：「ケラトアカントーマおよび皮膚有棘細胞癌」の項》		

分類	一般名 商品名 (会社名) 剤形	作用機序に よる要因 危険性 (細胞毒性)	皮膚の吸収性 または刺激性の程度	眼粘膜 刺激性の 程度	曝露対策関連の記載 (添付文書, インタビュー フォーム, その他の メーカー提供情報)	
	パゾパニブ塩酸塩					
	ヴォトリエント (ノバルティス) 錠	データなし	データなし	データなし	記載なし	
	バンデタニブ					
	カプレルサ (サノフィ) 錠	あり (VEGFR-2チロシンキナーゼを介した血管内皮細胞の増殖, 遊走, 生存等の血管新生に関わる反応を抑制し, EGFRのチロシンキナーゼを介する腫瘍細胞の増殖を直接的に抑制する)	吸収性：データなし 刺激性：データなし 光毒性：紫外線照射下および非照射下で実施された *in vitro* 光毒性試験において, 光毒性作用が認められた。	データなし	記載なし	
	レゴラフェニブ水和物					
	スチバーガ (バイエル) 錠	あり	データなし	データなし	記載なし	
	レンバチニブメシル酸塩					
	レンビマ (エーザイ) カ	あり 《IF：薬効を裏付ける試験成績》	データなし	データなし	記載なし	

注：分類欄に縦書きで「分子標的治療薬」、サブ分類欄に縦書きで「（マルチキナーゼ阻害薬）」と記載。

添付文書またはインタビューフォーム（IF）等の情報			指定	危険度
変異原性	催奇形性・胎児毒性・母体毒性・生殖毒性	発がん性		
示唆する報告なし 細菌を用いる復帰突然変異試験，ヒト末梢リンパ球を用いる染色体異常試験およびラット骨髄小核試験においていずれも陰性であった。 《IF》	動物等で報告あり 動物実験では，ラットで母体毒性および催奇形性（心血管奇形および骨化遅延）（3mg/kg/日以上），胎児体重の低値および胚致死作用（10mg/kg/日以上），雌受胎率の低値（300mg/kg/日），ウサギで母体毒性，流産（30mg/kg/日以上）および胎児体重の低値（3mg/kg/日以上）が報告されている。	データなし	劇	II
示唆する報告なし 細菌を用いた復帰突然変異試験において突然変異を誘発せず，in vitro 染色体異常試験および in vivo 小核試験において染色体異常誘発性を示さなかった。 《IF》	報告あり 顕著な影響が，雌ラットの生殖のあらゆる段階で認められた。妊娠雌ラットの妊娠1～7または7～16日に経口投与したとき，20mg/kg/日群で着床後死亡のわずかな増加を認めた。妊娠7～16日に10および20mg/kg/日を投与した群では，胎児体重の低下が認められた。ラットの胚・胎児発生毒性試験では，25mg/kg/日で，胚・胎児死亡，胎児発育遅延，心血管系の異常，頭蓋骨の早期骨化を認めた。低用量の1mg/kg/日投与群で，胎児1例に心血管系の異常が認められた為，無毒性量は確定できなかった。	示唆する報告なし rasH2 トランスジェニックマウスに最高30mg/kg/日の用量で6カ月間反復経口投与したところ，腫瘍発生頻度の増加はみられなかった。	劇	II
示唆する報告なし ネズミチフス菌を用いた復帰突然変異試験（in vitro），チャイニーズハムスター V79細胞を用いた染色体異常試験（in vitro）およびマウス骨髄小核試験（in vivo）のいずれの結果も陰性であり，レゴラフェニブは遺伝毒性を有さないと考えられた。 《社内資料：遺伝毒性試験》	動物等で報告あり 胚・胎児毒性試験（ウサギ）において，着床後胚死亡および胎児奇形（内臓および骨格奇形）の増加が認められた。 《社内資料：ウサギにおける胚・胎児発生に関する毒性試験》	ヒトで報告あり がん原性試験は実施されていない。本剤投与後にケラトアカントーマ，皮膚扁平上皮がんの有害事象が発生したとの報告がある。 《添付文書》《IF》	劇	I
示唆する報告なし 復帰突然変異試験，マウスリンフォーマ tk 試験およびラットを用いた骨髄小核試験のいずれにおいても陰性であった。	ヒト等で報告あり 外国臨床試験において，本剤の投与終了後に妊娠が判明し，自然流産となったことが報告されている。ラットおよびウサギにおいて胚毒性・催奇形性が報告されている。なお，ラットでは臨床曝露量以下で認められた。	データなし 実施していない。	劇	I

分類		一般名 商品名 (会社名) 剤形	作用機序による要因危険性 (細胞毒性)	皮膚の吸収性または刺激性の程度	眼粘膜刺激性の程度	曝露対策関連の記載 (添付文書, インタビューフォーム, その他のメーカー提供情報)	
分子標的治療薬	(mTOR阻害薬)	エベロリムス					
		アフィニトール (ノバルティス) 錠 分散錠	あり 《IF：薬効を裏付ける試験成績》	吸収性：データなし 刺激性：認められなかった (ウサギを用いた試験)。	データなし	記載なし	
		シロリムス					
		ラパリムス (ノーベル) 錠	あり 《IF：薬効を裏付ける試験成績》	吸収性：データなし 刺激性：データなし	データなし	記載なし	
		テムシロリムス					
		トーリセル (ファイザー) 注	あり	ラットおよびサルを用いた反復静脈内投与毒性試験において，投与部位の局所刺激性を評価したところ，剖検および病理組織学的検査で静脈および周囲組織に対する影響は認められなかった。	データなし	記載なし	

添付文書またはインタビューフォーム（IF）等の情報			指定	危険度
変異原性	催奇形性・胎児毒性・母体毒性・生殖毒性	発がん性		
示唆する報告なし *in vitro* 試験（ネズミチフス菌を用いた復帰変異原生試験，V79チャイニーズハムスター細胞を用いた染色体異常誘発試験，マウスリンパ腫L5178Y細胞チミジンキナーゼ遺伝子座における遺伝子突然変異試験），*in vivo* 試験（雌雄CD-1マウスを用いた骨髄小核試験）において，遺伝毒性は認められなかった。《IF》	動物等で報告あり 動物実験（ラット，ウサギ）において，胎児毒性が報告されている。《IF》	示唆する報告なし マウスおよびラットに最大0.9mg/kg/日を104週反復経口投与したところ，がん原性は認めらなかった。《IF》	劇	II
示唆する報告なし *in vitro* での細菌を用いた復帰突然変異試験（Ames験），マウスリンフォーマTK試験，哺乳類の培養細胞を用いた染色体異常試験および *in vivo* でのマウス骨髄小核試験の結果は，いずれも陰性であった。	動物等で報告あり 受胎能および着床までの初期胚発生に関する試験では雌性SDラットに本薬0（溶媒），0.05，0.1および0.5mg/kg/日が交配前2週間から無処置雄ラットとの交配を経て娠21日まで経口投与された。結果，0.1mg/kg/日以上の投与群で生存胎児体重の低値，0.5mg/kg/日投与群で生存胎児数の減少，ならびに生存F1児数の減少および体重の低値が認められた。 （FDA Pregnancy Category：C，オーストラリアの分類：C）	動物等で報告あり マウス2年間経口投与がん原性試験（本薬0，1，3または6mg/kg/日）では，腫瘍性変化として，1mg/kg/日以上の投与群の雄で肝細胞腺腫および肝細胞がん，3mg/kg/日以上の投与群の雌で顆粒球性白血病が認められた。	劇	II
示唆する報告なし *in vitro* 試験（細菌を用いた復帰突然変異試験，マウスリンフォーマTK試験，染色体異常試験）および *in vivo* 試験（マウス小核試験）において遺伝毒性を示さなかった。	動物等で報告あり 生殖発生毒性試験で，ラットでは母体の体重増加量の減少，着床後胚胎児死亡率の増加および生存胎児数の減少が認められ，ウサギでは母体の体重増加量の減少，摂餌量の減少，胚胎児吸収の増加，着床後胚胎児死亡率の増加，前頭骨の骨化不全および椎体分離の発生頻度の増加が，また，胎児臍ヘルニア発生が認められている。	データなし	劇	II

分類	一般名 商品名 （会社名） 剤形	作用機序に よる要因 危険性 （細胞毒性）	皮膚の吸収性 または刺激性の程度	眼粘膜 刺激性の 程度	曝露対策関連の記載 （添付文書，インタビュー フォーム，その他の メーカー提供情報）	
分子標的治療薬	（セリン・スレオニンキナーゼ阻害薬） エンコラフェニブ					
	ビラフトビ （小野） カ	あり 《IF：薬効を裏付け る試験成績，副次的 薬理試験》	吸収性：データなし 刺激性：軽度な皮膚刺激性 を有する。Balb/c系マウス （雌6例／群）の両耳介背側 にエンコラフェニブを0.5, 5，50％の濃度で1日1回3 日間反復塗布したとき， 50％の濃度で耳介重量の高 値が認められ，5％以下の濃 度では刺激性を示唆する変 化は認められなかった。	データなし	記載なし	
	ダブラフェニブメシル酸塩					
	タフィンラー （ノバルティス） カ	あり （変異型RASを 伴う野生型 BRAF細胞を BRAF阻害薬で 処理することに より，MAPKシ グナル伝達の活 性化が示され， 臨床試験では RAS遺伝子変 異を有する腫瘍 の発現が報告さ れている）	マウスBalb/c3T3線維芽細 胞に本剤を処理したニュート ラルレッド取込み法によるin vitro試験で，光毒性係数 （PIF）は83超だったことから， 光毒性を示すと考えられた。 ヘアレスマウス10例に単回 経口投与（300mg/kgまで） し，UV-A/Bを単回照射した 結果，100mg/kgの1例で光 沢および皺，300mg/kgの全 例で皮膚反応（浮腫，紅斑， 剥離等）が認められた。無影 響量は30mg/kgであった。	データなし	記載なし	
	トラメチニブ　ジメチルスルホキシド付加物					
	メキニスト （ノバルティス） 錠	データなし	吸収性：データなし 刺激性：in vitro光毒性試 験（3T3 NRU PT）で，陽性 反応（PIF：6.5）がみられ， 光毒性の可能性が示唆され た。現在までの臨床試験に おける光線過敏症反応の発 現頻度は低く，重篤な事象 は認められていないことか ら，臨床使用により重篤な 光線過敏症が発現するリス クは低いと考えられる。	データなし	記載なし	

添付文書またはインタビューフォーム（IF）等の情報			指定	危険度
変異原性	催奇形性・胎児毒性・母体毒性・生殖毒性	発がん性		
示唆する報告なし	動物等で報告あり	データなし	劇	II
in vitro 試験として細菌を用いた復帰突然変異試験およびヒト末梢血リンパ球を用いた染色体異常試験を実施し、*in vivo* 試験としてラットを用いた小核試験を実施した結果、いずれも陰性であり、遺伝毒性を有さないと判断した。	ラットを用いた動物試験において臨床曝露量の27倍に相当する用量で胎児体重の低値、骨化遅延または骨格変異、ウサギを用いた動物試験において臨床曝露量の180倍に相当する用量で胎児体重の低値、骨化遅延が認められた。	ICH S9 ガイドラインに基づき、がん原生試験は実施しなかった。		
示唆する報告なし	動物等で報告あり	ヒトで報告あり	劇	I
復帰突然変異試験ならびにマウスリンフォーマTK試験およびラットを用いる小核試験において、いずれも結果は陰性であった。	ラットを用いた生殖発生毒性試験において、胚・胎児発生への影響として胸腺変形、胸腺分離、胸椎体不完全骨化、中手骨／胸骨分節未骨化および波状／ノブ状肋骨、心室中隔欠損が認められたため催奇形性が示唆される。マウス、ラット、イヌにおいて精巣、精巣上体の病理学的組織変化が認められている。	臨床試験において、有棘細胞がん、有棘細胞がん以外の二次発がんが報告されている。		
示唆する報告なし	動物等で報告あり	データなし	劇	II
復帰突然変異試験、マウスリンフォーマTK試験およびラット小核試験では、いずれの結果も陰性であった。	生殖発生毒性試験について、ラットにおいては母体の体重増加低値、胎児体重低値、着床後死亡率の高値が認められている。ウサギにおいては母体の体重増加低値、胎児体重低値の他、流産、胎児の成長抑制に伴う骨化遅延も認められた。			

分類	一般名 商品名 (会社名) 剤形	作用機序に よる要因 危険性 (細胞毒性)	皮膚の吸収性 または刺激性の程度	眼粘膜 刺激性の 程度	曝露対策関連の記載 (添付文書, インタビュー フォーム, その他の メーカー提供情報)	
分子標的治療薬 (セリン・スレオニンキナーゼ阻害薬)	ビニメチニブ					
	メクトビ (小野) 錠	あり 《IF：薬効を裏付け る試験成績》	吸収性：データなし 刺激性：なし NZW系ウサギ(雄3例)の剃 毛した胴体背部の皮膚に 0.4mLの水に混和した0.5g のビニメチニブを塗布した とき, 皮膚刺激性は認めら れなかった。	データなし	特になし	
	ベムラフェニブ					
	ゼルボラフ (中外) 錠	あり 《IF：薬効を裏付け る試験成績, 副次的 薬理試験》	吸収性：なし 刺激性：あり 海外臨床試験(NO25026試 験：2012年2月1日データ カットオフ)および国内臨 床試験(JO28178試験)で認 められた。皮膚刺激の発現 頻度1%未満。	あり 海外臨床試験 (NO25026試 験：2012年2月 1日データカット オフ)および国 内臨床試験 (JO28178試 験)で認められ た。目刺激の 発現頻度1〜 5%未満。	記載なし	
分子標的治療薬 (プロテソーム阻害薬)	イキサゾミブクエン酸エステル					
	ニンラーロ (武田) カ	あり (ラットおよびイヌ を用いた反復投 与毒性試験の結 果, 用量制限毒 性は主に, 消化 管およびリンパ 系に対する影響 に起因していた)	吸収性：データなし 刺激性：ない ラットおよびイヌを用いた 反復投与毒性試験の結果か ら, イキサゾミブクエン酸 エステルおよびイキサゾミ ブには局所刺激性はないと 予測される。	データなし	調剤時：調剤時に脱カプセ ルをしないこと。	

添付文書またはインタビューフォーム（IF）等の情報			指定	危険度
変異原性	催奇形性・胎児毒性・母体毒性・生殖毒性	発がん性		
示唆する報告なし *in vitro* 試験として細菌を用いた復帰突然変異試験及びマウスリンフォーマ TK 試験を実施し，*in vivo* 試験としてマウスを用いた小核試験を実施した結果，いずれも陰性であり，遺伝毒性を有さないと判断した。	動物等で報告あり 動物実験で生殖発生毒性が報告されている。 ラットを用いた動物実験において臨床曝露量の10倍に相当する用量から胎児体重の低値および骨化遅延，ウサギを用いた動物試験において臨床曝露量の1.4倍に相当する用量から流産，着床後胚損失率の増加，生存胎児数の減少および胎児体重の低値，1.9倍に相当する用量で催奇形性（心室中隔欠損および血管異常）が認められた。	データなし ICH S9 ガイドラインに基づき，がん原生試験は実施しなかった。	劇	II
示唆する報告なし *in vitro* 試験〔細菌を用いた復帰突然変異試験（Ames試験），ヒトリンパ球染色体異常試験〕および *in vitro* ラット骨髄小核試験で評価したとき，遺伝毒性をもたらさなかった。	動物等で報告あり ラットおよびウサギの胚／胎児において催奇形性を示さなかった。動物実験で，胎盤を通過することが確認された。 妊孕性に及ぼす影響を評価することを特に目的とした動物実験は行われていない。ラットとイヌを用いた反復投与毒性試験で，生殖器に病理組織学的所見は認められなかった。	ヒトで報告あり がん原性を評価する正式な試験は行われていない。 治験において，患者の皮膚有棘細胞がん発現を増加させた。 海外市販後の自発報告において，*RAS*遺伝子変異を有する慢性骨髄単球性白血病の進行が報告されている。	劇	I
示唆する報告なし 細菌を用いた復帰突然変異試験で変異原性は認められなかった。ヒト末梢血リンパ球を用いた *in vitro* 染色体異常試験では陽性であったが，マウスを用いた *in vivo* 骨髄小核試験では染色体異常を誘発せず，マウスを用いて腺胃及び肝臓で tail DNA（%）を評価した *in vivo* コメット試験でも陰性であった。	動物等で報告あり 妊娠ラットの用量設定試験において，胎児体重の減少，胎児生存率の低下傾向および着床後死亡の増加が認められた。これらの所見は最終確定試験では再現されなかった。 妊娠ウサギを用いて実施した用量設定試験において，1mg/kgの投与量で胚・胎児死亡および着床後死亡をもたらした。が，これらの所見は最終確定試験では明確には再現されなかった。最終確定試験では，胎児骨格の変異／異常の増加（尾椎，腰椎数，完全過剰肋骨）が≧0.3mg/kgの投与量で観察された。	データなし	毒	I

分類		一般名 商品名 （会社名） 剤形	作用機序に よる要因 危険性 （細胞毒性）	皮膚の吸収性 または刺激性の程度	眼粘膜 刺激性の 程度	曝露対策関連の記載 （添付文書，インタビュー フォーム，その他の メーカー提供情報）	
分子標的治療薬	（プロテアソーム阻害薬）	**カルフィルゾミブ**					
		カイプロリス （ 小 野 ＝ AMGEN） 注射用	あり	吸収性：データなし 局所刺激性試験：あり 局所刺激性試験として独立した試験は実施していないが，サルの1カ月間および9カ月間の反復投与毒性試験では，投与液濃度1mg/mL以上で投与部位およびその周囲組織に刺激性変化が認められた。 《IF》	データなし	記載なし	
		ボルテゾミブ					
		ベルケイド （ヤンセン） 注射用	あり	吸収性：データなし 刺激性：ウサギへの血管周囲，静脈内，筋肉内および皮下投与において，血管周囲，静脈内，筋肉内投与では軽度の組織刺激性がみられたが，投与72時間後には回復が認められた。皮下投与では組織刺激性は認められなかった。	データなし	本剤の取扱いおよび調製にあたっては，手袋を使用するなど慎重に行うこと。本剤が皮膚または粘膜に触れた場合には，直ちに石鹸でよく洗うこと。	
	（HDAC阻害薬）	**パノビノスタット乳酸塩**					
		ファリーダック （ノバルティス） カ	あり 《IF：薬効を裏付ける試験成績》	データなし	データなし	記載なし	
		ボリノスタット					
		ゾリンザ （MSD＝大鵬） カ	あり	吸収性：データなし 刺激性：マウスを用いた局所リンパ節増殖試験，ウサギを用いた皮膚刺激性試験，*in vitro* ウシ角膜混濁／透過性試験，ならびに皮膚モデルバイオアッセイキットを用いた *in vitro* 皮膚刺激性試験において，ボリノスタットは刺激性を示さなかった。	角膜混濁／透過性試験（ウシ，*in vitro*）において眼の刺激性を示さなかった。 《社内資料：局所刺激試験》	カプセル内の粉末が飛散し，皮膚または粘膜に直接接触する可能性があるため，カプセルを開けたり，つぶしたりしないよう取扱いに注意すること。もし直接接触した場合には，直ちに大量の流水で洗い流すこと。 《添付文書：適用上の注意（2）》	

添付文書またはインタビューフォーム（IF）等の情報			指定	危険度
変異原性	催奇形性・胎児毒性・母体毒性・生殖毒性	発がん性		
動物等で報告あり	動物等で報告あり	データなし	毒	I
ヒト末梢血リンパ球を用いた染色体異常試験（*in vitro*）において，40ng/mL 以上で染色体異常誘発性（構造的染色体異常）が認められた。《IF》	妊娠ラットにおいて，最高投与量の2mg/kg（12mg/m^2）まで胚・胎児発生に対する影響を示さなかった。一方，妊娠ウサギでは，最高投与量の0.8mg/kg（9.6mg/m^2）で胚・胎児死亡率の上昇および生存胎児体重の低値を示した。また，ラットおよびサルでは雌雄生殖器に影響はなかった。《IF》	該当資料なし《IF》		
動物等で報告あり	動物等で報告あり	示唆する報告なし	毒	I
チャイニーズハムスター卵巣細胞を用いた*in vitro*染色体異常試験で，評価を行った最低用量である3.125μg/mL 以上で染色体異常誘発性（構造的染色体異常）を示した。	ラット，ウサギにおける胚・胎児発生毒性試験の結果，催奇形性は認められなかったが，ウサギでは最高投与量群で吸収胚数および着床後死亡率の増加ならびに生存胎児数の減少，胎児体重の低下が認められた。動物実験（ラット）において，精巣-精上皮の変性／萎縮および卵巣黄体の単細胞壊死が認められた。	海外第3相試験における，ベルケイド群の二次発がん発現率と米国一般集団における発がん率に差は認められなかった。《San Miguel JF, et al：J Clin Oncol, 31(4)：448-55, 2013.》		
動物等で報告あり	動物等で報告あり	示唆する報告なし	劇	II
ネズミチフス菌を用いた復帰突然変異試験において，復帰変異コロニーの増加がみられ，遺伝子突然変異誘発性が認められた。	動物実験（ラット，ウサギ）において，胚・胎児毒性（胚・胎児死亡，骨格変異，胎児体重の減少）が認められたとの報告がある。イヌを用いた毒性試験において，前立腺の上皮菲薄化，精巣の精上皮変性，精巣上体の精子減少および管腔内残屑増加，卵巣の閉鎖卵胞増加および子宮内膜萎縮が認められたとの報告がある。	国際共同第Ⅲ相試験（RANORAMA1）において，2次発がんリスクの上昇は見られなかった。		
動物等で報告あり	動物等で報告あり	データなし	劇	II
本剤は，細菌を用いた復帰突然変異試験（Ames試験）において*in vitro*で変異原性を示し，チャイニーズハムスター卵巣（CHO）細胞に対して*in vitro*で染色体異常を誘発した。また，マウスへの本剤の投与により小核を有する赤血球の発現数を増加させた。	ラット受胎能試験において本剤投与に関連した黄体数の増加が報告され，ラットの受胎能試験および胚・胎児発生に関する試験において胚致死作用が報告されている。また，ウサギおよびラットの胚・胎児発生に関する試験およびトキシコキネティクス試験において，本剤の胎盤通過，生存胎児の平均体重の減少，骨化遅延および骨格変異が報告されている。《社内資料：生殖発生毒性試験》	がん原性試験は実施していない。		

分類		一般名 商品名 （会社名） 剤形	作用機序による要因 危険性 （細胞毒性）	皮膚の吸収性 または刺激性の程度	眼粘膜 刺激性の 程度	曝露対策関連の記載 （添付文書，インタビューフォーム，その他の メーカー提供情報）	
分子標的治療薬	（HDAC阻害薬）	ロミデプシン					
		イストダックス （セルジーン） [注射用]	データなし	吸収性：データなし 刺激性：なし ウサギの腹側部にロミデプシン0および0.5gを含有するガーゼパッチを4時間貼付し，パッチ除去1,24,48および72時間後の貼付部位の皮膚反応および一般状態を観察した結果，本剤の投与に関連した所見は認められなかった。 《IF：非臨床試験に関する項目》	データなし	記載なし	
	（サイクリン依存性キナーゼ阻害薬）	アベマシクリブ					
		ベージニオ （リリー） [錠]	あり 《IF：薬効を裏付ける試験成績》	吸収性：データなし 刺激性：1日1回3日間反復経口投与した後，皮膚に紫外線照射したとき，光毒性を示唆する所見は認められなかった。	1日1回3日間反復経口投与した後，眼に紫外線照射したとき，光毒性を示唆する所見は認められなかった。	粉砕・分割の際に患者以外の人が粉末に繰り返し曝露することで，人体に有害な影響が生じる可能性がある。	
		パルボシクリブ					
		イブランス （ファイザー） [カ]	あり 《IF：薬効を裏付ける試験成績，副次的薬理試験》	吸収性：データなし 刺激性：なし 生理食塩液，パルボシクリブ50μg/mL製剤またはその溶媒を，ウサギ（雌n＝4/群）の耳介静脈内に1mL，血管周囲に0.05mL単回投与した結果，静脈内，血管周囲の投与部位および周囲組織における病理組織学的変化に差は認められなかった。	データなし	記載なし	

添付文書またはインタビューフォーム（IF）等の情報			指定	危険度
変異原性	催奇形性・胎児毒性・母体毒性・生殖毒性	発がん性		
動物等で報告あり ネズミチフス菌の4菌株および大腸菌の1菌株を用いた復帰突然変異（Ames）試験では，いずれの菌株においても変異原生は認められなかった。マウスリンパ腫L5178Y細胞においてロミデプシン0.3μg/mLまでの濃度で極めて弱い変異原性を示すことが示唆された。この変化は統計学的有意差があるものの，その程度は低かった。ロミデプシン最大耐量（雄は1mg/kg，雌は3mg/kg）の静脈内投与において，骨髄細胞に小核は誘導されなかった。 《IF：非臨床試験に関する項目》	動物等で報告あり ラットにおいて，AUC比較で臨床曝露量未満に相当する用量で，胎児の死亡，催奇形性および発育遅延が認められている。また，ラットおよびイヌにおいて，AUC比較で臨床曝露量未満に相当する用量で，精巣の萎縮等が認められている。 《IF：安全性（使用上の注意等）に関する項目》	データなし	劇	Ⅱ
示唆する報告なし	動物等で報告あり ラットを用いた胚・胎児発生に関する試験において，4mg/kg以上の群で骨格および血管系の変異および奇形の発現率が増加し，催奇形性が認められた。ラットおよびイヌを用いた反復投与毒性試験において，雄生殖器（精巣，精巣上体）への有害作用が認められたが，雌生殖器の変化は認められなかった。	データなし	劇	Ⅱ
示唆する報告なし 遺伝毒性試験成績から，本剤は異数性誘発作用が認められるものの，変異原性または染色体構造異常誘発性は示さなかった。	動物等で報告あり 動物実験（ラット）において，30mg/kg/日以上で精巣および精巣上体における病理組織学的変化，精液減少，100mg/kg/日で精子運動率低下，精巣上体尾部の精子濃度減少および精巣の精子細胞密度低下が認められた。300mg/kg/日まで雌の交尾行動および受胎能への影響は認められず，明らかな毒性も認められなかった。	データなし がん原性試験は実施していない。	劇	Ⅱ

分類		一般名 商品名 （会社名） 剤形	作用機序に よる要因 危険性 （細胞毒性）	皮膚の吸収性 または刺激性の程度	眼粘膜 刺激性の 程度	曝露対策関連の記載 （添付文書，インタビュー フォーム，その他の メーカー提供情報）	
分子標的治療薬	PARP阻害薬	オラパリブ					
		リムパーザ （アストラゼネカ） カ	データなし	データなし	データなし	記載なし	
	（VEGF阻害薬）	アフリベルセプト　ベータ（遺伝子組換え）					
		ザルトラップ （サノフィ） 注	データなし	吸収性：データなし 刺激性：なし カニクイザルの4週間，13週間，6カ月間反復静脈内投与試験では注射部位の病理組織学的所見は認められなかった。 NZWウサギ（雌3例／群）の静脈内，筋肉内，皮下に投与した結果，注射部位に本剤の投与に関連した所見は認められなかった。 《IF》	データなし	記載なし	
免疫チェックポイント阻害薬	（抗PD-1モノクローナル抗体）	ニボルマブ（遺伝子組換え）					
		オプジーボ （小野＝BMS） 注		吸収性：データなし 刺激性：反復投与毒性試験（カニクイザル）では，局所刺激性を示唆する変化は認められなかった。 《IF》	データなし	記載なし	
		ペムブロリズマブ（遺伝子組換え）					
		キイトルーダ （MSD＝大鵬薬品） 注	データなし	吸収性：データなし 刺激性：カニクイザルの反復投与毒性試験では，投与部位に関連した変化はなく，静脈内投与部位における忍容性は良好であることが示された。	データなし	特になし	

添付文書またはインタビューフォーム（IF）等の情報			指定	危険度
変異原性	催奇形性・胎児毒性・母体毒性・生殖毒性	発がん性		
何らかの報告あり 細菌を用いる復帰突然変異試験において，変異原性は認められなかったが，チャイニーズハムスター卵巣細胞を用いる in vitro 染色体異常試験において，染色体異常誘発作用がみられ，ラット骨髄小核試験で経口投与後に小核誘発作用が認められた。この染色体異常誘発作用は主たる薬理作用に起因するゲノム不安定性の結果であると考えられた。 《IF》	**動物等で報告あり** 妊婦における使用経験はない。ラットを用いた動物実験において，臨床曝露量を下回る用量で胚・胎児死亡および催奇形性（眼球異常，椎骨および肋骨の欠損等）が報告されている。 《IF》	**何らかの報告あり** 本剤の医薬品リスク管理計画の重要な潜在的リスクに「二次性悪性腫瘍」がある。BRCA 変異陽性の卵巣がんおよび乳がんのように相同組換え機構が破綻している細胞においては，本剤のPARP 阻害作用により，一本鎖，二本鎖DNA 切断の修復負荷が増大し，二次性悪性腫瘍（原発性）の発現に寄与する可能性がある。 《医薬品リスク管理計画》	劇	II
データなし ICH ガイドラインS6 およびS9 に従い，遺伝毒性試験は実施しなかった。本剤は蛋白製剤であるため，DNA や他の染色体物質への直接の相互作用はないと予想される。 《IF：p64》，《審査報告書：p.22》	**動物等で報告あり** ウサギ胚胎児試験において，AUC 比較で臨床曝露量未満に相当する用量から催奇形性および胎児毒性が認められている。また，サルを用いた試験で，本剤はAUC 比較で臨床曝露量の約1.3 倍に相当する用量から雌雄の受胎能に影響を及ぼす可能性が示唆されている。 《社内資料》，《添付文書》，《IF：p.63》	**データなし** 進行がん患者の治療を目的として投与されることから，がん原性試験は実施しなかった。	劇 生物	II
データなし 本剤は抗体製剤であり，細胞膜を通過してDNA や他の染色体成分に直接作用するとは考えられないことから，「バイオテクノロジー応用医薬品の非臨床における安全性評価」に基づき，遺伝毒性試験は実施しなかった。 《IF》	**動物等で報告あり** 妊娠カニクイザルに胎児器官形成期～分娩まで週2 回静脈内投与した結果，10mg/kg 以上で妊娠末期における胚・胎児または出生児の死亡率の増加が認められたが，催奇形性は認められなかった。 《IF》	**データなし** 本剤は進行がん患者の治療を目的とした医薬品であることから，がん原性試験は実施しなかった。 《IF》	劇 生物	II
示唆する報告なし カニクイザルの1 カ月および6 カ月間反復投与毒性試験において免疫毒性を評価した結果，自己免疫性または炎症性の毒性やリンパ組織に対する毒性は示されなかった。	**報告あり** PD-1/PD-L1 経路は母体胎児間免疫寛容に重要な役割を担っており，妊娠に伴い子宮胎盤接合部でPD-L1 の発現が増加し，PD-1/PD-L1 経路により胎児が母体T 細胞性免疫から効果的に保護される。この経路が阻害されることで母体胎児間免疫寛容が無効となり，流産率が著しく増加することが同種異系交配のマウスモデルで示されている。	**データなし**	劇 生物	II

分類		一般名 商品名（会社名）剤形	作用機序による要因危険性（細胞毒性）	皮膚の吸収性または刺激性の程度	眼粘膜刺激性の程度	曝露対策関連の記載（添付文書，インタビューフォーム，その他のメーカー提供情報）	
免疫チェックポイント阻害薬	（抗PD-L1モノクローナル抗体）	アテゾリズマブ（遺伝子組換え）					
		テセントリク（中外）注		吸収性：データなし 局所刺激性：8週間皮下投与試験（カニクイザル）で有害な所見は認められなかった。	データなし	記載なし	
		アベルマブ（遺伝子組換え）					
		バベンチオ（メルクバイオファーマ＝ファイザー）注	該当資料なし	吸収性：該当資料なし 刺激性：カニクイザルの反復静脈内投与毒性試験の結果から，投与部位局所の皮下，血管周囲及び血管の変化が認められたが，用量依存性はなく，局所忍容性は良好であることが示された。《IF》	該当資料なし	該当資料なし	
		デュルバルマブ（遺伝子組換え）					
		イミフィンジ（アストラゼネカ）注	データなし	吸着性：データなし 刺激性：反復投与毒性試験（カニクイザル）の結果，静脈内投与部位に毒性所見は認められなかった。《社内資料：局所刺激性試験》	データなし	記載なし	
	（抗CTLA-4モノクローナル抗体）	イピリムマブ（遺伝子組換え）					
		ヤーボイ（BMS＝小野）注	データなし	吸収性：データなし 刺激性：反復静脈内投与試験（サル）において，概して臨床投与速度の25倍まで安全性が確認された。	データなし	特になし	

添付文書またはインタビューフォーム（IF）等の情報			指定	危険度
変異原性	催奇形性・胎児毒性・母体毒性・生殖毒性	発がん性		
データなし	動物等で報告あり	データなし	劇 生物	II
遺伝毒性試験は実施していない。	生殖発生毒性試験は実施されていないが，PD-L1/PD-1経路阻害により，胚致死を含むヒト胎児発生に影響を及ぼし，胎児死亡に至る免疫関連の胎児拒絶反応リスクが増大する可能性が報告されている。また，ヒトIgGは胎盤を通過し，乳汁中に排泄されるため，胎児と乳児に影響を及ぼす可能性がある。カニクイザル26週間静脈内投与試験（50mg/kg群）では，雌全例で月経周期異常および卵巣の病理組織学的変化が認められた。	がん原生試験は実施していない。		
データなし	動物等で報告あり	データなし	劇 生物	II
ICH S6（R1）ガイドラインに基づき，遺伝毒性試験は実施しなかった。《IF》	生殖発生毒性試験は実施しなかった。カニクイザルおよびヒトの正常組織を用いた組織交差反応性試験のデータから，本剤が雌雄生殖組織に結合することが確認された。カニクイザルの13週反復静脈内投与毒性試験では，雌雄の生殖能に直接的影響を示唆する所見は得られなかったが，多くの雄の精巣が未成熟であった。《IF》	ICH S6（R1）ガイドライン，ICH S1Aガイドライン，ICH S9ガイドラインに基づき，がん原性試験は実施しなかった。《IF》		
データなし	動物等で報告あり	データなし	劇 生物	II
遺伝毒性試験は実施していない。	カニクイザルを用いた拡充型出生前及び出生後の発生に関する試験（ePPND試験）結果において，母動物に対する影響は認められなかったが，対照群と比較して妊娠後期における胎児の死亡および新生児の死亡の増加が認められた。《社内資料：生殖発生毒性試験》生殖発生毒性試験（ePPND試験）において，出生児の血清中に本剤が検出された。また，母動物の乳汁中よりも検出された。《IF》	がん原性試験は実施していない。		
示唆する報告なし	動物等で報告あり	データなし	劇 生物	II
サルでの抗原特異的な体液性・細胞性免疫を亢進したが，非特異的な免疫活性化や自己免疫毒性は概して認められなかった。反復投与したサル2匹では，臨床試験で報告された症状と類似の免疫関連の副作用を認めたが，自己免疫寛容の維持に関連すると考えられた。	サルの器官形成期～分娩までの投与で，AUC比較で臨床曝露量の約8.3倍相当量では泌尿生殖器系の奇形，早産，出生児低体重で，約3.1倍相当量で，流産，死産，出生児の早期死亡等の発現頻度の増加が認められている。	がん原性試験は実施しなかった。		

分類	一般名 商品名 （会社名） 剤形	作用機序に よる要因 危険性 （細胞毒性）	皮膚の吸収性 または刺激性の程度	眼粘膜 刺激性の 程度	曝露対策関連の記載 （添付文書，インタビュー フォーム，その他の メーカー提供情報）	
アロマターゼ阻害薬	アナストロゾール					
	アリミデックス （アストラゼネカ） 錠	あり	吸収性：データなし 刺激性：ウサギにおける皮膚に対する刺激試験で局所刺激性は認められない。	ウサギにおける眼刺激性試験において局所刺激性は認められない。	記載なし	
	エキセメスタン					
	アロマシン （ファイザー） 錠	あり	データなし	データなし	記載なし	
	レトロゾール					
	フェマーラ （ノバルティス） 錠	あり 《IF：薬理作用》	データなし	データなし	記載なし	
ステロイド性抗エストロゲン薬	フルベストラント					
	フェソロデックス （アストラゼネカ） キット	あり	刺激性：ウサギを用いた局所刺激試験では添加物に起因すると考えられる皮膚への軽度な刺激性（紅斑）がみられた。	データなし	記載なし	

添付文書またはインタビューフォーム（IF）等の情報			指定	危険度
変異原性	催奇形性・胎児毒性・母体毒性・生殖毒性	発がん性		
示唆する報告なし	動物等で報告あり	何らかの報告あり	劇	II
サルモネラ菌，大腸菌を用いた復帰突然変異試験，チャイニーズハムスター卵巣細胞を用いた in vitro 遺伝子突然変異試験およびヒトリンパ球を用いた染色体異常試験ならびにラットを用いた骨髄小核試験において，変異原性は認められていない。	動物実験（ラット）で胎児の発育遅延が認められている。	高用量ラット2年間がん原性試験（25mg/kg/日）で雌の肝臓腫瘍および雄の甲状腺腫瘍増加が認められたが，ヒトへの投与量の約80倍（雄）〜90倍（雌）以上で増加することから，臨床的な安全性との関連性は低いと考えられる。マウス2年間がん原性試験では良性卵巣腫瘍の増加が認められたが，マウスに特異的な変化と考えられ，臨床的な安全性との関連性は低いと考えられる。		
示唆する報告なし	動物等で報告あり	動物等で報告あり	―	II
ヒトリンパ球を用いた染色体異常試験で直接法では12.5µg/mL以上で染色体異常を誘発したが，代謝活性化法では陰性。また，in vivo のマウス骨髄細胞染色体異常試験および小核試験においても陰性であった。その他試験（Ames試験，UDP試験，哺乳類培養細胞を用いる突然変異試験）では遺伝毒性は認められていない。	動物実験（ラット）で，分娩障害，妊娠期間の延長，吸収胚数の増加および生存胎児数の減少が認められている。また動物実験（ウサギ）で，流産，吸収胚数の増加および胎児体重の低下が認められている。しかし両種による動物実験で，催奇形性は認められてはいない。	24カ月間のマウスがん原性試験において，中用量（150mg/kg/日），高用量（450mg/kg/日）で雌雄において肝細胞腺腫および肝細胞がんの発生率の上昇が認められた。また，雄の高用量群で腎腫瘍の発生の上昇がみられた。これらの腫瘍はマウス特有なものである可能性が高くヒトにおける臨床的な安全性との関連は低いと考えられる。		
示唆する報告なし	ヒトで報告あり	何らかの報告あり	劇	I
遺伝子突然変異誘発性，あるいは染色体異常誘発性を指標とする4種類の遺伝毒性試験（復帰突然変異試験，遺伝子突然変異試験，染色体異常試験，小核試験）において，遺伝毒性を示唆する結果は得られていない。《IF》	適応外ではあるが，海外において，妊娠前および妊娠中に本剤を投与された患者で奇形を有する児を出産したとの報告がある。動物実験（ラット）においては，胎児死亡および催奇形性（ドーム状頭部および椎体癒合）ならびに分娩障害が観察されている。また，動物実験（ラット）で胎児への移行が認められている。《IF》	ラットでは，0.1mg/kg/日以上投与の雌で膀胱の乳頭腫，10mg/kg/日で良性の卵巣間質腫瘍の発現頻度が軽度に増加した。マウスでは，0.6mg/kg/日以上の雌で用量依存的に良性の卵巣顆粒胸膜細胞腫の発現頻度が増加した。これらの所見は，レトロゾールの薬理作用であるエストロゲン産生抑制作用に起因した変化であると考えられた。《IF》		
示唆する報告なし	動物等で報告あり	動物等で報告あり	劇	II
細菌を用いる復帰突然変異試験，マウスリンフォーマ遺伝子突然変異試験，ヒトリンパ球を用いた染色体異常試験，ラットを用いた小核試験を実施し，全ての試験において陰性であった。	動物実験（ラットおよびウサギ）で生殖毒性が認められている。また，動物実験（ラット）において，乳汁移行が認められており，授乳期に本剤を投与した場合，出生児において生存率の低値等が認められている。	マウスの2年間経口投与がん原性試験では，フルベストラントの薬理作用に関連すると考えられる性索間質腫瘍，顆粒膜細胞腫，黄体腫の発生増加が認められた。ラットの2年間筋肉内投与がん原性試験では，フルベストラントの薬理作用から予測される黄体形成ホルモン上昇によると考えられる卵巣の良性顆粒膜細胞腫および精巣の良性ライディヒ細胞腫が増加した。その他の腫瘍の増加は認められなかった。		

分類	一般名 商品名 （会社名） 剤形	作用機序による要因 危険性 （細胞毒性）	皮膚の吸収性 または刺激性の程度	眼粘膜 刺激性の 程度	曝露対策関連の記載 （添付文書，インタビュー フォーム，その他の メーカー提供情報）	
非ステロイド性抗エストロゲン薬	タモキシフェンクエン酸塩					
	ノルバデックス （アストラゼネカ） 錠	あり	データなし	データなし	記載なし	
	トレミフェンクエン酸塩					
	フェアストン （日本化薬＝ Orion Corporation, Finland) 錠	あり	データなし	ウサギを用いた眼粘膜刺激性試験において極度に刺激性が認められている。	原末は極度の眼粘膜刺激性を有するため，取扱いには十分に注意する。	
抗アンドロゲン薬 （非ステロイド性）	アパルタミド					
	アーリーダ （ヤンセン＝ 日本新薬） 錠	あり 《IF：薬効を裏付ける 試験成績》	データなし	データなし	記載なし	
	エンザルタミド					
	イクスタンジ （アステラス） カ 錠	あり	吸収性：データなし 刺激性：データなし	データなし	記載なし	
	ビカルタミド					
	カソデックス （アストラゼネカ） 錠 OD錠	あり	吸収性：データなし 刺激性：認められていない。	認められていない。	記載なし	

添付文書またはインタビューフォーム (IF) 等の情報			指定	危険度
変異原性	催奇形性・胎児毒性・母体毒性・生殖毒性	発がん性		
示唆する報告なし	ヒトで報告あり	ヒトで報告あり	―	I
細菌，哺乳動物の細胞を用いた in vitro 試験およびラットを用いた優性致死法による in vivo 試験で変異原性は認められていない。	外国において，投与により自然流産，先天性欠損，胎児死亡の報告がある。動物実験で妊娠および分娩への影響ならびに胎仔への移行が認められている。	子宮体がん，子宮肉腫の発生増加がみられたとの報告がある。ラットを用いた2年間のがん原性試験において，肝腫瘍および水晶体異常（白内障等）の増加が認められている。マウスではエストロゲン作用のため生殖器の腫瘍の発生が認められている。		
示唆する報告なし	動物等で報告あり	ヒトで報告あり	劇	I
復帰突然変異試験，染色体異常試験および小核試験のいずれにおいても陰性であった。	動物実験（ラット，ウサギ）で胎児毒性（死亡，発育遅延，内臓・骨格異常，出生児の生殖障害），妊娠維持および分娩への障害等の生殖障害が認められている。	子宮内膜ポリープ，子宮内膜増殖および子宮体がんが報告されている。		
示唆する報告なし	動物等で報告あり	データなし	劇	II
復帰突然変異試験（Ames試験，in vitro）において突然変異を誘発せず，染色体異常試験（in vitro），ラット小核試験（in vivo），ラットコメットアッセイ（in vivo）のいずれにおいても遺伝毒性は認められなかった。	ラットおよびイヌを用いた反復投与毒性試験において，生殖器の萎縮，変性，無精子または精子減少が認められた。また，ラットを用いた受胎能試験において，副生殖器（凝固腺，精嚢，前立腺）の小型化，精巣上体の重量減少，精子数の減少，精子運動性の低下，交尾率および受胎率の低下が認められている。			
示唆する報告なし	動物等で報告あり	データなし	劇	II
復帰突然変異試験，マウスリンフォーマ試験およびマウス小核試験のいずれにおいても陰性であった。	マウス胚・胎児発生に関する試験において，10mg/kg/day 以上で胎児に着床後死亡率増加，肛門生殖突起間距離短縮を認めた。また，30mg/kg/日で胎児に口蓋裂（口蓋骨欠損を伴う）を認め，母動物に流産を認めた。			
示唆する報告なし	報告あり	動物等で報告あり	劇	I
細菌，酵母および哺乳類細胞を用いた in vitro 試験，ラットおよびマウスを用いた in vivo 試験で変異原性は認められなかった。	薬理作用に基づき，男子小児の生殖器官の正常発育に影響を及ぼすおそれがある。また，本薬の毒性試験（ラット）において，雌性ラットで子宮の腫瘍性変化および雄児の雌性化が報告されている。	動物実験（マウス）で肝細胞がんの増加，ラットでは甲状腺，子宮および精巣に腫瘍性変化を認める。毒性試験（ラット）において，雌性ラットで子宮の腫瘍性変化が認められている。		

分類		一般名 / 商品名（会社名）剤形	作用機序による要因危険性（細胞毒性）	皮膚の吸収性または刺激性の程度	眼粘膜刺激性の程度	曝露対策関連の記載（添付文書，インタビューフォーム，その他のメーカー提供情報）	
抗アンドロゲン薬	（非ステロイド性）	フルタミド					
		オダイン（日本化薬）錠	あり	データなし	データなし	記載なし	
	（CYP17阻害薬）	アビラテロン酢酸エステル				記載なし	
		ザイティガ（ヤンセン＝アストラゼネカ）錠					
エストロゲン薬		エストラムスチンリン酸エステルナトリウム水和物（アルキル化薬）					
		エストラサイト（日本新薬）カ	あり《Hartley-Asp B：Prostate, 5：93-100, 1984.》	データなし	データなし	記載なし	
抗悪性腫瘍ホルモン 黄体		メドロキシプロゲステロン酢酸エステル					
		ヒスロンH（協和キリン）錠	あり	データなし	データなし	記載なし	
LH-RHアゴニスト		ゴセレリン酢酸塩					
		ゾラデックス3.6mg ゾラデックスLA（アストラゼネカ）キット	あり	吸収性：データなし 刺激性：局所刺激性は認められていない。	データなし	記載なし	

添付文書またはインタビューフォーム（IF）等の情報			指定	危険度
変異原性	催奇形性・胎児毒性・母体毒性・生殖毒性	発がん性		
示唆する報告なし 復帰突然変異試験，染色体異常試験，小核試験の結果，陰性と判断されている。	動物等で報告あり 雌親動物の検査では雄親動物に起因すると思われる着床前死亡率の増加傾向，着床数および生存児数の減少がみられ，結果，妊娠期間中の母動物の体重増加の抑制が認められたが，胎児および出生時に催奇形性などは認めず。	データなし	劇	Ⅲ
示唆する報告なし 遺伝子突然変異及び染色体異常誘発性を，in vitro および in vivo 試験系（細菌を用いる復帰突然変異試験，ヒトリンパ球を用いる染色体異常試験およびラット小核試験）で検討した結果，いずれの試験においても遺伝毒性は認められなかった。	動物等で報告あり 生殖発生毒性試験にてラットに経口投与したところ，妊娠に影響を与えた。また，CYP17阻害薬で母体のホルモンレベルの変化を引きおこすことが想定され，胎児の発育に影響を与えることが考えられる。	示唆する報告なし がん原性試験では，雄で精巣間細胞腺腫の増加および精巣間細胞がんの発生がみられたが，ラットに特異的な所見と考えられた。	劇	Ⅱ
示唆する報告なし in vitro（Ames法）による試験において突然変異原性は認められていない。 《薬理と治療，8(11)：3979，1980.》	動物等で報告あり 動物実験（雌雄ラットの妊娠前および妊娠初期経口投与試験）において2.0mg/kgで妊娠率の有意な低下を認めた。 《応用薬理，20(6)：1211，1980.》	ヒトで報告あり ホルモン療法あるいは放射線療法等の併用例を含む患者に，二次発がん（白血病，MDS，乳がん等）が発生したとの報告がある。	劇	Ⅰ
データなし	ヒトで報告あり 催奇形性を疑う疫学的調査報告があり，投与により女子胎児の男性化または男子胎児の女性化を起こすことが示されている。	動物等で報告あり マウス，ラットでは異常所見は認めないが，ビーグル犬で乳房結節，アカゲザルで子宮内膜がんの発現が認められたとの報告がある。	―	Ⅰ
示唆する報告なし 変異原性は認められなかった。	動物等で報告あり 器官形成期投与試験（ラット，ウサギ）で，妊娠の中断を示す腟出血あるいは流産は認めたが，催奇形性は認められていない。妊娠初期～授乳期投与試験（ラット）で母体の腟出血，妊娠期間の軽度延長が認められた。高用量群において1匹以上の新生児死亡を伴う母体数が増加し授乳中の生存率が減少。授乳中，離乳後の胎児には影響は認められていない。	動物等で報告あり マウスがん原性試験では腫瘍性変化として胃・幽門部の良性ポリープ（雌雄）および骨髄の組織球性肉腫（雄）発生が有意に増加。非腫瘍性変化として膵島細胞過形成および，胃・幽門部粘膜の肥厚（雌雄）が認められた。ラットがん原性試験では雌性で良性下垂体腫瘍の頻度が増加し，これにより死亡率の上昇がみられた。	劇	Ⅱ

分類	一般名 商品名 （会社名） 剤形	作用機序に よる要因 危険性 （細胞毒性）	皮膚の吸収性 または刺激性の程度	眼粘膜 刺激性の 程度	曝露対策関連の記載 （添付文書，インタビュー フォーム，その他の メーカー提供情報）	
LH-RHアゴニスト	リュープロレリン酢酸塩					
	リュープリン 3.75mg （武田） 注射用 キット リュープリン SR （武田） キット リュープリン PRO （武田） キット	あり	データなし	データなし	記載なし	
GnRH受容体拮抗薬	デガレリクス酢酸塩					
	ゴナックス （アステラス ＝フェリング） 皮下注用	あり	吸収性：データなし 刺激性：皮下・筋肉内投与 により局所的な炎症反応が 起こり，異物性巨細胞肉芽 腫が形成された（ウサギ）。 投与液の濃度および投与液 量の両方について局所反応 に明らかな用量依存性がみ られた。	データなし	記載なし	
遺伝子組換えヒト型 甲状腺刺激ホルモン	ヒトチロトロピン　アルファ（遺伝子組換え）					
	タイロゲン （サノフィ） 筋注用	なし	局所刺激性：ラットで投与 部位に出血および炎症像が みられたが，注射に関連し た物理的な刺激による組織 障害であると考えられた。	データなし	記載なし	
抗悪性腫瘍酵素薬	L-アスパラギナーゼ					
	ロイナーゼ （協和キリン） 注射用	あり	データなし	データなし	細胞毒性は少ないが，取扱 いには注意する。他剤との 混合調製時に，薬液が付着 したら，すぐに石鹸を用い て，水で洗い流す。眼に 入ったら直ちに流水でよく 洗顔する。	

添付文書またはインタビューフォーム（IF）等の情報			指定	危険度
変異原性	催奇形性・胎児毒性・母体毒性・生殖毒性	発がん性		
動物等で報告あり	動物等で報告あり	動物等で報告あり	劇	II
モルモット，マウスを用いた抗原性試験，細菌を用いた復帰変異試験，培養細胞を用いた染色体異常試験，マウス小核試験，ウサギを用いた局所刺激性試験では，特に問題となる所見は認められなかった。未成熟ラットにおける試験では，薬理作用に起因する性腺，副生殖器の萎縮性の変化がみられているが，休薬により回復が認められ繁殖機能を獲得している。	ラット繁殖試験では雌雄とも交尾能，受精能が低下しているが，休薬により回復性が認められている。ラット器官形成期投与試験では妊娠期間の延長，胎児死亡の増加および胎児体重の低値がみられているが，催奇形作用はみられていない。ウサギ器官形成期投与試験では胎児死亡の増加，胎児体重の低値および骨格異常の増加傾向がみられている。	動物実験（ラット）で2年間投与した試験で良性下垂体腺腫の発生がみとめられているが，マウスでは下垂体を含む諸臓器に腫瘍発生の増加は認められていない。		
示唆する報告なし	動物等で報告あり	動物等で報告あり	劇	II
細菌を用いた復帰突然変異試験，マウスリンパ腫細胞を用いた遺伝子突然変異試験およびラット小核試験により遺伝毒性を検討した。いずれの試験においても，本剤の遺伝毒性は示されなかった。	動物実験（ラット，ウサギ）において，妊娠までに要する日数の延長，黄体数の減少，着床前・着床後死亡の増加，流産の増加，早期の胚・胎児死亡の増加，早産の増加および分娩時間の延長がみられた。ラットでは高用量において胚胎児致死作用がみられた。ウサギでは胚・胎児致死作用が認められる用量に限り異常胎児の増加がみられ，催奇形性を否定できなかった。	マウスのがん原性試験では，投与部位および付近の皮膚および皮下の肉腫（NOS）発現の増加に投与量との相関性がみられた。また，エストロゲン低下に起因する肝細胞腺腫の有意な増加が雌の高用量群で見られた。過形成病変では，雄に下垂体中間葉の巣状過形成の増加がみられた。		
示唆する報告なし	データなし	データなし	生物	III
その他の特殊毒性：遺伝毒性細菌を用いた復帰突然変異試験を実施したが，rh-TSHの変異原性は認められなかった。				
示唆する報告なし	動物等で報告あり	動物等で報告あり	劇	II
Ames試験で変異原性は認められていない。	動物実験（マウス，ラット）で脳ヘルニア，胸椎および肋骨異常，化骨化遅延等が報告されている。	新生仔マウスにおいて肺線維症のわずかな増加が認められている。		

分類	一般名 商品名 （会社名） 剤形	作用機序による要因 危険性 （細胞毒性）	皮膚の吸収性 または刺激性の程度	眼粘膜 刺激性の 程度	曝露対策関連の記載 （添付文書，インタビュー フォーム，その他の メーカー提供情報）	
放射標識抗CD20モノクローナル抗体	**イブリツモマブ　チウキセタン（遺伝子組換え）**					
	ゼヴァリン イットリウム（^{90}Y） **ゼヴァリン インジウム**（^{111}In） （ムンディファーマ=富士フイルム富山化学） キット	放射線の内部被曝，外部被曝の可能性。	データなし	データなし	医療法その他の放射線防護に関する法令，関連する告示および通知（患者退出等を含む）等を遵守し，適正に使用すること。	
その他の抗悪性腫瘍薬 （光線力学的療法薬）	**タラポルフィンナトリウム**					
	レザフィリン （Meiji Seika） 注射用	光照射により発現	吸収性：データなし 刺激性：耳介静脈内または静脈周囲皮下への投与試験（ウサギ，25mg/mL）で，静脈内投与では刺激性を示唆する所見は観察されなかったが，静脈周囲への投与では軽度の局所刺激性が観察されている。	データなし	記載なし	
	ポルフィマーナトリウム					
	フォトフリン （ファイザー） 注射用	光照射により発現	データなし	データなし	記載なし	

添付文書またはインタビューフォーム（IF）等の情報			指定	危険度
変異原性	催奇形性・胎児毒性・母体毒性・生殖毒性	発がん性		
データなし	何らかの報告あり	ヒトで報告あり	劇 生 物	I
	催奇形性試験は実施されていないがヒトIgGは胎盤関門を通過する。	本剤を投与された再発または難治性非ホジキンリンパ腫患者に，急性骨髄性白血病，骨髄異形成症候群が認められたとの報告がある。また，化学療法奏効後の濾胞性非ホジキンリンパ腫患者に本剤投与群（地固め療法）と無治療群を比較した海外無作為化比較臨床試験（観察期間7年間）で，悪性腫瘍（急性骨髄性白血病，骨髄異形成症候群および固形がん）の発症率が，14.7％（30/204例）：6.8％（14/205例）であったとの報告がある。 ＊本試験の結果についての公表文献はなし。		
動物等で報告あり	何らかの報告あり	データなし	劇	III
光照射により遺伝毒性を示すが，光を照射しない条件では遺伝毒性を示さないと判断された。CHL/IU細胞（チャイニーズハムスター肺由来の線維芽細胞株）を用いた染色体異常試験では，無灯下において遺伝毒性はなかったが，黄色蛍光灯下では陽性となった。	動物実験（ラット）で大量投与により胎児の骨化遅延が報告されているが，催奇形性は示さないと考えられている。			
示唆する報告なし	動物等で報告あり	示唆する報告なし	劇 生 物	II
復帰突然変異試験，染色体異常試験，マウス小核試験において，いずれも変異原性は認められていない。	ラット胎児器官形成期投与試験において生存胎児数の減少，雌の体重低下を認めている。 ウサギ胎児器官形成期投与試験において母動物の糞の異常，眼瞼腫瘍，体重，摂食量減少，流産，早産がラット周産期および授乳期投与試験において母動物の体重増加抑制，摂餌量の減少，出生児では生後1週齢もしくは2〜6週齢において体重増加の抑制が認められている。 いずれの試験でも催奇形性は認められていない。	亜急性毒性試験の結果関連した病変が認められなかったこと，変異原性試験の結果，遺伝子突然変異誘発性および染色体異常誘発性はいずれも陰性のため腫瘍誘発性は小さいと考えられている。		

分類		一般名 商品名 （会社名） 剤形	作用機序に よる要因 危険性 （細胞毒性）	皮膚の吸収性 または刺激性の程度	眼粘膜 刺激性の 程度	曝露対策関連の記載 （添付文書，インタビュー フォーム，その他の メーカー提供情報）	
その他の抗悪性腫瘍薬	〔免疫調節薬（IMiDs）〕	サリドマイド					
		サレド （藤本） カ	あり	データなし	データなし	本剤は催奇形性を有するため，服用時にはカプセルは開けずに服用するよう患者を指導すること。また，やむを得ず本剤を脱カプセル調剤する場合には，医療関係者の曝露を防止するために安全キャビネット内で調製を行うこと。《添付文書第9版》	
		ポマリドミド					
		ポマリスト （セルジーン） カ	あり	データなし	データなし	本剤はヒトにおいて催奇形性を有する可能性があることから，患者以外への曝露を避けるために，調剤時には脱カプセルをしないこと。また，患者に対しては，服用時，カプセルは噛み砕いたり，開けたりせずに服用するよう指導すること。《IF》	
		レナリドミド水和物					
		レブラミド （セルジーン） カ	データなし	データなし	データなし	本剤はヒトにおいて催奇形性を有する可能性があることから，患者以外への曝露を避けるために，調剤時には脱カプセルをしないこと。また，患者に対しては，服用時，カプセルは噛み砕いたり，開けたりせずに服用するよう指導すること。《IF》	
	〔ステロイドホルモン薬〕	デキサメタゾン					
		レナデックス （セルジーン） 錠	データなし	データなし	データなし	記載なし	

添付文書またはインタビューフォーム（IF）等の情報			指定	危険度
変異原性	催奇形性・胎児毒性・母体毒性・生殖毒性	発がん性		
示唆する報告なし	ヒト等で報告あり	動物等で報告あり	毒	I
in vitro 試験として復帰突然変異試験，哺乳類細胞遺伝子突然変異試験および染色体異常試験を，*in vivo* 試験としてマウスの骨髄細胞を用いた小核試験を実施した結果，全て陰性であった。《IF 第8版》	動物試験（ラット，ウサギ，サル）およびヒトで催奇形性が報告されている。《IF 第8版》	雄マウスに15mg/匹を週1回57週間皮下投与した結果，20匹中2匹の投与部位に紡錘細胞肉腫が認められた。また，雄マウス1匹と雌マウス2匹に7.5mg/匹を1日1回220日間皮下投与した結果，雌マウス1匹の投与部位に紡錘細胞肉腫が認められた。《IF 第8版》		
示唆する報告なし	動物等で報告あり	ヒトで報告あり	毒	I
細菌を用いた復帰突然変異試験（*in vitro*），マウスリンフォーマ *tk* 試験（*in vitro*），ヒト末梢血リンパ球を用いた染色体異常試験（*in vitro*）で，遺伝毒性は認められなかった。また，ラットの骨髄細胞を用いた小核試験で，遺伝毒性は認められなかった。	ウサギ及びラットでの生殖発生毒性試験では，投与された母動物の胎児に催奇形性が認められた。ヒトで催奇形性を有する可能性がある。全投薬群での胎児の内臓異常（膀胱欠損，甲状腺欠損の頻度が増加）および骨格異常〔腰椎および胸椎（椎体及び椎弓）の癒合および異常配列の頻度が増加〕などが認められた。	臨床試験において，本剤の投与を受けた多発性骨髄腫の患者で，基底細胞癌，上皮性腫瘍，扁平上皮癌，急性骨髄性白血病等の悪性腫瘍が発現した。		
示唆する報告なし	動物等で報告あり	ヒトで報告あり	毒	I
細菌を用いた復帰突然変異試験（*in vitro*），マウスリンフォーマ TK 試験（*in vitro*），シリアンハムスター胚（SHE）細胞を用いた形質転換試験（*in vitro*），ヒト末梢血リンパ球を用いた染色体異常試験（*in vitro*）で，遺伝毒性は認められなかった。また，ラットの骨髄細胞を用いた小核試験で，遺伝毒性は認められなかった。	カニクイザル胚・胎児発生に関する試験の外表検査では，0.5，4mg/kg/日群の胎児に鎖肛がみられ，2,4mg/kg/日群の胎児に尾の弯曲が認められた。また，すべての投薬群で用量依存的な四肢の奇形が観察された。0.5mg/kg/日群では胎児1匹に硬直かつ軽度の下肢回転異常が認められたが，4mg/kg/日群では四肢の弯曲，短縮，奇形，回転異常，一部欠損や欠指または多指といった重度の奇形が観察された。骨格検査では1mg/kg/日以上に四肢の奇形が認められ，4mg/kg/日群で胎児の内臓検査に異常がみられた。	未治療の多発性骨髄腫患者を対象とした3つの海外臨床試験において，本剤投与群で対照群と比較して悪性腫瘍の発現割合が高く，本剤投与群で，急性骨髄性白血病，骨髄異形成症候群，B細胞性悪性腫瘍および固形がん等の悪性腫瘍が発現した。また，再発または難治性の多発性骨髄腫患者を対象とした2つの海外臨床試験において，本剤投与群で対照群と比較して悪性腫瘍の発現割合が高く，本剤投与群で，基底細胞がん，有棘細胞がんおよび固形がん等の悪性腫瘍が発現した。《社内資料：レナリドミドの外国臨床試験（未治療の多発性骨髄腫患者），（再発または難治性の多発性骨髄腫患者）》		
データなし	動物等で報告あり	データなし	—	II
	デキサメタゾン0.8mgをマウスの妊娠8日から14日までの各日にそれぞれ1回投与した試験，および0.08mgを妊娠9日から13日の各日を投与初日としそれぞれ4日間連続投与した試験において，口蓋裂の発生が認められている。《藤野博，他：先天異常，5：235，1965.》			

分類		一般名	作用機序による要因危険性（細胞毒性）	皮膚の吸収性または刺激性の程度	眼粘膜刺激性の程度	曝露対策関連の記載（添付文書，インタビューフォーム，その他のメーカー提供情報）	
		商品名（会社名）剤形					
その他の抗悪性腫瘍薬	（ステロイドホルモン薬）	プレドニゾロン					
		プレドニン（塩野義）錠	なし	データなし	データなし	記載なし	
		ウベニメクス					
		ベスタチン（日本化薬）カ	あり	皮膚刺激作用：ウサギ0.3g塗布（−）	刺激性なし	記載なし	
	（その他）	塩化ラジウム（^{223}Ra）					
		ゾーフィゴ（バイエル）注射用	あり	吸収性：データなし　刺激性：ウサギの耳静脈周囲に塩化ラジウム（^{223}Ra）を投与したところ，わずかに強い局所反応（紅斑のみ，浮腫および出血なし）がみられたが，数日で消失した。《社内資料：局所刺激性試験》	データなし	本剤は，医療法その他の放射線防護に関する法令，関連する告示及び通知（患者退出等を含む）等を遵守し，適正に使用すること。《添付文書》，《IF》	

添付文書またはインタビューフォーム (IF) 等の情報			指定	危険度
変異原性	催奇形性・胎児毒性・母体毒性・生殖毒性	発がん性		
データなし	動物等で報告あり	データなし	—	II
	妊娠21日目のラット (Wister系) へのプレドニゾロン (0.1～1000mg/kg) 投与 (非経口) 試験で，用量依存的に動脈管の収縮が認められた。妊娠11～14日のマウス (A/Jax系) への連続筋肉内投与 (0.5mg/日) 試験で胎児に口蓋裂 (77%) が発生した。妊娠13～16日のウサギ (New Zealand White種) への連続筋肉内投与試験において，投与量1.5, 2.0, 3.0, 4.0mg/日で胎児に口蓋裂が発生し，投与量8.0mg/日では胎児死亡がみられた。妊娠11日目のハムスター (Golden Syrian系) へ5, 7, 10, 15, 20mgを単回筋肉内投与した試験では，5mg例を除き，胎児に口蓋裂が発生した。発生頻度は，7mg (59%), 10mg (93%), 15mg (100%), 20mg (100%) であった。			
データなし	動物等で報告あり	データなし	—	II
	妊娠前および妊娠初期 (ラット)，器官形成期 (ラット，ウサギ)，周産期および授乳期 (ラット) 投与試験において，本剤における催奇形性は認められていない。動物実験 (ラット) で胎児発育不全が報告されている。			
データなし	データなし	データなし	劇	I
アルファ線放出核種はDNAに対して直接傷害作用を有しており，アルファ線を放出する放射性医薬品の投与により遺伝子突然変異および染色体異常が誘発される可能性は極めて高いと考えられることから，塩化ラジウム (^{223}Ra) の遺伝毒性試験は実施しておらず，今後も実施する予定はない。	精子形成上皮及び発生／発育中の胚／胎児など急速に分化・増殖する組織は放射線に対して感受性が高いことが知られており，また，患者集団は進行がんを有する者のみであることから，塩化ラジウム (^{223}Ra) の生殖発生毒性試験は実施していない。	塩化ラジウム (^{223}Ra) は進行した骨転移のある前立腺がん患者の治療を目的として開発されていることから，がん原性試験は実施していない。放射線曝露により，二次発がんや遺伝子異常のリスクが増加する可能性がある。販売開始時点では，国内外の臨床試験において，本剤による二次発がんは報告されていない。《IF》		

分類		一般名 商品名 （会社名） 剤形	作用機序による要因 危険性 （細胞毒性）	皮膚の吸収性 または刺激性の程度	眼粘膜 刺激性の 程度	曝露対策関連の記載 （添付文書，インタビュー フォーム，その他の メーカー提供情報）	
その他の抗悪性腫瘍薬	（その他）	オクトレオチド酢酸塩					
		サンドスタチンLAR （ノバルティス） キット	あり 《IF：薬効を裏付ける試験成績》	吸収性：データなし 刺激性：ラットへの26週間反復投与（50mg）で投与部位に肉芽腫性の炎症が認められ，回復群の1例で良性の血管腫が発現した。24週間反復投与では血管種等の腫瘍性の変化は認められなかったことから，投与部位の血管腫は偶発的なものと考えられた。	データなし	記載なし	
		サンドスタチン皮下注用 （ノバルティス） 注		吸収性：データなし 刺激性：ウサギへの皮下注射局所耐容性試験（0.05 mg/2mLまたはその3倍の希釈液1mL）での5日間投与で注射部位に炎症，腫脹が見られ，組織学的に単核細胞を交えた肉芽形成型の組織反応を伴う中等度の皮下出血が認められた。	ウサギにおける眼粘膜一次刺激性試験において，局所の刺激性は認めらなかった。		
		乾燥BCG膀胱内用（日本株）					
		イムノブラダー膀注用 （日本BCG＝日本化薬） 外用	あり	データなし	データなし	弱毒化した菌であり，通常の取扱いで感染するとは考えられないが，生菌製剤のため，取扱い時にはゴム手袋およびマスクをつけること。誤って手指等の外傷部に本剤が接触したときは，直ちにアルコール等で消毒すること。薬剤と接触した容器，器具等は煮沸消毒か，消毒液等に浸し，消毒した後処分すること。《IF》	

添付文書またはインタビューフォーム（IF）等の情報			指定	危険度
変異原性	催奇形性・胎児毒性・母体毒性・生殖毒性	発がん性		
示唆する報告なし	何らかの報告あり	示唆する報告なし	劇	Ⅲ
復帰突然変異試験（ネズミチフス菌，大腸菌），小核試験（マウス），不定期DNA合成試験（雄マウス精子頭部，in vivo），染色体異常試験（ヒトリンパ球）で遺伝毒性は認めなかった。《IF》	動物試験（ラット，ウサギ）において，本薬の薬理作用であるGH分泌抑制によると考えられる親動物の体重の増加抑制および親動物を介すると考えられる出生児の体重の増加抑制，軽度の発育遅延などが高用量で認められた。器官形成期投与試験において，肺致死作用，催奇形性は認めず。ラットにおける次世代の生殖能力への影響は認められなかった。《IF》	マウスにおいてがん原性を示さなかった。ラットにおいて投与部位の皮下肉腫の発生頻度が増加したが，反復投与による刺激によるもので，直接的な催腫瘍性ではないと考えられた。《IF》		
データなし	示唆する報告なし	データなし	劇生物	Ⅲ
	動物（ラット）における生殖・発生試験については，妊娠前および妊娠初期投与試験のみ実施し，特に異常は認められていないが，妊婦に対する膀胱内注入は妊娠の維持にも問題があり好ましくないので，妊婦または妊娠している可能性のある婦人には投与しないこと。《IF》			

分類	一般名 商品名 (会社名) 剤形	作用機序による要因危険性 (細胞毒性)	皮膚の吸収性または刺激性の程度	眼粘膜刺激性の程度	曝露対策関連の記載 (添付文書，インタビューフォーム，その他のメーカー提供情報)	
その他の抗悪性腫瘍薬	（その他） **三酸化ヒ素**					
	トリセノックス （日本新薬） 注	あり 《Huang XJ, et al: Medical Oncology. 16:58-64, 1999.》 《Zhang W, et al: Leukemia. 12(9): 1383-1391, 1998.》	データなし	データなし	取扱い時にはゴム手袋，防護メガネ等の着用が望ましい。眼や皮膚に付着した場合は直ちに多量の水で十分に洗浄し，医師の診断を受けるなど，適切な処置を行うこと。使用後の残液および薬液の触れた器具等は適用法令等に従って廃棄すること。	
	タミバロテン					
	アムノレイク （東光＝日本新薬） 錠	なし	データなし	データなし	記載なし	
	トラベクテジン					
	ヨンデリス （大鵬薬品＝ Pharma Mar, S.A.） 注射用	あり	吸収性：データなし 刺激性：ウサギにおける局所刺激性試験の結果，本剤を静脈内投与と静脈周囲（皮下および筋肉内）に投与した場合，どちらも顕著な局所刺激性を引き起こすことが示唆された。特に，静脈周囲への投与は刺激性が強く，壊死および潰瘍を生じると考えられた。 《社内資料：局所刺激性試験》	データなし	細胞毒性を有するため，調製時に薬剤が体に直接触れることがないように注意すること。本剤や溶解液，希釈液が皮膚に付着した場合は，直ちに多量の流水および石けんでよく洗い流すこと。《IF：適用上の注意》	

添付文書またはインタビューフォーム（IF）等の情報			指定	危険度
変異原性	催奇形性・胎児毒性・母体毒性・生殖毒性	発がん性		
動物等で報告あり	動物等で報告あり	動物等で報告あり	毒	I
亜ヒ酸ナトリウムと三酸化ヒ素は枯草菌DNAを損傷させたが，微生物の遺伝子突然変異試験では陰性を示した。亜ヒ酸ナトリウムは哺乳動物細胞系で染色体異常，姉妹染色分体交換（SCE）を誘発させ，形質転換を起こさせ，マウス・リンフォーマ細胞を用いた遺伝子突然変異試験で弱い変異原性を示した。また，亜ヒ酸ナトリウムはマウスの小核試験で陽性，優性致死試験では陰性を示した。《Lee TC, et al：Carcinogenesis, 6：1421-1426, 1985.》《Nishioka H：Mutation Res, 31：185-189, 1975.》《Kanematsu N, et al：Mutation Res, 77：109-116, 1980.》《Oberly TJ, et al：J Toxicol Environ Health, 9：367-376, 1982.》《Li JH, et al：Biol Trace Element Res, 21：373-381, 1989.》《Wiencke JK, et al：Environ Mol Mutagen, 19：195-200, 1992.》《Lynn S, et al：Mutagenesis, 12：353-358, 1997.》《Deknudt G, et al：Mutagenesis, 1：33-34, 1986.》	胚および胎児発生に関する試験では，マウス，ラットおよびハムスターにヒ素化合物を投与した結果，死亡胚数，吸収胚数の増加，奇形，胎児体重の減少も観察され，発達への影響に関する無毒性量は経口投与で約7.5～20mg/kg/日であった。《Stump DG, et al：Teratology, 60：283-291, 1999.》《Baxley MN, et al：Bull Environ Contam Toxicol, 26：749-756, 198.1》《Hood RD, et al：Toxicol Appl Pharmacol, 73：1-7, 1984.》《Nemec MD, et al：Reprod Toxicol, 12：647-658, 1998.》《Hood RD, et al：Bull Environ Contam Toxicol, 29：671-678, 1982.》	三酸化ヒ素をハムスターに1週間に1回15週間気管内投与した試験では，3mg/kg以上の投与量で軽度な肺腫瘍発現作用が認められ，ベンゾピレン6mg/kg併用投与によるがん原性の増強作用が認められた。《Ishinishi N, et al：Cancer Letters, 21：141-147, 1983.》《Pershagen G, et al：Environmental Res, 34：227-241, 1984.》	毒	I
示唆する報告なし	動物等で報告あり	データなし	劇	II
細菌を用いる復帰突然変異試験，マウス骨髄細胞およびチャイニーズハムスター（CHL）由来の培養細胞を用いた染色体異常試験から，遺伝毒性を示さないものと判断されている。《三宅幸雄, 他：Progress in Medicine, 14（9）：2438, 1994.》《高瀬史朗, 他：Progress in Medicine, 14（9）：2442, 2447, 1994.》	ラットの0.3mg/kg/日で，後期死亡胎児数の増加，胎児の口蓋裂，顔面裂，無眼球，小眼球，眼瞼開存，口角部の裂，外脳，髄膜瘤，耳介形態異常，骨格変異である頸肋，胸椎体ダンベル状骨化が，ウサギの0.1mg/kg/日で，流産頻発，死亡胎児数の増加，胎児の外表，内臓および骨格異常などの催奇形性が報告されている。《東光社内資料：Am-00203, Am-00180, Am-01046》			
動物等で報告がある	何らかの報告がある	ヒトで報告がある	毒	I
復帰突然変異試験（細菌），染色体異常試験〔チャイニーズハムスター卵巣（CHO）細胞〕，小核試験（マウス）において陽性と報告されている。《社内資料：1）復帰突然変異試験，2）染色体異常試験，3）小核試験》	動物試験（ラットおよびウサギ）では胚，胎児毒性，催奇形性も認められなかったが，母体毒性のため，生殖発生毒性試験では臨床用量より低い用量が投与限界だったため，これらの試験結果はヒトへの外挿性は乏しいと考えられた。遺伝毒性試験で陽性，胎盤および胎児への移行，本剤の薬理作用（DNA障害）を考慮すると胎児への影響または催奇形性の可能性がある。また，動物試験（ラット）で精巣への影響，遺伝毒性が認められている。《社内資料：生殖発生毒性試験，反復毒性試験》	がん原性試験は実施していない。海外で，本剤を投与された患者で白血病，骨髄異形成症候群（MDS）等の悪性腫瘍が発生したとの報告がある。	毒	I

分類	一般名 商品名 （会社名） 剤形	作用機序による要因危険性（細胞毒性）	皮膚の吸収性または刺激性の程度	眼粘膜刺激性の程度	曝露対策関連の記載（添付文書，インタビューフォーム，その他のメーカー提供情報）	
その他の抗悪性腫瘍薬 （その他）	**トレチノイン**					
	ベサノイド（富士製薬）[カ]	なし	データなし	データなし	記載なし	
	ペントスタチン					
	コホリン（KMバイオロジクス）[注射用]	あり	データなし	データなし	記載なし	
	ミトタン（副腎皮質ホルモン合成阻害剤）					
	オペプリム（ヤクルト）[カ]	選択的に副腎組織の皮質を障害（特に束状層，網状層の萎縮や壊死：イヌ）。	データなし	データなし	皮膚や目に接触した場合には，直ちに15分以上大量の水で洗い流すこと。	
	メピチオスタン					
	チオデロン（日医工）[カ]	なし	データなし	データなし	記載なし	
	溶連菌抽出物，ストレプトコックス・ピオゲネス Su 株ペニシリン処理凍結乾燥粉末（リンパ管腫治療剤）					
	ピシバニール（中外）[注射用] ピシバニール皮内用は省いています。	データなし	吸収性：データなし 刺激性：筋肉内投与（ウサギ）では，組織学的に5～24時間後に多核白血球浸潤，充出血，浮腫等の炎症反応を伴うのが特徴的。3～7日後に組織球の著名な浸潤，血管新生，筋繊維の再生が，12～14日後には修復が進展し，組織球，リンパ球，形質細胞浸潤と瘢痕肉芽織の形成等が観察された。	データなし	記載なし	

添付文書またはインタビューフォーム (IF) 等の情報			指定	危険度
変異原性	催奇形性・胎児毒性・母体毒性・生殖毒性	発がん性		
示唆する報告なし	動物等で報告あり	データなし	劇	II
ネズミチフス菌を用いた復帰変異原生試験 (Ames試験) により認められていない。	動物実験 (ラット, マウス, ウサギ, カニクイザル) で催奇形性が報告されている。			
動物等で報告あり	動物等で報告あり	データなし	劇	II
サルモネラ菌 TA100 株に復帰変異誘発能を, 染色体異常試験〔チャイニーズハムスター肺線維芽 (CHL) 細胞〕で構造的な染色体異常誘発能, マウスの小核試験で, 小核の誘発能を示した。	マウスで催奇形性, 胚・胎児毒性がみられている。			
示唆する報告なし	データなし	データなし	劇	不明
微生物による試験で変異原性は認められていない。《持田晃一, 他: 薬理と治療 9：3545-3550, 1981.》				
データなし	動物等で報告あり	ヒトで報告あり	劇	I
	動物試験 (ラット) で催奇形性が報告されており, また雌性胎児の雄性化の報告がある。《社内資料》	蛋白同化・男性ホルモン剤を長期大量に投与された再生不良性貧血の患者等に肝腫瘍の発生が観察されたとの報告がある。《社内資料》		
データなし	示唆する報告なし	データなし	劇 生物	III
	生殖発生毒性試験で本剤を妊娠ウサギ, 妊娠ラットに投与した結果, 胎児に対する催奇形性, 胚致死作用および妊娠母体に対する影響はみられず, またラット繁殖試験でも, 妊娠, 分娩, 哺育に対し, 次々世代まで影響はみられなかった。			

付録2 抗がん薬の分解・処理方法

商品名	一般名	会社名	分解・処理の方法
動注用アイエーコール	シスプラチン	日本化薬	焼却により分解する。
アイクルシグ錠	ポナチニブ塩酸塩	大塚	焼却により分解する。
アクプラ静注用	ネダプラチン	日医工	加熱により分解。初期分解物は変異原性があるため要注意。5% NaBH₄（水素化ホウ素ナトリウム）液で還元処理。
アクラシノン注射用	アクラルビシン塩酸塩	マイクロバイオ＝アステラス	アルカリ処理で容易に分解する。
アーゼラ点滴静注液	オファツムマブ	ノバルティス	焼却により分解する。
アドセトリス点滴静注用	ブレンツキシマブ　ベドチン	武田	焼却により分解する。
アドリアシン注用	ドキソルビシン塩酸塩	アスペン＝ファイザー	焼却により分解する。
アバスチン点滴静注用	ベバシズマブ	中外	焼却により分解する。
アービタックス注射液	セツキシマブ	メルクバイオファーマ	焼却廃棄。
アフィニトール錠 アフィニトール分散錠	エベロリムス	ノバルティス	焼却により分解する。
アブラキサン点滴静注用	パクリタキセル（アルブミン懸濁型）	大鵬薬品＝Abraxis BioScience	焼却により分解する。
アムノレイク錠	タミバロテン	東光＝日本新薬	焼却により分解する。
アラノンジー静注用	ネララビン	ノバルティス	焼却により分解する。
アリミデックス錠	アナストロゾール	アストラゼネカ	焼却により分解する。
アリムタ注射用	ペメトレキセドナトリウム水和物	リリー	焼却により分解する。
アルケラン静注用 アルケラン錠	メルファラン	アスペン	アルカリ処理で比較的容易に分解する。焼却により分解する。
アレセンサカプセル	アレクチニブ塩酸塩	中外	焼却により分解する。
アロマシン錠	エキセメスタン	ファイザー	焼却により分解する。
イクスタンジカプセル イクスタンジ錠	エンザルタミド	アステラス	焼却により分解する。
イストダックス点滴静注用	ロミデプシン	セルジーン	焼却により分解する。
イダマイシン静注用	イダルビシン塩酸塩	ファイザー	アルカリ処理で比較的容易に分解する。次亜塩素酸ナトリウムで処理しても容易に分解する。
イブランスカプセル	パルボシクリブ	ファイザー	焼却廃棄。
注射用イホマイド	イホスファミド	塩野義＝バクスター	焼却により分解する。
イミフィンジ点滴静注	デュルバルマブ	アストラゼネカ	焼却により処理する。

商品名	一般名	会社名	分解・処理の方法
イムノブラダー膀注用	乾燥BCG膀胱内用（日本株）	日本BCG＝日本化薬	残液の倍量の消毒用または局方エタノールを混ぜ密閉容器に入れ感染性廃棄物として処理する。（残液の量が多い場合はエタノールの濃度が下がるので，効果が得られない可能性がある。その場合は6％の次亜塩素酸ナトリウムを残液と等量入れて15分置いた後，感染性医療廃棄物として処理する）
イムブルビカカプセル	イブルチニブ	ヤンセン	該当資料なし。
イレッサ錠	ゲフィチニブ	アストラゼネカ	焼却により分解する。
インライタ錠	アキシチニブ	ファイザー	データなし。
ヴォトリエント錠	パゾパニブ塩酸塩	ノバルティス	焼却により分解する。
エクザール注射用	ビンブラスチン硫酸塩	日本化薬	焼却により分解する。
エストラサイトカプセル	エストラムスチンリン酸エステルナトリウム水和物	日本新薬	焼却により分解する。
エボルトラ点滴静注	クロファラビン	サノフィ	焼却により分解する。
エムプリシティ点滴静注用	エロツズマブ	BMS	焼却により分解する。
エルプラット点滴静注液	オキサリプラチン	ヤクルト	焼却により分解する。
塩酸プロカルバジンカプセル	プロカルバジン塩酸塩	太陽ファルマ	焼却により分解する。
注射用エンドキサン エンドキサン錠 経口用エンドキサン原末	シクロホスファミド水和物	塩野義＝バクスター	焼却により分解する。
オダイン錠	フルタミド	日本化薬	焼却により分解する。
オプジーボ点滴静注	ニボルマブ	小野＝BMS	指定方法なし（各医療機関での抗腫瘍薬の分解処理方法に準じる）
オペプリム	ミトタン	ヤクルト	熱で分解されないので焼却不可。アルカリで分解するが専門業者に委託。
オンコビン注射用	ビンクリスチン硫酸塩	日本化薬	焼却により分解する。
カイプロリス点滴静注用	カルフィルゾミブ	小野＝AMGEN	指定方法なし（各医療機関での抗腫瘍薬の分解処理方法に準じる）
カソデックス錠 カソデックスOD錠	ビカルタミド	アストラゼネカ	焼却により分解する。
カドサイラ点滴静注用	トラスツズマブ　エムタンシン	中外	不明。焼却により分解されると予測される。
カプレルサ錠	バンデタニブ	サノフィ	焼却により分解する。
カルセド注射用	アムルビシン塩酸塩	大日本住友＝日本化薬	焼却により分解する。
カンプト点滴静注	イリノテカン塩酸塩水和物	ヤクルト	焼却により分解する。
キイトルーダ点滴静注	ペムブロリズマブ	MSD＝大鵬薬品	焼却により分解する。
ギリアデル脳内留置用剤	カルムスチン	エーザイ＝ノーベル	焼却により分解する。（ノーベル） アルカリ処理または加熱処理により分解する。（エーザイ）
キロサイド注 キロサイドN注	シタラビン	日本新薬	焼却により分解する。
グリベック錠	イマチニブメシル酸塩	ノバルティス	焼却により分解する。
コスメゲン静注用	アクチノマイシンD	ノーベル	焼却により分解する。

商品名	一般名	会社名	分解・処理の方法
ゴナックス皮下注用	デガレリクス酢酸塩	アステラス＝フェリング	焼却により分解する。
コホリン静注用	ペントスタチン	KMバイオロジクス	酸処理により分解する。
ザイティガ錠	アビラテロン酢酸エステル	ヤンセン＝アストラゼネカ	データなし。
注射用サイメリン	ラニムスチン	ニプロES	溶解後，アルカリ処理または加熱処理により分解する。
ザーコリカプセル	クリゾチニブ	ファイザー＝メルクバイオファーマ	データなし。
ザノサー点滴静注用	ストレプトゾシン	ノーベル	焼却により分解する。
ザルトラップ点滴静注	アフリベルセプト　ベータ	サノフィ	焼却により処理する
サレドカプセル	サリドマイド	藤本	アルカリ処理により分解する。
サンドスタチンLAR筋注用 サンドスタチン皮下注用	オクトレオチド酢酸塩	ノバルティス	焼却により分解する。
サンラビン点滴静注用	エノシタビン	旭化成ファーマ	焼却により分解する。
ジェブタナ点滴静注用	カバジタキセル　アセトン付加物	サノフィ	焼却により分解する。
ジェムザール注射用	ゲムシタビン塩酸塩	リリー	焼却により分解する。
ジオトリフ錠	アファチニブマレイン酸塩	日本ベーリンガー	焼却により分解する。
ジカディアカプセル	セリチニブ	ノバルティス	焼却により分解する。
ジフォルタ注射液	プララトレキサート	ムンディファーマ	焼却により分解する。
ジャカビ錠	リキソリチニブリン酸塩	ノバルティス	焼却により分解する。
スタラシドカプセル	シタラビン オクホスファート水和物	日本化薬	焼却により分解する。
スチバーガ錠	レゴラフェニブ水和物	バイエル	焼却により分解する。
スーテントカプセル	スニチニブリンゴ酸塩	ファイザー	焼却により分解する。
スプリセル錠	ダサチニブ水和物	BMS	焼却により分解する。
ゼヴァリンイットリウム (^{90}Y) 静注用セット ゼヴァリンインジウム (^{111}In) 静注用セット	イブリツモマブチウキセタン	ムンディファーマ＝富士フイルム富山化学	医療法その他の放射線防護に関する法令，関連する告示および通知（患者退出等を含む）等を遵守し，適正に処理する。
ゼルボラフ錠	ベムラフェニブ	中外＝Plexxikon	焼却により分解する。
ゼローダ錠	カペシタビン	中外	焼却により分解する。
ゾスパタ錠	ギルテリチニブフマル酸塩	アステラス	焼却により分解する。
ゾーフィゴ静注	塩化ラジウム (^{223}Ra)	バイエル	医療法その他の放射線防護に関する法令，関連する告示および通知（患者退出等を含む）等を遵守し，適正に処理する
ゾラデックスデポ ゾラデックスLAデポ	ゴセレリン酢酸塩	アストラゼネカ	焼却により分解する。
ゾリンザカプセル	ボリノスタット	MSD＝大鵬薬品	焼却により分解する。

商品名	一般名	会社名	分解・処理の方法
タイケルブ錠	ラパチニブトシル酸塩水和物	ノバルティス	焼却により分解する。
タイロゲン筋注用	ヒトチロトロピンアルファ	サノフィ	不明。
ダウノマイシン静注用	ダウノルビシン塩酸塩	MeijiSeika	アルカリで処理すれば比較的容易に分解する。
ダカルバジン注用	ダカルバジン	協和キリン＝アスペン	焼却により分解する。
タキソテール点滴静注用	ドセタキセル水和物	サノフィ	焼却処理により分解する。また，アルカリ液（30％水酸化ナトリウムおよび30％エタノール）でも分解する。
タキソール注射液	パクリタキセル	BMS	焼却により分解する。
タグリッソ錠	オシメルチニブメシル酸塩	アストラゼネカ	焼却により分解する。
タシグナカプセル	ニロチニブ塩酸塩水和物	ノバルティス	焼却により分解する。
タフィンラーカプセル	ダブラフェニブメシル酸塩	ノバルティス	焼却により分解する。
タルセバ錠	エルロチニブ塩酸塩	中外	焼却により分解する。
チオデロンカプセル	メピチオスタン	日医工	産業廃棄物として焼却処分する。
ティーエスワン配合カプセルT ティーエスワン配合顆粒T ティーエスワン配合OD錠T	テガフール・ギメラシル・オテラシルカリウム	大鵬薬品	焼却により分解する。
テセントリク点滴静注	アテゾリズマブ	中外	該当資料なし。
テモダールカプセル テモダール点滴静注用	テモゾロミド	MSD	焼却により分解する。
テラルビシン注射用	ピラルビシン塩酸塩	MeijiSeika	アルカリで処理すれば比較的容易に分解する。次亜塩素酸ナトリウム〔「キッチンハイター」（漂白剤）〕で処理しても容易に分解する。
ドキシル注	ドキソルビシン塩酸塩	ヤンセン＝持田	焼却により分解する。
トポテシン点滴静注	イリノテカン塩酸塩水和物	第一三共	焼却により分解する。
トリセノックス注	三酸化ヒ素	日本新薬	使用後の残液および薬液の触れた器具等は，適用法令に従って廃棄する。
トーリセル点滴静注液	テムシロリムス	ファイザー	データなし。
トレアキシン点滴静注用	ベンダムスチン塩酸塩	シンバイオ＝エーザイ	焼却により分解する。
ナベルビン注	ビノレルビン酒石酸塩	ピエールファーブルメディカメン－協和キリン＝ピエールファーブルメディカメンCNRS	焼却により分解する。
ニドラン注射用	ニムスチン塩酸塩	第一三共	焼却により分解する。
ニンラーロカプセル	イキサゾミブクエン酸エステル	武田	焼却により分解する。
ネクサバール錠	ソラフェニブトシル酸塩	バイエル	焼却により分解する。
ノバントロン注	ミトキサントロン塩酸塩	あすか製薬－武田＝日本製薬	焼却により分解する。

商品名	一般名	会社名	分解・処理の方法
ノルバデックス錠	タモキシフェンクエン酸塩	アストラゼネカ	焼却により分解する。
ハイカムチン注射用	ノギテカン塩酸塩	日本化薬	アルカリで処理もしくは焼却処理により分解する。
ハイドレアカプセル	ヒドロキシカルバミド	BMS	焼却により分解する。
パージェタ点滴静注	ペルツズマブ	中外	不明。焼却により分解されると予測される。
ハーセプチン注射用	トラスツズマブ	中外	細胞毒性なし。焼却処理。
バベンチオ点滴静注	アベルマブ	メルクバイオファーマ＝ファイザー	焼却廃棄。
ハラヴェン静注	エリブリンメシル酸塩	エーザイ	次亜塩素酸ナトリウムで容易に分解する。
パラプラチン注射液	カルボプラチン	BMS	焼却により分解する。
ピシバニール注射用	溶連菌抽出物，ストレプトコックス・ピオゲネス Su 株ペニシリン処理凍結乾燥粉末	中外	焼却により分解する。（無毒化処理の必要性は少ない）
ビジンプロ錠	ダコミチニブ水和物	ファイザー	焼却廃棄。
ヒスロン H 錠	メドロキシプロゲステロン酢酸エステル	協和キリン	焼却により分解する。（無毒化処理の必要性は少ない）
ビダーザ注射用	アザシチジン	日本新薬	焼却により分解する。
ピノルビン注射用	ピラルビシン塩酸塩	マイクロバイオ＝日本化薬	アルカリで処理すれば比較的容易に分解する。次亜塩素酸ナトリウム〔「キッチンハイター」（漂白剤）〕で処理しても容易に分解する。
ビラフトビカプセル	エンコラフェニブ	小野＝ARRAY	指定はなく，医療用廃棄物として廃棄。
ビーリンサイト点滴静注用	ブリナツモマブ	アステラス・アムジェン・バイオファーマ＝アステラス	輸液バックや輸液チューブにおける残液や，バイアルの残液は，施設の規定に従って廃棄。
5－FU注 5－FU錠 5－FU軟膏	フルオロウラシル	協和キリン	焼却により分解する。
ファリーダックカプセル	パノビノスタット乳酸塩	ノバルティス	焼却により分解する。
ファルモルビシン注射用 ファルモルビシンRTU注射液	エピルビシン塩酸塩	ファイザー	アルカリで処理すれば比較的容易に分解する。次亜塩素酸ナトリウム〔「キッチンハイター」（漂白剤）〕で処理しても容易に分解する。
注射用フィルデシン	ビンデシン硫酸塩	塩野義＝日医工	焼却により分解する。
フェアストン錠	トレミフェンクエン酸塩	日本化薬＝Orion Corporation, Finland	焼却により分解する。
フェソロデックス筋注	フルベストラント	アストラゼネカ	焼却により分解する。
フェマーラ錠	レトロゾール	ノバルティス	焼却により分解する。
フォトフリン静注用	ポルフィマーナトリウム	ファイザー	水により希釈処理する。（無毒化処理の必要性は少ない）

商品名	一般名	会社名	分解・処理の方法
ブスルフェクス点滴静注用	ブスルファン	大塚製薬	焼却により分解する。
フトラフール注 注射用フトラフール フトラフールカプセル フトラフール腸溶顆粒 フトラフール坐剤	テガフール	大鵬薬品	焼却により分解する。
フルダラ錠 フルダラ静注用	フルダラビンリン酸エステル	サノフィ	焼却により分解する。
フルツロンカプセル	ドキシフルリジン	太陽ファルマ	焼却により分解する。
ブレオ注射用	ブレオマイシン塩酸塩	日本化薬	過マンガン酸カリウムにより分解する。焼却により分解する。
ブレオS軟膏	ブレオマイシン硫酸塩	日本化薬	焼却により分解する。
プレドニン錠	プレドニゾロン	塩野義	焼却により分解する。
ベクティビックス点滴静注	パニツムマブ	武田	焼却により分解する。
ベサノイドカプセル	トレチノイン	富士製薬	焼却により分解する。
ベージニオ錠	アベマシクリブ	リリー	記載なし。
ベスタチンカプセル	ウベニメクス	日本化薬	水により希釈処理する。（無毒化処理の必要性は少ない）
ベスポンサ点滴静注用	イノツズマブ　オゾガマイシン	ファイザー	データなし
ベプシド注	エトポシド	BMS	焼却・アルカリ処理により分解する。
ベプシドカプセル	エトポシド	BMS	焼却により分解する。
ペプレオ注射用	ペプロマイシン硫酸塩	日本化薬	過マンガン酸カリウムにより分解する。焼却により分解する。
ペラゾリン細粒	ソブゾキサン	全薬	焼却により分解する。
ベルケイド注射用	ボルテゾミブ	ヤンセン	焼却により分解する。
ボシュリフ錠	ボスチニブ水和物	ファイザー	ボシュリフに特化した方法はない。
ポテリジオ点滴静注	モガムリズマブ	協和キリン	焼却により分解する。
ポマリストカプセル	ポマリドミド	セルジーン	
マイトマイシン注用	マイトマイシンC	協和キリン	焼却により分解する。
マイロターグ点滴静注用	ゲムツズマブオゾガマイシン	ファイザー	焼却により分解する。
マブキャンパス点滴静注	アレムツズマブ	サノフィ	焼却により分解する。
マブリン散	ブスルファン	大原	焼却により分解する。
ミリプラ動注用	ミリプラチン水和物	大日本住友	焼却により分解する。
ムンデシンカプセル	フォロデシン塩酸塩	ムンディファーマ	焼却により分解する。
メキニスト錠	トラメチニブ　ジメチルスルホキシド付加物	ノバルティス	焼却により分解する。
メクトビ錠	ビニメチニブ	小野＝ARRAY	指定はなく，医療用廃棄物として廃棄。
メソトレキセート錠 メソトレキセート点滴静注液 注射用メソトレキセート	メトトレキサート	ファイザー	焼却により分解する。
ヤーボイ点滴静注液	イピリムマブ	BMS＝小野	焼却により分解する。
ユーエフティ配合カプセルT ユーエフティE配合顆粒T	テガフール・ウラシル	大鵬薬品	焼却により分解する。

商品名	一般名	会社名	分解・処理の方法
ヨンデリス点滴静注用	トラベクテジン	大鵬薬品＝Pharma Mar,S.A.	焼却により分解する。
ラステット注	エトポシド	日本化薬	焼却により分解する。アルカリ処理により分解する。
ラステットSカプセル	エトポシド	日本化薬	焼却により分解する。
ラパリムス錠	シロリムス	ノーベル	特になし。
ランダ注	シスプラチン	日本化薬	焼却により分解する。還元剤（チオ硫酸ナトリウム，アルミ箔，水酸化ホウ素ナトリウム等）処理で分解する。
ランマーク皮下注	デノスマブ	第一三共＝AMGEN	焼却により分解する。
リサイオ点滴静注液	チオテパ	大日本住友	次亜塩素酸ナトリウムや過酸化水素などで分解（分解率98.7％）。
リツキサン点滴静注	リツキシマブ	全薬＝中外	細胞毒性がないため，焼却処理する。
リュープリン注射用 リュープリン注射用キット リュープリンSR注射用キット リュープリンPRO注射用キット	リュープロレリン酢酸塩	武田	そのまま流水中に流してよい。ティッシュなどで濾して液体と顆粒を分別処理可。
注射用レザフィリン	タラポルフィンナトリウム	MeijiSeika	焼却により分解する。
レナデックス錠	デキサメタゾン	セルジーン	焼却により分解する。
レブラミドカプセル	レナリドミド水和物	セルジーン	焼却により分解する。
レンビマカプセル	レンバチニブメシル酸塩	エーザイ	焼却により分解する。
ロイケリン散	メルカプトプリン水和物	大原	焼却により分解する。
ロイスタチン注	クラドリビン	ヤンセン	焼却により分解する。
ロイナーゼ注用	L－アスパラギナーゼ	協和キリン	加熱処理もしくはアルカリ処理により分解する。（無毒化処理の必要性は少ない）
ローブレナ錠	ロルラチニブ	ファイザー	焼却廃棄。
ロンサーフ配合錠T	トリフルリジン・チピラシル塩酸塩	大鵬薬品	焼却により分解する。
ワンタキソテール点滴静注	ドセタキセル水和物	サノフィ	焼却処理により分解する。また，アルカリ液（30％水酸化ナトリウムおよび30％エタノール）でも分解する。

付録3 抗がん薬調製チェックシート

　このチェックシートは，本書に記載した「抗がん薬の院内取扱い指針と注解」ならびに各章等の取り扱い方法をもとに作成したものである。各施設の設備状況および，各作業者の抗がん薬調製技術の評価を行い，適切な抗がん薬調製業務の実施に役立てていただきたい。

　なお評価方法として，抗がん薬調製に用いる，施設，設備，器具，用具等のハード面については1〜5の5段階評価を用いている。自己評価後，改善を行うにあたっては，合計点や平均点だけにとらわれず，評価の低い項目をいかになくすかにも留意していただきたい。
　また，手技や取扱い方法等のソフト面については○×評価を用いている。各作業者がどの程度安全な抗がん薬調製技術を身につけているかを確認し，技術向上に役立てていただきたい。

　ただし，抗がん薬調製を行う環境や背景は施設により異なる。そのため，本チェックシートを絶対的なものと考えるのではなく，各施設に適した，より安全な抗がん薬調製を行うための一助と考えていただきたい。

本チェックシートの使い方
ハード面（施設，設備，装備，器具，用具）の評価基準　【項目Ⅰ〜Ⅲ】
5：優れた安全対策がとられている。 4：標準的な安全対策がとられている。さらに改善する余地はある。 3：必要最低限の安全対策がとられている。今後改善が必要と思われる。 2：一時的な回避対策である。早急な改善を要する。 1：非常に危険な状態である。
ソフト面（手技，取扱い方法等）の判定基準　【項目Ⅳ以降】
○：適切な取扱いである。 ×：不適切な取扱いである。 −：判定対象外である。

ハード面（施設，設備，装備，器具，用具）の評価基準

I．施設，設備　5段階評価

評価項目	評価基準		評価
調製室として適当であるか。	排気管理を行った陰圧クリーンルームを使用している。	5	
	調製室として独立した，陰圧もしくは平衡圧の部屋を使用している。	4	
	陽圧の個室（陽圧クリーンルームを含む）を使用している。	2	
	独立した部屋ではないが，換気口付近で，他の薬剤とは別に調製している。	2	
	他の薬剤と同様に調製している。	1	
調製設備は適当であるか。《安全キャビネット推奨条件》1）独立・専用配管排気2）排気異常時の警報装置付	抗がん薬自動調製システムを使用している。	5	
	以下の項目に該当する場合，満点（5点）から，記載の点数を減算		
	システム内におけるボトル汚染対策がされていない。	−2	
	システム内の適切な定期清掃を行っていない	−2	
	安全キャビネットを使用している。	5	
	以下の項目に該当する場合，満点（5点）から，記載の点数を減算		
	クラスⅢ（アイソレータ）またはクラスⅡB2	±0	
	クラスⅡA2またはB1	−1	
	クラスⅡA1	−3	
	クラスⅠ	−3	
	独立・専用配管排気でない	−1	
	排気異常時の警報装置がない	−1	
	クリーンベンチを使用している	1	
	調製設備はない	1	
作業前室があるか。	作業前室がある。更衣や履き物の履き替えに十分なスペースと設備がある。	5	
	作業前室があるが，更衣や履き物の履き替えを行うためには，スペース的，または設備的に改善の余地がある。	4	
	作業前室はない。	3	
流し台を設置しているか。	前室に設置している。	5	
	調製室内に設置している。排水溝に逆流防止の対策がなされている。	5	
	調製室内に設置している。排水溝に逆流防止の対策がなされていない。	4	
	調製室付近に流し台を設置していないが，抗がん薬被曝時に直ちに洗浄できる準備を整えている。	3	
	調製室付近に流し台を設置していない。被曝時に直ちに洗浄できる準備がない。	1	
パスボックスを設置しているか。	搬入，搬出，廃棄物用等を使い分けできるよう，2〜3段式のパスボックスを設置している。	5	
	1段のパスボックスを設置している。	4	
	パスボックスは設置していない。	3	
エアシャワーを設置しているか。	設置している。	5	
	設置していない。	4	

II．装備　5段階評価

評価項目	評価基準		評価
適切なガウンを使用しているか。 《必須条件》 1）背開き 2）長袖で袖口が絞られている 3）両腕と前面に薬剤不透過処理 4）ディスポーザブル 《推奨条件》 両腕と前面の薬剤不透過処理に加え，通気性もない。	必須条件，推奨条件をすべて満たす製品を使用している。	5	
	満たしていない項目がある場合，満点（5点）から，以下の点数を減算。		
	通気性がある。	−1	
	薬剤不透過処理の範囲が足りない。されていない。	−3	
	前開き	−2	
	横開き	−1	
	袖が短い（袖口が絞られていない）。	−3	
	ディスポーザブルでない。	−2	
	ガウンを着用していない。	−4	
適切な手袋を使用しているか。 《必須条件》 1）ニトリル製・クロロプレン製・ラテックス製のいずれか 2）パウダーフリー 3）袖口まで覆う長さがある 4）2重装着 5）定期的に交換 《推奨条件》 1）医療機器の承認取得済み 2）ASTMのD6978基準適合 3）抗がん薬耐性試験済み ※医療器具の承認を取得することで，ピンホール率等，製品の安全性を担保できる。	必須条件，推奨条件をすべて満たす製品を使用している。	5	
	満たしていない項目がある場合，満点（5点）から，以下の点数を減算。		
	材質がニトリル製，ネオプレン製，ラテックス製のいずれにも当てはまらないもの（ポリ塩化ビニル製等，薬剤透過性の高いもの）である。	−4	
	ラテックス製の場合，厚さ0.2mm未満である	−1	
	医療器具未承認である。	−2	
	ASTMのD6978基準未適合である	−1	
	抗がん薬耐性試験が行われていない。	−1	
	パウダー付き手袋であり，パウダーを落とさずに使用している。	−3	
	パウダー付き手袋であるが，パウダーをよく落として使用している。	−1	
	袖口まで覆う長さがない。	−2	
	2重装着していない。	−2	
	定期的に交換していない，または交換頻度が低い。	−1	
適切なマスクを使用しているか。 《必須条件》 1）サージカルマスク 2）表裏・上下を正しく装着 《調製設備（BSC等）またはCSTDの使用で減点がある場合の必須条件》 1）N95規格を満たしている。	必須条件をすべて満たす製品を使用している。	5	
	満たしていない項目がある場合，満点（5点）から，以下の点数を加算・減算。		
	N95規格を満たしていない。	−2	
	ガウンのマスクを重ねて装着している。	+1	
	サージカルマスク，フィルターマスク以外のマスクを使用している。	−2	
	装着方向に留意していない。	−2	
	マスクを装着していない。	−4	
保護メガネ（ゴーグル，シールド）を使用しているか。 《必須条件》 1）眼を完全に覆うもの 2）ディスポーザブル	必須条件をすべて満たす製品を使用している。	5	
	満たしていない項目がある場合，満点（5点）から，以下の点数を加算・減算。		
	眼を完全に覆うことができていない。	−1	
	ディスポーザブルでないが専用としている。	−1	
	ディスポーザブルでなく，専用にもしていない。（通常のメガネ等，生活用のものを兼用）	−2	
	アイソレーターを使用している。	+2	
	保護メガネ等を使用していない。	−4	

評価項目	評価基準		評価
キャップ（帽子）を使用しているか。 《必須条件》 1）頭部を完全に覆う 2）ディスポーザブル	必須条件をすべて満たす製品を使用している。	5	
	満たしていない項目がある場合，満点（5点）から，以下の点数を加算・減算。		
	頭部を完全に覆うことができていない。	−1	
	ディスポーザブルでないが専用としている。	−1	
	ディスポーザブルでなく専用にもしていない	−2	
	アイソレーターを使用している	+1	
	キャップ（帽子）を使用していない。	−2	
スピルキットあるいはそれに準じる必要物品セットを常備しているか。 《必須条件》 1）以下の必要資材がすべてそろっている。 《必要な資材》 1）抗がん薬調製と同等の性能を持つ，ガウン，二重手袋，呼吸器防護具（N95マスク等），眼・顔面防護具（ゴーグル等），吸水シート，抗がん薬不活化剤，廃棄物袋，キャップ，シューズカバー 2）各調製場所には最低1セット常備 《推奨条件》 1）使用方法が周知されているか，だれでも取扱えるよう，使用手順書が同梱されている。 2）すべての取扱い場所（投与を行う病棟等）にも常備されている。	必須条件，推奨条件をすべて満たす製品を使用している。	5	
	満たしていない項目がある場合，満点（5点）から，以下の点数を加算・減算。		
	必要資材がそろっていない。（1資材につき）	−1	
	すべての調製場所に常備されていない。	−2	
	すべての取扱い場所（投与を行う病棟等）に常備されていない。	−1	
	使用方法の周知が不十分。	−2	
	使用手順書が同梱されている。	+1	

Ⅲ．器具，用具　5段階評価

評価項目	評価基準		評価
注射シリンジは適切なものであるか。 《必須条件》 1）ディスポーザブル 2）ルアーロックシリンジ 《推奨条件》 1）複数規格（調製する薬剤を調製できるすべての規格）	必須条件，推奨条件をすべて満たす製品を使用している。	5	
	満たしていない項目がある場合，満点（5点）から，以下の点数を減算。		
	ディスポーザブルでない。	−4	
	ルアーチップ型のシリンジを用いている。	−3	
	調製する薬剤に適した規格がそろっていない。	−2	
注射針は適切なものであるか。 《推奨条件》 1）S.B針 2）複数規格（調製する薬剤を調製できるすべての規格） 3）フィルター針や濾過フィルターを用意	推奨条件をすべて満たす製品を使用している。	5	
	満たしていない項目がある場合，満点（5点）から，以下の点数を加算・減算。		
	R.B針を用いている。	−2	
	18Gより太い注射針，または21Gより細い注射針のみを用いている。	−2	
	1規格のみ使用している。	−1	
	フィルター針や濾過フィルター，コアリング防止のためのプラスチックカニューラ針等を用意している。	+1	

評価項目	評価基準		評価
調製時に閉鎖式接続器具を使用しているか。	HD リストにある抗がん薬だけでなく，HD リストにない分子標的治療薬等も含め，閉鎖式接続器具の使用が可能な抗がん薬全てに使用している。	5	
	HD リストにある抗がん薬のうち，閉鎖式接続器具の使用が可能な薬剤全てに使用している。	4	
	HD リストにある抗がん薬のうち，危険性の高い一部の薬剤にのみ使用している。	3	
	閉鎖式接続器具は使用していない。	1	
投与時に閉鎖式接続器具を使用しているか。	HD リストにある抗がん薬だけでなく，HD リストにない分子標的治療薬等も含め，閉鎖式接続器具の使用が可能な抗がん薬全てに使用している。	5	
	HD リストにある抗がん薬のうち，閉鎖式接続器具の使用が可能な薬剤全てに使用している。	4	
	HD リストにある抗がん薬のうち，危険性の高い一部の薬剤にのみ使用している。	3	
	閉鎖式接続器具は使用していない	1	
シリンジキャップは適切なものであるか。 《必須条件》 1）ディスポーザブル 2）ルアーロック型 3）液漏れしない 《推奨条件》 1）着脱時に薬剤に触れない形状	必須条件，推奨条件をすべて満たす製品を使用している。	5	
	満たしていない項目がある場合，満点（5点）から，以下の点数を減算。		
	ルアーロック型ではない。	−2	
	着脱時に薬剤に接触するおそれがある形状。	−2	
	液漏れしやすいシリンジキャップ（点滴セットの接続部保護に使用されているようなもの）を使用している。	−4	
	シリンジ充填の際，シリンジキャップを使用していない。	−4	
作業用シートは適切なものであるか。 《必須条件》 1）ディスポーザブル 2）表面が吸水性 3）裏面が薬液不透過性 4）作業に十分な大きさ 《推奨条件》 1）シート端等から流出しない構造 2）滅菌	必須条件，推奨条件をすべて満たす製品を使用している。	5	
	満たしていない項目がある場合，満点（5点）から，以下の点数を減算。		
	ディスポーザブルでない。	−4	
	表面が吸水性でない。	−3	
	裏面が薬剤不透過性でない。	−3	
	十分な大きさがない。	−2	
	シート端等から吸水した薬液が流出する恐れがある。	−1	
	未滅菌である。	−1	
廃棄物容器は適切なものであるか。 《必須条件》 1）プラスチック等の丈夫な構造 2）蓋が閉まる（使用途中の開閉可，使用終了後に再開封不可にできる） 3）廃棄物が容易に飛散・流出しない構造 《推奨条件》 1）液漏れ防止パッキン付き 2）薬剤吸収パット付き	必須条件，推奨条件をすべて満たす製品を使用している。	5	
	満たしていない項目がある場合，満点（5点）から，以下の点数を減算。		
	脆弱な素材である。	−4	
	蓋がない。	−4	
	蓋の機能が不十分。	−2	
	廃棄物が飛散・流出する恐れがある。	−4	
	液漏れ防止パッキンがない。	−2	
	薬剤吸収パットがない。	−1	

ソフト面（手技，取扱い方法等）の判定基準

Ⅳ．作業確認

Ⅳ-1．作業前確認　○×判定

判定項目	判定基準	判定	総合判定
安全管理対策は適切か。	妊婦，授乳婦を作業に当てていないか。		
	調製作業者のローテーションを行っているか。		
	薬液漏出時や，被曝した際に対処するため，作業場所にスピルキットを用意し，使用方法をマニュアル化してあるか。		
	抗がん薬を不活化するための薬剤（抗がん薬の種類により，次亜塩素酸ナトリウム，チオ硫酸ナトリウム，水酸化ナトリウム等）を準備しているか。		
作業者の準備は適切か。	不必要なアクセサリー，腕時計等をはずしているか。		
	流水と石けんもしくは専用の洗浄剤で手指，腕を十分に洗浄しているか。		
装備（ガウン，マスク，手袋，ゴーグル）の装着方法は適切か。	足りない装備品はないか。		
	肌は露出していないか。		
	手袋はガウンの袖まで覆い，二重装着（1枚はガウン袖の下もう1枚はガウン袖の上に装着）しているか。		
	パウダー付き手袋の場合，パウダーをよく落としているか。		
安全キャビネットの取扱い方法は適切か。	通気孔は目詰まりしていないか。		
	風量確認を行っているか（確認できる機種の場合）。		
	作業前に予備作動を行っているか。		
	作業前にキャビネット内の消毒を行っているか。その際の拭き取り方向は適切か。		
	前面フードの開放幅は適切か。		
作業環境は適切か。	安全キャビネット内の物品が多すぎないか。		
	作業シートを正しく使用しているか（通気孔を塞いでいないか。表（吸水性），裏（不透過性）は正しいか。		
	整理整頓してあるか。		

Ⅳ-2．作業中確認　○×判定

判定項目	判定基準	判定	総合判定
安全管理対策は適切か。	決められた時間ごとに手袋の交換を行っているか。		
	手袋やガウン，作業シート等が破れたり抗がん薬で汚染された場合，すぐに交換しているか。		
	抗がん薬による曝露汚染があった場合，アルコールを用いずに拭きとり，不活化を行っているか。		
	作業途中で部屋から出る際，手袋やガウン，シューズカバー等の装備をはずしているか（方法は作業後に準ずる）。		
	安全キャビネット内での作業位置は適切か（奥すぎない，手前すぎない）。		
細菌汚染対策は適切か。	薬剤や器材の搬入時に，洗浄・消毒を行っているか。		
	シリンジ，注射針等の包装を除去する際，接続部を汚染しないように開封しているか。		
	調製作業中，針先や接続部の汚染防止に留意しているか。		
	バイアル，ボトル等のゴム栓消毒を適切に行っているか。		

IV-3. 作業後確認　○×判定

判定項目	判定基準	判定	総合判定
安全管理対策は適切か。	作業用シートの汚染面が内側になるようにたたんでいるか。		
	使用したディスポーザブルの器具，薬剤空バイアル等を廃棄する際，安全キャビネット内で密封しているか。		
	安全キャビネット内で外側手袋を外しているか。		
	装備品（手袋やガウン）の表面に直に触れないよう，装備を解いているか。（外側手袋→装備→内側手袋の順）また，ガウンの表面が内側になるように脱いでいるか。		
	流水と石けんもしくは専用の洗浄剤で手指，腕を十分に洗浄しているか（すり込み式消毒液のみの使用は不可）。うがいを行っているか。		
安全キャビネットの取扱い方法は適切か。	抗がん薬を不活化できる薬剤もしくは水を用い，適切な清掃を行っているか。不活化剤を用いた場合は，必要に応じてその中和を行っているか。		
	作業終了後に予備作動を行っているか。		
	紫外線殺菌灯を用いる場合，殺菌灯の有効照射時間を適切に管理しているか。		

V．アンプルの取扱い　○×判定

判定項目	判定基準	判定	総合判定
薬剤の確認は適切か。	注射処方せんを確認しているか。		
	レジメンの確認を行っているか（投与量，投与期間，投与間隔，薬剤の組み合わせ等）。		
	DEHPやファイナルフィルター等の影響を考慮し，使用器具類を選択しているか。		
アンプルカット前の処置は適切か。	アンプル頭部の薬液を，アンプル胴部に戻しているか。		
	アンプル胴部に薬液を戻した後，静置しているか。		
	アンプル頸部をアルコール綿等で拭きとっているか。		
アンプルカット方法は適切か。	ワンポイントのカット方向を確認しているか。		
	無理な姿勢になっていないか。		
	安全キャビネット手前でカットを行っていないか。		
	薬液の飛散防止を考慮してアンプルカットを行っているか。		
アンプルからの薬液採取方法は適切か。	アンプル内をよく確認しているか。		
	採取時にフィルター付き注射針や，濾過フィルターを使用しているか。使用していない場合は，ガラス片の混入を防ぐため，液面やアンプル底部の薬液を採取しないよう注意しているか。		
	アンプル内壁に注射針の先を押しあてていないか。		

Ⅵ．バイアルの取扱い　○×判定

判定項目	判定基準	判定	総合判定
薬剤の確認は適切か。	注射処方せんを確認しているか。		
	レジメンの確認を行っているか（投与量，投与期間，投与間隔，薬剤の組み合わせ等）。		
	DEHPやファイナルフィルター等の影響を考慮し，使用器具類を選択しているか。		
ゴム栓への針刺しは適切か。	ゴム栓部分の消毒を適切に行っているか。		
	あらかじめシリンジに溶解液を採取してある場合には，プランジャーを固定して針刺しを行っているか。		
	針刺し位置は適切か（ゴム栓中心円内であるか。針刺し跡がある場合は，適切な位置・向きとなるよう配慮しているか）。		
	針刺し角度は適切か（注射針のカット面を上にしてゴム栓におき，押しつけるように力を加えながらゴム栓に対して垂直になるように立てて針刺しする。もしくは最初から垂直に針刺しする）。		
	針刺し時に，回転やひねりを加えていないか。		
溶解を行う場合，溶解液の確認は適切か。	注射処方せんを確認しているか。		
	配合変化を確認しているか。		
	溶解液量を確認しているか。		
溶解を行う場合，溶解液の注入方法は適切か。	バイアル内を陰圧にしてから溶解液を注入しているか。		
	溶解液注入時に，プランジャーを押しすぎていないか。		
	泡立ちやすい薬剤の場合，バイアル内壁を伝わせて注入しているか。		
	溶解液量が多い場合，エアーの吸引，溶解液の注入の操作を交互に少量ずつ分割して行っているか。		
溶解を行う場合，溶解性に適した溶解方法を行っているか。	溶解液の量は適切か（溶解に十分な量であるか，一部の薬剤を量り取る場合は，計算しやすい量を使用しているか）。		
	溶解性のよい薬剤は，注射針を抜かずにゆっくりと振とうしているか。		
	溶解性が悪く，激しく振とうする必要がある薬剤は，注射針を抜いてから振とうしているか。注射針を抜いていない場合，確実に固定して振とうしているか。		
	複数バイアルの溶解を行う場合，その溶解手順は適切か（端数となるバイアルの取扱い。全てのバイアルを一度に溶解するのか，順次溶解採取するのかの選択が適切か）。		
	完全に溶解できているか。その確認を行っているか。		

判定項目	判定基準	判定	総合判定
薬液採取方法は適切か。	薬液採取前の針刺し時には，採取目標量よりも少なめのエアーをシリンジに入れているか（全量採取時は多めでも良い）。		
	バイアル内を弱陰圧に保ちながら薬液を採取しているか（陽圧，強陰圧になっていないか）。		
	採取薬液量が多い場合，少量ずつ"薬液採取，エアーを戻す"を繰り返しているか。		
	泡立ちやすい薬液で，エアーを戻す際に，針先を薬液面から出しているか（アルコール含有薬剤等の場合，注射針の出し入れを最小限に抑えているか）。		
	シリンジ内に気泡が残らない状態で計量しているか（過量充填のない凍結乾燥品の全量採取時を除く）。		
	薬液を残らず採取できているか（過量充填のない凍結乾燥品の全量採取時）。		
注射針の抜き方は適切か。	バイアル内を平衡圧からやや陰圧の間に保っているか（内部を陽圧または過度の陰圧にしていないか）。		
	注射針を抜く際，針先から薬液が漏れないようエアーを吸引してから抜いているか。		
	プランジャーを固定しているか。		
	回転やひねりを加えていないか。		

VII. 薬液量確認　○×判定

判定項目	判定基準	判定	総合判定
シリンジ内の気泡除去方法は適切か。	シリンジ内のエアーを排出してから採取量確認を行っているか。排出したエアーからの曝露防止に留意しているか。		
	シリンジ内の気泡をまとめることができているか。		
	気泡をまとめる際，液漏れしないよう留意しているか。		
	注射針やシリンジの筒先にある薬液を噴出させないよう，エアーを適量吸引してから排出しているか。		
シリンジの目盛り合わせ方法は適切か。	計量する薬液量に対して適切な容量のシリンジを選択しているか（大きすぎない，小さすぎない）。		
	シリンジの目盛りとガスケットの合わせ位置は適切か。		
	薬液が採取不足の場合，安全に追加採取しているか。		
	薬液が過剰採取の場合，安全に減量しているか。		
	注射針およびシリンジ筒先内の薬液量を考慮して薬液を計量しているか。		

VIII. 希釈 〇×判定

判定項目	判定基準	判定	総合判定
希釈液の確認は適切か。	注射処方せんを確認しているか。		
	配合変化を確認しているか。		
	希釈液量を確認しているか（希釈液全量を用いない場合もあるため）。		
	ボトルの予備容量を確認しているか。		
ゴム栓への針刺しは適切か。	ボトルゴム栓への針刺しは，ビン針刺入時の影響を配慮した位置・向きで行っているか。		
	薬液が漏れないよう，プランジャーを固定して，もしくはボトルのゴム栓を下向きにして針刺しを行っているか。		
薬液の注入方法は適切か。	泡立ちやすい薬剤の場合，ボトル内壁を伝わせて注入しているか，またはボトルを下向きにして注入しているか。		
	ハードボトルに多量の薬液を注入する場合，エアーを抜きながら注入しているか。		
	採取方法（注射針内の薬液を計算に入れたか否か）に応じた注入方法（フラッシュするか否か）を行えているか。		
	薬液注入後，ボトル内圧を平衡圧程度に戻しているか（ソフトバッグを除く）。		
	注射針を抜く際，針先から薬液が漏れないよう，ボトルを上向きにし，内部のエアーを吸引してから抜いているか。		

IX. 携帯型ディスポーザブル注入ポンプの調製 〇×判定

判定項目	判定基準	判定	総合判定
適切な注入ポンプを用いているか。	薬液漏れ等のリスクが少ない，抗がん薬投与に適した製品を選択しているか。		
	必要な薬液が充填できるだけの容量があるか。		
	必要な投与設定時間に対応できる製品か。		
調製方法は適切か。	薬液を適切な投与速度で注入するため，希釈液の種類に応じた適切な量としているか。		
	薬液を注入する前に，まず希釈液から注入し，プライミングを行っているか。		
	薬液を注入する前にも排出確認を行っているか。排出不良が起こった場合に，適切に対処しているか。		
	薬液注入後にも希釈液を注入しているか。		
	注入終了後，転倒混和を行っているか。		
	調製中，薬液排出口から薬液が漏れないよう留意しているか（希釈液のみであれば可）。		
	ポンプ内に過剰なエアーが混入していないか。		
	投与チューブ内に気泡が混入していないか。混入していた場合，適切に除去しているか。		
	最終的な薬液排出を確認しているか。排出不良が起こった場合に，適切に対処しているか。		
	調製終了後，薬液排出口にロックキャップをしているか。		
	払い出し前に，本体の拭き取りを行っているか。		
調製後のポンプの取扱い。	適切な使用方法について，患者指導を行っているか。		
	患者が携帯しやすい状態で交付しているか。		

X. 閉鎖式薬物混合システムを使用した調製　○×判定

判定項目	判定基準	判定	総合判定
事前確認	器具ごとの特性および使用方法について十分に学習し，理解しているか。		
	器具と薬剤の適合性を確認しているか。		
	器具の再利用をしていないか。		
使用方法は適切か。	シリンジ装着器具の使用方法は適切か（装着方法，溶解液やエアー採取の有無とその採取方法）。		
	バイアル装着器具の使用方法は適切か（規格の選択，装着方法）。		
	輸液ボトル装着器具の使用方法は適切か（装着方法，プライミングとプライミング後のロック）。		
	各種器具の接続方法は適切か（保持する位置と接続手技，接続部の汚染防止）。		
	別の製品を組み合わせて使用する場合，互換性を確認しているか。		
	注入，採取手技は適切か（器具に見合った操作手技か）。		
	各種器具の接続解除方法は適切か（保持する位置と接続解除手技，接続解除後における接続部からの曝露防止対策）。		

XI. 作業終了　○×判定

判定項目	判定基準	判定	総合判定
調製終了後の薬剤は適切か。	ボトルの場合は保護シール等で封をし，シリンジの場合はシリンジキャップ等を装着しているか。		
	搬送時の曝露汚染防止対策（ボトル外面の拭き取りや密封しての搬送等）を行っているか。		
	ラベルの記載（患者名，薬剤名，投与量等）は正しいか。		
	異物や未溶解の薬剤等が混入していないか。		
	注射処方せんどおりのものであることを確認しているか。		
	調製者とは別の薬剤師が監査しているか，また，その確認方法は適切か（残薬，空バイアル等の確認，計算書の確認）。		
	使用まで時間がある場合，その安定性や保管方法に問題はないか。		

付録4　抗がん薬調製用資材一覧表

この一覧表は，抗がん薬調製業務に使用する資材を2019年4月現在の情報をもとに紹介するものです。ただし，記載の内容は主に各資材の製造・販売各社またはその代理店が作成したものであり，必ずしも，本書の各著者ならびにじほうが使用を推奨するものではございませんので，予めご了承ください。

● 抗がん薬調製用手袋

製品名称	ケモプラス™ グローブ ラテックス製	ケモプラス™ ニトリルグローブ	ケモプラス™ ニトリルグローブ 滅菌済
写真	提供：日本コヴィエン株式会社	提供：日本コヴィエン株式会社	提供：日本コヴィエン株式会社
メーカー	製造　：カーディナルヘルス社 販売　：日本コヴィディエン㈱ 代理店：日科ミクロン㈱		
分類	雑貨		
滅菌／未滅菌		未滅菌	滅菌
材質	ラテックス（天然ゴム）	ニトリル（非天然ゴム）	ニトリル（非天然ゴム）
厚さ（mm）	指先部：0.45mm	指先部：0.2mm	
サイズ		S，M，L，XL	
長さ（mm）		約300mm	
抗がん薬耐性		試験済み	
ピンホール率		1.5AQL（検査基準）	
引張強度		不明	
最大伸張度		不明	
パウダー		パウダーフリー	
特徴	・薬剤防護性が高い。 ・指先が厚くなっている。		
その他取扱い上の注意事項等	厚手のため，本手袋の2重装着は動作性が悪く，作業効率が落ちる。		
包装単位：定価（税別／単価）	100枚／箱：￥7,000	100枚／箱：￥4,100	55双／箱：￥13,000

　このことから，各資材のご購入・ご使用にあたっては，抗がん薬調製業務に適するか否かも含め，改めてその性能および安全性等をご確認の上，ご検討いただけますようお願い申し上げます。

	タケトラ ニトリル手袋	タケトラ ニトリル手袋 ロング	トップニトリルグローブ フレンチラベンダー	トップニトリルグローブ プロバンスラベンダー
	製造販売：㈱竹虎		製造販売：㈱トップ	
	一般医療機器 非天然ゴム製検査・検診用手袋		一般医療機器 非天然ゴム製検査・検診用手袋	雑貨
	未滅菌		未滅菌	
	ニトリル（非天然ゴム）		ニトリル（非天然ゴム）	
	掌部　　：0.06mm 指先部：0.07mm 手首部：0.05mm	掌部　　：0.08mm 指先部：0.17mm 手首部：0.08mm	掌部　　：0.06〜0.09mm 指先部：0.08〜0.14mm 手首部：0.05〜0.08mm	掌部　　：約0.07mm 指先部：約0.09mm
	SS，S，M，L		SS，S，M，L	
	240mm	295mm	240mm以上	
	試験済み		試験済み	
	1.5AQL		1.0AQL	1.5AQL
	老化前：14MPa以上 老化後：14MPa以上		老化前：14MPa以上 老化後：14MPa以上	
	老化前：500％以上 老化後：400％以上		老化前：500％以上 老化後：400％以上	
	パウダーフリー		パウダーフリー	
	・ホワイト／ブルーの2色から選べる。	・指先が厚くなっている。 ・全長が長いため，アウターグローブに適している。	・薄手仕様なので，細かな作業にも適している。	
	薄手のため，耐薬時間に注意。 短めであり，インナーに適する。	—	薄手のため，耐薬時間に注意。 短めであり，インナーに適する。	
	200枚／箱：オープン価格	100枚／箱：オープン価格	200枚／箱：¥3,000	200枚／箱：¥2,750

● 抗がん薬調製用手袋（つづき）

製品名称	リストア	バーサシールド エクステンドカフ	パープル エクストラ ニトリルグローブ	スターリング エクストラ ニトリルグローブ	パープルマックス ニトリルグローブ	
写真						
メーカー	製造販売：メドライン・ジャパン 合同会社		製造販売：O&M Halyard Japan 合同会社			
分類	一般医療機器 検査・検診用手袋	一般医療機器 検査・検診用手袋 （化学療法用）	一般医療機器 検査・検診用手袋			
滅菌／未滅菌	未滅菌		未滅菌			
材質	ニトリル（非天然ゴム）		ニトリル（非天然ゴム）			
厚さ（mm）	掌部　：0.07mm 指先部：0.09mm 手首部：0.05mm	掌部　：0.13mm 指先部：0.17mm 手首部：0.11mm	掌部　：0.12mm 指先部：0.15mm 手首部：0.11mm	掌部　：0.08mm 指先部：0.09mm 手首部：0.06mm	掌部　：0.24mm 指先部：0.28mm 手首部：0.15mm	
サイズ	XS, S, M, L, XL		XS, S, M, L		S, M, L, XL	
長さ（mm）	240mm	305mm	全サイズ平均310mm		全サイズ平均 415mm	
抗がん薬耐性	試験済み （試験薬剤37種）	試験済み	試験済み（50種） （試験規格 ASTM D6978-05）	試験済み（13種） （試験規格 ASTM D6978-05）	試験済み（50種） （試験規格 ASTM D6978-05）	
ピンホール率	1.5AQL以下（社内規格）		1.0AQL以下（社内規格）			
引張強度	老化前：24MPa 老化後：22MPa	老化前：22MPa 老化後：29MPa	老化前：21MPa 老化後：21MPa	老化前：42MPa 老化後：38MPa	老化前：24MPa 老化後：22MPa	
最大伸張度	老化前：550% 老化後：444%	老化前：602% 老化後：523%	老化前：550% 老化後：500%	老化前：650% 老化後：550%	老化前：550% 老化後：450%	
パウダー	パウダーフリー		パウダーフリー			
特徴	・スキンケアのできるニトリル手袋。 ・耐薬剤試験実施済みで、インナー手袋に適している。	・50種を超える耐薬品性試験済み。 ・ガウンのカフを覆える長さ。	・ガウンのカフを覆える長さ。	・薄さとバリア性を兼ね備え、操作性に優れている。 ・パープルエクストラとの併用によりピンホールの発見が容易になる。	・肘下までをカバーし、厚く、滑りにくい。 ・ロングアウターや、洗浄や汚染除去作業にも適している。	
その他取扱い上の注意事項等	薄手のため、耐薬時間に注意。	厚手のため本手袋の2重装着は動作性が悪く、作業効率が落ちる。	厚手のため本手袋の2重装着は動作性が悪く、作業効率が落ちる。	薄手のため、耐薬時間に注意。	厚手のため本手袋の2重装着は動作性が悪く、作業効率が落ちる。	
包装単位：定価（税別／単価）	2,500枚／ケース （250枚／箱）： ￥40,000	500枚／ケース （50枚／箱）： ￥15,000	50枚／箱：￥2,200 （￥44／枚）	100枚／箱： ￥2,900（￥29／枚）	50枚／箱：￥5,500 （￥110／枚）	

	ガメックス パウダーフリー	ダーマプレン ノーパウダー	ガメックスAF マイクロフィット	JMSニトリル グローブ	アンセルニトリル グローブ	アンセルニトリル グローブEP
	製造販売：㈱ジェイ・エム・エス					
	管理医療機器 手術用手袋			一般医療機器 検査・検診用手袋		医療機器 検査・検診用手袋
	滅菌			未滅菌		
	ラテックス （天然ゴム）	ポリクロロプレン（非天然ゴム）		ニトリル（非天然ゴム）		
	掌部　：0.203mm 指先部：0.218mm 手首部：0.203mm	掌部　：0.170mm 指先部：0.190mm 手首部：0.160mm	掌部　：0.160mm 指先部：0.170mm 手首部：0.170mm	掌部　：0.06mm 指先部：0.05mm 手首部：0.08mm	掌部　：0.06mm 指先部：008mm 手首部：0.05mm	掌部　：0.100mm 指先部：0.120mm 手首部：0.080mm
	5.5／6.0／6.5／7.0／7.5／8.0／8.5			SS, S, M, L		
	285mm	280mm	270mm	240mm		295mm
	試験済み			試験済み		
	1.0AQL［JIS T 9107：2005］			1.5AQL以下（社内規格）		
	老化前：12.5MPa 以上 老化後：9.5MPaN 以上	老化前：9MPa以上 老化後：9MPa以上		老化前：14MPa 老化後：14MPa		
	老化前：700% 老化後：550%	老化前：600% 老化後：500%		老化前：500% 老化後：400%		
	パウダーフリー			パウダーフリー		
	・特別洗浄により，ラテックス蛋白や化学物質の残留量を低減。	・加硫促進剤フリー。	・加硫促進剤フリー。 ・優れた装着性とグリップ性。	・指先，滑り止め加工。 ・ホワイト。	・快適なフィット感とグリップ。 ・ビード付カフ。	・快適なフィット感とグリップ。 ・ビード付ロングカフ。
	—	本手袋の2重装着は動作性が悪く，作業効率が落ちる		薄手のため，耐薬時間に注意。短めであり，インナーに適する。		—
	50双／箱： ￥12,500	50枚／箱： ￥17,500	50枚／箱： ￥15,000	200枚／箱： ￥6,000	150枚／箱： ￥4,500	150枚／箱： ￥7,500

● 抗がん薬調製用ガウン

製品名称	ケモプラス™ PP ガウン	ケモブロック™ PP ガウン	フェルラック NO.75	フェルラック NO.100	
写真					
メーカー	製造 ：カーディナルヘルス社 販売元：日本コヴィディエン㈱ 代理店：日科ミクロン㈱		製造販売元：㈱竹虎		
滅菌／未滅菌	未滅菌		未滅菌		
材質	ポリプロピレン		ポリプロピレン，ポリエチレン		
サイズ	M，L，XL，XXL		フリー	フリー，XL	
開き方向	背開き		背開き		
マスクの有無	マスクなし		マスクなし	マスク有り	
手首部分の材質・構造	約5cmがニット地で手首が締まる構造		約6cmがメリヤス編みのため手首が締まる構造		
抗がん薬耐性	試験済み		試験済み		
通気性の有無	通気なし		通気なし		
撥水性	撥水性あり		防水性あり		
特徴	・ポリエチレンコーティングによる薬剤不透過処理。	・ポリエチレンコーティングによる薬剤不透過処理。 ・背面開放のため，背面からの通気あり。	・通気性を重視し，背中部分が開放。 ・袖部分は超音波圧着のため，つなぎ目から浸透しない。	・マスク付なので首元の曝露も防げる。 ・袖部分は超音波圧着のため，つなぎ目から浸透しない。	
その他取扱い上の注意事項等	通気がないため蒸れやすい。	—	通気がないため蒸れやすい。		
包装単位：定価（税別／単価）	30枚／箱： ￥16,500（M，L） ￥21,000（XL，XXL）	24枚／箱： ￥8,160（M，L） ￥9,840（XL，XXL）	50枚／箱：￥18,000	50枚／箱： ￥18,000（フリー） ￥21,000（XL）	

注：CPA：シクロホスファミド，CDDP：シスプラチン，DOX：ドキソルビシン，CBDCA：カルボプラチン，PAC：パクリタキセル，
　　ETP：エトポシド

コンフォート防水ガウン	デュポン™ タイベック® ケモセラピーガウン	ケモプラス™ スリーブ	サージアームカバーNo.100
製造販売：O&M Halyard Japan 合同会社	総輸入販売元：旭・デュポン フラッシュス パン プロ ダクツ㈱ 販売元 ：㈱モレーン コーポレー ション	製造 ：カーディナルヘルス 社 販売元：日本コヴィディエ ン㈱ 代理店：日科ミクロン㈱	製造販売元：㈱竹虎
未滅菌	未滅菌	未滅菌	未滅菌
ポリプロピレン，フィルム	高密度ポリエチレン製不職 布（タイベック®）	ポリプロピレン	ポリプロピレン ポリエチレン
フリー	S，M，L	フリー	フリー
背開き	背開き	腕カバーのみ	腕カバーのみ
マスクなし	マスクなし	—	—
約5.7cmニットカフ （ポリエステル製）	約8cmが伸縮性メリヤス 生地で手首が締まる構造	約5cmがニット地で 手首が締まる構造	約6cmがメリヤス編みのため 手首が締まる構造
試験済み （試験規格 ASTM F739-12）	試験済み CPA，CDDP，DOX， CBDCA，PAC， ETP（$0.01\mu g/cm^2/$分）： 各＞240分	試験済み	試験済み
通気なし	透湿度：$300g/m^2\cdot h$以上 （JIS L 1099 A-1法）	通気なし	通気なし
撥水性有り	耐水度：100cm以上 （JIS L 1092-A法 低水圧法）	撥水性あり	防水性あり
・50種類の薬剤耐性試験済。 ・背面が大きく開き，蒸れ を軽減。 ・ガウン内側はソフトタッ チ加工。	・タイベック®素材を使用 し，バリア性・耐久性・ 快適性を追及。 ・首元のバリア性を確保す る襟付きのデザイン。	・ポリエチレンコーティング による薬剤不透過処理。	・薬剤耐性のある腕カバー。 ・上腕ゴム側のループをつ まんで汚染面に触れない ように取り外せる。
襟ぐりは大きめのため，首 部分の防御にはフェイス シールドとの併用が推奨さ れる。	—	—	—
100枚／箱： ¥36,700（¥367／枚）	50枚／箱：¥19,000	100枚／箱：¥12,000	50枚／袋：オープン価格

● 抗がん薬調製用ゴーグル

製品名称	ゴーグル	セーフビュー	フェイスシールド	3M™ マスクにくっつくアイガード
写真	提供：日本コヴィディエン株式会社			
メーカー	製造　：カーディナルヘルス社 販売元：日本コヴィディエン㈱ 代理店：日科ミクロン㈱	製造販売：O&M Halyard Japan 合同会社		スリーエム ジャパン㈱
材質	PVC	フレーム：ポリプロピレン レンズ　：ポリエステルフィルム	ポリエステル	ポリエステル，ポリプロピレン
サイズ	フリー	フリー	フルサイズ，3/4サイズ	フリー
ディスポーザブル	ディスポーザブル	フレーム：再使用プラスティックレンズ部分は，ディスポーザブル	ディスポーザブル	ディスポーザブル
保護可能部位	眼	眼	顔全面	目の周囲
眼鏡の上からの装着	可能	可能	可能	可能
特徴	―	・軽量で長時間使用可能。 ・フレームとレンズの分離可能で，別々の購入も可能。	・曇り止め加工済。 ・マスクとの併用で適切な顔面防御が可能。	・マスクに簡単にくっつく。 ・曇り止め加工。 ・位置の修正が可能。 ・置き場所を選ばないパッケージ。
その他取扱い上の注意事項等	抗がん薬耐性データ取得無し	抗がん薬耐性データ取得なし		サージカルマスクの鼻あて部を避けて着用。抗がん薬耐性データ取得なし
包装単位：定価（税別／単価）	6個／箱：¥7,200	50セット／ケース：¥18,400（¥368／セット） レンズのみ：250枚／ケース　¥29,000（¥116/枚） フレームのみ：100本／ケース　¥17,900（¥179／本）	40枚／ケース： フルサイズ：¥15,560（¥389／枚） 3/4サイズ：¥14,720（¥368／枚）	120枚／箱：¥14,400 20枚／箱：¥2,800

● 抗がん薬調製用マスク

製品名称	フルイドシールド レベル3 イアーループマスク バイザー付	フルイドシールド レベル3 N95レスピレーター スプラッシュガード付	タケトラシールド 付マスク	サージマスクN-95 （折りたたみ式）	3M™ Aura™ N95 微粒子用マスク （医療用）1870＋
写真					
メーカー	製造販売：O&M Halyard Japan 合同会社		販売元：㈱竹虎		スリーエム ジャパン㈱
機能	液体防護機能付 ASTM F2100-11Level 3適合	液体防護機能付 ASTM F2100-11Level 3適合 NIOSH N95基準適合	液体防護機能付	N95規格適合	N95規格適合，液体防護機能付
装着タイプ	耳かけ	ヘッドバンド	耳かけ	ヘッドバンド	ヘッドバンド
シールドの有無と材質	シールドあり，ポリエチレン	シールドなし	シールドあり，ポリエステル	シールドなし	なし
BFE*（$3\mu m$）	99.8%	99%以上	99%	—	—
PFE**（$0.1\mu m$）	98.9%	99%以上	99%	—	—
$\triangle P$（mmH_2O/cm^2）	3.0	5.0以下	3.0以下	—	—
ASTM耐水圧	160mmHg		160mmHg		
特徴	・曇り止め加工済。 ・ブラックストリップが視野のまぶしさを軽減。	・フィット性を高めるくちばし型で呼吸のしやすさに貢献。	・曇り止め加工済。 ・マスクとシールドの一体型で眼からの感染を予防。	・軽量なので装着時の負担が少ない。	・着用中にずれにくい構造。 ・表面積が広いため，呼吸が楽。 ・個包装。
その他取扱い上の注意事項等	ひもタイプ有，ひもタイプのみ乱反射防止加工済。	装着時はユーザーシールチェックを行うこと。	—	—	—
包装単位：定価（税別／単価）	25枚／箱￥2,900 （￥116／枚）	35枚／箱￥3,500 （￥100／枚）（レギュラーサイズ） 35枚／箱￥4,060 （￥116／枚）（スモールサイズ）	25枚／箱￥3,000	50枚／箱￥5,200	20枚／箱￥4,000 ※1枚ずつ個包装

※サージカルマスク基準：米国食品衛生局（Food and Drug Administration）はサージカルマスクを "General and Plastic Surgery Devices" と定め，サージカルマスク基準をBFE95%以上と規定しています。（CFR 878.4040. Surgical Apparel, June 24,1988）
＊BFE（細菌ろ過効率）：マスクによって細菌を含む粒子（平均粒子径4.0〜5.0μm）が除去された割合（%）
＊＊PFE（微粒子ろ過効率）：マスクによって試験粒子（0.1μmのポリスチレン製ラテックス球形粒子）が除去された割合（%）

● 抗がん薬調製用キャップ（帽子）

製品名称			ヘアーガード	
写真		サイズ	フリー	
		抗がん薬耐性	未試験	
		通気性の有無	軽度通気あり	
		撥水性	軽度撥水性あり	
		特徴	・ポリエチレンコーティングによる薬剤不透過処理。	
		その他取り扱い上の注意事項等	通気性が悪いため蒸れやすい。	
メーカー	日科ミクロン㈱	包装単位：定価（税別／単価）	150枚／ケース：¥3,600	
推奨用途	軽度液体曝露防止用			
材質	不織布ポリエチレンコート			

● 抗がん薬調製用シューズカバー

製品名称	シューズカバー	エクストラクションシューカバー	アンクルガードシューカバー	サージシューカバー NO.100
写真				
メーカー	製造　：カーディナルヘルス社 販売元：日本コヴィディエン㈱ 代理店：日科ミクロン㈱	製造販売：O&M Halyard Japan 合同会社		販売元：㈱竹虎
材質	ポリプロピレン	SMS3層構造ファブリック		ポリプロピレンポリエチレンラテックス
サイズ	フリー	フリー，XL		S，フリー
撥水性	軽度撥水性あり	撥水性あり		防水性あり
通気性の有無	通気あり	通気なし		通気なし
特徴	・靴を履いたまま使用できる。 ・スリップ防止加工。	・シューズ部分をカバー。 ・滑り止め付き。 ・靴をはいたまま使用できる。	・足首までカバー。 ・滑り止め付き。 ・靴をはいたまま使用できる。	・抗がん薬耐性データ取得済。 ・靴を履いたまま使用可能。 ・床接着面に滑り止め加工。
その他取り扱い上の注意事項等	—	—		通気がないため蒸れやすい。
包装単位：定価（税別／単価）	100足／箱：¥20,000	300枚／ケース：¥16,500（¥55／枚）※価格・入数はフリーサイズ	300枚／ケース：¥30,780（¥114／枚）※価格・入数はフリーサイズ	50枚／箱：¥2,600

● 抗がん薬調製作業用シート

製品名称	サイトセーフシート	HDセーフシート	吸水シート
写真			
メーカー	日科ミクロン㈱	販売：日本コヴィディエン㈱ 製造：フタムラ化学㈱	製造販売：O&M Halyard Japan 合同会社
滅菌／未滅菌	滅菌，未滅菌	未滅菌	滅菌
材質	表面：4層吸水紙パルプ 裏面：ポリエチレン	表面　　：不織布 吸着層：活性炭シート 吸水層：パルプ・SAP 　　　　（高吸水性ポリマー） 裏面　　：ポリエチレン	ポリプロピレン，ポリエチレン
サイズ	約60cm×45cm	60cm×44cm	57cm×60cm
表面吸水保持能力	データなし	約2,000mL （JIS L 1913　不織布試験方法による）	約120mL （自重約34gの3.5倍）
裏面撥水能力	データなし	水：6時間まで浸透なし	データなし
特徴	・表面は吸収性，裏面は防水性があり，薬剤の充填時や安全キャビネットでの作業時における，汚染の拡大を防ぐ。	・抗がん薬分子を活性炭層の吸着により，シート表面からの汚染リスクを大幅に低減。 ・シート端を折り返し加工してあるため，吸収した薬液を保持しやすい。	・高い吸水性と保水性を持ち，裏面に配置されたラミネートシートが液体などの浸透や透過を防ぐ。
その他取扱い上の注意事項等	表裏を厳守のこと	表裏を厳守のこと	表裏を厳守のこと
包装単位：定価（税別／単価）	100枚／箱：¥13,000（滅菌） 300枚／箱：¥19,500（未滅菌）	50枚／箱：¥35,000	120枚／箱：¥45,840

● 携帯型ディスポーザブル注入ポンプ

製品名称	バクスターインフューザー	ベセルフューザー
写真		
メーカー	製造販売元：バクスター㈱	製造：オーベクス㈱ 販売：東レ・メディカル㈱
製品規格	J2C1711	FUC150T37N-D2
容量（mL）	公称充填量（最大充填量）130mL	150mL
流速（mL/hr） （生理食塩液， 5%ブドウ糖注射液）	生理食塩液　　：2.75mL/hr 5%ブドウ糖液：2.5mL/hr	生理食塩液：3.7mL/hr （生理食塩液規定量を充填し， 設定温度30℃下で流量を測定）
最大投与時間（hr）	生理食塩液：47.3hr，5%ブドウ糖液：52hr	生理食塩液：40hr
投与終了時の ポンプ内残液量	約1.0mL	約3.5mL
公称誤差	±10%	±15%
リザーバー部材質	ポリイソプレン（天然ゴム不使用）	シリコーンゴム
薬液充填部 フィルター径	薬剤充填部：5μm	薬剤投与部：0.2μm
その他製品の特徴	・バルーン破損時には外套内に薬液がたまり 　患者に曝露しない。 ・動注でも使用できる圧で押しだしているの 　で途中で止まり難い。	・扁平型ボトルで携帯性向上。 ・チューブ巻取り機能。 ・リザーバー破損時でも薬液が漏れない。 ・流量制御チューブ採用により制御部の違和 　感を低減し，かつキンク防止構造。 ・PVCフリー。 ・自立可。
その他取扱い上の 注意事項等	本体を保持する高さ，温度，粘稠度，患者静 脈圧により，流速に変化が生じる。	本体を保持する高さ，温度，粘稠度，患者静 脈圧により，流速に変化が生じる。
包装単位，定価 （単価，税別）	12個／箱，¥5,076／個	10個／箱，¥4,600／個

● 抗がん薬調製補助器具（閉鎖式接続器具等）

製品名称	BD ファシール™　遮封式薬剤移注システム
写真	
製品規格	【バイアルアダプタ】：BD ファシール™ プロテクタ（口径13～32mmに対応） 【シリンジアダプタ】：BD ファシール™ インジェクタ ルアーロック 【輸液バッグアダプタ】：BD ファシール™ 輸液アダプタ，BD ファシール™ Lコネクタ，BD ファシール™ スパイクセット 【閉鎖式ルート】：BD ファシール™ 遮封式輸液システム 【その他】：BD ファシール™ コネクタ ルアーロック（ファシールの受け口を作る変換アダプタ），BD ファシール™ IVライン接続キット（通常の輸液ラインをBDファシール™ システムへ変換するアイテム），BD ファシール™ アッセンブリーフィクスチャー（プロテクタのバイアル接続補助具）
メーカー	製造販売元：日本ベクトン・ディッキンソン㈱
無菌製剤処理料 （1-イ）算定要件	充足
CSTD要件	充足
調製時に使用する 閉鎖性器具の医療 機器区分と仕組み	管理医療機器（クラスⅡ） 機械式（外型バルーン）
投与時に使用する 閉鎖式専用ルート の有無	有
システム内 平均薬液残量	0.04mL
バイアル内 平均薬液残量	0.2mL
特徴	・曝露防止効果や無菌性のエビデンスを多数有する。
その他取り扱い上 の注意事項等	バイアル口径サイズを確認して使用すること。プロテクタのバイアルへの接続は，しっかり確実に行うこと。

● 抗がん薬調製補助器具（閉鎖式接続器具等）（つづき）

製品名称	ケモセーフ	ケモセーフロック	
写真			
製品規格	【バイアルアダプタ】：ケモセーフバイアルアダプター（KS-VA201） 【シリンジアダプタ（シリンジ一体型）】：ケモセーフシリンジ（KS-SS05P，KS-SS10P，KS-SS20P，他） 【輸液バッグアダプタ】：ケモセーフバッグアクセス（KS-AC65T） 【閉鎖式ルート】：ケモセーフインフュージョンセット（KS-PT30L1ANA，PF30L1ANA，他）	【バイアルアダプタ】：ケモセーフロックバイアルアダプター（KL-VA202，KL-VA002，KL-VA130，他） 【シリンジアダプタ】：ケモセーフロックコネクター（オス）（KL-MS，KL-MN，他） 【輸液バッグアダプタ】：ケモセーフロックバッグスパイク（KL-BS001，他） 【閉鎖式ルート】：ケモセーフロック輸液セット（KL-PT3H01N，KL-PF3H01N，他） 【その他】：ケモセーフロックコネクター（メス）（KL-FN）	
メーカー	製造販売元：テルモ㈱		
無菌製剤処理料（1-1）算定要件	充足		
CSTD要件	非充足	充足	
調製時に使用する閉鎖性器具の医療機器区分と仕組み	一般医療機器（クラスⅠ）フィルター式	管理医療機器（クラスⅡ）機械式（外型バルーン）	
投与時に使用する閉鎖式専用ルートの有無	有		
システム内平均薬液残量	―		
バイアル内平均薬液残量	0.2mL	0.1mL	
特徴	・簡単でクローズドなプライミングを実現する「アットプライミング」機構を有し，薬剤混注，プライミングの場面での薬剤曝露のリスクを低減。抜けや外れ防止に配慮したシリンジ一体型仕様。	・確実な接続が可能なワンタッチ式を採用，接続が音でわかる。 ・ルアー部からの接続外れを防止する「スピニング機構」を有し，外れによる薬液漏れを防止。 ・接続部に薬液が触れない構造で，閉鎖的に薬液調製が可能。 ・バイアル内陰圧時はフィルターからエアーを取り込み，陽圧時はバルーンに排出することで薬剤の漏出を防ぐ構造。液剤でも直感的に操作できる。 ・コアリングを起こしにくい針形状を有する。	
その他取り扱い上の注意事項等	若干の水滴が接続部に付着することがある。 調製の際は，安全キャビネット内で使用することを原則とする。	バイアル口径サイズの適合性を確認して使用すること。調製の際は，安全キャビネット内で使用することを原則とする。	

	EQUASHIELD	ケモクレーブ
	【バイアルアダプタ】：13mm，17mm，20mm，32mm 【一体型専用シリンジユニット】：1mL，3mL，5mL，10mL，20mL，35mL，60mL 【輸液バッグアダプタ】：閉鎖式スパイクアダプタJ 【その他】：メスルアーロックコネクタ（標準ルアーロックポートへ接続し閉鎖的接続を実現），オスルアーロックコネクタ（標準ルアーロックポートへ接続し閉鎖的接続を実現，およびIVプッシュ等に使用），閉鎖式カテーテルコネクタ（膀胱注入療法時のカテーテルへの閉鎖的接続に使用），シリンジ・シリンジコネクタ（2本のシリンジユニット間での閉鎖的な薬液移送時に使用），保護プラグ（メスルアーロックコネクタおよびシリンジユニットの保護キャップ）	【バイアルアダプタ】：IB-CH80S，IB-CH70，IB-CH50，他 【シリンジアダプタ】：IB-CH2000S，IB-CH2000，他 【輸液バッグアダプタ】：IB-CH10，IB-CH12，他 【輸液セットアダプタ】：IB-CH3033，IB-CH3034，他
	製造：EquashieldMedicalLtd.， 製造販売：アルゴキュアシステム㈱，販売：㈱トーショー	製造販売元：フォルテグロウメディカル㈱
	充足	充足
	充足。ONBコード取得済	充足
	一般医療機器（クラスⅠ，注：クラスⅡ取得準備中） 機械式（専用シリンジユニットに等圧機構）	一般医療機器（クラスⅠ） 機械式（外型バルーン）
	有	有
	0.1mL	0.2mL
	0.1mL	0.1mL
	・直感的な操作で等圧調製が可能。 ・接続部分に閉鎖性の高いダブルメンブレン構造を採用。 ・閉鎖式専用シリンジユニットを使用し，シリンジ後部やプランジャー部分からの曝露を抑止。 ・液剤の調製の際に予めシリンジに空気を入れる手間が無く，スピーディーな調製が可能。	・金属針を使用せず，安全に直感的に操作できる。 ・ルアー部からの接続外れを防止する「スピニング機構」を有し，外れによる薬液漏れを防ぐ。 ・外部バルーンタイプは粉末，液剤問わず操作方法が一つで簡単操作。
	調製後に閉鎖式スパイクアダプタJを誤って抜去した場合，輸液バッグから薬液が漏出する可能性有。	バイアルアダプタとシリンジアダプタを切り離す際は，シリンジアダプタの吸引機構を最大限に引き出すため，ゆっくり切り離すこと。切り離す際，接続部表面に若干の薬液が付着することがある。

● 抗がん薬調製補助器具（閉鎖式接続器具等）（つづき）

製品名称	ネオシールド	
写真		
製品規格	【バイアルアダプタ】：ネオシールドバイアルカバー（バイアル口径：15mm用，20mm用），ネオシールドマルチスパイク（バイアル口径：13〜20mm用，32mm用） 【シリンジアダプタ】：ネオシールドトランスファー，ネオシールドレバーロック 【輸液バッグアダプタ】：ネオシールドバッグアダプタ 【閉鎖式ルート】：ネオシールド輸液セット（シングルタイプ，ダブルタイプ），ネオシールドスパイクコネクタ（シングルタイプ，ダブルタイプ），ネオシールドコネクトチューブ 【その他】：ネオシールドプラグ（メスルアーロックコネクタに接続して使用）	
メーカー	㈱ジェイ・エム・エス	
無菌製剤処理料 （1-イ）算定要件	充足	
CSTD要件	充足（一部，ONBコード取得済み）	
調製時に使用する 閉鎖性器具の医療 機器区分と仕組み	一般医療機器 機械式 投与ルートは管理医療機器（クラスⅡ）	
投与時に使用する 閉鎖式専用ルート の有無	有	
システム内 平均薬液残量	ネオシールドトランスファー：0.2mL ネオシールドマルチスパイク：0.2mL	
バイアル内 平均薬液残量	ネオシールドトランスファー：0.2mL ネオシールドマルチスパイク：0.3mL	
特徴	・必要器材が少なく，操作が簡便。 ・パーツ付け替え時の曝露リスクを低減。 ・薬液バッグとロック接続が可能，接続・着脱がワンタッチ操作。	
その他取り扱い上 の注意事項等	シールドが接続前の状態に戻るより早く接続部を外した場合，液漏れが生じるおそれがある。	

	完全一体型輸液セットアンティリーク®	クローズドC	オートスピロス
	・AL-20F4，他 ・AL-S20F4，他 ・AL-20F4/P2，他 ・Al-S20F4/P2，他	クローズドC本体：プライミングキャップ	オートスピロス本体：プライミングキャップ
	販売元：㈱コバヤシ 製造元：フォルテグロウメディカル㈱	日本コヴィディエン㈱	
	―	―	
	―	―	
	クラス分類：管理医療機器（クラスⅡ） 一般名称：自然落下式・ポンプ接続兼用輸液セット	一般医療機器（クラスⅠ）	
	―	―	
	―	0.1mL	
	―	―	
	・複数の側管ルートを接着成型。 ・投与終了後も輸液バッグを外さないことで，薬剤曝露，脱着時に発生する接続部の薬液付着，ならびに異物の混入を防ぐ。	・内部陰圧構造 ・特殊ルアーロック機構 ・パーツタイプのため，既存輸液セットに接続可能	・特殊ルアーロック機構 ・パーツタイプのため，既存輸液セットに接続可能
	投与管理機器で使用する場合は，本製品との適合性を要確認。	調製用デバイスなし。	

● 抗がん薬調製補助器具（シリンジ，ニードル，キャップ）

製品名称	センテックシリンジキット	センテックシリンジ 1mL ロックタイプ	センテックニードルプラス	
写真				
メーカー		製造販売元：㈱トップ		
規格	5mL薬液混合キット，10L薬液混合キット	1mL	31G 12mm，30G 12mm	
特徴	・液体の混合・分注キット。 ・滅菌済み ・シリンジ内筒外筒の材質：ポリプロピレン ・シリンジガスケット材質：シリコーンゴム ・三方活栓本体材質：ポリプロピレン ・三方活栓ローテーター材質：ポリカーボネート 【5mL薬液混合キット】：5mLシリンジ2本，2.5mLシリンジ2本，三方活栓1個 【10mL薬液混合キット-1】：10mLシリンジ2本，5mLシリンジ1本，2.5mLシリンジ2本，三方活栓1個 【10mL薬液混合キット-2】：10mLシリンジ2本，三方活栓1個	・液体の吸引，分注等に用いるシリンジ。 ・細身の形状により，注入時の抵抗を低減。 ・耐薬品性に優れた材質を使用。 ・グリップ部が大きく，握りやすい形状。 ・滅菌済み ・内筒外筒の材質：ポリプロピレン ・ガスケットの材質：シリコーンゴム	・細径に設計された注射針。 ・低侵襲で穿刺後の痕が少なく，患者の心身への負担軽減が期待できる。 ・滅菌済み ・針管の材質：ステンレス ・針基の材質：ポリプロピレン	
その他取り扱い上の注意事項等	—	—	—	
包装単位：定価（税別／単価）	5セット／箱：¥7,500（5mL薬液混合キット） 5セット／箱：¥8,000（10mL薬液混合キット-1） 5セット／箱：¥6,500（10mL薬液混合キット-2）	20本／箱：¥13,000	100本／箱：¥9,900（31G×12mm） 100本／箱：¥9,000（30G×12mm）	

BD™ ブラントフィルニードル	BD™ ブラントフィルターニードル	プラスチックカニューラ（アンプル用）	プラスチックカニューラ（バイアル用）
		JV-PC35P アンプル用	JV-PC13W バイアル用
製造販売元：日本ベクトン・ディッキンソン㈱		製造販売業者：㈱ジェイ・エム・エス	
18G 1 1/2		35mm	13mm
・ブラント（鈍型）針により針刺し損傷を低減。 ・刃面45度のデザインでバイアルのコアリングを低減。 ・粘性の高い薬液の吸引にも使用可能。	・ブラント（鈍型）針により針刺し損傷を低減。 ・5ミクロンのフィルターでアンプルのガラス片，微粒子を捉える。 ・粘性の高い薬液の吸引にも使用可能。	・プラスチック製のカニューラで薬液調合時等の針刺し事故を防止。 ・アンプルからの吸引がしやすい長めの設計。	・プラスチック製のカニューラで薬液調合時等の針刺し事故を防止。 ・バイアルのゴム栓を穿通しやすいように設計。
バイアル等のゴム栓への穿刺は，刺通面に対し，垂直に刺す。 バイアルからの採液は，シリンジ等に採液する薬液量同等の空気をあらかじめ引いた後に穿刺，吸引する。 バイアル内を陽圧にしないように注意。	薬液の吸引のみに使用。 シリンジに採取した薬液を，注射針を用いて注入する場合は，本品を注入用の針に交換すること。	―	―
100本／箱：￥2,000	100本／箱：￥10,000	100本／箱：￥2,000	100本／箱：￥2,000

● 抗がん薬調製補助器具（シリンジ，ニードル，キャップ）（つづき）

製品名称	セイフバイアクセス	アダプタキャップ	コンビキャップ	
写真				
メーカー	日本コヴィディエン㈱	製造販売業者： ㈱ジェイ・エム・エス	製造：Medi-Dose社 販売：㈱ユヤマ	
規格	1孔タイプ：1880-BIN， 2孔タイプ：1880-BI	―	オス／メス両用の保護栓	
特徴	・プラスチック製で，薬剤調製時にバイアル・ボトル・アンプルにアクセスする際の針刺し切創を防止。 ・側孔タイプのため，金属針使用時に問題となるコアリングの発生を低減。 ・シリコーンの塗布量が金属針より少なく，調製時の不溶性異物発生を軽減。	・気密性が高く，内容液の漏れを防止。 ・ルアーとロックの両方に使用可能。	・多目的な使用ができるルアーロック対応のアダプターキャップ。 ・片側はシリンジキャップとして，反対側はカテーテルプラグとして使用可能。 ・滅菌済み個別包装。	
その他取り扱い上の注意事項等	側孔位置は▲マークの180度反対側となっており，マークを目印に吸引を行う。	―	―	
包装単位：定価（税別／単価）	1,200本／ケース：¥39,600 （1880-BIN） 1,200本／ケース：¥33,600 （1880-BI）	100本／箱：¥2,700	100個入：¥4,600	

コンビキャップ	シリンジキャップ／SC2000	IVA™ シール
		 〈バイアル用〉 〈IVバッグ用〉 〈シリンジ用〉 提供：日本コヴィディエン株式会社
製造販売元：ビー・ブラウンエースクラップ㈱ 代理店　　：日科ミクロン㈱		製造　：カーディナルヘルス社 販売元：日本コヴィディエン㈱ 代理店：日科ミクロン㈱
オス／メス両用の保護栓	シリンジ用キャップ	バイアル用， 輸液バッグ・輸液ボトル用， シリンジ用
・シリンジ用キャップとしても三方活栓等のメス口用キャップとしても使用可。 ・材質：ポリエチレン ・赤・青・白 3 色あり ・滅菌済み個別包装。	・ルアーロック・ルアースリップ共に使用可。 ・片手でシリンジにキャップができる。 ・材質：ポリエチレン ・10 個ずつの滅菌包装	・材質：ホイル ・赤・青等各色あり，使用薬剤により色分け可能。 【バイアル用】：滅菌済，13mm，20mm，28mm，36mm 【IVバッグ用】：滅菌済 【シリンジ用】：未滅菌済，小：長さ約9.2cm，大：長さ約10.8cm
―	―	シール内面中央部に触れないように貼付すること
100 個／箱：￥5,000	500 個／箱：￥25,000	1,000～11,000 枚／箱：￥19,800～35,000

● 安全キャビネット・アイソレーター

製品名称	バイオケモガードe3／BCG401	バイオケモガードe3／BCG601	特型安全キャビネット BHC-1916 Ⅱ B2-2S	
写真				
メーカー	製造：ベーカー社，販売：日科ミクロン㈱		製造販売：三田理化工業	
クラス／タイプ	安全キャビネット（クラスⅡ　タイプB2）		安全キャビネット（クラスⅡ　タイプB2）	
排気方式	完全外排気型		完全外排気型	
寸法（mm）	外寸：1369×854×2234 内寸：1132×560×700	外寸：1978×854×2234 内寸：1742×560×700	外寸：2100×875×2190 内寸：1900×600×640 ※サイズ違いもあり	
規格認証	NSF規格（認定）		JIS適合宣言品	
スクリーン材質	強化ガラス，コーティングなし（水酸化Na，チオ硫酸Na，次亜塩素酸Na，アルコールによる清掃可）		強化ガラス5t	
作業域の材質	完全耐食性 SUS304使用		耐腐食性ステンレス製	
特徴	・高風速リターンエアースロットが，乱流が起きやすいシャッター側面から強い吸気を行い，気化した薬剤の飛散を防止。 ・ゾーン別気流，乱流防止対策済，低騒音，一体加工（継ぎ目なし），各コーナーR加工。		・抗がん剤調製支援システム画面を庫内モニタ（MPSS-Ⅱ型）に表示させることにより監査作業効率をアップ。	
その他取扱い上の注意事項等	完全外排気型のため，室内への十分な給気が必要。		排気ダクトは密閉ダクト接続とし，単独廃棄を行う。	
定価（税別／本体価格）	￥3,480,000	￥3,780,000	￥6,300,000	

	バイオハザード対策用キャビネット YS-B-A(70/110/140/170/200) Ⅱ B2		バイオハザード対策用キャビネット YS-B-A(110/140/170/200) Ⅱ A2D	医薬品調製安全キャビネット MEDIO3
	写真は200タイプ			
	製造：ESCO社，販売：㈱ユヤマ			製造：日本エアーテック㈱ 販売：丸三製薬バイオテック㈱
	安全キャビネット （クラスⅡ　タイプB2）		安全キャビネット （クラスⅡ　タイプA2）	安全キャビネット （クラスⅡ　タイプA2）
	100％室外排気		約30％室外排気，約70％循環	約30％室外排気，約70％循環
	【70タイプB2】 外寸：730×810×2115 内寸：610×580×660 【110/140/170/200タイプB2】 外寸：(1115/1420/1725/2030)×852 ×2260 内寸：(970/1270/1570/1870)×623 ×715		外寸：(1115/1420/1725/2030)×852 ×(2316/2318/2327/2329) 内寸：(970/1270/1570/1870)×623 ×670	外寸：1500×820×2395 内寸：1300×590（下部）×630
	NSF49（準拠），EN12469（準拠），JISK3800（準拠）			JIS規格：JISK3800-2009(準拠)
	強化ガラス6t＋ラミネートフィルム（外面のみ）			強化ガラス5t＋ラミネートフィルム（エタノールによる清拭可）
	耐食性に優れたSUS-304使用（アルコール耐久性あり）			耐腐食性SUS-304
	・外装4重構造＆陰圧維持で，汚染エアが外部に漏れる危険性を抑制。乱流防止機能あり。 ・一体加工（継ぎ目なし），各コーナーR加工。		・外装2重構造＆陰圧維持で汚染エアーが外部に漏れる危険性を抑制。 ・乱流防止機能あり。 ・一体加工（継ぎ目なし），各コーナーR加工。	・オゾンガス除染により庫内に残留した抗がん薬を分解し，常にクリーンな環境を維持。 ・部分循環で施設への負荷も少なく，庫内およびダクトに抗がん薬吸着フィルターを装着していることにより循環・排出する空気中の揮発性ガスも浄化。 ・オゾン水生成装置も装備可能。
	完全外排気型のため，室内への十分な給気が必須。		YS-B-A Ⅱ A2Nは室内排気型となるため選択する際に注意。	特になし。
	70タイプB2：¥1,700,000 110タイプB2：¥2,220,000 140タイプB2：¥2,250,000 170タイプB2：¥2,660,000 200タイプB2：¥2,700,000		110タイプD：¥1,890,000 140タイプD：¥1,940,000 170タイプD：¥2,260,000 200タイプD：¥2,330,000	オープン価格

● 安全キャビネット・アイソレーター（つづき）

製品名称	ケモシールド／CS-500	ケモシールド／CS-600	
写真			
メーカー	製造：ベーカー社，販売：日科ミクロン㈱		
クラス／タイプ	CACI（無菌調製陰圧アイソレーター） アイソレーター：2グローブ パスボックス：1グローブ	CACI（無菌調製陰圧アイソレーター） アイソレーター：3グローブ パスボックス：1グローブ	
排気方式	完全外排気型		
外側寸法（mm）	外寸：1524×907×2311 内寸：787×609×644	外寸：1905×907×2311 内寸：1168×609×644	
規格認証	CETA仕様ガイドCAG-002-2006調合用アイソレーター試験手引書テスト済（合格）		
スクリーン材質	ポリカーボネート9.5mm，コーティングなし （水酸化Na，チオ硫酸Na，次亜塩素酸Na，アルコールによる清掃可）		
作業域の材質	完全耐食性SUS316使用		
特徴	・垂直層流式，一体加工（継ぎ目なし），低騒音，各コーナーR加工，吊り下げフック 標準装備		
その他取扱い上の注意事項等	完全外排気型のため，室内への十分な給気が必要。		
定価（税別／本体価格）	￥5,500,000	￥6,580,000	

	デュアルケモ（1人用）／NSC-1500	デュアルケモ（2人用）／NDC-2400	パウダーセーフティー／NCGY-1501
	製造販売：日科ミクロン㈱		
	陰圧アイソレーター アイソレーター：2グローブ		アイソレーター アイソレーター：3グローブ
	完全外排気型		室内排気
	外寸：1500×845×2100 内寸／作業庫：890×630×800 内寸／パスボックス：490×630×800	外寸：2400×845×2100 内寸／作業庫：[890×630×800]×2 内寸／パスボックス：490×630×800 ※作業庫2つあり	外寸：1500×700×1700 内寸：1260×600×800
	—		
	ポリカーボネート 10mm，コーティングなし （水酸化Na，チオ硫酸Na，次亜塩素酸Na，アルコールによる清掃可）		ポリカーボネート 10mm，コーティングなし （水酸化Na，チオ硫酸Na，次亜塩素酸Na，アルコールによる清掃可）
	完全耐食性 SUS304使用		完全耐食性 SUS304使用
	・スライドテーブルの採用で，作業庫とパスボックス間の物品の出し入れが容易。 ・作業庫内に廃棄物ボックスを設けることで，陰圧状態を保ったまま，外気に触れることなく，庫内より直接ゴミの排出が可能。 ・庫内コンセント・ケーブルポート・吊り下げバー・吊り下げフック 標準装備，分解搬入可。		・散剤調剤用アイソレーター ・作業庫内にパッカー式分包器（21包）を埋め込み，清掃が容易。 ・庫内コンセント・LAN・薬品棚 標準装備，センサー式風量調整機能
	完全外排気型のため，室内への十分な給気が必要。		—
	￥8,700,000	￥13,500,000	￥5,500,000

● 抗がん薬調製支援システム・監査システム

製品名称	抗がん薬調製支援システム ChemoROAD II（ケモロード2）	注射薬混注監査システム AddDis	
写真			
メーカー	製造：㈱湯山製作所，販売：㈱ユヤマ	製造販売：㈱トーショー	
設置場所	【安全キャビネット内】 電子天秤，バーコードリーダー，電源BOX 【安全キャビネット外】 12インチ型タブレットPC，バーコードリーダー，カメラ，ジャーナルプリンター	【安全キャビネット内】 スキャナー，電子天秤，カメラ，投影パネル 【安全キャビネット外】 制御用コンピュータ，レシートプリンタ，フットスイッチ，プロジェクター	
寸法（mm）	【キャビネット内設置寸法】 電子天秤：191 × 317 × 78 バーコードリーダー：83 × 80 × 150 電源BOX：227 × 141 × 124 【キャビネット外設置寸法】 筐体部：223 × 465 × 1456 スマートグラス（オプション）：170 × 220 × 150	キャビネット内設置寸法：400 × 300 × 120 キャビネット外設置寸法：370 × 460 × 700	
製品の計数監査方式	バーコード監査	バーコード監査	
計量監査（充填量の監査）方式	シリンジの重量鑑査 画像による目視確認（遠隔鑑査時）	薬品バイアル・アンプルごとの重量監査，シリンジ・ポンプごとの重量監査，充填後ボトルの重量監査	
監査・承認システム	可能（遠隔鑑査もオプション対応可能）	可能（遠隔操作も標準装備）	
誤差設定	± 1%〜15% 重量ごと，または薬剤ごとに設定可	± 1%〜10% 目標秤量10段階レンジごとに設定可	
記録方式	計測重量および計測時の画像を保存	計測重量および画像保存（任意）	
出力方式	適宜，調製記録に出力	適宜，監査レシート，監査箋に帳票出力およびデータ出力	
特徴	・フットスイッチによる操作が可能。 ・スマートグラス使用により，目線をそらすことなく調製作業が可能（オプション）。	・フットスイッチによる操作が可能。 ・プロジェクターでシステム画面を正面に投影することにより通常の調製作業を行いながらシステム画面の確認が可能（標準）。 ・残液登録機能 ・残液調製機能	
その他取り扱い上の注意事項等	製品導入には，ユヤマ薬剤業務支援システムYUNiCOMおよび連動ソフトが必要	薬剤ごとに，製剤比重等の設定が必要。	
定価（税別／単価）	本体：オープン価格 連動ソフト：¥1,000,000	基本セット（サーバ＋クライアント）：¥7,875,000 増設クライアント：¥4,462,500	

抗がん剤調製支援システム MPSS-Ⅱ型（外置き仕様）	抗がん剤調製監査システム「Duet」	SSE カンサエイド
製造販売：三田理化工業	製造販売：㈱未在ADシステムズ	製造販売：㈱S&Sエンジニアリング
【安全キャビネット内】 電子天秤，バーコードリーダー 【安全キャビネット外】 PC，モニター，フットマウス，ケーブル	【安全キャビネット・アイソレーター内】 Duet本体，バーコードリーダー，マウス 【安全キャビネット・アイソレーター外】 PC，モニター，キーボード，センサー電源ボックス	【安全キャビネット内】 タブレットPC，タブレットフォルダ，電子天秤 【安全キャビネット外】 バーコードリーダー，プリンタ
【キャビネット内設置寸法】 電子天秤：約W320×H240×D160 バーコードリーダー：W71×H104×D160 【キャビネット外設置寸法】 パソコンラック：直径760mm（足部）	キャビネット内設置寸法（約）：W200×H370×D240 キャビネット外設置寸法（約）：W245×H900×D345（モニター含む）	キャビネット内設置寸法：200×500×400 キャビネット外設置寸法：300×300×300
バーコード監査	バーコード監査	バーコード監査
シリンジ抜取量を比重計算して重量監査	シリンジ抜取，溶解量，注入量のセンサーによる容積監査	充填後シリンジの重量監査
なし	可能（院内ネットワークを介し，調製終了後の内容を別端末で監査可能）	なし
±1%～10% 薬剤ごとに設定可	標準：±1%～4% （施設基準に準拠可能）	±1～10% 薬剤ごとに設定可
調製者，時間，調製内容を電子データで記録	計測値および調製作業手順・調製対象薬品・使用器具を保存	製品バーコード，計測重量の情報を保存
プリンターにてレシート出力	画面展開，CSV出力，印刷を可能	適宜，監査レシートに出力
・ナビゲーションシステムにより薬剤ごとの注意点や調製動画を表示（標準）。	・目視に準じた抜き取り量の容積監査が可能（薬品比重に依らない）。 ・測定速度／1秒（施設基準に準拠可能）。 ・調製量を自動計算，調製量別濃度計算にも対応。 ・調製作業手順の表示。 ・閉鎖式接続器具およびフィルター類の付属品を装着したままの計測が可能。	・HISとの連携なしで，スタンドアロンで調製記録を残せる。 ・フットスイッチによる操作が可能（オプション）。 ・疑似HIS連携（二次元バーコードの活用）が可能（オプション）。
薬剤ごとに，バイアル重量，製剤比重等の設定が必要。 上位システムとのシステム連携が必要。	マスタ整備が必要。	薬剤ごとに，製剤比重等の設定が必要。
本体：¥5,150,000 システム連携費：¥3,000,000	オープン価格	本体：¥900,000

● 抗がん薬自動調製システム（調製ロボット）

製品名称	抗がん薬混合調製ロボット　ChemoRo（ケモロ）	
写真		
メーカー	製造：㈱湯山製作所，販売：㈱ユヤマ	
設置・排気方式	安全キャビネット一体型 完全外排気型（250∅ダクト工事が必要です）	
外側寸法（mm）	2875 × 1155 × 2150	
作業速度	【液体製剤例】5-FU × 1.2v（24mL）をボトルに注入：5分50秒程度 【凍結乾燥製剤例】GEM × 1g全量と200mg 0.5vを溶解しボトルに注入：13分程度	
対応可能薬剤	バイアル製剤：胴径15～50mm，全長40～100mmまで対応可 ※サイズ内でも形状により対応できないものもあり。 輸液：100～500mLのソフトバッグ，50～500mLのプラボトルは対応可 ※一部，対応できないものもあり。 溶解液：希釈液を使用または20mLプラスチックアンプル	
ボトルからの曝露防止機能	エアカーテン機能 調製エリアとは別室構造によるボトル曝露防止機能 輸液口の拭き取り機能（綿球）	
シリンジ，注射針	【シリンジ】テルモ／ニプロ：5mL，10mL，20mL，30mL，50mLの5タイプ（ルアロック） 【注射針】テルモ／ニプロ／JMS：18G × 1 1/2"（38mm），ルアロックタイプ，SB（short bevel） 　　　　　　　　　　　　　　　21G × 1 1/2"（38mm），ルアロックタイプ，SB（short bevel）	
製品の計数監査方式	トレイセット時の人によるGS1データバー認証と，ロボットによるGS1データバー認証	
計量監査（充填量の監査）方式	最終ボトルへの注入前後，重量計測による注入量監査 要溶解バイアルへの注入前後，重量計測による注入量監査 全量抽出時のバイアル底面画像確認	
誤差設定	±5%以下，一律 ※ただし，シリンジサイズに応じた補助判定あり。	
記録方式	計測重量＋撮影画像（シリンジ，バイアル）	
出力方式	鑑査画面，レポート印刷	
清掃方法	・安全キャビネット清掃に準ずる。 ・保守契約による定期清掃サービス（年4回）。	
特徴	・ボトル汚染対策により医療現場の抗がん薬被曝をなくす構造。 ・純国内メーカーとして初の双腕ロボットアームを使用。 ・7調製まで事前セット可能。完了予約機能（増設可）。 ・難溶性薬剤や起泡性薬剤など薬剤ごとに適した攪拌が可能。 ・輸液エア抜き機能，水分量調整機能により幅広い調製に対応。 ・事前攪拌機能，DVO機能でバイアル残液管理が可能。	
その他取扱い上の注意事項等	コアリング予防のため，ボトル，バイアルへの針刺し回数制限あり。 動作異常時など，停止時は復旧作業が必要。	
定価（税別／単価）	オープン価格 （本体実勢納入価格：¥50,000,000）	

DARWIN™-Chemo	APOTECAchemo
製造：㈱安川電機，製造・販売：日科ミクロン㈱	製造：Loccioni，販売：㈱S&Sエンジニアリング
安全キャビネット一体型 完全外排気型	安全キャビネット一体型 完全外排気型
3650×1300×2400	2400×1600×2430
約7分／件 （RTU薬剤1本をバッグに調製，バッグをオゾン水洗浄込）	約5分／件 （溶液製剤：約3分／件，粉末製剤：約7分／件）
バイアル製剤：対応可（一部対応不可あり） アンプル製剤：対応不可 プラボトル：50～250mL（大塚） ソフトバッグ：100～500mL（テルモ，大塚），1000mL（大塚）	バイアル製剤：対応可 アンプル製剤：未対応 輸液：50～500mLまでのソフトバッグに対応
針検知カメラによる針刺し位置補正， 輸液オゾン水洗浄機能	ボトルが安全キャビネットの床部分に触れない構造
【シリンジ】テルモ：20mL，50mL 【注射針】BDブラントフィルニードル：18G	【シリンジ】市販品の使用が可能：5mL，20mL，50mL 【注射針】専用針を使用：16G，ヒューバー型
画像識別鑑査，バーコード鑑査	製品バーコード監査 画像認識監査
重量鑑査	残液（バイアル，輸液共）の重量監査 充填後ボトルの重量監査
調製目標値に対し±5％以内（設定変更可能）	±10％，一律設定 実績：±5％＝98％以上（全対象抗がん薬での実績）
計測重量のデータベース	製品バーコード，計測重量の情報を保存， バイアルの画像を保存
鑑査レポート（印刷機能あり）	適宜，監査レポートを出力
・過酸化水素水ミストによる自動殺菌機構。 ・針刺し箇所直下のテーブル自動洗浄機構。 ・安全キャビネットの洗浄方法に準ずる。	・安全キャビネット同様に人手にて清掃。
・20トレイがストックでき，長時間の運転可能。 ・針・ポート検知システムを使用し，液漏れ・液垂れ防止による曝露軽減。 ・調製後，輸液のオゾン水洗浄機能による曝露軽減，リモートメンテナンス機能搭載可能（オプション）。	・調製実績：86成分。 ・世界70台以上の実績。 ・9調製連続投入可能，随時投入取出可能。 ・事前溶解機能：溶解したバイアル情報を管理し，適宜調製に活用可能。 ・分薬機能：廃棄薬を最小限にする設定が可能。 ・余剰液自動抜取機能：最終用量を設定すると輸液から必要量を自動で抜き取り，設定量の薬液充填が可能。 ・携帯型ディスポーザブル注入ポンプへの自動充填機能。
ユーティリティ：給水，排水，エアー，200V電源，排気設備	薬剤破損時には人的手段による処置が必要。
￥150,000,000 システム連動費，建築設備費等 別途必要	本体：￥93,000,000

● その他抗がん薬調製・投与関連製品

製品名称	トップ防護キット（ケモ用）	ケモプラス™ スピルキット	
写真		 提供：日本コヴィディエン株式会社	
メーカー	製造販売元：㈱トップ	製造　：カーディナルヘルス社 販売元：日本コヴィディエン㈱ 代理店：日科ミクロン㈱	
用途	抗がん薬調剤者の安全を確保するための防護キット	薬液漏出処理用キット	
特徴	・ガウン，グローブ，保護メガネ等の医療材料セット。 【キット内容（未滅菌）】 マスク1枚，防水性アイソレーションガウン1着，保護メガネ1個，インナー用ニトリルグローブ1双，アウター用ニトリルグローブロングカフ1双，キャップ1枚，吸水／防水シート1枚，専用廃棄袋1枚 ※使用用途に応じて，キット内容カスタム対応可）	・薬液がこぼれたり，アンプル・バイアルが破損・飛散した際，安全に除去・廃棄するためのキット。 【セット内容】 ケモプラス™ PPガウン（L）1枚， ケモプラス™ ニトリルグローブ（L）1双， ケモプラス™ ニトリルグローブ（XL）1双， マスク1枚，廃棄バッグ（約76L）2枚， ゴーグル1個， ケモブロック™ エコノミー アブソーベントマット3枚， 吸水パッド2枚，シューズカバー1足， 警告サイン1枚，ちりとり・こて1セット， 結束バンド2本	
その他取扱い上の注意事項等	—	—	
包装単位：定価 （税別／単価）	5キット／箱：¥6,800	1キット／箱：¥8,000	

	ケモプラス™ トレーニングプログラム	教育実習システム MPSS-e	陰圧トレーナー VPC-1
	提供：日本コヴィディエン株式会社		
	製造 ：カーディナルヘルス社 販売元：日本コヴィディエン㈱ 代理店：日科ミクロン㈱	製造販売：三田理化工業㈱	
	薬剤調製用トレーニングキット	無菌調製手技の教育システム	陰圧操作手技練習キット
	・抗がん薬取扱い時のリスクについて学ぶトレーニングセット。 ・トレーニングマニュアル入り（薬剤使用・看護師用のみ） ・スペアセットがあり，継続したトレーニングの実施が可能。 ・溶液：フルオレセイン染料溶液 【セット内容】 アンプル2本*，バイアル4本*，UVライト1本，トレーニングマニュアル1冊，マット5枚，バッグ5枚 ※スペアセットは *印 のみ	・従来のマンツーマン指導の大半をシステムに置き換えることができるため，教育の効率化が期待できる。	・バイアル内の陰圧状態を音と表示で示す装置。 ・注射手技における陰圧状態の感覚を習得できる。
	―	―	―
	【トレーニングキット／CT4400C】 1キット／箱：￥38,900 【スペアセット／CT4220C】 4キット／箱：￥29,600	本体(2式1セット)：￥3,000,000	本体1台：￥76,000

● その他抗がん薬調製・投与関連製品（つづき）

製品名称	ステリバッグ	ステリアンプル	
写真			
メーカー	製造販売：三田理化工業㈱		
用途	紫外線（UV）遮光・防塵の点滴カバー	注射剤を入れるためのアンプル容器	
特徴	・滅菌（ガンマ線）済。 【寸法】 SB-38：380mm×240mm， SB-48：480mm×300mm， SB-50：500mm×340mm 【材質】 SB-48NB以外：ナイロン，ポリエチレン SB-48NB（ローコスト版）：ポリエチレン， PET	・開封後即注入可能。 ・UF水洗浄，滅菌済。 【サイズ】透明，遮光：2mL，5mL，10mL， 20mL 【材質】ホウケイ酸硝子	
その他取扱い上の注意事項等	使用期限：滅菌日より3年	使用期限：滅菌日より3年	
包装単位：定価 （税別／単価）	500枚／箱 SB-38：¥81,000， SB-48：¥100,000， SB-50：¥116,000， SB-48NB（ローコスト版）：¥69,000	10本／箱 2mL（透明・遮光）：¥5,900， 5mL（透明・遮光）：¥6,000， 10mL（透明・遮光）：¥6,100， 20mL（透明・遮光）：¥6,500	

	ステリバイアル	シールステリバイアル	クリアシールステリバイアルN
		製造販売：三田理化工業㈱	
		注射剤を入れるためのバイアル容器	
	・開封後即注入可能。 ・UF水洗浄，滅菌済。 ・サイズ：5mL，10mL，20mL，30mL，50mL，100mL 【材質】 バイアル瓶（透明，遮光）：ホウケイ酸硝子 ゴム栓：ブチル，テフロン，シリコン キャップ〔フリップA（青・赤・黄）・キャップフリップB〕：ポリプロピレン，アルミニウム アルミシールA，B：アルミニウム	・一般医療機器，PET検査用製剤にも使用可能。 ・UF水洗浄，密栓，滅菌済。 ・ガンマ線滅菌。 【サイズ】 シールステリバイアル：2mL，10mL シールステリバイアルN：5mL，10mL，20mL，30mL 【材質】 バイアル瓶：ホウケイ酸硝子 ゴム栓：ブチルゴム キャップ（フリップA）：ポリプロピレン・アルミニウム	・一般医療機器，PET検査用製剤にも使用可能。 ・UF水洗浄，密栓，滅菌済。 ・無菌アイソレーター製造（透明）。 ・エンドトキシンフリー 【サイズ】 10mL，20mL，30mL，50mL 【材質】 バイアル瓶：ホウケイ酸硝子 ゴム栓：テフロンライニングゴム栓 キャップ（フリップA）：ポリプロピレン・アルミニウム
	使用期限：滅菌日より13カ月	使用期限：滅菌日より3年 ガンマ線滅菌によりガラスが褐色となっている。	使用期限：滅菌日より13カ月
	【透明・ブチル栓】 ・10本／箱 5mL ：¥7,400，10mL：¥7,600， 20mL：¥7,900，30mL：¥8,000， 50mL：¥9,400 ・5本／箱 100mL：¥5,550 【遮光・ブチル栓】 ・10本／箱 5mL ：¥7,600，10mL：¥7,800， 20mL：¥8,100，30mL：¥8,200， 50mL：¥9,600 ・5本／箱 100mL：¥5,750 ※テフロン栓，シリコン栓は価格が異なる。	【シールステリバイアル】：10本／箱 2mL：¥8,500，10mL：¥8,700 【シールステリバイアルN】：10本／箱 5mL ：¥8,600，10mL：¥8,800， 20mL：¥9,200，30mL：¥9,800	【クリアシールステリバイアル】：10本／箱 N10mL：¥10,000， N20mL：¥14,000， N30mL：¥16,000， N50mL：¥20,000

● その他抗がん薬調製・投与関連製品（つづき）

製品名称	ハンドクリッパー	けんだくん	尿流量測定装置フロースカイ	
写真				
メーカー	製造：日電理化硝子㈱ 販売：三田理化工業㈱	製造・販売：エムアイケミカル㈱	製造：TOTO㈱ 販売：TOTOアクアエンジ㈱	
用途	バイアル手動巻締機	簡易懸濁法	尿量測定，尿流率測定	
特徴	・フリップキャップ用。 ・アルミシール用の2種類有。 ・適合瓶口外径：19.5〜20mm ・適合バイアル：5〜100mL	・錠剤・散剤などが入れやすく蓋をして確実に攪拌できる。 ・滅菌済・非滅菌あり ・本体色：白，茶 ・容量：80cc 【サイズ】 55mm×50mm×85mm 【材質】 本体：PP（ポリプロピレン） キャップ：PE（ポリエチレン）	・トイレ一体型で，採尿カップを使用せずに尿量測定を行う装置。 ・尿量測定後はそのまま流せるため，抗がん薬が含まれた尿に触れることがなく，尿の飛び跳ねやこぼれ等による汚染や院内感染のリスクの低減が可能となる。 ・2度流し設定が可能な製品，便ふた付きの製品もあり。	
その他取扱い上の注意事項等	―	―	蓄尿の検体採取は不可。 排便量は排尿量に換算され，合算値として計測される（それぞれの分量測定は不可）。 始業前の簡易点検が必要。	
包装単位：定価（税別／単価）	1台／箱 フリップキャップ用：¥89,700， アルミシール用：¥78,200	10個／箱 非滅菌：¥3,000， 滅菌済：¥3,400	一式：¥2,160,000〜（税込み，工事費別）	

	ステリタンプ	抗がん薬曝露調査キット （サンプリングシート，拭取り法，抽出法 尿中／唾液中濃度測定）	抗がん剤専用ジッパー付きプラスチックバッグ　ケモカバー
	製造：Allied Pharmacy Products, Inc. 販売：㈱トーショー	シオノギファーマ㈱	製造販売元：㈱パルメディカル
	バイアル用滅菌シール， シリンジ用シール	抗がん薬残留調査 （環境的モニタリング） 抗がん薬曝露調査 （生物学的モニタリング）	調製済み輸液ボトルの搬送用プラスチックバッグ
	【バイアル用滅菌シール】 使用バイアル口径に各サイズのシールで対応（13mm，20mm，28mm）。バイアルに貼付後，シールを剥がすと開封跡が残る。 －20℃の低温環境でも粘着力が落ちない。 【シリンジ用：非滅菌シール】 ホイルタイプとクリアタイプがあり，クリアタイプではシールの上からでもシリンジ目盛りが目視可能。	【サンプリングシート法】 シートを貼った時点をゼロベースとして曝露量を調査する簡易な方式。 【拭取り法】 コットンからの抽出〜分析を行う汎用性が高い方式。 【抽出法】 調製作業時や投与作業時に使用した手袋，ガウン，腕カバーなどに付着した抗がん薬を抽出。 ※各調査方法をセットにした，調査基本パック／病棟パックなどのパッケージ商品あり。定期モニタリングに適する。 【尿中／唾液中濃度測定】 尿中／唾液中濃度を測定。	・調製済み輸液ボトルを密封した状態で投与現場への払い出しができ，カバーから輸液ボトルを取り出さずに投与から廃棄までが可能。 ・輸液ボトルのサイズに合わせて4サイズ（小・中・大・特大）から選択可能。 ・遮光タイプも販売あり。
	シール内面中央部に触れないように貼付すること。	対象薬剤は各分析方法により異なる。手袋からの抽出法はニトリル製に限る。 サンプリングシートは調査終了時に残る両面粘着シートを速やかに剥離，廃棄すること。	ケモカバー表面が抗がん薬に汚染されないように取り扱うこと。
	1000枚／箱：¥30,000	1薬剤：10,000円〜 　　　（最少1薬剤5検体より受付） ※分析方法，サイズにより金額が異なる。	100枚／パック 小：¥5,000，　小・遮光：¥6,000， 中：¥7,000，　中・遮光：¥8,000， 大：¥8,000，　大・遮光：¥9,000， 特大：¥14,000， 特大・遮光：¥15,000

● 廃棄・清掃用資材

製品名称	ケモジッパー	クリーンワイパー	ケモスリー（ChemO₃）／COR-120	
写真				
メーカー	日科ミクロン㈱			
用途	廃棄袋など	キャビネット内部の清掃用具	抗がん薬分解・清拭除去用オゾン水生成装置	
特徴	・使用済の作業シートやグローブをチャックで密封して廃棄できる。 ・透明タイプは調製後の払出し用として使用できる。 【材質】ポリエチレン製 【サイズ】 大（乳白色）：W460mm×H490mm，厚み0.06mm 小（透明／乳白色）：W220mm×H330mm，厚み0.06mm	・ミクロの汚れや油膜を超極細繊維が除去する。 ・各種有機溶剤にもほとんど侵されることなく，殺菌灯・照射にも劣化することなく使える。 ・作業庫内・吊り下げ保管も可能。幅広い耐薬品性を発揮する。	・直接電気分解式による生成のため，医療用酸素が不要。 ・精製水から4ppm以上のオゾン水を生成し，水拭き感覚で使用できる。 ・ボトル給水のため，給排水設備が不要。 ・小型軽量卓上タイプ（6kg）	
その他取扱い上の注意事項等	―	―	年1回のメンテナンスが必要	
包装単位：定価（税別／単価）	300枚／箱 大（乳白色）：¥17,160 小（透明／乳白色）：¥6,600	本体1本：¥32,500 専用クロス500枚／箱：¥3,500	1台：¥480,000	

BD™ケモセラピーコレクター	抗がん薬除去セット	ケモクリーン　PCNシリーズ
販売元：日本ベクトン・ディッキンソン㈱	製造販売：㈱日本医化器械製作所	
（抗がん薬曝露防止用）耐貫通性廃棄容器	安全キャビネット内ワークエリアの清拭	安全キャビネット内の残留抗がん薬の分解
・機能性，視認性，便宜性，アクセスの容易さを考慮した設計。 ・フタ接続部のガスケットと内部の吸収シートにより抗がん薬の液漏れを防止。 ・専用カート（オプション）の使用により，手を使わずスライド式のフタを開閉でき，容器をスムーズに移動，設置可能。 ・透明なフタで廃棄物の使用限度の確認が容易。	・水酸化ナトリウム（0.3M），次亜塩素酸ナトリウム（2～6％），チオ硫酸ナトリウム（1％）をセット化したもの。 【セット】 A液：水酸化ナトリウム， B液：次亜塩素酸ナトリウム， C液：チオ硫酸ナトリウム ・作業時に希釈する必要がなくそのまま使用可能。	・ケモクリーンをスプレーし，ブラックライトを約12時間照射してクリーニング完了。 ・シクロホスファミドの分解率は約80％。 ・各作業面に軽くスプレー（1m²あたりの塗布量は約150mL）
内容物がフィルラインに達していれば，それ以上使用しないこと。 コレクターを鋭利物であふれさせたり，無理に押し込んだりしないこと。 コレクターは単回使用。再使用しない。	A～C液は析出や金属腐食の原因となるため，使用後は必ず水拭きし，薬剤を残さないよう確実に拭き取る。水拭き不可能なエリアに薬剤が流入すると金属腐食，または安全キャビネットのフィルターが詰まる原因となる。 薬剤が皮膚に触れないように必ず手袋等を着用。 作業中は必ず十分な換気を行う。 拭き取りに使用したワイプ等は医療廃棄物として廃棄。	ブラックライトに反応して，抗がん薬を分解するため，安全キャビネットの紫外線灯をブラックライトに付け替えて使用。 ※ブラックライトBLB，ピーク波長360nm 使用時はガウン，グローブ等保護具を装着。
34.1L×8個／箱：￥24,800 72.0L×5個／箱：￥29,000	A液～C液， 各2本（500mL）／セット：￥8,700	ケモクリーン PCN-10　　　：￥13,000 専用スプレー PCN-SPR　　：￥2,700 ブラックライト FL15BL-B：￥2,600

資料 厚生労働省事務連絡：平成29年度厚生労働行政推進調査事業費補助金（厚生労働科学特別研究事業）「注射用抗がん剤等の適正使用と残液の取扱いに関するガイドライン作成のための研究」結果について（情報提供）

　本資料では，厚生労働省事務連絡（平成30年6月22日付）およびその別添「注射用抗がん剤等の安全な複数回使用の要点」（https://www.mhlw.go.jp/file/06-Seisakujouhou-11120000-Iyakushokuhinkyoku/0000212883.pdf）を紹介します。

　注射用抗がん薬の複数回使用を検討する場合は，本事務連絡を参照し，十分な検討と協議のうえ，実施の可否を検討してください。

　実施する場合は，各施設の責任において行うこと。あらかじめ，微生物学的安全性，品質の安定性の確保ならびに医薬品の取り違えや容量の誤りといった調製上の過誤の防止等の対策に配慮した調製手順書と対象薬剤一覧を作成してください。

平成29年度厚生労働行政推進調査事業費補助金（厚生労働科学特別研究事業）「注射用抗がん剤等の適正使用と残液の取扱いに関するガイドライン作成のための研究」結果について（情報提供）

平成30年6月22日　事務連絡
各都道府県衛生主管部（局），各保健所設置市衛生主管部（局），各特別区衛生主管部（局）宛
厚生労働省医政局総務課医療安全推進室，厚生労働省医薬・生活衛生局医薬安全対策課

　医療行政の推進につきましては，平素から格別の御高配を賜り厚く御礼申し上げます。

　今般，平成29年度厚生労働行政推進調査事業費補助金（厚生労働科学特別研究事業）「注射用抗がん剤等の適正使用と残液の取扱いに関するガイドライン作成のための研究」（研究代表者　昭和大学薬学部教授　加藤裕久）の結果に基づき，別添のとおり「注射用抗がん剤等の安全な複数回使用の要点」を取りまとめましたので，情報提供いたします。併せて，貴管下医療機関において下記の留意事項の周知をお願いいたします。

記

　注射用抗がん剤等を複数回使用する場合は，次の点に留意すること。

1.　複数回使用については，微生物学的安全性，品質の安定性の確保に加え，医薬品の取り違えや用量の誤りといった調製上の過誤の防止等に最大限注意すること。
2.　そのような医療安全上のリスクを考慮し，高額薬剤を複数回使用する場合に限るなど，各施設において事前に対象薬剤を十分に検討した上で実施すること。

注射用抗がん剤等の安全な複数回使用の要点

1. 注射用抗がん剤等の複数回使用の定義：

　　通常の単回使用注射薬を同時に又は一定期間後に患者に使用することをいう。同一の患者又は複数の患者に使用する場合がある。

2. 複数回使用する単回使用注射薬の選択：

　(1) 複数回使用する対象の単回使用注射薬の種類及び範囲は，高額薬剤，使用頻度などを考慮し，各施設において事前に決定しておく。

　(2) 複数回使用する単回使用注射薬は，初回針刺し後，安定なバイアル製剤（液体製剤，溶解後安定な用時溶解製剤及び凍結乾燥製剤を含む）とし，5. に掲げる保管期間内の安定性が見込まれる製剤に限る。

3. 安全に複数回使用するための調製環境：

　　無菌室(ISO Class5)に設置された安全キャビネット［アイソレーター，調製ロボット等を含む。(ISO Class5)］（以下，「BSC」という。）の使用が望ましいが，一般注射製剤室等（ISO Class8）に設置されたBSCを使用することでもよい。

4. 安全に複数回使用するための調製方法：

　(1) 日本病院薬剤師会監修「抗がん薬調製マニュアル」に準拠して，無菌調製を行う。

　(2) 曝露防止用閉鎖式薬物移送システム（CSTD）の使用が望ましい。

　(3) 同一バイアル製剤の複数回使用回数は，2回までとする。

　　　CSTDを使用しない通常のシリンジと針で複数回調製を行う場合は，抗がん薬調製マニュアルに準じた“弱陰圧操作”，“適正な針刺し方法（位置，向きを含む）”に加え，調製毎のシリンジと針の交換が必要である。

　(4) 最初の針刺し後，バイアルを保管する場合，ゴム栓又はCSTD接続部を消毒用アルコール綿で丁寧に消毒し，滅菌シール等により保護した上で，ジップ付きのプラスチック袋等に入れる。

　(5) (4) の容器をISO Class8相当の一般注射製剤室等に保管する場合，設置した冷蔵庫又は室温保管庫に保管する。BSC内で当日を超える保管は，特に取り違え等に十分注意を要するため，推奨されない。

5. 保管期間等：

　(1) BSC内で調製したバイアルは，ISO Class8相当及びそれ以上の清浄度管理がされた保管環境（BSC内，無菌室内保管庫，一般注射製剤室内保管庫）で保管する場合，次に掲げる＜懸念されるリスク＞に伴う安全性確保上の観点から，最初に針刺しした当日内に使用する。なお，リスク管理が厳格に行われた場合の研究班での検討結果は，（参考）に記載している。

　　＜懸念されるリスク＞

　　① 患者毎の調製・監査の手順違いにより，従来の調製手順では発生し得なかった医薬品の取り違え事故，調製用量の過誤等が増加する。

　　② 複数回使用を予定しているバイアルをBSC内に雑然と配置させておくことによる取り違えが発生する。

③　CSTDを利用している場合には，バイアルの視認性低下が生じ，取り違えが増加する。

④　採取量の過誤による過量・過少投与が増加する。

⑤　複数回使用として設定した使用期限を超過して使用する。

（2）CSTDの使用の有無によって保管条件や保管期間を変更しない。

（3）BSC内，無菌室・一般注射製剤室内保管庫等で保管する場合，殺菌灯の影響を受けないように配慮する。

6.　施設毎の調製手順書：

　　バイアルを複数回使用することにより，5（1）に掲げる＜懸念されるリスク＞を低減するため，別添1を参考に各施設の状況に応じて調製手順書を作成する。調製手順書に沿って，確認票を用いた調製後監査，安全な針刺し後のバイアルの保管方法，調製記録の保管等を実施する。

7.　その他：

（1）各施設で保管方法・期間等を変更する場合は，無菌性と安全性について，各施設で検証後，実施する。

（参考）研究班での検討結果

　　バイアルの複数回使用に関する試験は，調製環境と使用器具による微生物汚染を防ぐ観点から，下記の条件下で実施した。薬剤の安定性が確認されていること，適切な無菌操作が行われることが前提である。調製条件の遵守とリスクの低減を含めた十分な調製手順の管理・確認が厳格に行われる条件の下での検討結果は，次のとおりであった。

調製環境	保管場所	保管期間
BSC（ISO Class5相当）	一般注射製剤室内保管庫（ISO Class8相当）	2日間
BSC（ISO Class5相当）	無菌室内保管庫（ISO Class5相当）	7日間

（条件と検討）

1.　調製はISOClass5環境で行う。

2.　針刺し又はCSTD着脱の前後には，ゴム栓や着脱部分をアルコール綿で清拭する。

3.　同一バイアル製剤への針刺しは2回まで。（根拠：3回以上の複数回使用は，漏出量が増大する可能性がある。ただし，針刺し可能回数が明示されているCSTDを用いる場合は，各メーカーが提示している針刺し可能回数内で行うことは可能である。）

4.　CSTDの使用により汚染が軽減される根拠は乏しく，使用の有無により，保管条件や保管期間を変更しない。なお，CSTDの使用により，調製者への抗がん剤の曝露の危険性を回避するのみならず，調製者の手技の経験や技術差によるリスクを軽減できる。

5.　ISO Class5環境にバイアルを保存する場合，最初の針刺しから7日以内は使用可能と考えられる。根拠：試験では28日まで汚染なし（n=4）。

6.　ISO Class5環境より悪くClass8及びそれ以上清浄な環境にバイアルを保存する場合，最初の針刺しから48時間以内は使用可能と考えられる。根拠：試験では72時間まで汚染なし（n=40）。

7.　ISO Class5環境より悪くClass8及びそれ以上清浄な環境にバイアルを保存する場合，ゴム栓部分に減菌シールを貼り，さらに密閉容器に入れることが推奨される。（根拠：試験ではシール・包装なし。）

8.　その他，調製者の安全性を考慮した無菌調剤手順に関する研究，細菌混入確認試験による保管条件や操作手順の検討などを行った。

複数回使用バイアルを用いて無菌調製を行う際の手順書案

はじめに

　複数回使用を行う抗がん薬に関する各種条件（対象薬剤，針刺し後の使用期限，保管方法など）については施設毎に取り決める事とし，本手順書では，一般的な無菌調製の流れ（図1）を元に，安全な無菌調製を確保するために最低限必要な手順（図2）を提示する。なお，本手順書における調製については，以下の前提で行うこととした。

- ・複数回使用はバイアル製剤のみを対象とする。
- ・複数回使用する抗がん薬の種類は事前に決定し，バイアル毎に複数回使用確認票（表1）を作成しバイアルに添付する。
- ・薬剤の確認方法として重量監査システムの併用を推奨する。
- ・重量監査システムがない場合は，使用済みバイアルによる薬剤名の確認及びシリンジにマークされた採取時のガスケット位置により投与量の確認を行う。

用語説明

- ・複数回使用バイアル：複数の患者に分割使用するバイアルのこと。本手順書では調製前に複数回使用バイアルを設定し，そのバイアルに行った作業を複数回使用確認票に記録する。
- ・通常使用バイアル：分割使用を行わないバイアルのこと。製品として全量を用いる。
- ・複数回使用確認票：複数回使用バイアルへの操作記録票のこと。（作業時刻，採取量，残液量など）
- ・重量監査システム：調製した薬剤及び採取量がオーダと一致するか確認できその過程を記録するシステム
- ・混注箋：注射処方箋とは別に注射処方箋情報を含み，抗がん薬調製に用いる薬品名称，用量等を記録する用紙のこと。

調製手順

【調製準備】（調製者以外の者が行うこと）

① 調製確定されたオーダの内容を確認する。

② 複数回使用を行う薬剤が含まれる場合は，使用可能な複数回使用バイアルとそれにより不要となる未使用バイアルを取り替える。

【調製開始前】（調製者が行うこと）

③ 具体的な調製方法を混注箋に記載する。

　　（例：ニボルマブ150mgの場合，10mL（100mgを1V）+5mL（複数回使用バイアル））

④ 複数回使用バイアルに添付する複数回使用確認票に，採取量，時刻，調製者名を記入する。

⑤ 複数回使用バイアルの色調，性状に異常が無いこと，異物混入が無いことを確認する。

【調製中】（調製者が行うこと）

⑥ 薬剤名と調製に必要なバイアル数を確認し，使用する薬剤のみを安全キャビネットに入れる。

⑦ 複数回使用バイアルと通常使用バイアルに分け，複数回使用バイアルにはマジック等で目印があ

ることを確認する。（初回使用時に目印をつける）

―複数回使用バイアル―　⑧～⑨

⑧　複数回使用バイアルからシリンジに薬剤を採取する。

　　・重量監査システムがある場合はシステムを利用して薬剤名，採取量を確認する。

　　・重量監査システムがない場合は使用済みバイアルで薬剤名を確認，及び採取時のガスケット位置につけたマークで採取量を確認する。

⑨　残液のあるバイアルには滅菌シールで封をし，使用したバイアルをジッパー付小袋にいれ複数回使用確認票を添付する。

―通常使用バイアル―　⑩～⑪

⑩　通常使用バイアルから薬液を採取する。薬剤名，採取量の確認は複数回使用バイアルと同様に行う。

⑪　使用したバイアルをジッパー付小袋に入れる。

⑫　⑧および⑩で採取した薬液量の合計がオーダ量と一致する事を確認した後，採取した薬液を輸液ボトルに加え，滅菌シールで封をする。

⑬　実際に調製した内容が調製前に混注箋に記載した調製方法と一致する事を確認する。

⑭　安全キャビネットから調製後の製剤を取り出し，注射ラベルを貼付する。

　　処方毎に③から⑭を繰り返す。

【監査】（調製者以外の者が行うこと）

⑮　監査者は，調製者により混注箋に記載された調製方法の適切性を確認する。

⑯　複数回使用確認票の記載内容を確認する。

⑰　複数回使用したバイアル本数，残液量，および，シリンジの採取マークが⑯と一致する事を確認する。

⑱　使用済みの通常使用バイアルの本数を確認し，複数回使用したバイアル本数と合わせて⑮で確認した調製方法と不整合がないことを確認する。

⑲　調製された製剤の性状を確認する。

⑳　ラベル内容を確認して払い出す。

【監査終了後】

　　監査以後も複数回使用する薬剤については他の薬剤と区別して保管する。

図1　抗がん薬無菌調製の流れ

抗がん薬無菌調製の流れ

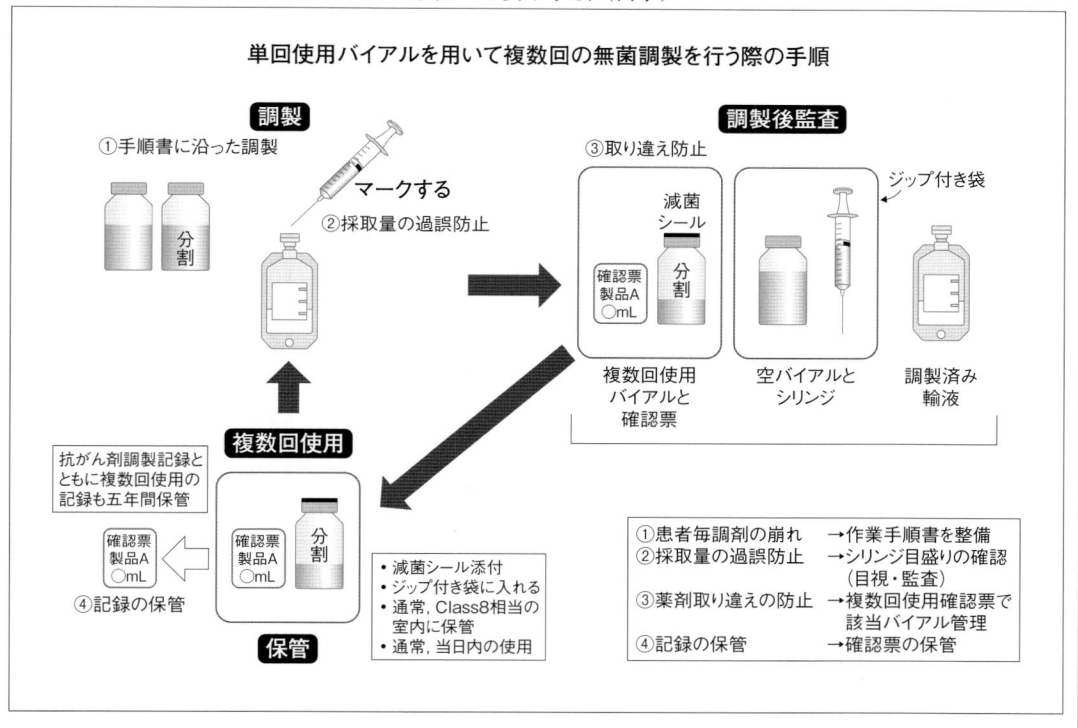

【必要な作業】
① 複数使用を可能とする薬剤の確認
② 初回使用された日時
③ 製品の使用期限等の確認
④ 複数使用する際にバイアルに滅菌シール等貼付
⑤ 調製監査後の取り付け,リストへの記入

図2　安全な無菌調製を確保するために最低限必要な手順（例示）

単回使用バイアルを用いて複数回の無菌調製を行う際の手順

調製
①手順書に沿った調製

マークする
②採取量の過誤防止

調製後監査
③取り違え防止

滅菌シール

確認票
製品A
○mL
分割

ジップ付き袋

複数回使用
バイアルと
確認票

空バイアルと
シリンジ

調製済み
輸液

複数回使用

抗がん剤調製記録と
ともに複数回使用の
記録も五年間保管

確認票
製品A
○mL

確認票
製品A
○mL
分割

④記録の保管

保管

・滅菌シール添付
・ジップ付き袋に入れる
・通常,Class8相当の
　室内に保管
・通常,当日内の使用

①患者毎調剤の崩れ　　→作業手順書を整備
②採取量の過誤防止　　→シリンジ目盛りの確認
　　　　　　　　　　　　（目視・監査）
③薬剤取り違えの防止　→複数回使用確認票で
　　　　　　　　　　　　該当バイアル管理
④記録の保管　　　　　→確認票の保管

表1　複数回使用確認票（例示）

品名：試験液含有バイアル10mL/V　10mL

採取量	時刻	調剤印
mL	＿＿：＿＿	
mL	＿＿：＿＿	
mL	＿＿：＿＿	
mL	＿＿：＿＿	
mL	＿＿：＿＿	

品名：試験液含有バイアル2mL/V　2mL

採取量	時刻	調剤印
mL	＿＿：＿＿	
mL	＿＿：＿＿	
mL	＿＿：＿＿	
mL	＿＿：＿＿	
mL	＿＿：＿＿	

用語索引

薬剤名索引

※一般名はゴシック体，製品名は明朝体で記載している。

※一般名はゴシック体，製品名は明朝体で記載している。

※一般名はゴシック体，製品名は明朝体で記載している。

※一般名はゴシック体，製品名は明朝体で記載している。

※一般名はゴシック体，製品名は明朝体で記載している。

略号・治験番号索引

読者アンケートのご案内

本書に関するご意見・ご感想をお聞かせください。

下記QRコードもしくは下記URLから
アンケートページにアクセスしてご回答ください
https://form.jiho.jp/questionnaire/book.html

※本アンケートの回答はパソコン・スマートフォン等からとなります。
　稀に機種によってはご利用いただけない場合がございます。
※インターネット接続料、および通信料はお客様のご負担となります。

抗悪性腫瘍薬の院内取扱い指針

抗がん薬調製マニュアル 第4版

定価　本体5,200円（税別）

2005年 5 月10日	初版発行
2009年10月25日	第 2 版発行
2014年 6 月30日	第 3 版発行
2019年 8 月25日	第 4 版発行
2023年 9 月25日	第 4 版第 2 刷発行

監　修　　日本病院薬剤師会

編　著　　遠藤　一司　　加藤　裕久　　濱　敏弘
　　　　　　中山　季昭　　米村　雅人

発行人　　武田　信

発行所　　株式会社　じほう

　　　　　101-8421　東京都千代田区神田猿楽町1-5-15（猿楽町SSビル）
　　　　　振替　00190-0-900481
　　　　　＜大阪支局＞
　　　　　541-0044　大阪市中央区伏見町2-1-1（三井住友銀行高麗橋ビル）
　　　　　お問い合わせ　https://www.jiho.co.jp/contact/

©2019　　　　　　　　　　組版　クニメディア（株）　　　印刷　シナノ印刷（株）
Printed in Japan